Praxishandbuch Gartentherapie

Andreas Niepel, Gabriele Vef-Georg

Andreas Niepel
Gabriele Vef-Georg

Praxishandbuch Gartentherapie

Gartentherapiepraxis für Ergo- und Gartentherapeuten, Pflegefachpersonen und Gärtner

2., vollständig überarbeitete und erweiterte Auflage

unter Mitarbeit von

Stefan Schieberle
Sinah Niepel
Jürgen Georg

hogrefe

Andreas Niepel
Gärtner, registrierter Gartentherapeut nach IGGT, Phytotherapeut, systemischer Coach, Leiter der Abteilung Garten/Gartentherapie an der Klinik Holthausen (Hattingen).
Bahnhofstraße 25b, 45525 Hattingen
E-Mail: webmaster@garten-therapie.de

Gabriele Vef-Georg
Pflegefachfrau, Lehrerin für Pflegeberufe, Dozentin, Heilpflanzenfachfrau, Gartentherapeutin, Schüpfen-Ziegelried
E-Mail: gabie.vef@bluewin.ch

Bibliografische Information der Deutschen Nationalbibliothek
Die Deutsche Nationalbibliothek verzeichnet diese Publikation in der Deutschen Nationalbibliografie; detaillierte bibliografische Daten sind im Internet über http://www.dnb.de abrufbar.

Anregungen und Zuschriften bitte an:
Hogrefe AG
Lektorat Green Care
z. Hd.: Jürgen Georg
Länggass-Strasse 76
3012 Bern
Schweiz
Tel: +41 31 300 45 00
info@hogrefe.ch
www.hogrefe.ch

Lektorat: Jürgen Georg, Martina Kasper, Lena-Marie Klose
Herstellung: René Tschirren
Umschlagabbildung: Martin Glauser, Uttigen
Umschlag: Claude Borer, Riehen
Illustration/Fotos (Innenteil): Andreas Niepel, Sinah Niepel, Jürgen Georg
Satz: punktgenau GmbH, Bühl
Druck und buchbinderische Verarbeitung: Kösel GmbH & Co. KG, Altusried-Krugzell
Printed in Germany

2. vollst. überarb. u. erw. Auflage 2020

(E-Book-ISBN_PDF 978-3-456-95927-6)
(E-Book-ISBN_EPUB 978-3-456-75927-2)
ISBN 978-3-456-85927-9
http://doi.org/10.1024/85927-000

Danksagung Andreas Niepel

Mein Dank geht vor allem an jene Praktikerinnen und Praktiker, die mir beim Schreiben dieses Buches beratend zur Seite standen oder die sogar die Anregungen für komplette Programme geleistet haben, wie: Maria Bürckstümmer (Kap. 11.1 und 11.2), Tanja Eckert (Kap. 8.2), Monika Gerlach (Kap. 7.5), Kate Levy (Kap. 11.5), Maria Putz (Kap. 9.5, 11.4, 11.5, 11.7), Stefan Scholz und Andreas Sieber (Kap. 11.3) und Romy Siptroth (Kap. 10.6).

Für die Darstellung und Erklärung der speziellen Gartengeräte möchte ich mich bei Stefan Schieberle, Ergotherapeut aus Witten (D) bedanken (Kap. 4.3.2).

Die Fotografien dieses Buches stammen größtenteils von meiner Tochter Sinah Niepel, die es auf sich genommen hat, stundenlang in einem überhitzten Gewächshaus mit sehr viel Geduld Hunderte von Fotos zu schiessen. Und das in einer bekanntlich nicht immer unproblematischen Vater-Tochter-Situation. Viele alte Fotos, die zur Erinnerungsarbeit genutzt werden, hat das Gartenbaumuseum Erfurt zur Verfügung gestellt – danke dafür.

Ebenso gilt der Dank meinen sehr hoch engagierten und kreativen Kolleginnen und Kollegen aus den unterschiedlichsten therapeutischen Bereichen, die das Thema Garten und Gärtnern durch ihre Inspiration und Mitarbeit seit Jahren mit begleitet haben. Und ganz besonders sei hier natürlich mein Kollege Frank Johnen genannt.

Mein Dank geht auch an die IGGT: Texte des Kapitels 2 sowie die Definition der Gartentherapie werden entsprechend dem Konzept der IGGT zur Gartentherapie in diesem Buch veröffentlicht: Dieses Konzept niederzulegen war und ist Aufgabe einer Sektion der IGGT unter der Leitung von Alfred Vollmer. Dieses Konzept stellt u. a. auch eine Grundlage für die Anerkennung von Weiterbildungen dar. Bei dieser Arbeit war auch der Autor eingebunden. Für die Möglichkeit, diese Inhalte in diesem Buch einzubinden, bedanke ich mich ausdrücklich bei der IGGT und dem Sektionsvorsitzenden Herrn Alfred Vollmer.

Ich möchte mich auch bei Thomas Pfister bedanken, mit dem ich seinerzeit den Vorläufer dieses Buches geschrieben habe und der mir die Gelegenheit gab, diese Neufassung zu gestalten.

Natürlich geht mein Dank auch an Gabriele Vef-Georg, ohne sie wäre diese Neuauflage nicht möglich gewesen.

Letztendlich bedanke ich mich hier an letzter Stelle, aber eben nicht zuletzt, besonders bei den Teilnehmerinnen und Teilnehmern unserer Therapieangebote, die alle diese Programme erst haben entstehen lassen.

Andreas Niepel, Hattingen (D)
April 2020

Danksagung Gabriele Vef-Georg

Ich danke meinem Mann Jürgen Georg und dem Hauptautor und Kollegen Andreas Niepel, die mir die Teilnahme an diesem Projekt ermöglicht haben.

Ich danke Martina Kasper für ihre Geduld mit mir und ihre große Gabe, mich immer wieder zu motivieren, wenn ich unter Schreibstau gelitten habe.

Ich danke meinem lieben Freund Garuth Chalfont, der mir so oft mit Rat und vor allem Tat im Garten beiseite stand. Viele der anstehenden Arbeiten im Garten konnten nur mit vereinten Kräften und großem Fachwissen bewältigt werden. Wenn wir dann nach getaner Arbeit gemeinsam gegessen haben, oftmals Speisen, welche mit Pflanzen aus dem Garten zubereitet waren, sprach Garuth immer vorher das folgende Gebet, welches in wunderbarer Weise unsere Ehrfurcht vor allem Lebendigen ausdrückt und dem ich mich von ganzem Herzen anschliesse.

Gebet

Thanks to all the hands, animals, plants, earth, moon, sun, stars, skies and elements that made it possible for me to survive by having this food.

Food I love you, I thank you for being the highest vibration for the Health, thank you for sustaining this life.

Gabriele Vef-Georg (CH)
März 2020

Inhaltsverzeichnis

Vorwort

Dieses Buch ist vor allem ein Praxisbuch. Als Nachfolger vom „Praxisbuch Gartentherapie“ von Niepel und Pfister aus dem Jahr 2010 war es ein langer Weg bis zur Neuauflage. Es ist jedoch mehr als eine Neuauflage: Obwohl es in weiten Teilen auf dem Buch aus dem Jahr 2010 basiert, hat sich schließlich das „Feld der Gartentherapie“ ständig weiterentwickelt und diese Erweiterungen werden in diesem Buch berücksichtigt.

Die Gartentherapie ist zunächst einmal gewachsen, wie es der Natur von Feldern eigen ist. Aber dieses Feld hat sich auch stark verändert, z. B. durch die Annäherung an die benachbarten Felder wie jenem der Kunsttherapie. Einen starken Einfluss auf die Entwicklung hat die sich verändernde Umgebung, gemeint ist das Gesundheitswesen und die Klienten. Viele Gartentherapeuten und -therapeutinnen arbeiten z. B. mittlerweile mit Menschen zusammen, die weitaus schwerer gesundheitlich betroffenen sind, als dies noch vor einigen Jahren der Fall war – und das in einem eben aus den unterschiedlichsten Gründen nicht einfacher gewordenen Umfeld. Zudem schlägt sich die stärker in den Vordergrund rückende Professionalisierung nieder.

Das bedeutet jedoch nicht, dass Gartentherapie weniger Spaß macht oder weniger Spannendes, Spontanes und Neues passiert. Es haben sich jedoch die Zugänge – besonders in Bezug auf den Spaß, das Genussthema und die Methodik – weiterentwickelt. Und was das Erlernen von neuen, spannenden Inhalten betrifft: Die Bedürfnisse der Teilnehmenden sind mehr in den Vordergrund gerückt. Ob ein 70-jähriger Rehabilitand für seine selbstbestimmte Zukunft nun unbedingt lernen muss, wie man Marmelade kocht, ist letztlich fraglich. Es ist aber bedeutsam, ob er z. B. bezüglich seiner exekutiven Funktionen (Planung und Beibehalten von Tätigkeiten, einzelne Schritte richtig abarbeiten) Fähigkeiten erhält oder ausbaut. Hierzu kann das erwähnte Marmelade-Kochen dienen, aber angesichts von Teilnehmerinnen und Teilnehmern mit zunehmend schwereren Einschränkungen kann auch die Gestaltung einer einfachen Übungssituation angezeigt sein.

Alle diese Themen werden in diesem Buch angesprochen und dem aktuellen Stand der Gartentherapie angepasst. Das Buch soll Sie dabei unterstützen, mit Freude, Spaß und Kreativität mit Ihren Klienten in der Gartentherapie zu arbeiten.

Andreas Niepel, Hattingen,
Juni 2019

Teil I
Grundlagen

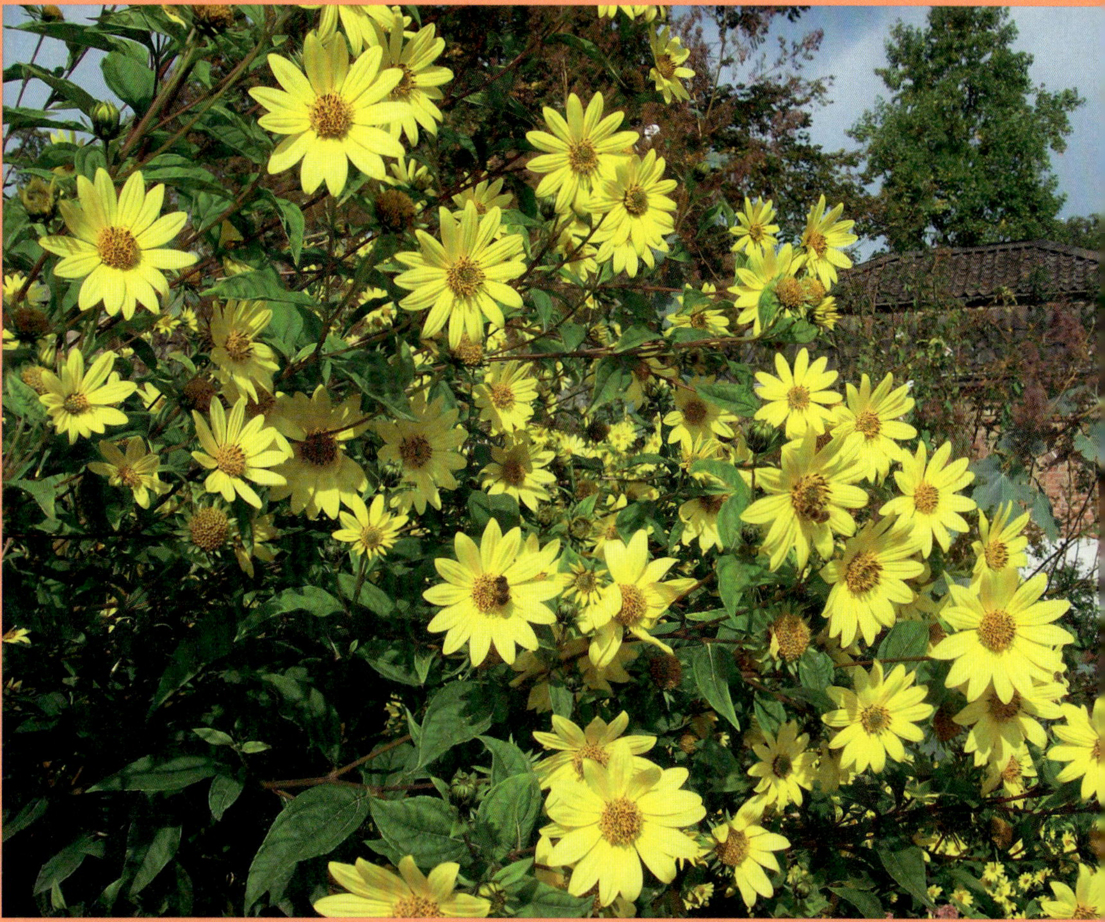

1
Wurzeln der Gartentherapie

Andreas Niepel

„Wo gehen wir hin, wo kommen wir her ...“ singen die Fantastischen Vier in ihrem Lied „Geboren“. Und diese Frage wird gleich einige Strophen später mit folgendem Text abgekanzelt: „Ey Mann, was fragste mich, ich weiß es nicht!“ Zumindest die Frage, wo die Gartentherapie zukünftig hingeht, ist wahrscheinlich ähnlich schwer zu beantworten. Doch auch die Herkunft lässt sich nicht so einfach klären.

Aber warum überhaupt soll man sich in einem praxisorientierten Buch mit theoretischen Fragen wie der Herkunft befassen? Dieses Buch präsentiert ja ausdrücklich Hilfsmittel, Anleitungen, Tipps und Materialien für die praktische Arbeit. Doch genau diese Arbeit ist schließlich nur das Ergebnis eines gedanklichen Prozesses, der immer mit der Frage nach der therapeutischen Zielrichtung beginnt. Eine Zielausrichtung, die natürlich auf den individuellen Gegebenheiten des Klienten beruht, die aber eben auch von der Frage bestimmt wird, was denn eigentlich grundsätzlich Gartentherapie kann, soll oder auch will. So ganz ohne grundsätzliche Überlegungen zur Gartentherapie und seinem Tätigkeits-„Feld“ geht es also doch nicht.

Was also ist das für ein Feld, auf dem sich die Gartentherapie bewegt? Dieses nicht ohne Grund bereits im Vorwort eingebrachte Bild vom „Feld“ der Gartentherapie kann sicher helfen – schließlich ist es auch ein Bild, welches der grünen Seite der Gartentherapie nur zu vertraut ist. Und dieses Feld zeigte sich lange – historisch gesehen – zunächst als ein im „großen Garten der Therapien“ leicht am Rande liegendes, recht lange vergessenes, vielleicht auch ein wenig verunkrautetes, aber eben sehr vitales und buntes Feld.

Ja, die Gartentherapie war lange in Vergessenheit geraten. Schließlich wurden bereits vor mehr als 200 Jahren die ersten Konzepte entwickelt, auf die sich die Gartentherapie bis heute beruft. Die sogenannte psychiatrische Reformbewegung brachte seinerzeit ganz neue, auf Beschäftigung beruhende Therapien hervor. Infolgedessen gehörten zu den damals gegründeten Einrichtungen letztlich immer große landwirtschaftliche Areale. Und als hundert Jahre später langsam der Begriff der Arbeitstherapie geprägt wurde, war es noch immer vor allem landwirtschaftliche und gärtnerische Arbeit, die als Medium der Therapie genutzt wurde. Doch nicht nur das Aktivsein, sondern auch der Wert der reinen Begegnung mit der Natur, mit der Schöpfung, wurde bereits damals als elementarer Bestandteil der Behandlung angesehen. „So gesehen ist dieser Mensch natürlich ein wildes Tier und entfernt von diesen Wäldern wird er nie einen glücklichen Stand erleben, bis er zu ihnen wieder zurückkehrt.“ (Rush, 2019) So drückt es Benjamin Rush (1745–1813) aus, der sowohl als Vater der amerikanischen Psychiatrie wie auch als jener der Gartentherapie gilt. Während auf dieser Basis die Gartentherapie gerade in den USA stetig weiterentwickelt wurde, erlebte sie hierzulande jedoch nach Ende des Weltkrieges einen Einbruch und wurde jahrzehntelang vergessen – das Feld lag brach.

Erst vor gut 30 Jahren keimten zunächst in der Arbeitstherapie psychiatrischer Einrichtungen, später dann auch in der Rehabilitation wieder kleine Pflänzlein der Gartentherapie. Wie bei einem lang vergessenen Stück Garten wehten dabei viele, verschiedene „Sämereien" aus seiner Umgebung ein. Gemeint sind Menschen aus den unterschiedlichsten Fachgebieten, die gerade im deutschsprachigen Raum die Gartentherapie geprägt haben.

Eine starke grüne, sprich gärtnerische Seite, ist hier zunächst zu nennen, Gärtnerinnen und Gärtner also, die oftmals bei sich selbst das Wohltuende dieser Betätigung entdeckten und dieses gerne für andere Menschen weiter entwickeln wollten. Zunehmend haben sich dann auch Therapeuten und Therapeutinnen aus den unterschiedlichsten Fachbereichen in die Gartentherapie eingebracht, so aus der Pflege, Ergotherapie, Sozialarbeit und vielen weiteren Disziplinen.

Betrachtet man also mit diesem schnellen Blick das „Feld" Gartentherapie, wie es ich aktuell zeigt, so erkennt man einen bunt blühenden und sich ständig weiterentwickelnden Bereich. Es gibt mittlerweile viele Fachgebiete, denen es sinnvoll erscheint, den Garten und das Gärtnern für die unterschiedlichsten Menschen zu nutzen, in der Pflege, der Therapie und der Pädagogik.

Diese Verbreitung in unterschiedlichen Disziplinen hat einen großen Vorteil – auch im Vergleich mit den lange als großem Vorbild

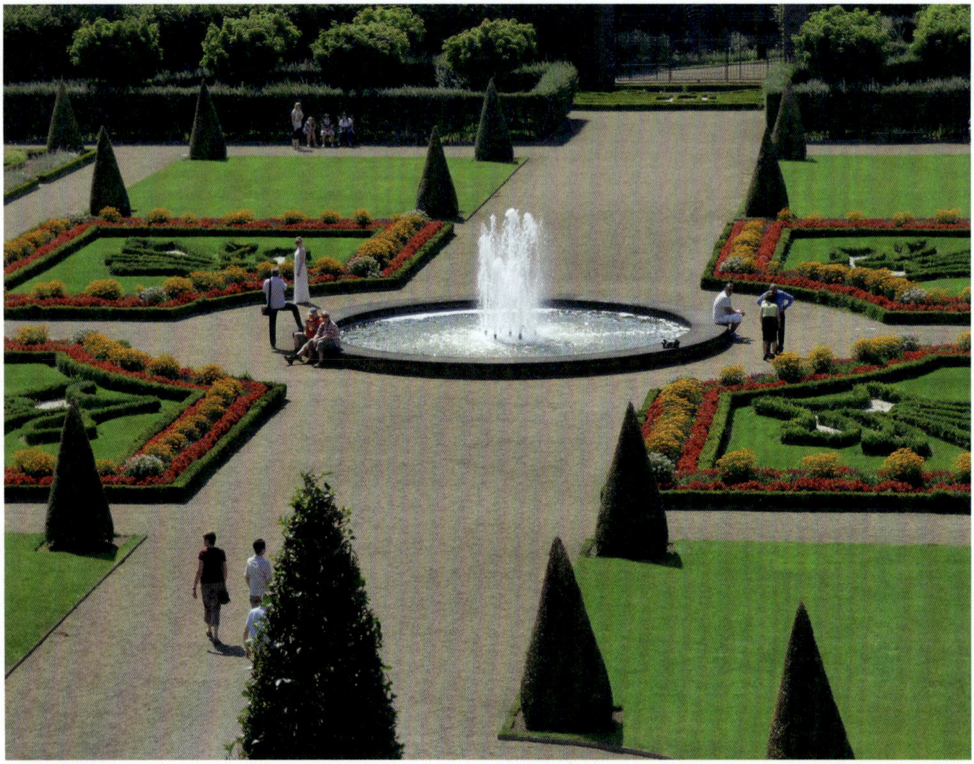

Abbildung 1-1: Gepflegte Parkanlagen waren schon immer Orte der Erholung und Entspannung (© Foto: A. Niepel)

geltenden USA: Gerade aus der täglichen therapeutischen Praxis heraus und auch bereichert durch die unterschiedlichsten Ansätze hat sich in diesen letzten Jahren eine hohe therapeutische Qualität entwickelt.

Diese freie Entwicklung beinhaltet jedoch auch Gefahren. Beispielsweise durch etwas, was wir gerne als *Wildwuchs* bezeichnen, andererseits aber auch jene Gefahr des Verkümmerns aufgrund mangelnder Unterstützungskraft dieser vielen Einzelindividuen. Die sich daraus ergebende Aufgabe, eine im besten Sinne gärtnerische Aufgabe der Unterstützung, Steuerung und Pflege, hat seit 2009 die Internationale Gesellschaft Garten Therapie IGGT übernommen. In ihr sind mit ihren österreichischen, schweizerischen und deutschen Mitgliedsorganisationen die wichtigsten Handlungsträger auf diesem Gebiet vertreten. Aufgabe für die nächsten Jahre wird es sein, die beschriebene Wachstumskraft des „bunten Feldes“ zu erhalten, zu unterstützen und gleichzeitig für eine Schärfung des gartentherapeutischen Profils und für Qualitätssicherung zu sorgen.

Ein wichtiger Schritt dabei war die Erarbeitung eines übergreifenden „Konzeptes der Gartentherapie“ durch die IGGT, also eine Positionsbestimmung. Diese findet sich daher auch als Konsens und Status Quo in diesem Buch an vielen Stellen wieder, z. B. in der nachstehenden Definition.

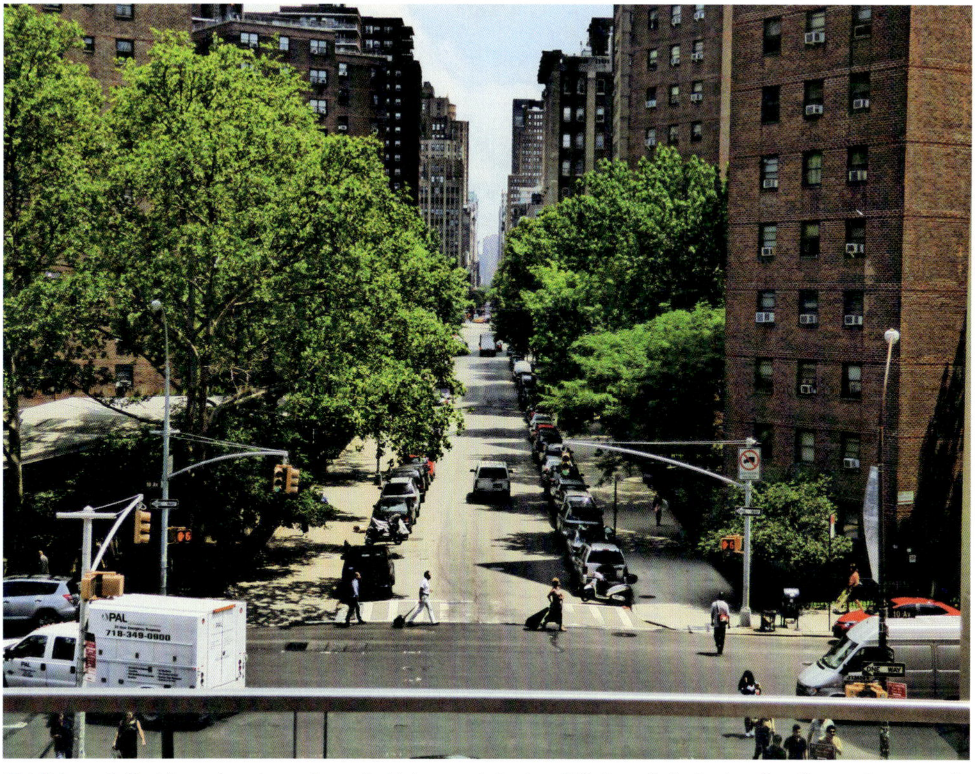

Abbildung 1-2: Menschen brauchen die Natur auch in den Städten. Grün in den Straßen verbessert die städtische Umgebung (© Foto: A. Niepel)

2
Definition von Gartentherapie

Andreas Niepel

„Gartentherapie ist eine fachliche Maßnahme, bei welcher pflanzen- und gartenorientierte Aktivitäten und Erlebnisse genutzt werden, um zielgerichtet Interaktionen zwischen Mensch und Umwelt zu unterstützen, mit dem Ziel der Förderung von Lebensqualität und der Erhaltung und Wiederherstellung funktionaler Gesundheit.

Dieses beinhaltet die Heilung oder Linderung von Störungen mit Krankheitswert, die Erhaltung und Förderung von selbstbestimmter gesellschaftlicher Teilhabe und Aktivitäten, sowie die fördernde Einwirkung auf den Lebenshintergrund." (IGGT, n.d.).

Was eine solche Definition liefern soll, ist kurz und knackig die Antwort auf die Fragen:

- WORUM handelt es sich eigentlich?
- WER macht das?
- WAS konkret passiert dabei?
- WOZU dient das Ganze?

Ausgehend von der IGGT-Definition wird in diesem Kapitel 2 die Grundlage der Gartentherapie ausführlicher dargestellt.

2.1
Unterstützung zielgerichteter Interaktionen zwischen Mensch und Umwelt

Die Frage: Worum handelt es sich?
Die etwas holprig erscheinende Formulierung der „Unterstützung von Interaktionen zwischen Mensch und Umwelt" zeigt eine Auffassung von Gartentherapie, wie sie sich erst in den letzten Jahren stückweise entwickelt hat. Entstanden ist sie aus der Antwort auf die Frage, warum man es denn überhaupt erwägen sollte, den Garten als ein therapeutisches Medium in Betracht zu ziehen. Dabei wurden zuvor vor allem die unterschiedlichen gärtnerischen Handlungen und die entsprechende Umgebung als das zentrale therapeutische Mittel gesehen. In angloamerikanischen Definitionen ist das noch immer so: „Garten(bau)therapie ist die Einbindung eines Klienten in gartenbauliche Aktivitäten durch einen ausgebildeten Therapeuten, um spezifische und dokumentierte Behandlungsziele zu erreichen" (AHTA, n.d.). Die Definition der IGGT allerdings greift weiter und spricht ja zunächst ganz generell von Interaktionen, die somit weiter gehen können als reine gartenbauliche Aktivitäten.

Grundlage hierfür ist ein grundsätzlicher neuer Zugang. Dieser setzt beim bio-psycho-sozialen Modell an, welches gemeinhin als Basis für die Beschreibung des Gesundheitszustandes eines Menschen genutzt wird. Demnach sind sowohl biologische Faktoren für diesen Gesundheitszustand verantwortlich, was vom Bruch bis zur Entzündung reicht, wie auch psychologische und soziale Einflüsse. Was in diesem System jedoch nicht vorkommt, sind ökologische Faktoren. Nach diesem Modell – so könnte man sagen – ist es beispielsweise unerheblich, in welcher Umwelt ein Mensch aufwächst, beziehungsweise werden diese Einflüsse lediglich in die anderen Faktoren übertragen. Die IGGT hat nun mit ihrer Definition dieses Modell erweitert zu einem bio-psycho-sozio-ökologischen Menschenbild und zwar bezugnehmend auf den Psychologen Hillarion Petzold, Begründer der integrativen Therapie, der dieses schon in den 60-er Jahren des letzten Jahrhunderts propagiert und immer wieder betont hat (Petzold, 2012). Und die weltweite Studienlage stellt zunehmend deutlich heraus, dass der Mensch eben auch tatsächlich ein solches ökologisches Wesen ist und dass die Qualität der Umwelt und damit auch die Qualität seiner Interaktionen mit dieser Umwelt einen erheblichen Einfluss auf seinen Gesundheitszustand haben.

Wenn man ein solches erweitertes Menschenbild vertritt, also die Ursachen für Krankheiten und Störungen erweitert sieht, dann muss man auch erkennen, dass es neben biologisch-physiotherapeutischen, psychotherapeutischen oder soziotherapeutischen auch „ökotherapeutische" Angebote geben muss. Und genau hier positioniert sich die Gartentherapie mit dieser Definition. Damit besitzt die Gartentherapie eine große Nähe zu anderen Therapieformen auf diesem Gebiet, von der Naturtherapie bis zur tiergestützten Therapie, jenes Gebietes also, welches mittlerweile gerne unter dem Begriff des *Green Care* zusammengefasst wird.

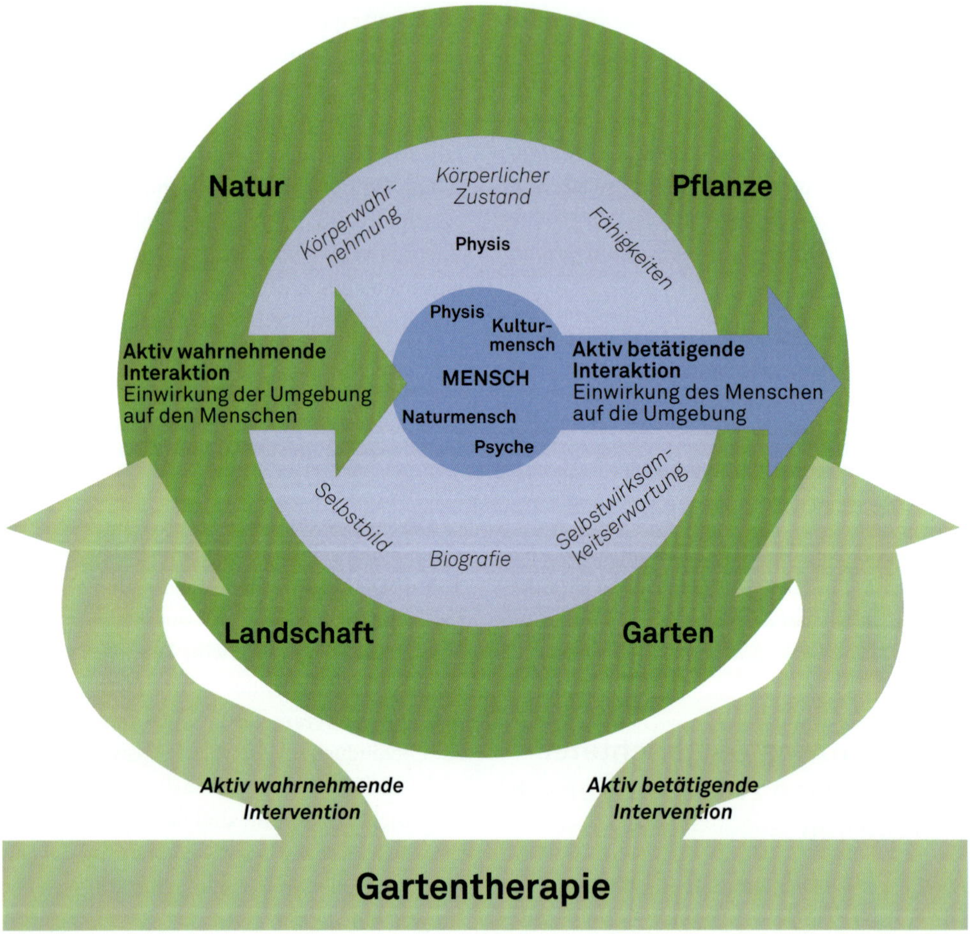

Abbildung 2-1: Das Verhältnis und die Interaktionen zwischen Mensch und Umwelt, wie diese innerhalb des IGGT-Konzeptes der Gartentherapie gesehen werden (Quelle: IGGT, n.d.)

Das dabei dann zugrundeliegende Modell für die gesundheitliche Bedeutung dieser mit neuer Bedeutung versehenen Mensch-Natur-Interaktion ist eines, in welchem der Mensch eingebettet in die Natur gesehen wird (**Abb 2-1**). Dadurch ergeben sich zwei Aspekte: Die Natur wirkt mit vielerlei Auswirkungen auf den Menschen ein, von der Körperwahrnehmung bis hin zu biografisch-regionalen Persönlichkeitsauswirkungen. Auf der anderen Seite wirkt der Mensch selbst mit Interaktionen auf die Natur ein, indem er sie pflegt, manipuliert und verändert.

In manchen amerikanischen Publikationen werden hier die griffigen Bezeichnungen „Being in the Garden“ und „Doing in the Garden“ gewählt, an anderer Stelle findet man aber auch Begriffe, wie „Vita contemplativa“ und „Vita activa“. Doch ganz gleich, wie man es bezeichnet: Was sich ergibt, ist, dass bei Störungen dieser Interaktionen auch zwei unterschiedliche gartentherapeutische Ansätze existieren, ein eher passiver, rezeptiver und ein aktiv handelnder.

Und so zeigen sich auch mittlerweile ganz unterschiedliche Arten von gartentherapeutischen Programmen: Jene, die natürlich weiterhin die aktiven gartenbaulichen Tätigkeiten beinhalten, aber auch solche, bei denen es um die Gewährleistungen eines reinen Naturkontaktes, z. B. bei bettlägerigen Menschen, geht. Und auch in diesem Buch finden sich daher jetzt vermehrt Angebote, die eher den passiven Naturzugang unterstützen.

Praxistipp 1

Kontakt zur Natur

Ein Prinzip der Gartentherapie ist es, den Kontakt zur Natur möglichst lange zu erhalten. Dies vor allem dann, wenn Teilnehmende nicht oder nur mit hohem Aufwand in den Garten kommen können. Der Bezug nach draußen kann verstärkt werden, wenn in Räumen entstandene Gegenstände im Garten präsentiert werden. Auf diese Weise wird der Garten wieder stärker in den Fokus gerückt (**Abb. 2-2**). Besuche und Spaziergänge im Garten bekommen dadurch einen eigenen Zweck und einen besonderen Sinn.

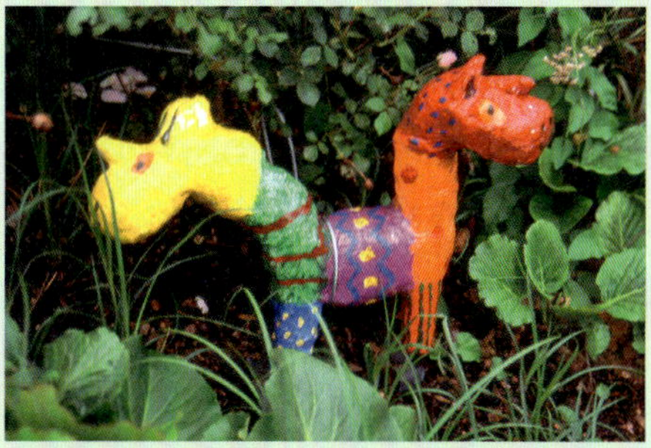

Abbildung 2-2: In den Räumen gebastelt und im Garten präsentiert (© Foto: A. Niepel)

Zum Therapiebegriff

Gartentherapie findet also in diesen beiden Arten und zusätzlich auch in sehr unterschiedlichen Situationen statt. Dazu gehören natürlich mittlerweile auch zunehmend pädagogische, gesundheitsfördernde oder pflegerische Situationen, sodass die Frage nach dem Therapiebegriff erlaubt ist.

Beschreibt man Therapie an sich als die zielgerichtete adäquate Behandlung eines Menschen mit einer Diagnose, also eines Patienten, so muss man feststellen, dass es sich bei den Teilnehmenden an gartentherapeutischen Programmen nicht immer zwangsläufig um solche handelt, die man gemeinhin als Patienten bezeichnen würde. Das gilt ungeachtet der Tatsache, dass in der Praxis jedoch durchaus Diagnosen (Demenz, Lernstörung etc.) vorhanden sind, wo eher von Bewohnern gesprochen wird, z. B. im Altenpflegebereich oder im Bereich der Arbeit mit behinderten Menschen. Dieses ist jedoch auch in anderen therapeutischen Fachgebieten nicht viel anders. Physiotherapeuten, die eine Gymnastikgruppe in eben jenem Altenbereich durchführen oder eine Rückenschule im Rahmen einer Gesundheitsförderungsmaßnahme veranstalten, sehen auch nicht zwangsläufig „Patienten“ vor sich, dennoch bleibt man schon von der Selbstdarstellung her Physiotherapeut, denn die Wahl der Methoden entstammt der Physiotherapie. Diese Berufsauffassung spiegelt letztlich auch die Anerkennung der Verantwortung wider, die man mit dieser Aufgabe übernimmt. Und so nutzen auch Gartentherapeuten Maßnahmen aus dem Katalog der Gartentherapie, selbst wenn die vorliegende Situation vornehmlich frei von Patienten zu sein scheint. Vielleicht wäre eine Bezeichnung wie „Mensch mit Gesundheitsproblem“ treffender, manchmal auch vielleicht jener von der „prä-pathologie“, letztlich aber auch umständlicher. Aus diesem Grunde – um alle Zielgruppen einzuschliessen – wird in diesem Buch zumeist anstelle von Patienten der Ausdruck „Teilnehmende“ oder „Klienten“ gewählt.

2.2 Pflanzen- und gartenorientierte Aktivitäten und Erlebnisse

Frage: Was konkret passiert dabei?
Die in diesem Buch aufgeführten Programme beschränkten sich von Anfang an natürlich nicht nur auf rein gärtnerische Aktivitäten, denn sie umfassen schon immer floristische Arbeiten, Verarbeitung der Produkte und selbst spielerische Tätigkeiten. Aber teilweise werden sie so gestaltet, dass sie auf eine einfache Art und Weise auch schwerbetroffenen Klienten den Naturzugang ermöglichen. Durch diese Auswahl erweitert sich zunächst einmal ganz praktisch das Spektrum möglicher Anforderungen, womit dem Therapeuten oder der Therapeutin ein größerer „Werkzeugkasten“ zur Verfügung steht. Es gibt jedoch noch weitere Gründe für diese Erweiterung.

Als Erstes wird parallel bei einer Erweiterung der Aktivitäten über das rein Gärtnerische hinaus auch das Spektrum dessen erweitert, was Teilnehmende selber einbringen können, und zwar sowohl in ganz praktischer Hinsicht (eigene Aktivitäten) wie auch bezüglich ihrer Erfahrungen und ihres Wissens (eigene Erlebnisse). Nicht jeder Mensch ist ein Gartenfreund oder eine Gartenspezialistin, doch kaum jemand ist davon gänzlich unberührt: Erinnerungen an Gärten der Kindheit, emotionale Verbindungen zu Pflanzen wie der Rose als Blume der Liebe oder auch nur Vorlieben für Düfte und Geschmäcker; all dieses kann und wird in gartentherapeutischen Einheiten genutzt und von den Teilnehmenden eingebracht.

Der zweite Grund für eine Erweiterung besteht darin, den Kreislauf und den Rhythmus des Wachsens und Vergehens aufrechtzuerhalten. Die Ernte und Verwendung der Produkte spielen dabei eine wichtige Rolle, ebenso wie saisonale Feiern oder Erlebnisse, z. B. selbst das sommerliche Liegen im Gras.

Der Gartentherapeut oder die Gartentherapeutin hat die Aufgabe, die Kenntnisse und Vorlieben der Teilnehmenden, die therapeutische Zielrichtung und eben auch die saisonale Situation miteinander in Einklang zu bringen und die geeigneten Maßnahmen auszuwählen.

Drittens kann eine Erweiterung auf nicht nur primär gärtnerische Tätigkeiten angezeigt sein, weil die Arbeit mit Erde für bestimmte Bereiche erschwert ist. Vor allem im onkologischen Bereich und in Innenräumen von Kliniken sind aus hygienischen Gründen Pflanzen leider oft verboten, sodass der Naturzugang über Umwege geben werden muss.

Der vierte Grund für die erwähnte Erweiterung liegt darin begründet, dass der Naturentzug gerade bei solchen Menschen besonders stark ausgeprägt ist, die aufgrund massiver Einschränkungen eben eine längere Zeit lediglich in Innenräumen verbringen können, wie beispielsweise in den erwähnten Kliniken. Hier sind aufgrund der eingeschränkten Fähigkeiten oft sehr einfache erste Zugänge gefragt, bei denen dann auch andere Methoden wie der künstlerische Ausdruck, das Imaginieren und das Erzählen notwendig sind.

Folgende Faktoren spielen somit also bei der Auswahl der Programme eine Rolle:

- Therapeutische Zielrichtung
- Fähigkeiten und Fertigkeiten der Teilnehmenden

- Interessen und Know-how der Gartentherapeutin oder des Gartentherapeuten
- Art der Gartenanlagen oder der anderen Räumlichkeiten
- Saisonale Bedingungen (Jahreszeit, Wetter, geographische Region) sowie
- Zeitliche Ressourcen für die einzelnen Veranstaltungen

Aufgrund der obigen Faktoren stellt die Gartentherapeutin oder der Gartentherapeut schließlich das Programm zusammen. Für jeden einzelnen Anlass gibt es noch eine Feinplanung mit Hinweisen zu Ort, Material, Helfereinsatz usw.

Es ist daher oft von Vorteil, die Interaktionen längerfristig, d.h. für mindestens ein Quartal zu planen. Ein Plan mit solchen Programmen dient als Übersicht und Orientierungshilfe. Oftmals müssen auch einzelne Programmpunkte geändert werden, z.B. wenn das Wetter nicht mitspielt oder neue Teilnehmende dazukommen, die nicht über die nötigen Fertigkeiten für die geplanten Aktivitäten verfügen. Es hat sich auch bewährt, im Ablauf des Jahres immer wieder mal einen Höhepunkt einzuplanen, z.B. ein Grillfest, eine Exkursion oder einen Dia-Abend. Derartige Einzelereignisse stellen gute Zwischenziele dar, die letztlich dabei helfen, den Gesamtablauf der Zeit zu erleben.

Gartentherapie definiert sich schließlich als ein Prozess und soll demnach längerfristig angelegt sein. Auch die bereits aufgeführte AHTA-Definition, die ja nicht ohne Grund von einer „Einbindung" spricht, erwähnt in einem späteren Abschnitt dieses prozesshafte Wesen der Gartentherapie.

Dies bedeutet nicht, dass ein zunehmender – gerne auch spontaner – Einbezug von Gärten und Naturerlebnissen in die pflegerisch-therapeutische Situation abgelehnt wird. Im Gegenteil: Nehmen wir Menschen, die in Pflegeeinrichtungen leben, so ist klar, dass auch und gerade diese essenziell einen Naturbezug benötigen und den Garten als vermittelndes Element nutzen sollten. Oftmals ist die Situation im stationären Bereich derart, dass die Lebensumwelten der Bewohnerinnen und Bewohner zunehmend schrumpfen: auf die Einrichtung, auf die Station, auf das Zimmer oder sogar auf das Bett. An dieser Stelle wird oftmals der eher erwähnte passive, rezeptive Arm der Gartentherapie genutzt, der weitaus basaler funktionieren kann. Spontane Spaziergänge im Garten ermöglichen dabei Ausblicke ins Freie und schaffen eine Verbindung mit der Mitwelt, sodass es absolut sinnvolle Maßnahmen sind.

Der Ansatz von Gartentherapie ist jedoch ein erweiterter, denn nicht nur eine punktuelle, sondern eine durchgehende prozesshafte Einbindung wird angestrebt, wie dann auch gerne in der Folge das Erleben einer aktiven Form der Interaktionen: Ein Merkmal von Gartentherapie ist, dass durch diese beiden Arten wieder ein Bezug zu natürlichen Rhythmen hergestellt werden kann. Was geschieht, steht nahezu immer in einem saisonalen Zusammenhang. Dadurch

Praxistipp 2

Sammlung von Pflanzen

Es lohnt sich, eine Sammlung bestimmter Pflanzengruppen anzulegen, z.B. Farne, Kakteen, Baumbewohner oder alte Nutzpflanzen (**Abb. 2-4**). Das kann bei einigen Teilnehmenden das vorhandene Expertenwissen oder altbekannte Vorlieben aktivieren und ist zugleich eine Motivation, die Pflanzen wachsen zu sehen und sie zu pflegen.

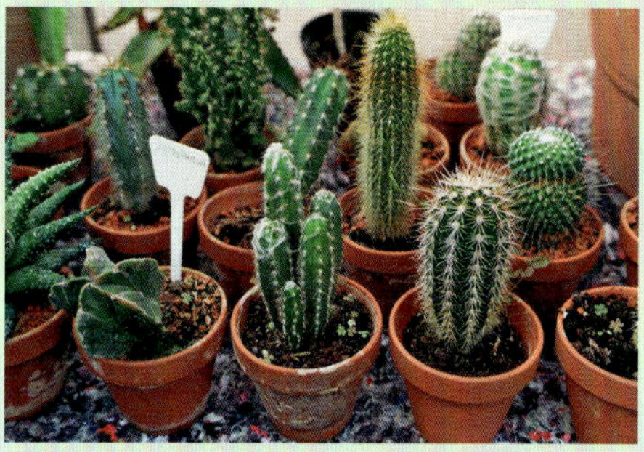

Abbildung 2-4: Pflanzen wie diese Kakteengewächse in Gruppen sortiert (© Foto: A. Niepel)

trägt Gartentherapie dazu bei, die Verbindung zur realen und alltäglichen Umwelt möglichst lange zu halten. Dies hat in der Folge Bedeutung für diverse therapeutische Ziele. Dort, wo z. B. die Förderung der Kommunikation als Ziel angestrebt wird, schafft Gartentherapie fast nebenbei die entsprechenden Inhalte. Fast alle Personen sind (noch) in der Lage, Gespräche über das Wetter und die Jahreszeit zu führen. Solche Gespräche lenken von der oftmals negativ erlebten momentanen Situation ab und sind dennoch im „Hier und Jetzt" angesiedelt.

Bei der Gartentherapie geht es nie nur um einzelne momentane Ereignisse. All das, was im Garten geschieht, hat eine Vorgeschichte und hat auch seine Folgen. Dieses mag das typische Planungsschema eines Gartentherapieangebotes deutlich machen (**Abb. 2-3**).

Anders als bei anderen Arbeitsabläufen kommt der Druck, etwas Begonnenes fortzusetzen, nicht vorrangig vom Therapeuten, sondern ist logische Folge einer als natürlich empfundenen Fortentwicklung: Die Dinge wachsen und sie zu begleiten und zu pflegen ist notwendig. Einmal ausgesäte Sonnenblumen wirft man nicht einfach weg.

2.3 Aus- und weitergebildete Fachpersonen

Frage: Wer macht das?

In einem zweiten Abschnitt der IGGT-Definition der Gartentherapie ist folgender Satz zu finden: „Diese professionellen Interventionen werden von aus- und/oder weitergebildeten Personen (z. B. Gartentherapeutin/Gartentherapeut nach den Richtlinien der IGGT) fachlich durchgeführt." Dieses zeigt zunächst: Für jede gartentherapeutische Aktivität braucht es eine qualifizierte Leitung durch einen Gartentherapeuten oder eine Gartentherapeutin. Sie legen das Programm fest, tätigen die nötigen Vorbe-

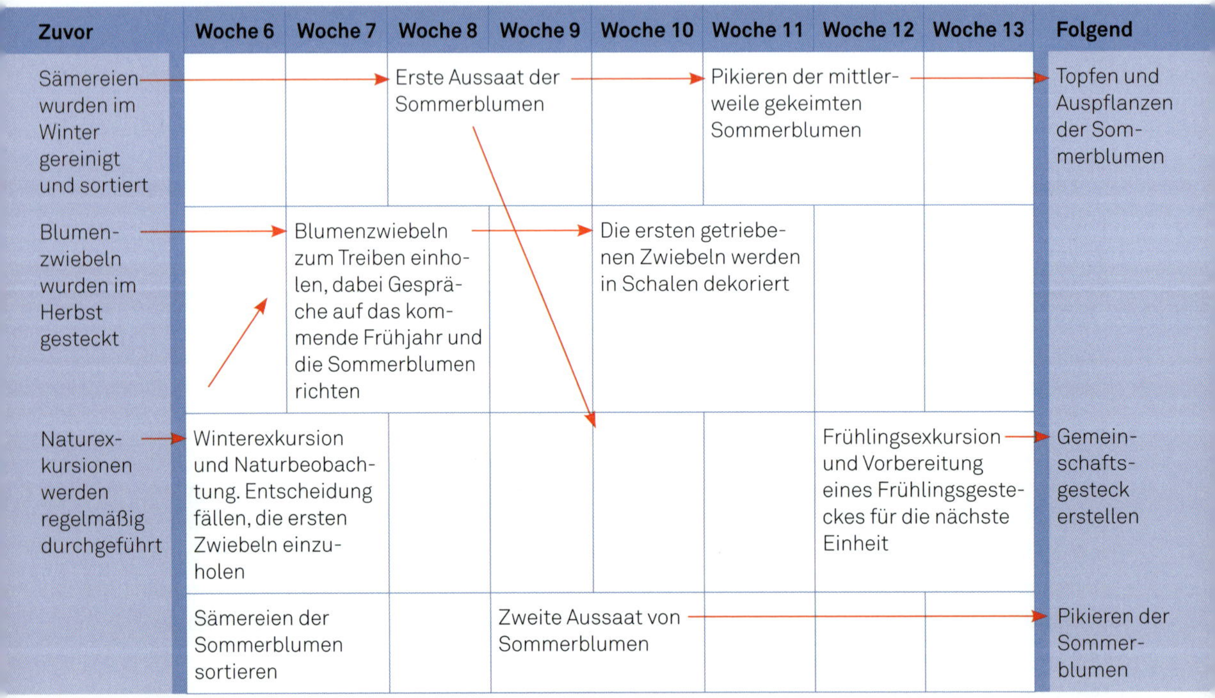

Abbildung 2-3: Planungsschema eines Gartentherapieangebotes (Quelle: A. Niepel)

reitungsarbeiten und sind verantwortlich für die Durchführung und Dokumentation der Gartentherapie. Die allerwichtigste Voraussetzung für die erfolgreiche Umsetzung von Gartentherapie ist somit das therapeutisch-pflegerische und fachliche Know-how der verantwortlichen Personen. Zusätzlich erfordert Gartentherapie jedoch noch ganz spezielle Eigenschaften.

2.3.1 Interdisziplinäres Denken

Gartentherapeutische Angebote werden von ganz unterschiedlichen Fachkräften geleitet, z.B. Ergotherapeuten, Psychologinnen oder Heilpädagogen. Dabei spielt es eine jedoch eher untergeordnete Rolle, aus welchem Fachgebiet die Gartentherapeutin oder der Gartentherapeut kommt, sofern er oder sie bereit ist, sich die nötigen Kenntnisse aus dem anderen Fachbereich zu erwerben.

Zur Gartentherapie gehört, dass hier ein Medium vorliegt, bei dem faktisch sehr viele der beteiligten Personengruppen (Pflegende – Therapeuten – Bewohnerinnen – Angehörige – Ärzte – hauswirtschaftliches Personal) Ressourcen und Kenntnisse einbringen können. Dieses Wirken „auf gleicher Augenhöhe" ist ein großer Vorteil. Bei vielen gartentherapeutischen Einheiten ist darum zu beobachten, dass spontan Mitarbeitende oder Angehörige hinzukommen und sich äußern oder gar beteiligen. Diese Atmosphäre des Miteinanders bedeutet aus Sicht der Teilnehmenden eher Therapie, die „nebenbei" geschieht – und das ist auch gut so. Für den Therapeuten oder die Therapeutin bedeutet dieses Begegnen von unterschiedlichsten Menschen und Therapiezielen jedoch die unbedingte Offenheit und Bereitschaft zu interdisziplinärer Arbeit.

Aber „Therapie nebenbei" bedeutet nicht, dass dadurch die therapeutische Verantwortung für den Prozess fehlen darf. Hier ist in den letzten Jahren ein Wandel zu beobachten: Noch vor Jahren, in den Anfangszeiten der Gartentherapie, haben die Teilnehmenden diese Angebote

Praxistipp 3

Informationen zu Pflanzen

Die Pflanze steht in der Gartentherapie immer im Mittelpunkt. Somit ist es von Vorteil, darüber möglichst viele Informationen zu haben. Glücklicherweise gibt es zu Hauf Möglichkeiten, sich Wissen oder auch Geschichten über Pflanzen anzueignen. Vom alten Gartenbuch aus dem Antiquariat, über Zeitungsartikel bis zum Internet (**Abb. 2-5**), vom Pflanzenstecker aus dem Baumarkt bis zu Erfahrungen der Teilnehmenden. Wichtig ist es, alle diese Informationen so zu sammeln und abzulegen, dass sie immer wieder genutzt werden können. Eine Möglichkeit dazu bieten die Pflanzeninformationsblätter (Kap. 13.4).

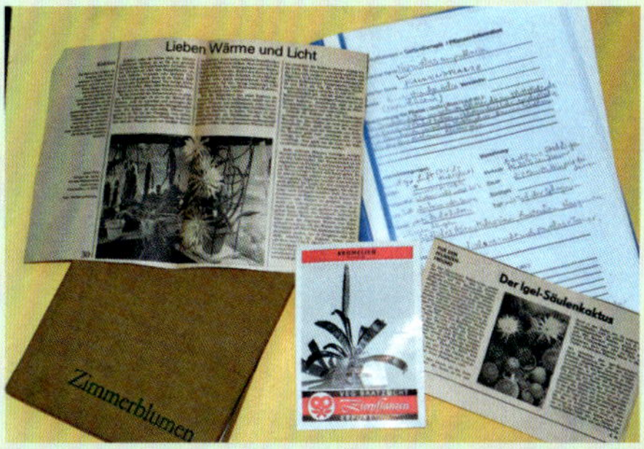

Abbildung 2-5: Es ist immer von Vorteil, viele Informationen über Pflanzen zur Hand zu haben (© Foto: A. Niepel)

auch aus Unkenntnis gar nicht als Therapie wahrgenommen. Mittlerweile hat sich die allgemeine Kenntnis über die Gartentherapie gewandelt und viele Teilnehmende, speziell im Bereich der Rehabilitation, wissen um diese Therapieform und haben demnach auch andere Erwartungen. Dieser Behandlungskontext ist immer zu beachten.

2.3.2 Fühlendes Gärtnern

Die zweite Voraussetzung ist zweifelsohne das gärtnerische Fundament. Dieses bezieht sich nicht nur auf das Wissen, sondern mehr noch auf ein Gefühl für den Garten, die Pflanzen und die Natur. Nur eine Person, welche diese Begeisterung und Freude mitbringt, kann sie an andere Personen weitergeben. Das ist neben allem fachlichen Know-how entscheidend für den Erfolg gartentherapeutischer Aktivitäten. Oder um es an einem anderen Beispiel zu verdeutlichen: Wohl niemand kann sich einen oder eine Musiktherapeutin vorstellen, die keinerlei Beziehung zur Musik hat. Therapien, die sich vom Medium her definieren, wie z.B. auch die Kunsttherapie, bedürfen dieser Affinität. Ob die Gartentherapeutin dabei dann nun eine begeisterte Rosenzüchterin oder der Gartentherapeut von Heilpflanzen fasziniert ist, spielt eine untergeordnete Rolle – Hauptsache man spürt bei ihr oder ihm das „Herzblut". Grundlegendes Verständnis für Fragen der Natur und ein reges Interesse an Pflanzen scheinen selbstverständlich für die Profession.

Grundsätzlich liegt die Grundbefähigung des gärtnerischen Menschen darin, die Bedingungen zu schaffen, unter denen eine Pflanze wachsen kann (**Abb. 2-6**).

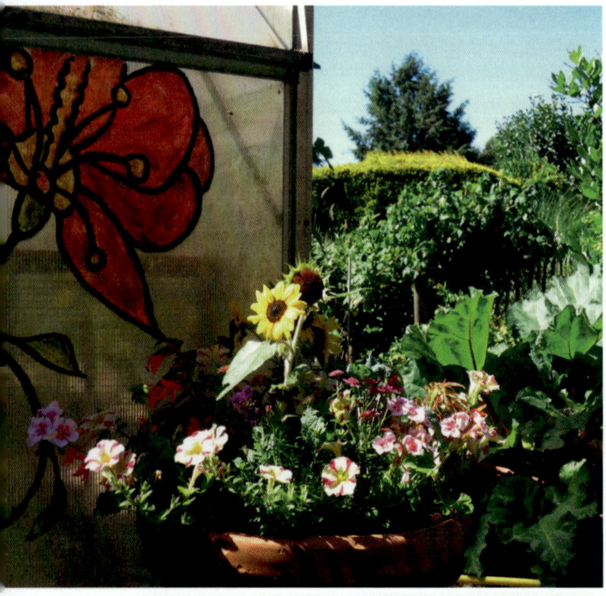

Abbildung 2-6: Mit Herzblut einen Garten pflegen und sich an dem Ergebnis erfreuen (© Foto: A. Niepel)

2.3.3 Haltung zum Menschen

Gärtner beschäftigen sich somit sehr intensiv damit, *„was eine Pflanze denn braucht (um zu gesunden) und sie haben in dieser Hinsicht großes Vertrauen in die Fähigkeiten ihrer Anvertrauten. Und so, wie dieser Gärtner daher nicht an ihnen ‚dran zieht', sondern für die ausreichende Versorgung mit Luft, Licht, Platz, Nahrung und Schutz sorgt, so darf aus einer menschengärtnernden Sicht auch gerne für die Therapie überlegt werden, welche Bedingungen geschaffen werden müssen, dass der Mensch gedeiht und wächst. Natürlich ist dieses der Therapie auch nicht fremd."* So formulierten Scholz und Niepel den Zusammenhang zwischen Pflanzen und der Haltung zum Menschen (Scholz & Niepel, 2019, S. 23).

An dieser Stelle ist es auch durchaus passend, Carl R. Rogers zu zitieren. Er schreibt: *„Es wird hypostasiert, dass der Mensch, ebenso wie jeder andere lebende Organismus, sei es nun Pflanze oder Tier, Kräfte besitzt, die der Erhaltung oder dem Wachstum des Organismus dienen. Wenn diese Tendenz nicht behindert wird, bewirkt sie verlässlich beim Individuum Wachstum, Reife und eine Bereicherung des Lebens ... Gleiches gilt für den psychologischen Bereich – dass nämlich in einem einigermaßen wachstumsfreundlichen Klima die Tendenz des Organismus, sich in umfassender Weise zu verwirklichen, so zuverlässig funktioniert, dass sie auch Hindernisse und Schmerz überwindet."* (Rogers, 1977).

Als Drittes wird von einer Gartentherapeutin oder einem Gartentherapeuten somit vor allem ein reges Interesse am Kontakt mit anderen Menschen und dabei an seinen Wachstumsbedingungen erwartet. Diese sind dabei natürlich oft auf die eine oder andere Weise körperlich oder psychisch beeinträchtigt, zeigen aber gerade in der Gartensituation gleichwertige oder gar höhere gärtnerische Kompetenzen als der Therapeut oder die Therapeutin. Gerade hier liegt ein großes Potenzial, gerade für die Beziehungsarbeit, wird durch diesen Umstand doch das übliche interaktive Patienten-Therapeuten-

Dilemma gemildert. Das Verhältnis von Therapeutin oder Therapeut zu ihren Klienten muss trotz dieser Begegnung auf Augenhöhe jedoch gleichzeitig durch eine professionelle Haltung geprägt sein. Das schließt enge und freundschaftliche Beziehung nicht aus, stellt sie aber in einen professionellen Kontext. Der Gartentherapeut oder die Gartentherapeutin ist viel weniger die Person, die ein bisschen mehr weiß als die anderen, sondern sie ist die Fachperson, die das therapeutische Setting kennt und dessen Regeln beachtet.

Aufgrund dieser Anforderungen können ganz unterschiedliche Fachkräfte gartentherapeutische Einheiten leiten. Die Bereitschaft zur durchgehenden Weiterbildung ist jedoch unerlässlich. Die Verbindungen von gärtnerischen und verschiedenen therapeutischen Elementen macht Gartentherapie für die Professionellen einerseits anspruchsvoll. Andererseits ist es gerade diese Verbindung von Garten und Therapie, die den Reiz ausmacht und eine gegenseitige „Befruchtung“ ermöglicht.

Diese Voraussetzungen schliessen natürlich nicht aus, dass jemand die in diesem Buch beschriebenen Programme mit Einzelpersonen oder Gruppen einfach einmal ausprobiert. Wenn eine interessierte Person dies aber auf längere Sicht und in einem professionellen Rahmen tun möchte, ist eine Weiterbildung früher oder später wohl kaum zu vermeiden. Von der Gartentherapeutin oder dem Gartentherapeuten wird eine regelmäßige Fortbildung vorausgesetzt. Nur so können Fachkräfte auf dem aktuellen Stand des professionellen Wissens bleiben.

Praxistipp 4

Zugang zu Menschen finden

Wenn Menschen dazu neigen, sich eher verschlossen zu verhalten und sich für Aktivitäten nur schwerer motivieren lassen, muss das Interesse geweckt werden. Viele Pflanzen haben ihren Ursprung in aller Welt. Das trifft heute auch auf Teilnehmer zu, die ihre Wurzeln – wie die Pflanzen – in fremden Ländern haben. Hilfreich ist, die fremden Länder auf einer Karte oder einem Globus zu zeigen, nach Informationen oder Geschichten zu fragen und so neue Anknüpfungspunkte für Gespräche zu erhalten (**Abb. 2-7**).

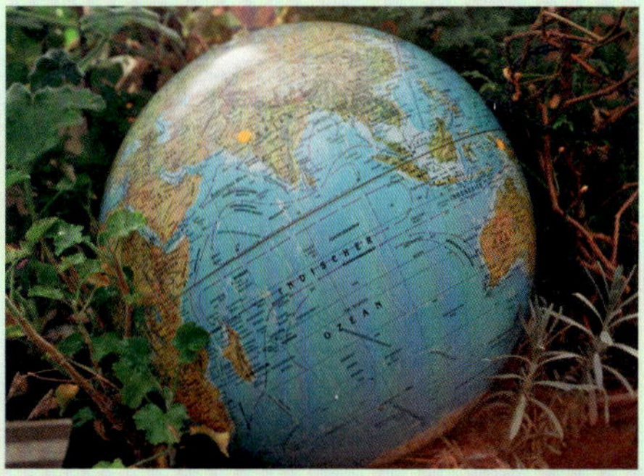

Abbildung 2-7: Den Ursprung der Pflanze zu wissen und Geschichten aus dem Land zu hören, ist ein interessanter Gesprächsstoff (© Foto: A. Niepel)

2.4 Lebensqualität und funktionelle Gesundheit

Frage: Wozu dient das Ganze?
Zwei Begriffe sind ganz offensichtlich zentral für die Zielsetzung der Gartentherapie: Lebensqualität und funktionale Gesundheit.

2.4.1 Funktionale Gesundheit

Das Konzept der funktionalen Gesundheit hängt eng zusammen mit der ICF (International Classification of Functioning, Disability and Health) der WHO (World Health Organisation). Die ICF ist nicht nur global über Ländergrenzen hinaus verbreitet und somit international anwendbar, sondern auch bereichsübergreifend für Pflege, Pädagogik, Sozialarbeit oder Therapie, sowie auch die Gartentherapie selbst als Maßnahme in vielen dieser Bereiche genutzt wird (DIMDI, 2005).

Eine Person wird entsprechend dieser Systeme dann als funktional gesund beschrieben, wenn:

1. vor ihrem gesamten Lebenshintergrund (entspricht dem ICF-Bereich der Kontextfaktoren)
2. ihre körperlichen Funktionen und Körperstrukturen allgemein anerkannten Normen entsprechen (entspricht dem ICF-Bereich Konzepte der Körperfunktionen und -strukturen),
3. sie nach Art und Umfang das tut oder tun kann, wie es von einem Menschen ohne Gesundheitsproblem erwartet wird (entspricht dem ICF-Bereich der Aktivitäten),
4. sie ihr Dasein in allen Lebensbereichen, die ihr wichtig sind, in der Art und dem Umfang entfalten kann, wie es von einem Menschen ohne Schädigungen der Körperfunktionen und -strukturen und ohne Aktivitätseinschränkungen erwartet wird (entspricht dem ICF-Bereich der Teilhabe).

Wichtig ist, dass die ICF selber keine Auflistung von Zielen darstellt, sondern erst einmal lediglich eine Beschreibung des funktionalen Gesundheitszustandes, damit auch des Grades einer Behinderung, der sozialen Teilhabe sowie der relevanten Umweltfaktoren einer betroffenen Person. Dennoch ist sie sehr gut geeignet, um auf dieser Basis zu definieren, mit welcher Zielrichtung interveniert werden soll. Dementsprechend kann Folgendes für diese Gesundheitsprobleme angestrebt werden:

- Heilung oder Linderung von Störungen mit Krankheitswert
- Erhaltung und Förderung von selbstbestimmter gesellschaftlicher Teilhabe und Aktivität, fördernde Einwirkung auf den Lebenshintergrund (**Abb. 2-8**).

Es zeigt sich, dass die Gartentherapie mit ihrer Einwirkung durchaus an unterschiedlichen Lebensbereichen eines Menschen ansetzen kann.

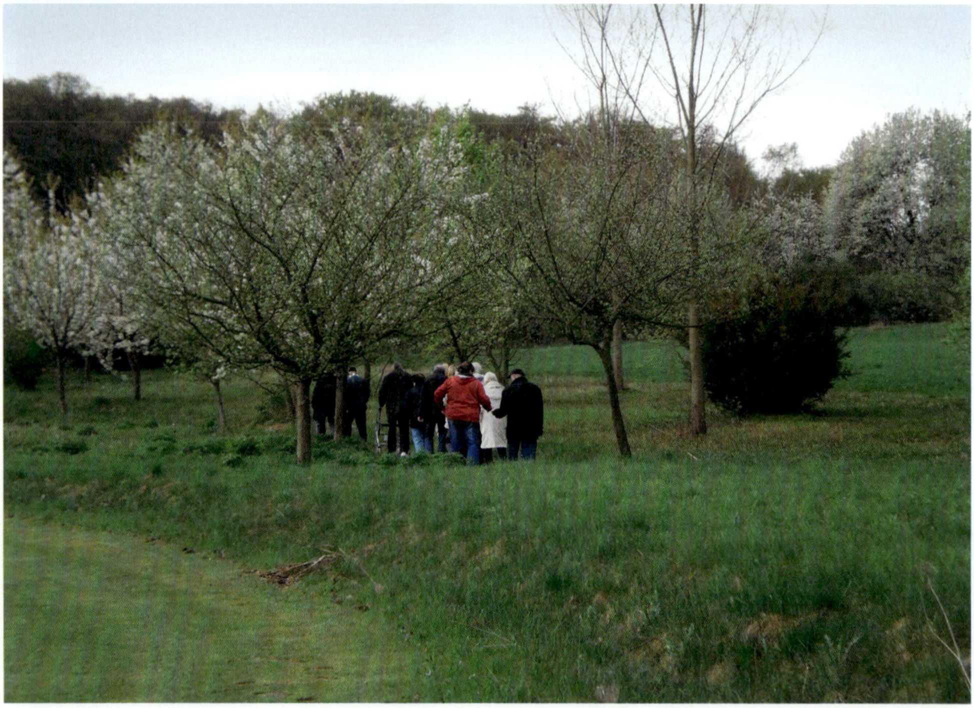

Abbildung 2-8: Ob im Garten oder beim Spaziergang: Mit Menschen in Kontakt sein ist Beziehungsarbeit (© Foto: A. Niepel)

2.4.2 Lebensqualität

Bevor konkreter gezeigt werden soll, wie eine solche Zielbeschreibung aussehen kann, erscheint es wichtig, auch den zweiten zentralen Begriff zu betrachten: die Lebensqualität.

„Lebensqualität ist die subjektive Wahrnehmung einer Person über ihre Stellung im Leben in Relation zur Kultur und den Wertsystemen, in denen sie lebt und in Bezug auf ihre Ziele, Erwartungen, Standards und Anliegen.“ (WHO, 1997) Es geht also zentral auch um die subjektive Bewertung, was bedeutet, dass bei jedweder gartentherapeutischen Zieldefinition so weit wie möglich immer die betroffene Person mit einbezogen werden muss. Der zentrale Begriff ist jener der Selbstbestimmung und der Selbstbeurteilung der Relevanz von Störungen. Denn wie bedeutsam dieses für eine Person ist, kann sehr unterschiedlich beurteilt werden. Bereits im Praxisbuch Gartentherapie schrieb dazu Thomas Pfister: „Lebensqualität wird von den Menschen sehr unterschiedlich definiert. Während die einen Wohlstand und dementsprechende materielle Verhältnisse als entscheidend betrachten, sind für andere immaterielle Werte wie Freundschaften oder Kultur wichtig(er). Allgemein wird die Wohnumgebung als sehr wichtig für die Lebensqualität eingeschätzt. Viele Menschen legen dabei bekanntlich Wert auf einen (eigenen) Garten oder auch nur auf einen Balkon mit ein paar Pflanzkübeln. Personen, die nicht mehr in der eigenen Wohnung oder im eigenen Haus wohnen können, müssen auf Vieles verzichten. Damit gewinnt die Umgebung zusätzlich an Bedeutung, was den Garten als therapeutischen Raum anspricht.“ (Niepel & Pfister, 2010)

Es scheint tatsächlich eine sehr enge Verbindung zwischen subjektiv erlebter Lebensqualität und dem Garten zu geben. Dabei werden ja bereits von den vielen privaten Gartennutzern die unterschiedlichsten Aspekte erwähnt, von der tiefen inneren Verbindung mit der Natur, den Erfolgserlebnissen bei der Gartenarbeit bis zum gemeinsamen Tätigsein mit Freunden oder Familie reichen dabei die Nennungen.

Auch in der Gartentherapie werden bei der Frage nach der Zielsetzung sehr häufig Begründungen genannt, die vereinfacht mit einem „Es tut einfach gut“ zusammenzufassen sind. Für eine seriöse Zieldefinition und auch Konzeptionierung erscheint es dabei sinnvoll, diese Anliegen inhaltlich zu untermauern.

Denn auch dieses ist klar: Das Erstellen eines Gesteckes, die Herstellung von Kräuter-

Praxistipp 5

Kognitive Aktivierung – keine Überforderung

Der Gartentherapeut oder die Gartentherapeutin braucht nicht nur Pflanzen, sondern auch eine möglichst große Sammlung von unterschiedlichsten Gegenständen. Diese kann für unterschiedliche Spiele und Aktivitäten genutzt werden, z. B., um ein Programm aufzulockern oder den Teilnehmern eine Hilfestellung zu geben (**Abb. 2-9**). Beispiele: Wenn Gegenstände benannt werden sollen oder die Erinnerung daran im Fokus steht – wie bei dem Programm Pflanzenmemory – stellen diese Objekte eine Assoziation im Sinne einer kognitiven Aktivierung dar. Der Flaschenöffner wird mit assoziiert und führt zum Hopfen oder die Streichhölzer über den Begriff Feuer zum Feuerdorn. Hilfestellungen sind wichtig, um Überforderungen zu vermeiden!

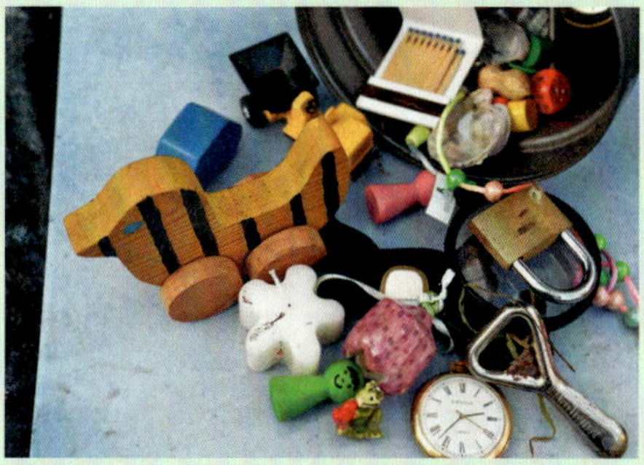

Abbildung 2-9: Selbst kleine, alltägliche Gegenstände können für die kognitive Aktivierung eingesetzt werden (© Foto: A. Niepel)

tees oder das Auspflanzen von Sommerblumen sind weder aus sich heraus bereits Therapie, noch werden sie es dadurch, dass man beispielsweise die Pflanzenauswahl ändert. Zum therapeutischen Medium werden sie dadurch, dass man für die Aktivitäten klar definierte und überprüfbare Ziele bei den Teilnehmenden setzt. Gartentherapeutische Aktivitäten erfordern sorgfältige Planungen bezüglich der Umgebung, der Werkzeuge und der Abläufe. Die einzelnen Einheiten und Programme sollen dabei immer anhand der Fähigkeiten der Teilnehmenden und der angestrebten Ziele konzipiert werden. Eine der wichtigsten Absichten dieses Buches besteht darin, diesen Planungsprozess mit ausgereiften Programmen zu unterstützen.

2.4.3 Psychische Gesundheit und die Gartentherapie als POSITIVe Basistherapie

Fragt man nach Zielen zur Förderung psychischer Gesundheit, wird mittlerweile auch die Gartentherapie genannt. Daher erscheint es angemessen und hat sich auch bewährt, sich zunächst mit *psychischen Grundbedürfnissen* zu befassen, wie sie u.a. von Klaus Grawe im Zusammenhang mit seiner Konsistenztheorie beschrieben wurden (Grawe, 2001). Sie bieten in Bezug auf die psychische Gesundheit einen sehr guten Zugang.

Im Rahmen des cc-Konzepts (Scholz & Niepel, 2019) haben Scholz und Niepel auf dieser Basis die sogenannte POSITIVe Basistherapie entwickelt. Das cc-Konzept ist entwickelt worden für Menschen mit neurokognitiven Störungen, ob nach erworbenem Hirnschaden oder nach neurodegenerativen Erkrankungen, aber das Element der Basistherapie ist sehr gut auf diverse andere Situationen übertragbar. Im Kern geht es darum,

1. durch geeignete Maßnahmen eine verbesserte Therapiebereitschaft- und Fähigkeit zu schaffen,
2. dem Grundsatz des „Nicht-Schadens“ entsprechend ganz grundsätzlich auf psychische Grundbedürfnisse einzugehen.

Das Konzept POSITIVe Basistherapie ist auch nicht speziell für die Gartentherapie entwickelt worden. Aber in dieser Therapieform bietet es eine gute Möglichkeit, eine wichtige Rolle im gesamttherapeutischen Kontext einzunehmen – als Basis eben.

Auch dieses Konzept beruht auf den vier psychischen Grundbedürfnissen, wie sie von Grawe beschrieben wurden, erweitert diese jedoch um die drei Punkte der Bewegung (plus Entspannung, Betätigung), dem Sinnempfinden sowie – und dieses bietet der Gartentherapie natürlich besondere Anknüpfungspunkte – dem notwendigen Naturzugang.

Gartentherapie als Fördermöglichkeit für psychische Gesundheit kann dementsprechend eingesetzt werden – dem Wort POSITIV folgend – um folgende Situationen zu schaffen:

P (P)ositive Emotionen erleben

O (O)ekologische Einbindung des Menschen in die Natur

S (S)oziale Integration

I (I)dentität und Selbsterleben

T (T)onusregulation durch Bewegung, Betätigung und Entspannung

I (I)ntention und Antrieb durch Sinnerleben

V (V)erstehbarkeit und Nachvollzug für die Situation

Positive Emotionen erleben

Bei Grawe ist dieses Grundbedürfnis auch unter der *Überschrift Lustgewinn und Unlustvermeidung* zu finden, wobei diese Lust nicht nur körperlicher Natur sein kann. Es geht im Kern darum, dass der Mensch automatisch jederzeit Situationen und Wahrnehmungen emotional beurteilt und dass wir grundsätzlich zunächst danach streben, positive Emotionen zu erlan-

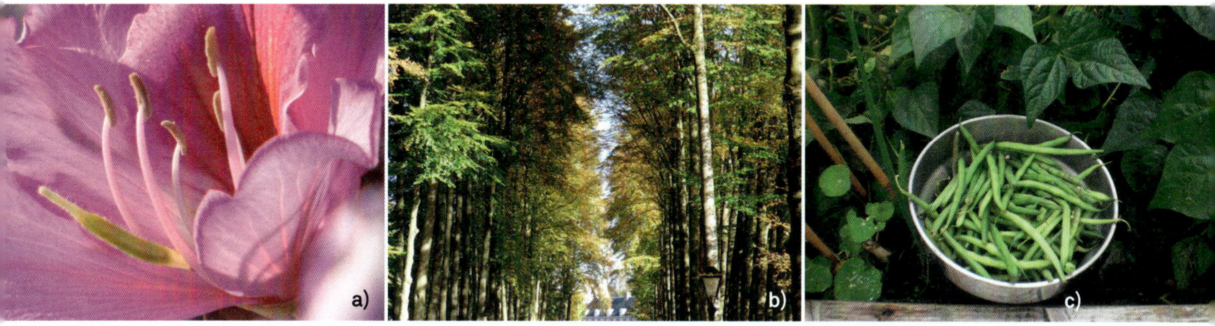

Abbildung 2-10: Positive Emotionen wecken, z.B. durch Freude an a) einer schönen Blüte, b) dem beruhigenden Grün des Waldes c) oder an selbst gesetzten und gepflegten Lebensmitteln (© Foto: A. Niepel)

gen und negative zu vermeiden. Es ist selbstverständlich, dass auch die Gartentherapie diesem Ziel dienen soll. Den Teilnehmenden sollen möglichst vielfältige Möglichkeit gegeben werden, positive Emotionen zu erleben. Das kann nach Grawe (Grawe, 2001) ausdrücklich auch das Erleben eigener Kompetenzen sein und so hat das Gärtnern durchaus das Potenzial, hier wirksam zu werden.

Bereits an dieser Stelle jedoch greift ein wichtiger Mechanismus: Der Mensch entwickelt nicht nur sogenannte motivationale Schemata, die dem Zweck dienen, Bedürfnisse zu befriedigen, sondern er tut alles, um Unlust und negative Emotionen zu vermeiden. So ist nicht nur das Vorgehen „Ich freue mich ein Gesteck zu machen, weil ich ein schönes Ergebnis erwarte" demnach ein Verhaltensmuster, mit dem man rechnen muss, sondern auch das Gegenteil: „Ich mache lieber nicht mit, damit mich das Ergebnis nachher nicht frustriert".

Betrachten wir wieder die Lebensumwelten von Teilnehmenden unserer gartentherapeutischen Programme, so werden wir feststellen, dass derartige vermeidende Schemata in deren Alltag sehr häufig vorkommen. Diese vermeidenden Schemata – wie Studien belegen – sind jedoch der angestrebten psychischen Gesundheit absolut nicht zuträglich. Darum bieten wir mit unseren Programmen den Teilnehmenden die Möglichekit, sich positiven Zielen zu nähern. Allein dieses die Teilnehmenden erleben zu lassen, kann ganz grundsätzlich ein wichtiges therapeutisches Ziel sein. Klaus Grawe sagt dazu: „Etwas Positives hinmachen ist für den Therapieerfolg wichtiger als etwas Negatives wegmachen." (Grawe, 2001).

Das bekommt besondere Bedeutung, wenn man feststellt, dass mit positiven Erlebnissen ein Mechanismus in Gang gesetzt wird, der über das Freisetzen verschiedenster Neurotransmitter überhaupt erst dafür sorgt, dass wir zu einem neuronalen Lernen in der Lage sind. Therapie darf also nicht nur, *sie muss Spaß machen*. Genau deshalb bringen wir ja Blumen und Früchte auf die Station und in die Wohnbereiche. Spricht also ein Teilnehmer z.B. nach der Herstellung eines Chutneys darüber, dass das sehr angenehm war, vielleicht sogar besser als erwartet, so ist bereits sehr viel erreicht.

Wenden wir dieses Prinzip an, so verstärken wir demnach über ein emotionales Priming (Bahnung) die Therapiefähigkeit der Teilnehmenden. Gleichzeitig wirken wir damit der Situation entgegen, dass diese Teilnehmenden ihre Lebensumgebung, die ja oft an ihren Problemen ausgerichtet ist, als vorrangig schlecht und bedrohlich empfinden. Über die Methode der Konditionierung wird ein solches Erleben schnell direkt mit jedem Therapieansatz verbunden, der in dieser Umgebung stattfindet. Gartentherapie, die (auch) dem Lustprinzip entspricht, verbessert demnach den Kontext (**Abb. 2-10**).

Ökologische Einbindung des Menschen in die Natur

Die Beziehung des Menschen zur Natur ist bei Grawe nicht als ein Grundbedürfnis beschrieben, aber schon seinerzeit schrieb er, dass diese Liste sicher in Zukunft erweiterbar ist. Die Studienlage der letzten Jahrzehnte mit der eindeutigen Verbindung von Wohlempfinden und Naturkontakt führt dazu, dass Scholz und Niepel dieses Element in die Liste der POSITIVen Basistherapie aufgenommen haben. Die Basis der Überzeugung, dass ein Garten ein adäquates Medium und ein passender Raum der Therapie sein kann, liegt im beschriebenen bio-psycho-sozio-ökologischem Modell begründet: Ein Naturkontakt hat einen aktiven und passiven Einfluss auf die Gesundheit des Menschen.

Dass dieser Naturkontakt Bestandteil des cc-Konzeptes und der Basistherapie ist, entspricht somit natürlich dem Ansatz der Gartentherapie. In diesem Sinne ist die Gartentherapie innerhalb eines Therapiekonzeptes, wie jenem des cc-Konzeptes, nicht mehr das „Sahnehäubchen obendrauf", sondern vielmehr ein unverzichtbarer Bestandteil der Therapiebasis.

Soziale Integration und das Bindungsbedürfnis

Das „Säugetier" Mensch sucht eine grundlegende Bindung: die zur Mutter beziehungsweise zu den Eltern. Dazu kommt, dass wir extrem soziale Wesen sind. Es gibt Theorien, die besagen, dass die Entwicklung unseres Gehirns v. a. dieser Eigenschaft Rechnung trägt. Dementsprechend gibt es auf allen Ebenen Anzeichen dafür, wie wichtig dieses Bedürfnis nach menschlicher Nähe für unsere psychische Gesundheit ist, bis hin auf die Ebene der Neurotransmitter. Bei gut funktionierenden Bindungserlebnissen kann z. B. die Gedächtnisleistung verbessert werden. Doch auch andersherum betrachtet zeigen Untersuchungen an psychisch erkrankten Menschen, dass negative Bindungsbeziehungen zumindest für den Ausbruch von psychischen Krankheiten mitverantwortlich sein können. Studien bei Psychotherapiepatienten belegen,

Praxistipp 6

Naturzugang

Der Wandel der Klienten hat dazu geführt, dass immer mehr ältere Menschen und Patienten mit schweren Beeinträchtigungen in die Therapie kommen. Dementsprechend umfassend sind die Anforderungen an gartentherapeutische Programme. Sie beinhalten Aktivitäten draußen ebenso wie die Arbeit mit Pflanzen in Arbeitsräumen, denn auch Zimmerpflanzen oder die künstlerische Gestaltung mit Pflanzenmaterial bietet den Zugang zur Natur. Um immer passend reagieren zu können, sollten Sie sich eine Liste der Tätigkeiten erstellen, die grundsätzlich im Garten, Gewächshaus oder Arbeitsraum möglich sind. Halten Sie dafür das geeignete Material für die jeweiligen Aktivitäten griffbereit in Kisten, Regalen oder auch in Pflanzenschränken vor (**Abb. 2-11**). In diesem Buch finden Sie viele Programme, die Ihren Klienten den Naturzugang ermöglichen.

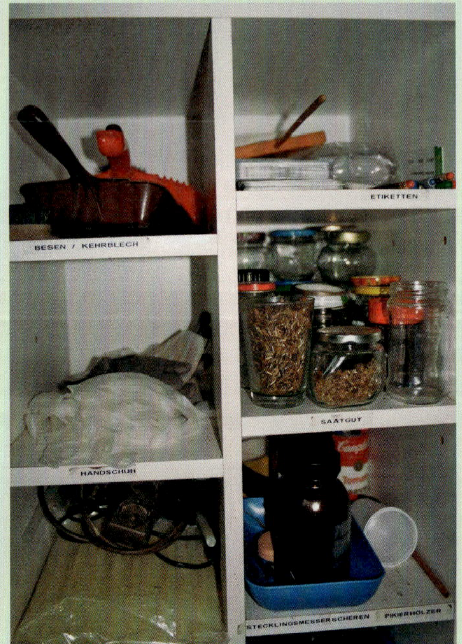

Abbildung 2-11: Pflanzen- bzw. Materialschränke ermöglichen jederzeit den passenden Zugriff (© Foto: A. Niepel)

dass nur etwa 10 % über eine sichere Beziehungserfahrung verfügen, wohingegen dies bei der Durchschnittsbevölkerung bei etwa 60 Prozent der Fall ist.

Betrachtet man nun die Lebenssituation der Teilnehmenden an den gartentherapeutischen Programmen – ob im Bereich der Altenhilfe, der stationären Rehabilitation oder auch in Wohnheimen für Menschen mit Behinderung – so wird schnell deutlich, dass gerade hier die Befriedigung des Bindungsbedürfnisses von besonderer Bedeutung ist. Aus diesem Grund wurde ja bereits auf die große Bedeutung der Beziehungsarbeit hingewiesen. Auch die Tatsache, dass die meisten hier aufgeführten Angebote Gruppenangebote sind, weist auf die Notwendigkeit hin, dieses Bindungsbedürfnis immer miteinzubeziehen.

Identität und Selbsterleben

Auch Grawe postuliert als weiteres Grundbedürfnis jenes nach Selbstwerterhöhung bzw. nach Schutz dieses Selbstwertes. Untersuchungen zeigen, dass eine direkte Beziehung zur psychischen Gesundheit besteht. So beurteilen sich die meisten Menschen selbst weitaus besser, als dieses Außenstehende tun. Bei einer Gruppe hingegen entspricht die Eigenbeurteilung eher der Fremdbeurteilung, ist also realistischer. Man mag es kaum glauben, dieses sind Menschen mit einer Depression – dies zeigt deutlich, dass es gut ist, sich leicht besser einzuschätzen.

Nun befinden sich die Teilnehmenden unserer Programme jedoch in Situationen, in denen sie oft ständig von Außenstehenden (Ärzten, Pflegenden, Therapeutinnen) beurteilt werden und noch dazu in Lebensumgebungen, in denen ihre zuvor erworbenen Kompetenzen meist eher von geringerer Bedeutung sind. Häufig ist deshalb vermeidendes Verhalten zu beobachten, mit dem zwar schützenden, aber psychisch ungesunden Trend zur eigenen Abwertung. Es gilt Situationen zu schaffen, in denen die Teilnehmenden ihre Kompetenzen und Ressourcen selbstwerterhöhend erleben können. Auch aus diesem Grund stehen in fast allen Programmen einleitende Phasen des Gespräches über das Thema im Mittelpunkt. Das dient einerseits dem bereits erwähnten Kontrollbemühen der

Praxistipp 7

Bindung und positives Erleben

Mit anderen zusammen in der Natur sein bei einem Spaziergang oder bei der Gartenarbeit, das Sitzen an einem gemütlichen sonnigen Eckchen zu einem Gespräch oder das gemeinsame Beobachten von Vögeln vermittelt ein Zugehörigkeitsgefühl. Es gibt jedoch Klienten, denen es schwerfällt, sich nach draußen zu bewegen. Gründe dafür gibt es einige: Angst, sich in fremder Umgebung zu bewegen, fehlende Barrierefreiheit bei körperlicher Behinderung oder anderen nicht zur Last fallen wollen. Es hat sich bewährt, diese Klienten durch Routinemaßnahmen zu motivieren, z. B. durch den Besuch einer kleinen Wetterstation mit Thermometer oder Regenmesser (**Abb. 2-12**).

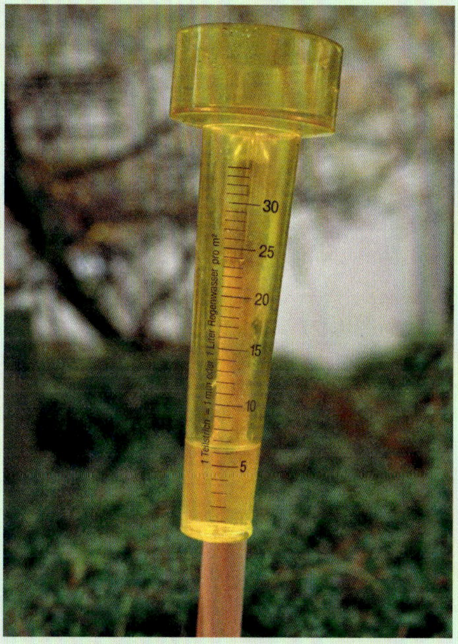

Abbildung 2-12: Die tägliche Routinekontrolle: Wie viel Regenwasser hat sich angesammelt? (© Foto: A. Niepel)

Teilnehmenden, indem zuvor deutlich gemacht wird, was geschehen wird; andererseits sind diese einleitenden Gespräche immer eine Gelegenheit, den Teilnehmenden die Chance zu geben, ihr spezielles Wissen und Können einzubringen.

Was also hat es nun auf sich mit einer Gartentherapie, die den Teilnehmenden vor allem „guttun" soll? Wie fördert Gartentherapie die psychische Gesundheit?

Nach der hier beschriebenen Konsistenztheorie ist entscheidend, inwieweit die auf den Bedürfnissen beruhenden motivationalen Ziele eines Menschen mit seinen Wahrnehmungen übereinstimmen. Beschreibt der eine Teilnehmende es als wichtig, „das Leben in vollen Zügen zu genießen", erlebt aber seine momentane Situation als ziemlich langweilig, so herrscht hier eine Inkongruenz, die positiv gelöst werden sollte. Dasselbe gilt, wenn jemand anders sich als grundsätzlich geselligen Menschen beschreibt, der sich jedoch momentan vereinsamt sieht.

Gartentherapeutische Programme können demnach tatsächlich gut in der Form angelegt sein, dass sie der Verbesserung der psychischen Gesundheit dienen: Es muss dann konkret darum gehen, zu erkennen, worin bei den jeweiligen Teilnehmenden dieser Bedarf besteht. Hier muss dann ein positives, den Zielen entsprechendes Erleben ermöglicht werden.

Tonusregulation durch Bewegung und Entspannung

Leben ist Bewegung. Wenn diese Beziehung auch sicher ohne Widerspruch so niedergelegt werden kann, so wird doch meist die eindeutige Beziehung zwischen Bewegung und Gesundheit eher im physischen Bereich angesiedelt.

Jedoch haben Untersuchungen gerade in den letzten Jahrzehnten ebenso einen eindeutigen Bezug zur psychischen Gesundheit gezeigt. Deutlicher herausgestellt wurde auch die positive Wirkung auf die Neuorganisation von synaptischen Verbindungen und die Neubildung von Nervenzellen. Mittlerweile ist nachgewiesen, dass für diese sogenannte Neurogenese, etwas, was im Übrigen lange als nicht möglich galt, neben den bereits beschriebenen positiven sozialen Beziehungen und einer sensorisch anregenden Umgebung, genau dieser Faktor der körperlichen Bewegung mit verantwortlich ist (Korte, 2017). Eine Neubildung von Nervenzellen ist zudem bis in das hohe Alter hinein möglich (Eriksson et al., 1998). Eine besondere Rolle scheint dabei auch der Wachstumsfaktor BDNF (brain derived neutrophic factor) zu spielen, da auch ein direkter Zusammenhang zwischen dem BDNF-Spiegel und der Lerngeschwindigkeit nachgewiesen wurde (Schmidt-Kassow, Hötting, Schickert, Kaiser & Röder, 2016). Es gilt als erwiesen, dass der BDNF-Spiegel durch eine freiwillige und selbstbestimmte sportliche Betätigung ansteigt (Hollmann & Strüder, 2001; Cotman & Berchtold, 2002). Bewegung fördert somit die geistige Leistungs- und Lernfähigkeit (Beck, 2014), aber immer interessanterweise unter der Prämisse, dass es sich um eine entsprechend milde körperliche Betätigung handelt. Es sei an dieser Stelle erwähnt, dass auch eine Auswirkung von leichter Gartenarbeit auf eben jenen BDNF-Spiegel aufgezeigt werden konnte.

Neben diesen eher „chemischen" Auswirkungen von Bewegung auf unsere geistigen Fähigkeiten zeigt sich aber auch der Zusammenhang zum psychischen Wohlempfinden. Dementsprechend wird eine physische Betätigung z. B. auch aufgrund ihrer antidepressiven Wirkung eingesetzt (Metzenthin & Tischhauser, 1996): Unter dem Aspekt „Tonus" geht es eben nicht nur um Anspannung, sondern auch um die notwendige Entspannung, die gezielt gefördert werden muss.

Hier empfehlen Scholz und Niepel (2019) innerhalb der POSITIVen Basistherapie diverse Möglichkeiten, z. B. Spaziergänge oder Fantasiereisen, die sich später auch bei den Programmen in diesem Buch wiederfinden (Teil II, Programme).

Intention und Sinnerleben

Das „zweite I" im Wort POSITIV steht bei Scholz und Niepel für Intention und Sinnerleben, also dafür, wie wir unser Leben und Handeln selbst in einem Zusammenhang sehen. Es geht dabei zunächst einmal um die erlebten Emotionen wie auch um die eigene kognitive Bewertung (Diener, Suh, Lucas & Smith, 1999), eben aufbauend darauf, wie wir dieses im Sinne einer Selbstverwirklichung eingruppieren. Einen solchen Sinn im eigenen Handeln zu sehen, wird mittlerweile auch als ein wichtiger Faktor psychischer Gesundheit betrachtet (Reker & Wong, 1988). Dieses gilt für einen jeden Menschen, im besonderen Maße aber natürlich für unsere Patienten: Sie müssen mit ihrer Erkrankung zurechtkommen, die – so beschreiben es Scholz und Niepel (2019) – nicht selten als „die Katastrophe ihres Lebens" gesehen wird. Sie weisen aber auch darauf hin, dass die eigentliche Katastrophe eben nicht nur dieses Ereignis ist, sondern dann geschieht, wenn es nicht gelingt, diese Situation innerlich in das eigene Selbstbild zu integrieren. Die Frage der Sinnfindung beginnt oft mit einem „Warum mir?" und geht weiter zu einem „Wozu tue ich das?".

Bei der Beantwortung der Handhabbarkeit (Antonovsky & Franke, 1997) dieses Schicksals können wir auf vergangene Erfahrungen und Überzeugungen zurückblicken. Diese Dinge gilt es nun in die aktuelle Therapiesituation einzubringen und oft können wir in der Gartentherapie auf Fähigkeiten und Erlebnisse zurückgreifen. Hierbei hilft im Übrigen auch nicht selten die metaphorische Ebene, im Sinne von „Nach dem Winter kommt der Frühling" oder auch „Unkraut vergeht nicht". Aufgabe der Therapie ist es, dabei jede Bemühung zu unterstützen und zum Tun anzuregen. Und Menschen tun etwas, wenn sie einen Sinn in der Handlung oder deren zukünftigen Konsequenzen sehen. Wenn wir die Patienten in der Gartentherapie dabei unterstützen wollen, dann nutzen wir einerseits die üblichen Motivationsgründe, wie das autonome Handeln, das Kompetenzerleben oder auch das gemeinsame Tun, also das Bindungserleben. Von besonderer Bedeutung ist aber, dass wir hier ein Medium vorliegen haben, welches immer in Verbindung mit etwas „Größerem" steht: der Natur. Das eigene Tun in einem solchen Zusammenhang zu sehen, ist sehr hilfreich.

Verstehbarkeit, Kontrolle und Orientierung

Das letzte, aber vielleicht wichtigste Grundbedürfnis ist das nach Kontrolle und Orientierung. Wir bewerten nicht nur, sondern wir handeln und wir nehmen die Ergebnisse dieses Handelns wahr. Dabei streben wir an, dass wir auch das wahrnehmen können, was das Ziel unserer Handlung war. Auf diese Art und Weise machen wir ständig Kontrollerfahrungen, je nach Ergebnis positiver oder negativer Art. Dieses bedeutet jedoch nicht, dass ständig immer alles in dem Sinne passieren soll, wie wir es zuvor geplant haben – im Gegenteil: Überraschende und unerwartete Ereignisse aktivieren unser Aufmerksamkeitssystem, sorgen für das Ausschütten von Botenstoffen und lassen uns verstärkt neue Verhaltensweisen lernen. Das wird aber nur dann positiv erlebt, wenn die Aufgabe als lösbar empfunden wird und sich verbunden mit dem Erleben positiver Emotionen schließlich neue Annäherungsschemata entwickeln können (**Abb. 2-13**). Erlebt der Mensch jedoch durchgehend unerwartete, nicht kontrollierbare oder unlösbare Situationen mit dem gleichzeitigen Erleben negativer Emotionen, so löst dieses einerseits dauerhaften Stress aus mit all seinen schädigenden Folgen. Andererseits ist hier eher ein vermeidendes Verhalten die Folge, womit ein negativer Kreislauf beginnt.

Wieder zeigt der Blick auf die Lebenssituationen der Teilnehmenden unserer Programme schnell, dass die Gartentherapie Situationen kreieren soll, welche wiederum zu kontrollierbaren und nachvollziehbaren Situationen führen: Wenn sie mit neuen Herausforderungen verbunden sind – z. B. im Programm Ikebana – müssen diese Aufgaben für die Teilnehmenden lösbar sein. Erleben unsere Teilnehmenden Herausforderungen ihres Umfeldes, die unabhän-

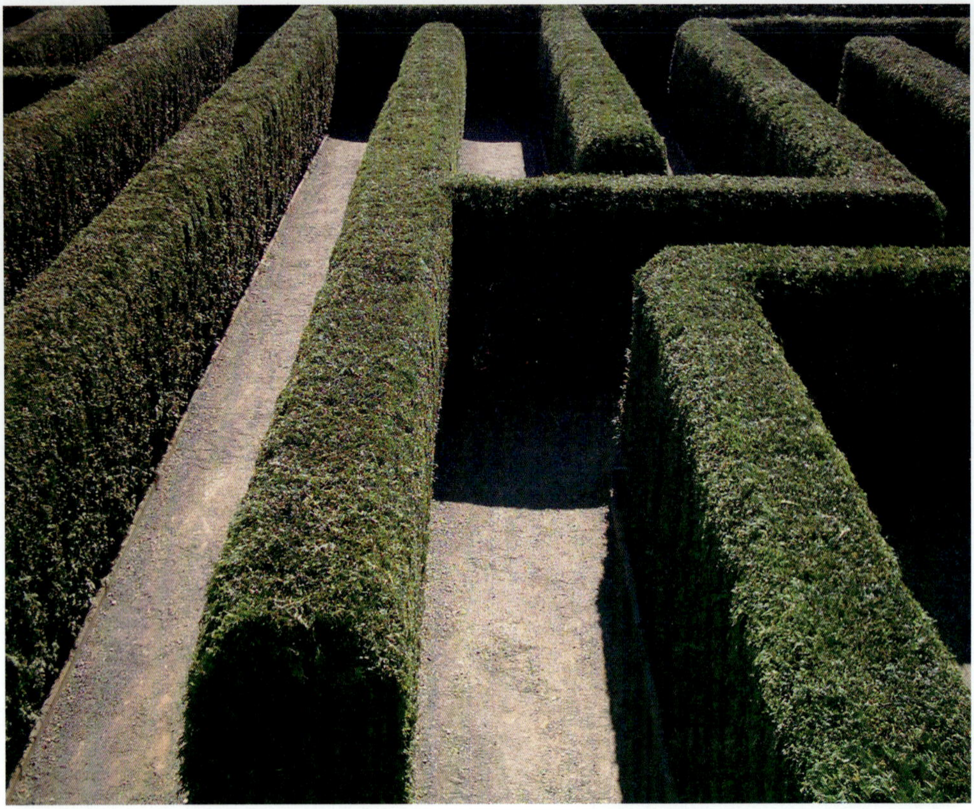

Abbildung 2-13: Mit Gärten Kontrolle und ein Gefühl des Nachvollzuges über die uns umgebende Natur erreichen. Vielleicht liegt in dieser Befriedigung der Kontrolle und Orientierung ein Grund für die wohltuende Wirkung (© Foto: A. Niepel)

gig oder gar entgegengesetzt von ihren eigenen Zielen und ihrem dafür eingesetztem Verhalten passieren, werden sie alles tun, um diese Situationen nicht mehr zu erleben. Es ist also notwendig, den Teilnehmenden immer wieder positive Kontrollerfahrungen anzubieten. Ganz wichtig für die Teilnehmenden sind Erläuterungen, was sie im Rahmen eines Programmes machen werden. Damit erhalten sie das Gefühl, die Situation jederzeit kontrollieren und verstehen zu können.

Hier liegt möglicherweise auch eine der Quellen, warum Naturkontakte und Aufenthalte im Garten positive Auswirkungen auf uns haben. Die Vorgänge der Natur sind uns grundlegend vertraut: Die Sonne scheint von oben, der Regen fällt herunter, auf ihn folgt Sonnenschein, dem folgen die Sonnenblumen usw. Im Gegensatz zu anderen Umgebungen kann eine kohärent präsentierte natürliche Umgebung ein Gefühl der Kontrolle generieren. Die Dinge dort passieren so, wie wir das erwarten, was die Befreiung von ständiger willkürlicher Aufmerksamkeit nach sich ziehen kann. Und so wird ja auch ganz allgemein die Wohnumgebung als sehr wichtig für die Lebensqualität eingeschätzt. Viele Menschen legen dabei Wert auf einen (eigenen) Garten oder auch nur auf einen Balkon mit ein paar Pflanzkübeln. Personen, die nicht mehr in der eigenen Wohnung oder im eigenen Haus wohnen können, müssen auf vieles verzichten. Damit gewinnt die Umgebung zusätzlich an Bedeutung, was den Garten als therapeutischen Raum anspricht.

Praxistipp 8

Orientierung durch gleiche Umgebung

Zum fachlichen Know-how gehört dazu, den Teilnehmenden eine gute und schnelle Orientierung der gartentherapeutischen Umgebung zu geben. Führen Sie deshalb nach Möglichkeit die Aktivitäten in immer gleicher Umgebung aus und beschriften Sie die jeweiligen Aufbewahrungsorte und Pflanzen deutlich (**Abb. 2-14**). Das hilft den Teilnehmenden, sich schnell und gut orientieren zu können. Dieses Vorgehen vermittelt den Teilnehmenden das Gefühl von Ordnung, Kontrolle und Sicherheit. Unsichere Teilnehmer verlieren die Motivation und Freude an gartentherapeutischen Aktivitäten.

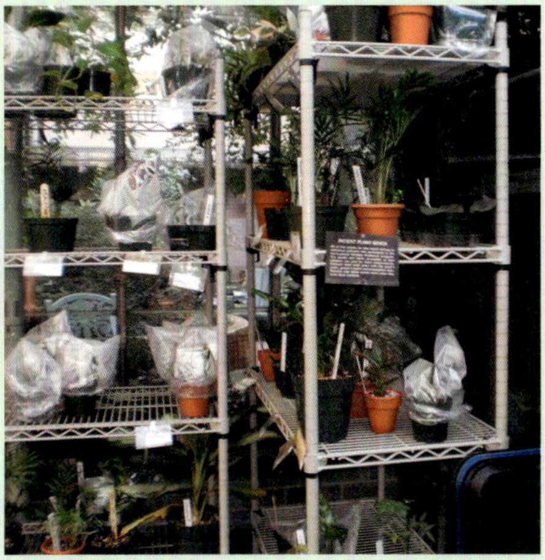

Abbildung 2-14: Orientierung und Ordnung durch personalisierte Pflanzen (© Foto: A. Niepel)

2.4.4 Der Naturzugang als ein eigenes Ziel

Die Basis der Überzeugung, dass ein Garten ein adäquates Medium und ein passender Raum der Therapie sein kann, liegt im beschriebenen bio-psycho-sozio-ökologischem Modell begründet: Ein Naturkontakt hat einen aktiven und passiven Einfluss auf die Gesundheit des Menschen.

Dieses hat jedoch nicht nur eine theoretische Bedeutung, sondern logischerweise auch zur Folge, dass der beschriebene Naturzugang eben nicht nur ein Mittel zum Erreichen anderer Ziele ist: Die Ermöglichung dieses Kontaktes selber ist ein Ziel. Dieses gilt speziell dort, wo für Menschen dieser Naturzugang stark limitiert ist, vom Strafvollzug bis hin zu bettlägerigen Menschen im Akutkrankenhausbereich. Noch ist dieses in keinem medizinischen Katalog vorgesehen, selbst die Charta der Pflegebedürftigen sieht einen Naturkontakt nicht als zwingend notwendig vor. Doch bereits vor einigen Jahren hat der damalige Geschäftsführer des deutschen Kuratoriums Deutsche Altershilfe (KDA) Dr. Peter Michel-Auli das „Recht auf Naturzugang" postuliert. In den USA wird mittlerweile zunehmend der Begriff vom „Nature-Deficit Disorder" benutzt. Es bleibt also zu hoffen, dass dieses ureigene Ziel der Gartentherapie künftig auch zu einem allgemeinen therapeutischen Ziel wird. Nichtsdestotrotz sind natürlich mittels Gartentherapie viele andere Ziele anzustreben (**Kap. 3**).

3
Allgemeine Ziele der Gartentherapie

Andreas Niepel

Zielgerichtet: Dies ist eines der wichtigsten Wörter, wenn es um die Definition der (Garten-)Therapie geht. Daher gilt es, der Benennung dieser Ziele besondere Aufmerksamkeit zu schenken. Wie im vorherigen Kapitel dargestellt, wird so aus einem „es soll den Menschen guttun“ ein gezieltes und planbares Befriedigen psychischer Grundbedürfnisse.

Ganz allgemein und sicher übertragbar auf alle Bereiche, in denen Gartentherapie Anwendung findet, postuliert Stephen Wells folgende Ziele für Aktivitäten der Gartentherapie (Wells, 1997):

- Sinne stimulieren und Erfahrungen mit Pflanzen machen
- Soziale Kontakte ermöglichen und Kommunikation fördern
- Fähigkeiten erhalten und sinnhafte Erfahrungen machen
- Realitätsorientierung ermöglichen und Naturerlebnisse machen.

Diese nun zehn Jahre alte Formulierung ist aber eher global gehalten. Es ist also sinnvoll, sich zunächst mit einigen Fachbereichen der Gartentherapie zu beschäftigen.

3.1 Rehabilitation

„Re-habilitation“ bedeutet wörtlich übersetzt die Wiedererlangung von Würde, was deutlich macht, dass hier nicht ausschließlich die Arbeitsfähigkeit – wie so oft verstanden – sondern zunächst einmal die bereits erwähnten Grundbedürfnisse im Mittelpunkt stehen. Darauf aufbauend eignet sich die Gartentherapie jedoch auch dazu, ganz konkrete Einzelergebnisse zu erreichen. Durch gezielte Maßnahmen können z. B. Störungen des Gedächtnisses und der Handlungsplanung behandelt werden. Die Aufmerksamkeitsspanne kann erhöht, und die Lern- und Merkfähigkeit sowie der Antrieb und die Motivation können gesteigert werden. Natürlich steht auch eine Förderung von Bewegung im Mittelpunkt der Gartentherapie. Dabei ist eine regelmäßige Überprüfung der Ziele notwendig und legt den Grundstein für ein ständiges Qualitätsmanagement.

Wichtige allgemeine Zielrichtungen für die Rehabilitation sind dabei unter anderem:

- Vollständige oder größtmögliche Wiederherstellung der ursprünglichen Struktur und Wiedererlangen von Funktion bzw. Aktivitäten und der Partizipation
- Kompensation und Erlernen von Ersatzstrategien
- Adaptation und Krankheitsverarbeitung
- Gezieltes Training zur Verbesserung der Alltagsaktivitäten, innerhalb und außerhalb der Einrichtung
- Wiederherstellung, Verbesserung oder Erhalt der körperlichen Selbstversorgung oder der eigenständigen Lebensführung
- Nutzung von kreativen Angeboten zur Krankheitsbewältigung

- Anregung zur Freizeitgestaltung für die Zeit nach der Rehabilitation: die Patientinnen und Patienten sollen neue Betätigungsfelder für sich entdecken und vorhandene Fähigkeitsdefizite abbauen oder deren Ausgleich lernen.

3.2 Gartentherapie innerhalb des cc©-Konzeptes

Wenn es darum geht, die Gartentherapie in ein Gesamtkonzept einer Einrichtung zu integrieren, dann stellt sich immer wieder die Frage: Wo kann die angesiedelt werden?

Zumeist wird es leider als eine Art „Sahnehäubchen" obendrauf angesehen oder aber im Rahmen anderer vorhandener Therapieansätze eingereiht, z. B. im Rahmen der Arbeitstherapie.

Es wurde ja bereits beim Thema der psychischen Grundbedürfnisse auf die POSITIVen Basistherapien hingewiesen, die Bestandteil des cc©-Konzeptes sind (Scholz & Niepel, 2019).

An dieser Stelle soll dieser Hinweis wiederholt werden, denn das cc©-Konzept erlaubt die Integration auch anders zu sehen.

Dabei zeigt der Begriff der Basis bei den gleichnamigen Therapien bereits den Wandel, vom erwähnten Sahnehäubchen zu einer Grundlage. Und bei dieser Therapieform kann die Gartentherapie natürlich besonders gut als Methode eingesetzt werden.

Darüber hinaus beinhaltet das Konzept die den Basistherapien nachgeordneten Aufbautherapien. Hierbei werden die üblichen bekannten Gruppenangebote, z. B. Kochgruppe, Sportgruppe oder auch Gartengruppe, in sogenannten Clustern zusammengefasst. Das liegt modernen Konzepten, wie der ICF, dem SIS oder den evidenzbasierten Therapiemodulen der Deutschen Rentenversicherung auch näher. Dementsprechend existieren folgende Therapieformen:

- Kognitiv kreative Aufbautherapie – abgekürzt KAI
- Alltagsorientierte Aufbautherapie – abgekürzt ALF
- Sprachlich kommunikative Aufbautherapie – abgekürzt KIM
- Bewegungsorientierte Aufbautherapie – abgekürzt BEN

Inwieweit auch die Gartentherapieangebote innerhalb dieses Rahmens eingesetzt werden können, zeigt die dem cc©-Konzept entnommene **Tabelle 1**.

3.3 Altenhilfe

Ein seit langem wichtiger Bereich für die Gartentherapie ist die Altenhilfe, mit dem Ziel, dem Pflegebedürftigem dabei zu unterstützen, ein mögliches selbstständiges und selbstbestimmtes Leben zu führen. Dabei sind die Hilfen darauf auszurichten, die körperlichen, geistigen und seelischen Kräfte wiederzugewinnen oder zu erhalten. Dieser Anspruch schlägt sich in den vielfältigen Leitfäden und Konzepten der Einrichtungen nieder, die damit auch Zielrichtungen der Gartentherapie in diesem Bereich beschreiben. Die Gartentherapie in der Altenhilfe kann sich somit sehr gut die folgenden Ziele zu eigen machen:

- Stärkung der Eigenverantwortung und Förderung und Erhalt der Aktivitäten des täglichen Lebens (ATL)
- Erhalten der Lebenskontinuität und Verhindern von Brüchen in der Biografie
- Sicherung der sozialen Integration, Anregung zur Teilnahme am gesellschaftlichen Leben, Förderung von Kontakten
- Prävention (z. B. Sturzprophylaxe)
- Förderung und Erhaltung physischer und geistiger Leistungsfähigkeit
- Förderung von Kreativität und Intelligenz
- Anbieten sinnvoller Beschäftigung.

Tabelle 1: Gartentherapieangebote im Rahmen der Therapieformen (Scholz & Niepel, Das cc-Konzept, Hogrefe, 2019)

Name:	**Gartengruppe**
Dauer: 15-50 Minuten	Das Angebot findet im Rahmen der alltagsorientierten **Aufbautherapie (ALF)** statt, kann aber auch bei entsprechender Anpassung innerhalb der **POSITIVen Basistherapien** durchgeführt werden.
Ziele	
Im Bereich der Basistherapie	
Positive Emotionen fördern	Bei der Gartengruppe stehen Pflanzen im Mittelpunkt. Das Medium Pflanze ermöglicht Erleben bzw. Genuss in allen Sinnesmodalitäten (sehen, fühlen, riechen, schmecken). Der Garten bringt mit einer möglichen Ernte ein belohnendes Element mit, welches das Erleben positiver Emotionen fördert.
Oekologische Einbindung	Unabhängig davon, ob die Einheiten aktiv im Garten durchgeführt oder ob die Pflanzen auf die Station mitgebracht werden, wird ein Bezug zur Natur und zu Jahreszeiten hergestellt.
Soziale Integration	Das Angebot bietet den Patienten die Möglichkeit, innerhalb der Einheit eine Rolle einzunehmen und sich entsprechend einzubringen.
Identität stärken	Nahezu alle Patienten haben Erfahrungen mit Gärten oder mit Natur im Allgemeinen, die sie hier gezielt einbringen können und sollen.
Tonus regulieren	Die Einheiten beinhalten diverse Handlungs- und Bewegungsmuster in der Pflege der Pflanzen und des Gärtnerns.
Intention stärken	Die Arbeit im Garten und mit der Natur schafft die Verbindung zum „Großen und Ganzen", etwas, was über das Individuum hinausgeht. Dementsprechend finden sich auch viele Metaphern, die eingesetzt werden können. Hinzu kommt, dass der Garten und die Pflanze als lebendiges Medium sich weiterentwickelt und so den Patienten „mitzieht".
Verstehbarkeit fördern	Die natürlichen Vorgänge im Garten als „therapieferner" Bereich liefert den Patienten die Konfrontation mit altbekannten Objekten und Prozessen, schafft somit Vertrautheit. Des Weiteren besteht die Möglichkeit über das eigene Handeln ein Gefühl von Wirksamkeit und Kontrolle zu erhalten. Nicht zuletzt schafft die Arbeit eine verbesserte Orientierung zur Zeit.
Im Bereich der Aufbautherapie	
Kognition und Kreativität fördern	Insbesondere im floristischen Bereich, wie auch bei der Gestaltung von Kübeln etc. werden kreative Fähigkeiten gefördert. Zudem sorgen Blumen oftmals für eine Art ästhetischen Konsens.
Bewegung und Entspannung fördern	Gerade bei der praktischen gärtnerischen Arbeit werden Kondition, Beweglichkeit sowie Bewegungs- und Handlungsplanung gefordert. Ebenso steht mit den Pflanzen, der Erde, dem Wasser und auch den unterschiedlichen Temperaturen eine hohe sensorische Qualität im Raum, die zielführend eingesetzt werden kann. Das Wahrnehmen von Natureindrücken hat zudem eine nachgewiesene, gesundheitsfördernde und entspannende Wirkung, wie beispielsweise die Untersuchungen zum sogenanntem Waldbaden (Shinrin Yoku) zeigen (Li, 2007).
Sprachlichen Ausdruck und Kommunikation fördern	Kann durch den Austausch über Erfahrungen, wie auch durch gezielte Gruppenzusammensetzungen gefördert werden

Tabelle 1: *(Fortsetzung)*

Name:	Gartengruppe
Alltagsfähigkeiten fördern	Das Gärtnern ist eine der beliebtesten Hobbys der Deutschen. Laut Angaben der Deutschen Gartenbaugesellschaft gibt es in etwa 17,5 Millionen Freizeitgärtner, was nahezu die Hälfte aller Menschen über 20 Jahre ausmacht. Die Übertragung von Fertigkeiten in die Einrichtung hinein ist ebenso gegeben, wie die Übertragungsmöglichkeit zurück in das Alltagsleben und die Teilhabe nach dem Rehabilitationsaufenthalt. Dementsprechend sind gerade Kompensationsmöglichkeiten und das Erlernen von neuen Techniken von hoher Bedeutung.
Inhalte der Einheit:	Erstellen von floristischen Werkstücken, Pflege des Stationsgartens oder einzelner Beete, Bepflanzen von Kübeln und anderen Gefäßen, Austausch über Pflanzen
Besonderheiten bei der Durchführung:	
Kontraindikationen und Voraussetzungen:	Bekannte Allergien
benötigte Materialien:	Gartengeräte und Werkzeuge, Behälter, Pflanzen
Ort:	Das Angebot sollte möglichst im Stationsgarten stattfinden, wenn die Gegebenheiten es zulassen, um den Bezug zur Situation immer deutlich herzustellen. Die Räumlichkeit sollte groß genug sein, da dieses ein Angebot für eine sehr große Gruppe sein kann.

3.4 Sonder- und Heilpädagogik und Agogik

Ein weiterer wichtiger Bereich für die Gartentherapie sind Einrichtungen wie Wohnheime und Wohngruppen, Frühförderstellen, Sonderwerkstätten oder Sonderschulen, in denen heil- oder sonderpädagogische Arbeit geleistet wird. Die Ziele der dort geleisteten therapeutisch-pädagogischen Leistung sind laut dem Fachverband für Heilpädagogik (BHP) e.V.:

- Gute Beziehung zur eigenen Person, zu anderen Menschen, zur Sach- und Umwelt und zu ideellen Werten erreichen
- Die Entfaltung der vorhandenen Potenziale fördern
- Ermutigung zum Anderssein und zur Selbstannahme, auch unter erschwerten Voraussetzungen und Bedingungen
- Produktive Bewältigung und positives Erleben der Übergänge in neue Entwicklungsphasen.

3.5 Zusammenfassung

Die Beschreibung derartiger Ziele ist sinnvoll und passend, wenn ganz allgemein die Ausrichtung eines Angebotes beschrieben werden soll, wie dieses später noch im Kapitel zur Erarbeitung eines Konzeptes dargestellt wird (**Kap. 4**).

Geht es aber dann detaillierter um individuelle Ziele, bezogen auf eine Gruppe oder einen einzelnen Klienten oder Klientin, dann bedarf es einer genaueren Beschreibung des Gesundheitszustandes und des Gesundheitsproblems.

Wie bereits erwähnt stellt die ICF dabei ein gutes und akzeptiertes Instrument dar, um derartige Ziele auch über disziplinäre Grenzen hinweg zu definieren.

Diese sprachliche Hilfe und auch Zielhierarchie zeigt sich in folgendem Beispiel:

Beispiel Zielhierarchie und -formulierung

Hauptziel der Gartentherapie: Förderung der funktionalen Gesundheit und von Lebensqualität

Unterziel 1. Ebene:
Erhaltung und Förderung von selbstbestimmter gesellschaftlicher Teilhabe und Aktivitäten (siehe Thema Altenhilfe)

Unterziel 2. Ebene:
Verbesserung der Teilhabemöglichkeit im Bereich Gesellschaftliches Leben/Verbesserung im Bereich der Freizeitaktivitäten

Individuelles Feinziel:
Klient/ Patient soll regelmäßig an einer Gartengruppe, bei der das Gartenhobby in der Gruppe gepflegt wird, teilnehmen → dementsprechend können gartentherapeutische Angebote geplant werden.

Dieses bedeutet für den Gartentherapeuten oder die Gartentherapeutin, dass sie natürlich in der Lage sein müssen, die entsprechenden Bereich der ICF auf ihre Arbeit zu beziehen.

3.6 Die ICF als Basis der Zieldefinition

Die ICF stellt somit auch den Ansatz dar, eine gemeinsame medizinische Sprache zu schaffen, länder- und bereichsübergreifend. Dabei sollen nicht nur körperliche Funktionen und Strukturen beschrieben werden, sondern im Sinne der funktionalen Gesundheit auch die Auswirkungen auf die Aktivitäten und Möglichkeiten der Teilhabe am gesellschaftlichen Leben unter Einbezug wichtiger Einflussfaktoren, der sogenannten Kontextfaktoren.

Gartentherapie kann dabei zunächst, beispielsweise in Form funktioneller Therapie, direkt auf Körperstrukturen und Funktionen einwirken. Sie kann jedoch auch ausgerichtet sein auf die sich daraus erschließenden Möglichkeiten der Aktivitäten. Wie das vorherige Beispiel der Altenhilfe zeigt, ist sie zudem ein probates Mittel, wenn es um die soziale Einbindung und die Möglichkeiten der gesellschaftlichen Partizipation geht.

Und ebenso können Maßnahmen der Gartentherapie auf die Kontextfaktoren einer Person einwirken. Der Satz „*Dieses beinhaltet die Heilung oder Linderung von Störungen mit Krankheitswert, die Erhaltung und Förderung von selbstbestimmter gesellschaftlicher Teilhabe und Aktivitäten, sowie die fördernde Einwirkung auf den Lebenshintergrund*" in der IGGT-Definition bezieht sich direkt auf diesen Umstand (**Kap. 2**). Die noch folgende Auflistung von ICF-basierten Zielen mag bei der individuelleren Zielbeschreibung wie auch bei der Dokumentation hilfreich sein.

Einmal abgesehen davon, dass zudem natürlich immer noch der Klient/die Klientin miteinbezogen werden sollte, ist ganz grundsätzlich für die (Garten-)therapie zwingend notwendig, dass überhaupt entsprechende therapeutische Ziele angestrebt und definiert werden, um passende Angebote zu planen und ihre Ergebnisse überprüfen zu können. Wie dieses aussehen kann, zeigt sich an folgenden Beispielen:

ICF Domäne	Gesundheitsproblem
b730	eingeschränkte Muskelkraft
persönliches Ziel:	Klient will wieder über definiert längere Zeit stehend arbeiten
d410	Einschränkung vorhanden beim Halten der Körperposition
d920	Einschränkung im Bereich Erholung und Freizeit
persönliches Ziel:	Klient will in der Lage sein, regelmäßig selbstbestimmt seinen Kleingarten zu pflegen

d730	Probleme im Bereich des Umgangs mit Fremden
d840	Vorbereitung auf Erwerbstätigkeit
persönliches Ziel:	Klient will eine bezahlte Tätigkeit beginnen, um eine selbstständige Lebensführung anzustreben

Natürlich lässt sich diese Übertragung von einer eher neutralen Domänenbezeichnung auf Lebensumstände auch hervorragend umdrehen.

Ein geäußertes „Ich will zukünftig einfach den Garten mehr nutzen, um abzuschalten und meine Ruhe zu finden" entspricht beispielsweise der Domäne D240 (mit Stress und psychischen Anforderungen umgehen) sowie ein „Ich will einfach stabiler laufen können" der Domänen b770 (Funktionen der Bewegungsmuster beim Gehen) entspricht.

Hier wird ein Problem der Gartentherapie in Bezug auf die ICF deutlich, denn im Gegensatz zu anderen therapeutischen Methoden sind die Anforderungen oftmals sehr weit zu fassen. So gibt es in anderen Bereichen Situationen, die nur sehr spezielle einzelne Fähigkeiten messen oder auch fördern. Ein Beispiel wäre eine ergotherapeutische Übung, bei der über eine gemessene Zeit kleine Holzwürfel in einen Behälter gefüllt werden müssen. In gartentherapeutischen Situationen sind oftmals sehr, sehr viele Fähigkeiten miteinander verknüpft.

Daher ist die nachfolgende Auflistung von Möglichkeiten so dargestellt, das erkennbar wird, welche Tätigkeit denn in besonderer Weise auf eine bestimmte Ressource zurückgreift beziehungsweise, was denn mit welcher verbliebenen Ressource noch möglich ist.

Die nachfolgende Auflistung von ICF-basierten Zielen mag zurzeit noch nicht in allen Bereichen Anwendung finden, in denen Gartentherapie stattfindet, zumal diese eine stark interdisziplinäre Methode ist. Vielfach findet man noch andere Systeme zur Formulierung von Zielen (z. B. AEDL). Natürlich werden daher auch diese angewandt.

3.6.1 Ebene der Körperstrukturen und Körperfunktionen

Das bio-psycho-sozio-ökologische Modell geht davon aus, dass aktives wie auch passives Sein und Tun im Garten eine direkte Auswirkung auf körperlicher Ebene haben kann. Dieses entspricht auch der momentanen Studienlage, die direkte Korrelationen zwischen Aufenthalten im Grünen und mentalen Funktionen oder solchen des Immunsystems aufweist. Dass dazu das aktive Gärtnern z. B. Auswirkungen auf die Atmungsorgane, den Bewegungsapparat oder die Herzfunktion hat, ist ebenso unzweifelhaft. Daher existieren natürlich auch gartentherapeutische Ziele auf Ebene der Körperfunktionen und Strukturen, wobei die nachstehenden Bereiche eine herausragende Bedeutung haben:

- Neuromuskuloskeletale und bewegungsbezogene Funktionen
- Sinnesfunktionen und Schmerz
- Mentale Funktionen

Funktionen der Gelenke und Knochen (B7)

Ältere Definitionen der Gartentherapie sind noch stark geprägt vom aktiven Tätigsein im Garten und die Arbeits- und Beschäftigungstherapie war nicht ohne Grund eine der ersten Therapieformen, die den Garten neu entdeckt haben. Dabei standen, beispielsweise bei der Pflege und Bewirtschaftung von Gärten, schon immer Ziele im Mittelpunkt, die im Bereich folgender ICF Domänen zu finden sind:

- Gelenkbeweglichkeit, Gelenkstabilität, Knochenbeweglichkeit (b710 – b720)
- Muskelkraft, -tonus, -ausdauer (b730 – b740)
- Reflexe, unwillkürliche und willkürliche Bewegungen (b750 – b765)
- Bewegungsmuster und Koordination (b7770 – b780)

Hier kommen vor allem Methoden zum Tragen, die mit einem aktiven Gärtnern beziehungsweise mit einem aktiven Aufenthalt im Garten zu tun haben. Dieses beginnt bereits bei Spaziergängen, die im Außenbereich mit besonderen Herausforderungen ganz andere Bewegungs- und Ausgleichsmuster erfordern und auch trainieren, als dieses im Innenbereich oftmals überhaupt möglich ist.

Dementsprechend können hier auch sehr gezielt „Hindernisse" in die Planung einbezogen werden, wie das Gehen über weniger befestigte Flächen.

Bezüglich der körperlichen Belastung, die viele gärtnerische Arbeiten mit sich bringen, kann ebenfalls sehr gut dosiert werden. So beträgt der Kraftaufwand (in Watt) für

- das Kehren einer ebenen Betonfläche: 20–25
- für das Harken eines Beetes: 35–45
- für das Umgraben mittels Spaten je nach Boden: ca. 100
- das Fahren einer Schubkarre mit 150 kg Last: 120–140
- das Mähen von Gras mit einer Sense: 90–100
- Vergleichswert: Radfahren auf ebener Strecke mit 18 km/h: 110

(Quelle: Presber, 2003)

Viele gärtnerische Tätigkeiten, vom Zerreiben von grober Erde bis zum Umgraben, sind zudem einerseits bei den Teilnehmenden in ihrer Durchführung gut verankert, andererseits auch gut auf andere alltagsrelevante Bewegungsmuster zu übertragen.

Funktionen der Wahrnehmung und der Sinnesfunktionen (B2)

Neben dem Bewegungsaspekt ist das Thema der Sinneswahrnehmung schon immer originär mit der Gartentherapie verbunden. Ob es um das Ertasten von Oberflächen, den Genuss von Blumendüften oder das Erfreuen des Anblicks bunter Blumen geht, es existieren demnach viele Ziele, die im Bereich folgender ICF Domänen zu finden sind:

- Funktionen des Sehens (b210)
- Hörfunktionen und Vestibularfunktionen (b230)
- Geschmacksfunktionen (b250)
- Geruchsfunktionen (b255)
- Propriozeption (b260)
- Tastfunktion (b265)
- Temperaturfunktion (b270)
- Reizempfindlichkeit (b2703)

Bei vielen gartentherapeutischen Angeboten werden die sensorischen Angebote der zahlreichen Pflanzen und Werkstoffe gezielt auf einer basalen Ebene eingesetzt.

Hier geht es dann z. B. um das Ertasten von Erdstrukturen oder das Riechen an Pflanzen. Insbesondere, was altvertraute Düfte wie die von Rosen oder von vielen Gewürzen angeht, sind auch sehr schnell Reaktionen auf diese Angebote ohne verbale Kommunikation erkennbar.

Eine besondere Bedeutung haben gartentherapeutische Angebote in Bezug auf die Körperwahrnehmung. Dieses beginnt mit der Vielfalt an Bodenbelägen und den damit verbundenen Ansprüchen an das Gleichgewicht. Es reicht weiter dazu, dass viele Situationen im Garten, wenn es z.B. darum geht, sich zwischen Büschen zu bewegen, den eigenen Körper sehr gut erleben lassen.

Auch die Auseinandersetzung mit vielen Materialien, wie matschiger Erde, Wasser oder trockenem Sand, kann gezielt genutzt werden, wobei an dieser Stelle auch sehr häufig Abwehrreaktionen zu beobachten sind.

Schließlich sind die Temperaturangebote im Garten, mit dem Wahrnehmen der Jahreszeiten, mit Wind und Regen nicht zu unterschätzende Hilfsmittel, wenn es darum geht, sich selbst innerhalb des Systems der Welt zu entdecken.

Globale und spezifische mentale Funktionen/Aufmerksamkeit (B1)

Bei den zuvor geschilderten Wahrnehmungssituationen nutzt die Gartentherapie aber natürlich immer auch das, was diese Eindrücke beim Klienten bewirken, ob emotional oder kognitiv, sodass auch die Förderung entsprechender mentaler Funktionen angestrebt werden kann. Zunächst bedeutet das Konfrontieren des Klienten mit den Gartensituationen jedoch bereits, dass bestimmte basale Fähigkeiten, z. B. im Bereich der Aufmerksamkeit, notwendig sind:

- Daueraufmerksamkeit (b1400)
- Aufmerksamkeitswechsel (b1401)
- Geteilte Aufmerksamkeit (b1402)
- Aufmerksamkeitsfokus (b1408)

Hier soll zunächst darauf hingewiesen werden, dass ein Garten natürlich eine große Herausforderung für das Aufmerksamkeitssystem darstellt: Die Vielfalt der Reize zu sortieren und zu gewichten kann bereits Aufgabe genug sein, speziell, wenn es um die geteilte Aufmerksamkeit geht. Hier muss immer sehr genau abgewogen werden, in welcher Art die Objekte den Klienten dargeboten werden. Es kann sinnvoll sein, z. B. einen großen Strauß Blumen komplett zu präsentieren und dabei auf die einzelnen Blüten hinweisen oder nur ein Exemplar nach dem anderen auszuwählen.

Von großem Vorteil ist besonders in einer „klinischen" Umgebung, dass die Objekte der Gartentherapie wie Pflanzen oder Blüten eine sehr hohe Valenz besitzen, die Aufmerksamkeit sehr gut auf sich ziehen können.

Natürlich ist auch die Ausgestaltung der Einheit in seiner Länge von großer Bedeutung. Nicht jeder Klient ist in der Lage, über 60 Minuten dem Geschehen zu folgen.

Globale und spezifische mentale Funktionen/Orientierung (B1)

Die Beschreibung der besonderen Valenz vieler Objekte und die Situation, dass eben diese oft bekannten und mit Erfahrung verbundenen Objekte bei den Teilnehmenden auf bereiteten Boden stoßen, wird genutzt. Denn im Kern bedeutet dies, dass über die reine Wahrnehmung hinaus immer ein kognitiver Prozess mit eingeleitet wird, bei dem es beispielsweise um eben jene Erfahrungen aus dem biografischen Langzeitgedächtnis geht, wie aber auch um ein Wissen um die Welt, wie es sich in Sprichwörtern oder Liedern niederschlägt. Dies alles wird genutzt, um so bei der Gestaltung eines orientierten Weltbildes zu unterstützen. Dementsprechend existieren häufig Ziele, die im Bereich folgender ICF Domänen zu finden sind:

- Orientierung zur Zeit (b1140)
- Orientierung zum Ort (b1140)
- Orientierung zum eigenen Selbst (b11420)

Garten- und pflanzenorientierte Phänomene und Objekte werden sehr oft eingesetzt, um über die Sinneswahrnehmung zunächst auf die zeitliche Orientierung einzuwirken, beispielsweise über die Nutzung von saisonal duftenden Blüten und Kräutern, von trockenem Laub oder auch anderen Dingen wie dem Adventsgrün. Es geht folglich darum, beim Einbezug von Jahreszeiten wie aber auch der örtlichen Orientierung mittels biografischer Erlebnisse auf den Klienten einzuwirken. Im Mittelpunkt der Gartentherapie steht fraglos irgendwie immer die jeweilige Jahreszeit mit dem Kulturverlauf der Pflanzen und den dabei notwendigen Tätigkeiten, sodass immer ein direkt erfahrbarer Bezug zur Zeit gegeben wird. Daher ist es wichtig, dass die Informationen stimmig sind, also sollte man keine Rosen im Winter verwenden.

Ebenso können diese Pflanzen sowohl Informationen zum Ort, speziell zur Region liefern, wenn diese möglicherweise auf ein besonderes Klima hinweisen oder aber mit speziellen Riten verbunden sind.

Diese beiden Aspekte haben natürlich auch mit der biografischen Verbindung der Klienten zur Umwelt zu tun, was gerne unterstützt wird, denn nicht zuletzt dieser individuelle Bezug zur eigenen (Natur- und Garten-)Geschichte kann sehr gut eingesetzt werden, um bei der Orientierung zur eigenen Person behilflich zu sein.

Globale und spezifische mentale Funktionen/Emotionale Funktionen (B1)

Die Reaktionen auf die Sinnesreize sind jedoch nicht nur von kognitiver Natur, sondern können – insbesondere bei Objekten mit biografischem Bezug – auch eine emotionale Ebene beinhalten. Hier spielen die beiden Ausrichtungen der Gartentherapie, sprich die aktiv tätige Seite mit dem Verhalten und andererseits das wahrnehmende Erleben, also die passivere Seite zusammen. Über das Wahrnehmen der Folgen dieses Tuns schließlich lässt sich auf weitere mentale Funktionen hinwirken, die im Bereich folgender ICF Domänen zu finden sind:

- Selbstvertrauen (b1266)
- Zuverlässigkeit (b 1267)
- Durchhaltevermögen (b 1300)
- Motivation (b 1301)
- Impulskontrolle (b 1304)
- Emotionale Funktionen (b152)

Viele Objekte der Gartentherapie, speziell Blüten, werden von vielen Menschen als außerordentlich positiv bewertet. Hierfür ist es auch wichtig, etwas über die Vorlieben der Teilnehmenden zu wissen, wozu sich das Anlegen von „Gartenbiografien" als zweckmäßig erwiesen hat.

Gelingt es, so eine positive annähernde Haltung zu erreichen, lässt sich diese Haltung auch auf das Handeln übertragen. Ziel ist dabei also, motivierend auf die Teilnehmenden hinzuwirken. Dabei ist es immer gut, wenn Teilnehmende Vorwissen und Fähigkeiten einbringen können.

Um die Motivation dauerhaft zu erhalten, kann auch das Prozesshafte der Gartentherapie genutzt werden: Eine Pflanze oder ein Beet wird über einen längeren Zeitraum immer wieder in den Mittelpunkt der Arbeit und Aufmerksamkeit gestellt. Zudem kommt schließlich der Aspekt der Verantwortungsübernahme ins Spiel, welcher Zuverlässigkeit und Durchhaltevermögen erfordert und fördert.

Hier zeigt sich die direkte Verbindung von körperlichen Funktionen zu Aspekten der Teilhabe, wie in diesem Fall das Erhalten eines Arbeitsplatzes, für den genau diese Fähigkeiten oft elementar sind. In angepassten gartentherapeutischen Programmen können diese Fähigkeiten erübt werden, jedoch ohne den Druck des Arbeitsplatzerhaltes.

Schließlich ist es Aufgabe der Gartentherapie, dieses idealerweise alles so zu gestalten, dass über einen erlebten Erfolg ein Gefühl der Selbstwirksamkeitserwartung gesteigert wird.

3.6.2 Ebene der Aktivitäten und Partizipation

Laut Definition der IGGT hat die Gartentherapie das Ziel der „Erhaltung und Förderung von selbstbestimmter gesellschaftlicher Teilhabe und Aktivität", was ziemlich genau dem zentralen Bereich der ICF entspricht. Vereinfacht kann man sagen, dass es hier nicht nur darum geht, was ein Mensch neutral messbar mit seinen Körperfunktionen und Strukturen vollbringen kann, sondern wie relevant dieses für seinen Alltag, seine Aktivitäten und die gewünschten Möglichkeiten der Partizipation am Leben ist. Natürlich kann sich all dieses immer direkt auf die gärtnerischen Aktivitäten beziehen, schließlich ist das Gärtnern einer der Lieblingsfreizeitverrichtungen vieler Menschen. Jedoch ist es auch möglich, über gärtnerische Aktivitäten Fähigkeiten zu trainieren (sich hinhocken und wieder aufstehen beim Pflegen der Beete), die an anderer Stelle gewünscht sind (z. B. für den Toilettengang). Das betrifft auch den Aspekt der Teilhabe: Ein gemeinsames Gärtnern in der Gartengruppe mit all den sozialen Kompetenzen, die dafür notwendig sind, trainiert auch entsprechende Fähigkeiten, die möglicherweise im Freundeskreis, der Familie oder am Arbeitsplatz benötigt werden.

Aber es existiert nicht nur diese Beziehung von Körperstrukturen auf die Aktivitäten, sondern auch die umgekehrte. So kann ein positives Selbsterleben in erwähnter Gartengruppe, die Tatsache also, dass man sich in diesem System als positiv selbstbestimmte Person erlebt, auch eine Auswirkung auf Körperfunktionen haben (siehe unter globale mentale Funktionen/Emotionen mit den Unterpunkten: Selbstvertrauen, Zuverlässigkeit, Durchhaltevermögen, Motivation oder Impulskontrolle).

Die wichtigsten Domänen, auf die mittels Gartentherapie eingewirkt werden kann, sind demnach:

- Lernen und Wissensanwendung
- Allgemeine Anforderungen und Aufgaben
- Kommunikation
- Mobilität
- Selbstversorgung
- Häusliches Leben
- Interpersonelle Interaktionen und Beziehungen
- Bedeutende Lebensbereiche.

Lernen und Wissensanwendung (D1)

Wie bereits angedeutet, ist es auch bei der Gartentherapie teilweise schon ein Ziel und auch ein Erfolg, wenn Klienten bereits in der Lage oder bereit sind, an den Einheiten teilzunehmen, ob mittendrin oder eben nur dabei. Bezugnehmend auf Paul Watzlawick hat der Hirnforscher Manfred Spitzer einmal den Ausspruch geäußert „Man kann nicht Nicht-Lernen“ (Spitzer, 2007), daraufhinweisend, dass unser plastisches Gehirn schließlich immer auf Wahrnehmungen und deren Verarbeitung reagiert, dass es sich verändert, dass es lernt. Es gilt also auf einer oft frühen Ebene in der Gartentherapie diesem lernenden Hirn Nahrung zu geben. Gelingt dies, wäre es ein weiterer Schritt, die Teilnehmenden dazu zu bewegen, sich aktiver zu beteiligen, Dinge nachzumachen, sich möglicherweise einzuprägen und in einer weiteren Form der Wissensanwendung anzupassen und auch zu verfeinern. Ziele der Gartentherapie sind daher im Bereich folgender ICF Domänen zu finden:

- Zuschauen (d110)
- Zuhören (d115)
- Andere bewusste sinnliche Wahrnehmungen (d120)
- Aufmerksamkeit fokussieren können (d160)
- Nachmachen, nachahmen (d130)
- Üben (d135)
- Elementare Fertigkeiten aneignen (d1550)
- Komplexe Fähigkeiten erlernen (d1551)
- Lösungen für einfache Probleme finden (d175)
- Entscheidungen treffen (d177).

In den Einheiten können zunächst diverse Pflanzen oder Pflanzenprodukte als Anknüpfungspunkt für Gespräche genutzt werden. So können initial verschiedene Informationen, bezüglich Herkunft oder Geschichte, gegeben werden. Weiterhin kann auf Besonderheiten im Wuchs hingewiesen und den Teilnehmenden natürlich auch die haptischen und olfaktorischen Besonderheiten dieser Pflanze dargeboten werden.

Ziel dieses Ansatzes ist es, den Klienten für die Thematik intrinsisch zu motivieren, man könnte auch sagen „die Neugierde zu wecken, etwas zu entdecken“. Notwendig dafür ist die Fokussierung der Aufmerksamkeit auf die Thematik und die Objekte. Dementsprechend spannend sollte es gestaltet werden. Zudem geht es darum, dass eigene Anteile, sowohl bezüglich Vorwissen oder Können, eingebracht werden, wie auch nach Lösungen für gestellte Fragen gesucht wird.

Im Übergang zu einer Aktivitätsphase und in dieser werden schließlich diverse gärtnerische Tätigkeiten vorgeführt und erlernt, wie z.B. beim Herstellen von Gestecken oder Blumensträußen.

Geht es um eine Belastungserprobung, werden Aufgaben gestellt, die verschiedenste Kulturtechniken erfordern (z. B. Berechnungen bei konstruktiven Aufgaben) oder es werden gerne auch den Klienten eigene Aufgabenbereiche übertragen, die er oder sie eigenverantwortlich zu organisieren hat.

Allgemeine Aufgaben und Anforderungen (D2)

Gelingt es, dass Klienten, die an den Einheiten teilnehmen, sich entsprechendes Wissen oder auch Fertigkeiten aneignen, muss dieses Wissen bzw. die Fertigkeiten weiter gezielt in die gärtnerischen und gruppenbezogenen Prozesse eingebunden und angepasst werden. Somit können Ziele aus den folgenden ICF-Domänen angestrebt werden:

- Einfach-/Mehrfachaufgaben übernehmen (d210/d220)
- Durchführung von Routinetätigkeiten (d230)
- Umgang mit Stress und anderen Schwierigkeiten (d240)

In den Einheiten stehen dabei oft klare handlungsbezogene Inhalte im Mittelpunkt, wobei es sowohl gezielt um einfache, sich wiederholende Aufgaben (beispielsweise ein sich ständig wiederholendes Eintopfen) gehen kann sowie auch um komplexere Aufgaben, wie das Beschneiden von Hochstämmen oder das Bepflanzen von Beeten. Möglich ist auch das Arbeiten mit einmaligen Tätigkeiten wie das Herstellen von Weihnachtsgestecken oder bei routinemäßig wiederkehrenden Aufgaben wie dem Gießen oder dem Beseitigen von Wildkräutern.

Bei einer Belastungserprobung werden die Teilnehmenden mit unterschiedlichsten Aufgaben konfrontiert, z. B. mit dem Beschneiden einzelner Sträucher oder dem gemeinsamen Abtransport von Schnittgut. Dadurch, dass real notwendige Tätigkeiten im Rahmen einer Gartenpflege erbracht werden, entsteht auch ein stärkerer Druck als bei anderen eher erlebnisorientierten Inhalten.

Die Vergabe von einzelnen Arbeitsbereichen oder von Einzelpflanzen bis hin zu abgegrenzten Teilgartenbereichen ist bei dieser Zielsetzung eine probate Methode geworden.

Kommunikation (D3)

Wie beschrieben ist es nicht nur notwendig, die in der Gartentherapie angeeigneten Wissensinhalte und Fertigkeiten an die verschiedenen Pflanzen und die anderen gärtnerischen Bedingungen anzupassen. Ebenso wichtig ist die Interaktion mit Menschen, mit dem oder der Gartentherapeutin wie auch mit den Mit-Teilnehmenden. Dieses beginnt wiederum mit der Grundfähigkeit, die Inhalte überhaupt aufzunehmen und zu kodieren wie auch sich selbst einzubringen. Dafür kann natürlich genutzt werden, dass nahezu alle Teilnehmenden zu den Themen Pflanze, Garten, Natur oder auch nur Wetter irgendetwas an Inhalten zur Verfügung stellen können. Somit ergibt sich die Möglichkeit, Ziele zu definieren, die im Bereich folgender ICF Domänen zu finden sind:

- Sprechen (d330)
- Nonverbale Mitteilungen produzieren (d335)
- Kommunizieren als Empfänger (d310–d315)
- Gesprochene Inhalte/nonverbal/schriftlich (d3150–d3159)
- Konversation – beginnen/aufrechterhalten/beenden/einzeln/in der Gruppe (d3500-d3504)
- Diskussion (d355)
- Kommunizieren als Sender (d330-d349)

Viele Einheiten haben einen thematischen Schwerpunkt (z. B. die Pflanze Holunder). Hierzu werden in der Gruppe oder zwischen Therapeut und Klient viele verschiedene Informationen ausgetauscht. Der Informationsaustausch kann verbal mittels Medien (z. B. Gartenbücher) oder mit künstlerischen Methoden vollzogen werden.

Ein ebenso wichtiger Punkt ist, dass über das Instruktionsverhalten (aufschreiben, vormachen, beschreiben etc.) gezielt auf die Kommunikationsfähigkeiten eingegangen wird.

Aufbauend auf diesen Informationsaustausch ist der aktive Einbezug der Teilnehmenden das nächste Ziel. Auf der einfachsten Stufe bedeutet dies: das mündliche oder schriftliche Mitteilen eigener Informationen oder nur durch eine entsprechende Gestik. Dies geschieht z. B. bei der Frage bzw. Feststellung, welcher Duft angenehm ist. Hierzu wird oft die Biografie der Teilnehmenden genutzt. In den Einheiten kann Bezug genommen werden zur späteren Gartenpflege daheim sowie zu den Vorerfahrungen, sodass ein Gedanken- und Ideenaustausch gefördert wird.

Eine besondere Maßnahme besteht darin, die Ergebnisse und Erlebnisse der Einheit in einem Tagebuch festzuhalten.

Mobilität (D4)

Die Gartentherapie bietet Situationen an, die mit den unterschiedlichsten Formen der Mobilisierung verbunden sind. Es beginnt mit den sitzenden Tätigkeiten, ganz gleich, ob jemand dabei „nur" zuhört oder auch noch aktiv tätig ist. Es geht über das Stehen bis hin zum Gehen, beides unter den unterschiedlichsten Voraussetzungen. Neben diesen Anforderungen an die unteren Extremitäten bietet die Gartentherapie natürlich auch viele unterschiedlich zu dosierende Herausforderungen für die oberen Extremitäten. Dementsprechend lassen sich Ziele, die im Bereich folgender ICF Domänen zu finden sind, definieren:

- Die Körperposition ändern und aufrecht halten (d410-d429)
- In einer Körperposition verbleiben (d415)
- Sich verlagern (d420)
- Gegenstände tragen und bewegen (d430-d449)
- Anheben (d4300)
- Mit den Händen tragen (d4301)
- Feinmotorischer Handgebrauch (d440)
- Aufnehmen/Ergreifen/Handhaben/Loslassen (d4400-d4403)
- Hand- und Armgebrauch (d445)
- Gehen und sich fortbewegen (d450-d469)
- Sich in verschiedenen Umgebungen fortbewegen (d560)

Die Gartentherapie beinhaltet Maßnahmen für die unterschiedlichsten Mobilisierungsgrade, vom kurzen Sitzen an der Bettkante bis zum längeren Gehen und Arbeiten im Garten. Dafür wird der Arbeitsplatz Gewächshaus, Arbeitsraum oder Therapiegarten genutzt, wo den Teilnehmern in vielfältigster Weise Tätigkeiten in verschiedenen Körperpositionen angeboten werden:

- sitzend (Eintopfen)
- hockend (Blumen auspflanzen)
- kniend (Wildkraut ziehen),
- beugend (Pflege am Hochbeet),
- stehend (Sortierarbeiten im Gewächshaus) oder
- gehend (Gießen mit Schlauch).

So müssen bei der Organisation eines Gewächshauses immer wieder Pflanzen auf größere Abstände oder an unterschiedliche Plätze verteilt werden. Auf einer einfacheren Ebene kann es bereits Ziel sein, dass Teilnehmende die dargebotenen Pflanzen ergreifen und möglicherweise im Kreis an Mit-Teilnehmende weiterreichen.

Darauf aufbauend können einfache Aufgaben vergeben werden, die ein koordiniertes Hantieren erfordern. Hinzu kommt der Einsatz von Arbeitsgeräten wie Schaufeln oder Spaten, die wiederum besondere Anforderungen stellen. Selbst der gezielte Gang in den Garten mit seinen besonderen Anforderungen (Wegebeläge und Formungen) stellt eine Anforderung im Bereich Mobilität dar.

Selbstversorgung (D5)

Das Gärtnern ist eine sehr alltagsvertraute und alltagsgemäße Betätigung. Ein Transfer dieser Betätigungen in das alltägliche Leben der Teilnehmenden ist (im Gegensatz zu vielen anderen Medien) dadurch oft gegeben. Doch dieses betrifft nicht nur das Gärtnern an sich, sondern auch die Begleitumstände einer solchen Tätigkeit. Stehen die für Alltagshandlungen (ADLs) notwendigen Fähigkeiten im Mittelpunkt der Zielsetzung, können Maßnahmen dafür akzentuiert eingebunden werden. Dementsprechend sind in den ICF-Domänen folgende Ziele zu finden:

- Sich waschen (d510)
- Sich kleiden (d540)
- Trinken (d560)

In vielen Einheiten können kleinere Werkstücke erstellt werden, z.B. beim Eintopfen von Pflanzen oder der Zubereitung von Pflanzenteilen. Bei diesen Tätigkeiten ist auf Schutzmaßnahmen zu achten, z.B. das Anlegen von Schürzen und eine anschließende Reinigung, speziell der Hände. Bei Tätigkeiten in einer Gruppe kann die Flüssigkeitsaufnahme unterstützt werden, z.B. durch das gemeinsame Trinken eines hergestellten Tees. Geht es hinaus in den Garten, kann wiederum die Frage einer adäquaten Kleidung thematisiert werden.

Gewächshaus und Therapiegarten beinhalten insgesamt mit ihren Pflanzen nicht nur Therapiemedien, sie sind selber als ein zu organisierendes System anzusehen. Dazu gehört auch, dass regelmäßig Reinigungen durchgeführt werden sollten.

Häusliches Leben (D6)

Das auffälligste Ziel in diesem Bereich ist natürlich die in der ICF erwähnte Pflege von Pflanzen selber. Nicht selten ist dieses auch ein von Menschen selbst definiertes Ziel („Ich würde mich gerne wieder selber (mit Hilfe) um meinen Balkon kümmern können").

Darüber hinaus besteht bei vielen Verrichtungen eine enge Verbindung zur Hauswirtschaft, wie die Programmzusammenstellung noch zeigen wird (**Kap. 6**). Dementsprechend kommen folgende Ziele aus dem Bereich der ICF Domänen infrage:

- Einfache Mahlzeiten vorbereiten (d6300)
- Den Wohnbereich reinigen (d6401)
- Häusliche Geräte instand halten (d6502)
- Innen- und Außenpflanzen pflegen (d6505).

In vielen Einheiten werden Pflanzen als Lebensmittel eingesetzt. Die Verwendung und Zubereitung in den unterschiedlichsten Formen, z.B. als Tee, Marmelade oder Salat ist daher eine gute Möglichkeit der Betätigung in der Gartentherapie. Die gemeinsame Planung, die Haushaltstätigkeit selber und schließlich auch die Nachbereitung können sehr gut im Rahmen der Gartentherapie einbezogen werden. Es gehört auch dazu, sich mit den Hilfsmitteln und Geräten zu beschäftigen: Sie müssen ausgewählt, gereinigt und gepflegt werden. Einzelne Zimmerpflanzeneinheiten können dabei helfen, das Wissen um die Pflege dieser Pflanzen zu erweitern.

Diese Themen lassen sich auf sehr unterschiedliche Art und Weise bearbeiten: spielerisch (z.B. Pflanzenmemory) handwerklich (Gestecke und Bilder erstellen) oder natürlich konkret gärtnerisch bei der Durchführung der Pflege. Hervorzuheben ist, dass die Pflege von Pflanzen und Gärten die wichtigste Freizeitaktivität in Deutschland ist und dem Lebensalltag der Teilnehmenden entspricht.

Interpersonelle Interaktionen und Beziehungen (D7)

Ein zentraler Begriff der Gartenpflege ist die Verantwortung. Beim Gärtnern übernimmt ein Mensch Verantwortung für das Individuum Pflanze oder für ein System Garten. Dabei erlernt er Grundregeln dieser Fertigkeit, die natürlich auch gezielt auf andere Interaktionen, speziell zu anderen Menschen, übertragen werden können. Wie bereits bei den Themen Wissensanwendung, Lernen und Durchführung von Aufgaben angedeutet wurde, ist dafür auch immer die Interaktion mit Menschen notwendig. Bei der Bewältigung gemeinsamer Ziele und Aufgaben können in der Gartentherapie daher Ziele in den folgenden Bereichen angestrebt werden:

- Elementare interpersonelle Aktivitäten/Respekt, Anerkennung, Toleranz, Kritik, soziale Zeichen deuten (d710)
- Komplexe interpersonelle Interaktionen (d720)
- Mit Fremden umgehen (d730).

Schon in einer Einführungsphase, aber auch während der Aktivitäten und bei der Nachbereitung können gezielt derartige soziale Interaktionen gefördert werden.

Eine Möglichkeit ist dabei die Vergabe von Teilaufgaben an einzelne Teilnehmende oder auch die Bildung einzelner kleinerer Teams. Die Integration in ein solches Team von Gärtnern ergibt viele alltagsorientierte soziale Situationen, so den Umgang mit Kritik, mit Anweisungen sowie mit fremden Mitarbeitern.

Diese Interaktionen sollten gut begleitet und auch reflektiert werden. Hierfür sind genügend Raum und Zeit einzuplanen.

Bedeutende Lebensbereiche (D8)

Gerade im Bereich der Arbeitstherapie, einem Kernfeld der Gartentherapie, geht es darum, ob überhaupt und in welchem Ausmaß eine berufliche Tätigkeit (wieder) aufgenommen werden kann. Das Gärtnern als eine der Urformen von Arbeit kann daher sehr gut eingesetzt werden, wenn es um das Erreichen von Zielen in folgenden Bereichen geht:

- Vorbereitung auf Erwerbstätigkeit (d840)
- Bezahlte Tätigkeit (d850).

Gärtnerische Aktivitäten erfordern die elementar notwendigen Grundfähigkeiten des Arbeitsalltages wie das Arbeitstempo, die Arbeitsqualität, die Ausdauer, Pünktlichkeit oder auch die Fähigkeit, bei Bedarf flexibel Pläne abzuändern, sprich, es geht um exekutive Funktionen. Gartentherapeutische Angebote mit einer solchen Zielrichtung können so organisiert sein, dass der Kontext den Anforderungen einer normalen, bezahlten Arbeitsstelle weitgehend entspricht.

Schließlich sollten Möglichkeiten der Selbstüberwachung eingeplant sein, sowohl was die Tätigkeit selber betrifft (die Möglichkeit, sich selber in passender Weise auch mit Kritik und Anregungen einzubringen) als auch in Bezug auf den therapeutischen Prozess. Hierfür sollten Zeiten der gemeinsamen Reflektion eingeplant werden.

Gemeinschaftsleben (D9)

Gärtnern ist nicht nur ein Beruf, vielmehr ist es eine der Lieblingsbeschäftigungen vieler Menschen. Und nicht nur Arbeit ist ein Bestandteil der Teilhabe am Leben, sondern eben auch Hobbys, Freizeit und Erholung. Dementsprechend kann Gartentherapie auch sehr spielerisch gestaltet werden und Ziele in folgenden Bereichen haben:

- Erholung und Freizeit (d920)
- Spiel (d9200)
- Kunsthandwerk (d9203)
- Hobbys (d9204).

Hier ist oft die Wahl der Methodik entscheidend. So kann bei Bedarf z. B. ein möglichst spielerischer und kreativer Umgang mit dem Medium Pflanze, Garten und Natur gewählt werden.

Möglichkeiten der Umsetzung gibt es viele: So sind Pflanzenquizze und das Erzählen von Geschichten bei vielen Teilnehmenden sehr beliebt. Gerade die sogenannten Kräutermärchen werden hier sehr gerne verwendet.

Auch der künstlerische Ausdruck kann sehr gut einbezogen werden, wenn es beispielsweise um die gärtnerischen Tätigkeiten selber geht, wie beim Erstellen von Gestecken. Zum künstlerischen Aspekt gehört auch, wenn der Garten oder Pflanzen „nur“ als Objekte oder als Raum genutzt werden. Beispiele wären das Malen oder Fotografieren von Objekten.

Und letztlich gilt noch immer: Natürlich kann in einem Garten auch gefeiert oder gegrillt werden.

3.6.3 Ebene der Kontextfaktoren

Laut Definition der IGGT besitzt die Gartentherapie ebenso die Eigenschaft, zielgerichtet fördernd auf den Lebenshintergrund einzuwirken. Dieses erscheint logisch, ist doch schon die Grundlage der Gartentherapie die Überzeugung, dass die Interaktion des Menschen mit seiner Umwelt einen Einfluss auf seinen Gesundheitszustand hat. Somit sieht die Gartentherapie diese Umwelt oder auch Kontextfaktoren nicht nur als eine unveränderbare Barriere oder fördernde Situation an, sondern sieht auch die Möglichkeit der gezielten Intervention. Gartentherapie kann also auf den Klienten ausgerichtete Ziele haben, während die Intervention selber möglicherweise eben nicht direkt auf ihn ausgerichtet ist. Für den Gärtner ist dieses selbstverständlich, denn um das Wachstum einer Pflanze zu fördern, kann auch auf diese Umweltfaktoren eingewirkt werden, z.B. durch Bearbeitung des Bodens. Damit kann es der Gartentherapie auch gelingen, in den extratherapeutischen Bereich der Klienten hineinzuwirken.

Neben der Ausrichtung auf diese umweltbezogenen Faktoren sieht die Gartentherapie jedoch auch die Möglichkeit, die personenbezogenen Faktoren zu beeinflussen, nicht zuletzt im Sinne des Ausspruchs von Masanobu Fukuoka, einem der Mitbegründer der Permakultur, der sagte: „*[...] das eigentliche Ziel des Gärtnerns ist nicht die Anzucht von Pflanzen, sondern die Vervollkommnung des Menschen*“.

Umweltbezogene Faktoren (E1)

Hier geht es vor allem darum, reale Barrieren zu beseitigen und das aktuelle Lebensumfeld der Klienten in der Form anzupassen, dass seine Möglichkeiten in Bezug auf Aktivität und Teilhabe verbessert werden. Ziele der Gartentherapie liegen daher im Bereich:

- Produkte und Technologien, wie Hilfsprodukte und unterstützende Technologien für den persönlichen Gebrauch, zur persönlichen Mobilität sowie unterstützende Technologien für Kultur, Freizeit, Sport (e115/e120/e1401)
- Entwurf, Konstruktion sowie Bauprodukte und Technologien von öffentlichen/privaten Gebäuden/der Flächennutzung (e150-e160)

Das Ziel der Beseitigung von Barrieren kann in diesem Bereich auf zweierlei Art und Weise angestrebt werden.

Zunächst kann die Gartentherapie mittels angepasster Geräte und Hilfsmittel die Möglichkeit zu einem aktiven Gärtnern unterstützen und Einschränkungen ausgleichen. Als Zweites kann baulich, also mittels einer barrierefreien Garten- und Freiraumgestaltung auf die bestehenden Einschränkungen eingegangen werden. Ein Beispiel ist die Gestaltung von Hochbeeten.

Personenbezogene Faktoren

Zwar sind einige der personenbezogenen Faktoren therapeutisch schwierig zu beeinflussen (Alter, Geschlecht etc.), andere sind jedoch durchaus auch als ein Resultat aus der Auseinandersetzung mit den Lebensumständen zu verstehen und damit beeinflussbar. Letztlich sind diese dann sogar solche Faktoren, die ausschlaggebend dafür sein können, wie eine Störungssituation individuell in ihrer Auswirkung auf den Faktor Lebensqualität beurteilt wird. Ziele der Gartentherapie liegen daher durchaus im Bereich von:

- Lebensstil und Gewohnheiten
- Allgemeine Verhaltensmuster
- Bewältigungsstile
- Charaktereigenschaften.

Ein Thema mit Einwirkung auf den Lebensstil ist z.B. die gesunde Ernährung im Rahmen der Gartentherapie. Weitere Ziele sind, die Freude an Bewegung und Betätigung zu wecken und allgemein die Freude am Aufenthalt im Freien, im Garten und in der Natur zu fördern.

Für das Thema der Verhaltensmuster werden oftmals Verhaltensweisen, die Klienten bei der Arbeit im Garten zeigen, gemeinsam als beispielhaft für Verhalten in anderen Lebensbereichen betrachtet. Über das nachfolgende Erlernen anderer Optionen wird schließlich eine Übertragung angestrebt.

Dementsprechend wird das Verhalten der Klienten in der Gartensituation zunächst wertschätzend gemeinsam betrachtet, um dieses anschließend bei der Suche nach Stärken und herausragenden Eigenschaften zu nutzen.

Dieser zugegeben kurze Abriss der ICF-basierten Ziele in Verbindung zur Gartentherapie soll darlegen, wie weitreichend die grundsätzlichen Möglichkeiten sind. Um diese schließlich auszuschöpfen, bedarf es der Übertragung auf den individuellen Patienten sowie klarer organisierter Abläufe, die im kommenden Kapitel angesprochen werden.

4
Organisation und Konzepterstellung

Andreas Niepel

Leider hat Gartentherapie auch einen entscheidenden Nachteil: Es bedarf oftmals einer nicht zu unterschätzenden Vorbereitung, was auch auf die Nachbereitung zutrifft. In Zeiten der „Effizienz von Therapien" scheitert daher so manch gut gemeinter Ansatz, den Garten und das Gärtnern doch einzusetzen, oft genau an diesem Aufwand. Auch der Erfolg hängt meist vom Engagement einzelner Personen ab; sobald diese nicht mehr zur Verfügung stehen, endet leider auch das Gartentherapieprojekt. Und drittens ist mitunter der Werkzeugkasten, der den Fachkräften zur Verfügung gestellt wird (Garten oder Ausstattung), mitunter nicht so ausgestaltet, dass er den speziellen Bedürfnissen entspricht. Und so gibt es weitaus mehr (dann ungenutzte) Therapiegärten als Gartentherapieprojekte. Um dieses zu verhindern ist es unumgänglich, zuvor ein Konzept zum Gartentherapieangebot zu verfassen, denn:

- Dieses macht das Ganze transparenter, was notwendig ist, damit beispielsweise andere Kollegen oder auch Angehörige erfahren, was dort geschieht.
- Ein Konzept eröffnet die Chance auf Kooperation mit Partnern.
- Es stellt für Kunden wie Einweiser klar dar, was mit welcher Zielrichtung erreicht werden soll.
- Es sichert dauerhaft die Qualität des Angebotes.

Der erste Schritt bei einem solchen Konzept ist die Klärung allgemeiner Fragen:

- Um was für eine Einrichtung handelt es sich? Gibt es dementsprechend besondere übergeordnete Ziele der gesamten Einrichtung, die auch für die Gartentherapie gelten (Auskünfte darüber gibt meist ein vorliegendes Hauskonzept)?
- Welches Menschenbild ist von Bedeutung? Besteht eine konfessionelle oder weltanschauliche Ausrichtung?
- Gibt es mögliche Partner in der Einrichtung bzw. Angebote, die eine ähnliche Ausrichtung haben?
- Gibt es in der Einrichtung eine beschriebene „Therapielücke", ob inhaltlich (z. B. in Richtung Motorik) oder zielgruppengemäß (z. B. junge Menschen im Altersheim)?

Außerdem kann es bei einer im Grunde noch so neuen Therapie- und Behandlungsform wie der Gartentherapie sinnvoll sein, auch hierzu etwas ganz Grundsätzliches in dem genannten Konzept zu verfassen.

Dementsprechend kann ein Kapitel A eines Konzeptes folgendermaßen aussehen:

Gartentherapeutisches Konzept – Kapitel A – Allgemeines

A.1. Orientierung an der Einrichtung

A.1.1. Leitbild der Einrichtung

A.1.2. Weltanschauliche Grundsätze und Menschenbild

A.2. Zur Gartentherapie
A.2.1 Mensch und Natur
A.2.2. Grundsätze der Gartentherapie
A.2.3 Die ressourcenorientierte Haltung

4.1 Darstellung der Ziele und Zielgruppen

Bereits im Kapitel 3 wurden – basierend auf der ICF – ganz allgemeine Ziele der Gartentherapie dargestellt, die sich nun auch im kommenden Abschnitt eines Konzeptes wiederfinden können. Um aus dieser allgemeinen Zielbeschreibung heraus die konkreten Ziele für ein einzelnes Angebot zu finden, lohnt zunächst ein Blick auf die Zielgruppe:

- Welche Menschen werden mit welchen Störungen und vor allem mit welchen Ressourcen behandelt?
- Wie fix ist diese Beschreibung oder sind beispielsweise künftig auch Erweiterungen auf andere Zielgruppen denkbar?
- Existiert eine spezielle Zielgruppe innerhalb der Einrichtung, für die das Konzept erarbeitet werden soll?

Anhand dieser Daten und auch basierend auf den entsprechenden Methoden zur Beschreibung von Zielen kann dann eine Listung der ganz allgemeinen Ziele der Gartentherapie erfolgen.

Dementsprechend könnte ein Kapitel B eines gartentherapeutischen Konzeptes folgende Unterkapitel enthalten:

Gartentherapeutisches Konzept – Kapitel B – Ziele

B.1. Ziele auf Ebene der ABEDLs
B.1.1. Sich beschäftigen
B.1.2. Soziale Bereiche sichern
B.1.3. Sich bewegen
B.1.4. Essen und Trinken
B.1.5. Vitale Funktionen erhalten
B.1.6. Kommunizieren können
B.1.7. Weitere ABEDLs von Bedeutung

B.2. Förderung psychischer Gesundheit
B.2.1 Im Rahmen der personenzentrierten Pflege
B.2.2. Durch Befriedigung psychischer Grundbedürfnisse
B.2.3. Im Erleben von Sinn und Identität
B.2.4 Durch emotionale Stabilisierung
B.2.5. Durch Erleben von Selbstwirksamkeit
B.2.6. Durch Stärkung der Frustrationstoleranz

B.3. Förderung und Erhalt sensomotorischer Fähigkeiten
B.3.1. Durch Förderung und Erhalt motorischer Fähigkeiten
B.3.2. Durch Förderung und Erhalt der Handlungsplanung
B.3.3. Durch Förderung und Erhalt der Körperwahrnehmung und der körperlichen Orientierung
B.3.4. Durch Fokussierung auf die Ressourcen der Sinnwelt

B.4. Förderung und Erhalt geistig-kognitiver Leistungen
B.4.1. Durch Förderung und Erhalt geistiger Flexibilität
B.4.2. Durch Förderung und Erhalt von Hirnleistungsressourcen
B.4.3 Durch kognitive Aktivierung
B.4.4. Durch Förderung und Erhalt von kreativen Leistungen

B.5. Förderung sozialer Strukturen
B.5.1. Durch Förderung des sozialen Einbezugs
B.5.2. Durch Förderung und Erhalt sozialer Kompetenzen

B.6. Ziele auf Basis der ICF
B.6.1. Auf Ebene der Körperfunktionen und Strukturen
B.6.2. Auf Ebene der Aktivitäten
B.6.3 Auf Ebene der gesellschaftlichen Teilhabe
B.6.4. Auf Ebene der Kontextfaktoren

B.7. Prophylaxe
B.7.1 Im Bereich Sturzprophylaxe
B.7.2 Im Bereich Pneumonieprophylaxe

B.7. Weitere Ziele
B.7.1. Im Bereich der Biografiearbeit
B.7.2. Erhalt von Selbstständigkeit
B.7.3 Förderung und Erhalt von Freizeitkompetenzen
B.7.4. Förderung der Mitwirkung innerhalb der Einrichtung
B.7.5. Förderung und Erhalt von Tagesstrukturen
B.6.6. Förderung und Erhalt im Bereich der Realitätsorientierung
B.6.7. Förderung der Frühmobilisierung/Bewegungsanbahnung

4.2 Darstellung der Prozesse und Maßnahmen

Sind dementsprechend im Konzept die allgemeinen Ziele definiert – die vorherige Seite sollte dabei nur als ausschnitthafte Anregung dienen – besteht der nächste Schritt in der Festlegung, wie und mit welchen Maßnahmen dies erreicht werden soll. Konkret: Wie soll das einzelne Gartentherapieangebot aussehen?

Denn mittlerweile können ganz unterschiedliche Gartentherapieangebote entstehen, z. B.

- Ein Gartenclub, der einmal die Woche für eher fittere Teilnehmende stattfindet.
- Eine täglich über mehrere Stunden stattfindende, arbeitstherapeutisch ausgerichtete Gartentherapiegruppe.
- Ein kurzes, vielleicht 10-minütiges Interventionsprogramm für schwer betroffene Menschen.

Diese nur kurze Auswahl zeigt die Notwendigkeit auf, sehr exakt zu beschreiben, was unter welchen Bedingungen stattfindet. Letztlich sichert eine solche detaillierte Beschreibung auch den durchführenden Personen eine gewisse Planungssicherheit.

Beispielhaft könnte eine Angebotsbeschreibung für Prozesse und Maßnahmen eines Gartentherapiekonzeptes dann folgendermaßen aussehen:

Schnell mal raus – 10 Minuten ins Grüne

C.1.1. Beschreibung des Angebotes

Kernfrage: Was passiert dort eigentlich genau? Ist es ein Einzel- oder ein Gruppenangebot und falls Gruppe, wie groß ist diese?

Beispiel:
Es handelt es sich hierbei um kurze, aber wiederkehrende Einheiten im Garten, die keinem festen Therapieplan unterliegen, sondern analog zur momentanen Verfassung der Klienten spontan durchgeführt werden. Dieses Angebot orientiert sich dabei am Konzept der 10-Minuten-Aktivierung. Möglichst täglich werden dabei je nach Vorliebe eine der vorhandenen Stationen (siehe Strukturen) aufgesucht und kurze Interaktionen mit den Klienten inszeniert.

C.1.2. Spezielle Förderbereiche und Ziele

Kernfrage: Welche der zuvor allgemein beschriebenen Ziele stehen bei diesem Angebot im Mittelpunkt?

Beispiel:

- Aufspüren von biografisch bedingten Fähigkeiten und Austausch über biografische Erlebnisse
- Vermittlung eines positiven Selbstwertes
- Fokussierung auf positive Erlebnisse und Erinnerungen (Ablenkung)
- Antriebssteigerung
- Wertschätzende Kommunikation (zwischen Klient und Pflegekräften)
- Verbesserung von Körperwahrnehmung und Mobilität

C.1.3. Verantwortliche Person für das Angebot

Kernfrage: Wer führt es durch, wie viele Personen sind beteiligt und wie ist die Vertretung geregelt?

Beispiel:
Verantwortlich ist die Gartentherapeutin der Einrichtung. Zur Verfügung für die Unterstützung stehen die stationsgebundene Betreuungsassistentin sowie nach Verfügbarkeit eine Mitarbeiterin im freiwilligen sozialen Jahr. Bei Bedarf als Vertretung wird eine Mitarbeiterin des sozialen Dienstes einspringen.

4.2.1 Leitung von gartentherapeutischen Aktivitäten

Abgesehen davon, dass die für die Gartentherapie verantwortliche Person auch in dieser Methodik weitergebildet sein muss, gibt es natürlich auch einen ganz allgemeinen Blick auf die verantwortlichen Personen. So untersuchte bereits 1992 der Therapieforscher Michael Lambert in einer Metastudie, welche Faktoren letztendlich ausschlaggebend für den Erfolg von Therapie, in diesem Fall Psychotherapie, sind. Das Ergebnis stellt **Tabelle 4-1** dar.

Auch wenn dieses Ergebnis nicht 1:1 auf andere Situationen übertragbar ist, so zeigt die Studie deutlich den Stellenwert der Beziehung. Bei der Gartentherapie erhält sie noch einmal besondere Bedeutung, da einige der klassischen Rollenmuster aufgehoben werden:

- Die Teilnehmenden, üblicherweise „Gepflegte“, erleben sich im Verhältnis zum Garten und den Pflanzen als Pflegende.
- Die Teilnehmenden erhalten die Möglichkeit, ihre Einrichtung mitzugestalten und zu prägen.
- Teilnehmende verfügen zum Teil über höhere fachliche Kompetenzen als die Anleitenden.
- Die Einheiten finden oft nicht in speziellen Therapieräumen oder anderen Räumlichkeiten statt, die klar zu dem Therapeuten „gehören“, sondern sie passieren mit dem Garten „in einem Raum“, der quasi einen neutralen Grund darstellt. Er gehört gleichzeitig allen und auch niemandem.

Das besondere Setting der Gartentherapie und die vielfältigen alltagsnahen Situationen führen außerdem nicht selten dazu, dass die Teilnehmenden die jeweilige Einheit oft gar nicht als Therapie wahrnehmen, ähnlich, wie das z. B. auch bei hauswirtschaftlichen Angeboten oder in der Übungsküche erlebt wird. Dieser Aspekt erfordert von den durchführenden Personen einen besonderen Blick auf die Gestaltung der Beziehung, auf die Verdeutlichung der Arbeitsbeziehung und auf die Arbeit mit Nähe und Distanz. Denn auch wenn einerseits diese als „untherapeutisch“ wahrgenommene Situation natürlich einige Vorteile haben kann, so besteht jedoch auch immer die Gefahr, dass dadurch ein falsches Bild der Situation entsteht. Und ein Verwirren der Teilnehmenden ist sicher nicht gut.

Tabelle 4-1: Ausschlaggebende Faktoren für einen Therapieerfolg (nach Lambert, 1992)

30 %	30 %	25 %	15 %
Faktoren, auf die kein Einfluss genommen werden kann, wie Wetter, Tagesform der Teilnehmenden, Ärger außerhalb der Einheit usw.	Beziehung zwischen Therapeut/in und Teilnehmenden, zwischen den Teilnehmenden, zwischen Therapeut/in und anderen Mitarbeitenden	Placebo-Effekt sowohl in Hinsicht darauf, ob die Teilnehmenden von der Wirkung überzeugt sind, wie auch in Hinsicht auf die Überzeugtheit des Anleitenden	Therapeutische Technik

Dennoch: Gerade bei den neuen Konzepten für Haus- und Wohngemeinschaften, die den realen Lebensalltag in den Mittelpunkt stellen, bietet sich daher Gartentherapie geradezu an. Die Gartentherapie erfordert mit ihren komplexen Ansätzen vom Anleitenden ganz besondere Fähigkeiten zwischen ganz unterschiedlichen Polen (**Abb. 4-1**).

Es hat sich im Übrigen bestens bewährt – v.a., wenn die Gruppe von einer externen Gartentherapeutin resp. Gartentherapeuten geleitet wird – vorhandene professionelle Personen wie die Aktivierungstherapeutin oder den Ergotherapeuten der Einrichtung aktiv einzubinden. Die Kombination von „Extern" und von „Gärtner/in", also von etwas, was die Teilnehmenden zunächst ganz deutlich nicht mit dem institutionellen Alltag verbinden, wird meistens als sehr positiv erlebt. Der Beruf „Gärtnerin oder Gärtner" ist zudem nahezu immer mit positiven Bildern verbunden. Es kann also in der Praxis von Vorteil sein, wenn sich verantwortliche Personen, die ansonsten in anderer Funktion wahrgenommen werden, für die Gartentherapieangebote „verkleiden", z.B. mit grüner Schürze als gärtnernde Person auftreten.

Je nach Zusammensetzung einer Gartengruppe ist auf drei bis fünf Teilnehmende eine Leitungsperson nötig. Die meiste Betreuung brauchen Personen, die körperlich schwer behindert sind oder neurokognitive Störungen aufweisen. Natürlich können auch Personen mit leichten bis mittleren Demenzerkrankungen an Gartengruppen teilnehmen. Für Personen mit fortgeschrittener Demenz ist hingegen eine Einzelbetreuung sinnvoll(er).

C.1.4. Zuführung und Dokumentation

Kernfrage: Wer entscheidet darüber, wer teilnehmen kann und wie läuft der Informationsfluss über Beobachtungen ab?

Beispiel:
Für die Auswahl der teilnehmenden Personen ist die Durchführende in Absprache mit der Pflegefachkraft der Station verantwortlich. Für die notwendige Informationsbeschaffung steht der durchführenden Person ein Zugang zum Dokumentationssystem zur Verfügung. Ebenso werden hier die Einheiten dokumentiert.

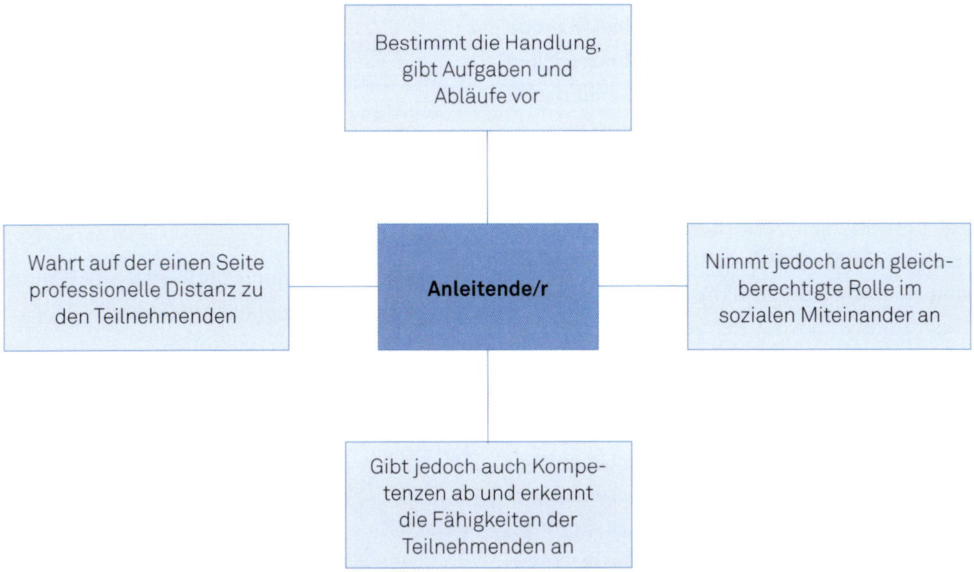

Abbildung 4-1: Fähigkeiten Anleitender in der Gartentherapie (Quelle: A. Niepel)

4.2.2
Auswahl der Teilnehmenden

Gartentherapie kann im Grunde mit (fast) allen Menschen durchgeführt werden:

- Kinder – Jugendliche – Erwachsene – ältere Menschen
- Frauen – Männer
- Einheimische – Ausländer/innen
- Gärtnerisch bewanderte – gärtnerisch unbedarfte Personen

Spezielle Anforderungen sind für gartentherapeutische Aktivitäten zunächst einmal im Sinne eines Ausschlussgrundes kaum nötig. Wie erwähnt richten sich ja viele Programme (auch) an Menschen mit schweren demenziellen Erkrankungen. Und natürlich sind Personen mit Rollstuhl oder mit anderen Mobilitätshilfen in einer Gartengruppe gut aufgehoben, insbesondere wenn sie sich noch aus eigener Kraft fortbewegen können, vorausgesetzt, dass für die Arbeit in Innenräumen genügend Platz vorhanden ist.

Handelt es sich jedoch um Gruppenangebote, kann die Teilnehmeranzahl bei bestimmten gesundheitlichen Störungen limitiert sein. So ist es oft für alle Beteiligten sehr anstrengend, wenn mehr als zwei schwerhörige Personen in der Gruppe sind. Weitere hier zu bedenkende Störungen wären Menschen mit demenziellen Erkrankungen, mit erheblichen Mobilitätseinschränkungen oder auch blinde Menschen.

Da es sich um eine anspruchsvolle Therapieform handeln kann, sollte eine Leitungsperson die notwendigen Anforderungen genau betrachten. In **Kapitel 5** werden diese Anforderungen noch detailliert beschrieben und im Programmteil jeweils bei den einzelnen Programmen aufgeführt.

Stationäre Institutionen sind besonders für Gartentherapie geeignet, weil die Bewohnerinnen und Bewohner dort leben, ihre Umgebung aber oft nicht als ihnen zugehörig erleben und kaum von sich aus dort aktiv werden. Settings, Zielgruppen und involvierte Fachgebiete gartentherapeutischer Aktivitäten zeigt **Tabelle 4-2**.

C.1.5. Indikationen und Kontraindikationen sowie Voraussetzungen

Kernfrage: Gibt es Mindestvoraussetzungen oder auch Ausschlussgründe und was ist eine besondere Begründung für die Teilnahme an diesem Angebot?

Beispiel:
Grundsätzlich bestehen keine festen Kontraindikationen für dieses Angebot. Im Einzelfall entscheidet die zuständige Pflegefachkraft in Abstimmung mit der Gartentherapeutin/dem Gartentherapeuten über eine Zuführung. Bei bekannter Keimproblematik sollen bei vorliegender Compliance die im Hause üblichen und gültigen hygienischen Maßnahmen wie das Tragen von Mundschutz durchgeführt werden.

4.2.3
Kontraindikationen

Zum Thema der Anforderungen folgt wie bereits erwähnt noch ein eigenes Kapitel. Was die Kontraindikationen betrifft: Sie müssen sorgfältig überlegt werden. Mittlerweile wird Gartentherapie mit ihrem sehr basalen Zugang speziell für gesundheitlich schwer betroffene Menschen genutzt, die man natürlich nicht ausschliessen möchte. Dennoch hier die häufigsten Punkte, die man gedanklich in Betracht ziehen sollte, wenn es um derartige Bedingungen geht:

- Aggressives Verhalten – fremd- und eigengefährdend
- Offene Wunden
- Tracheostoma und andere Infektionsmöglichkeiten
- Allergien
- Träger bekannter multiresistenter Keime (speziell bei Gruppensituationen)

C.1.6. Einbindung von Angehörigen und/oder von ehrenamtlichen Kräften

Kernfrage: Können oder sollen diese Personenkreise eingebunden werden?

Beispiel:
Eine Einbindung von Angehörigen ist nicht vorgesehen.

Tabelle 4-2: Settings und involvierte Fachgebiete gärtnerischer Aktivitäten (Quelle: A. Niepel)

Setting*	Zielgruppen	Involvierte Fachgebiete*
Alten- und Pflegeheime	Ältere Menschen; Pflegebedürftige	Altenpflege Aktivierungstherapie Betreuung Ergotherapie Physiotherapie Hauswirtschaft
Spitäler und Kliniken	Patientinnen/Patienten; Psychisch Kranke	Pflege Arbeitstherapie Arbeitsagogik Ergotherapie
Rehabilitationeinrichtungen	Reha-Patientinnen/-patienten	Ergotherapie Logopädie Physiotherapie
Heilpädagogische Einrichtungen	Kinder, Jugendliche	Sozialpädagogik
Behinderteneinrichtungen	Behinderte	Behindertenbetreuung
Schulen	Schülerinnen und Schüler	Pädagogik
Gefängnisse	Strafgefangene	Arbeitstherapie Ergotherapie Gefängnispersonal
Quartier	Quartierbewohner/innen	Gemeinwesenarbeit

* Bei allen Settings besteht die Möglichkeit, Gärtnerinnen und Gärtner einzubeziehen.

4.2.4 Einbezug Freiwilliger und Angehöriger

Bei Gartengruppen ist der Einsatz von Freiwilligen eine willkommene Unterstützung, da größere Gruppen von mehr als fünf bis sechs Personen kaum mehr von einer Leitungsperson alleine geführt werden können. Ideal ist, wenn Freiwillige in der Institution bereits tätig sind und auch für gartentherapeutische Aktivitäten eingesetzt werden können. Für Freiwillige gilt dasselbe wie für die Leitungsperson: Sie sollen vielfältige soziale Kompetenzen und Freude an Pflanzen und Garten mitbringen. Oft haben Freiwillige auch schon ein gewisses gärtnerisches Know-how, das sie in der Gartengruppe einsetzen können. Eine eigentliche Aus- und Weiterbildung kann für Freiwillige kaum eingefordert werden. Unter professioneller Leitung können Freiwillige das nötige Rüstzeug „by doing" erwerben und vertiefen. Mit zunehmender Erfahrung können Freiwillige auch die Planung und Durchführung einzelner Sequenzen in der Gartentherapie übernehmen, aber immer begleitet von der professionellen Leitung. Besonders bewährt hat sich auch der Einsatz von Praktikanten oder Praktikantinnen in Ausbildung zur Aktivierungstherapie oder Ergotherapie, allerdings nur, wenn sie über längere Zeit bei den gartentherapeutischen Aktivitäten mitmachen können. Dasselbe gilt auch für Zivildienstleistende bzw. Menschen im Freiwilligendienst, die einen Einsatz in der Gartentherapie leisten.

Bei den Angehörigen ist es wichtig, dass die Teilnehmenden über das Mitwirken der Angehörigen bei der Gartentherapie informiert sind und dem auch zustimmen. Eine aktive Teilnahme an einzelnen Sequenzen ist durchaus möglich, wenn beide Seiten damit einverstanden sind.

Grundsätzlich ist eine Einrichtung fast immer an der Mitwirkung von Angehörigen interessiert und die Gartentherapie ist dafür ein gutes Mittel, einmal mehr aufgrund der bereits aufgeführten Eigenheiten:

- Oft sind die fachlichen Kompetenzen bereits vorhanden.
- Das Arbeiten im Garten mit den von der Natur vorgegebenen Aufgaben ermöglicht einen unmittelbaren Zugang.

Und somit verwundert es nicht, wenn der Besuch lieber den Garten aufsucht als im Zimmer verharrt. Angehörige können gezielt bei Festen und anderen Anlässen eingeladen werden und erleben so die Vorzüge und Wirkungen der Gartentherapie.

In Einzelfällen kann die Anwesenheit von Angehörigen von der betroffenen Person aber auch als störend empfunden werden, weil sie alleine in der Gartengruppe mitmachen möchte und Angehörige dem Bewohner, der Bewohnerin entweder zu viel abnimmt oder mitunter zu viel zumutet.

Ein zweiter Grund, der gegen eine Teilnahme von Angehörigen sprechen kann: Wenn Angehörige die Rolle als „Co-Therapeut" einnehmen, geben sie damit eventuell die natürlich wichtigere Rolle als Angehöriger auf. Gerade bei der Arbeit mit Kindern sollte man Eltern wirklich nahebringen, dass dieses passieren kann und was nachfolgend in der jeweiligen Situation für das Kind wichtiger ist: Eine weitere Betreuungsperson oder das Elternteil?

Und schließlich ist es auch immer von Bedeutung, dass natürlich das Einbeziehen von Angehörigen möglicherweise mit der gebotenen Schweigepflicht kollidiert. So kann eine Äußerung der Leitungsperson „Frau Müller, Sie denken an Ihre Einschränkung der linken Seite" bereits ein solcher Verstoß sein, sofern anwesende Angehörige keine Schweigepflichtserklärung unterzeichnet haben.

C.1.7. Rhythmus und Dauer

Kernfrage: Wie lange, wie häufig und zu welchen Zeiten findet das Angebot statt?

Beispiel:
Das Angebot findet täglich vormittags während der Anwesenheitszeit (zurzeit 11:00 – 12:00) der zuständigen Gartentherapeutin im Wohnbereich statt, wobei jede Einzeleinheit nicht die 10-Minuten-Grenze überschreiten sollte. Das Angebot findet ganzjährig statt.

4.2.5 Zeiten und Rhythmus

Die erste Frage ist, ob das Angebot ein Ganzjahresangebot sein soll. Grundsätzlich spricht vieles dafür, denn gerade das Erleben der Jahreszeiten ist ja ein besonderes Moment der Gartentherapie. Es erfordert jedoch einen besonderen Blick auf die dann notwendigen Strukturen, wie beispielsweise die Frage eines Raumes für die Schlechtwetterzeit. Viele andere gartentherapeutische Angebote sind in der Art organisiert, dass diese sogar im Normalfall Innen stattfinden, sodass eine ganzjährige Durchführung angesagt ist.

In einigen Fällen jedoch kann ein saisonaler Rhythmus auch Vorteile haben, wenn z. B. im Sinne eines Events immer wieder „offiziell" die Gartensaison mit der jährlichen Gartengruppe eröffnet und vielleicht auch mit dem Erntedank wieder geschlossen wird.

Schließlich steht die Frage an, wie oft pro Woche ein Angebot stattfinden soll. Auch hier kann einiges für den einmaligen Termin sprechen, der eine klare Wochenstrukturierung vorgibt, wie auch wiederholende Termine die Möglichkeit bieten, immer wieder die gleiche Tätigkeit durchzuführen, um z. B. Gedächtnisleistungen überprüfen zu können.

In Bezug auf die Uhrzeit sind einige Überlegungen sinnvoll, wie die nachstehenden Aspekte zeigen sollen.

Wie passt die Gruppe in die Organisationsstruktur der Einrichtung?
Hier gilt es auf Übergabezeiten zu achten oder darauf, ob ähnliche Angebote zur gleichen Zeit stattfinden. Es kann wichtig sein, zu beachten, wann welche Pflegetätigkeiten durchgeführt werden und wie Besuchs- und Pausenzeiten organisiert sind. Hinzu kommt, dass es Zeiten mit sehr vielen Angeboten gibt (morgens) und solche mit sehr wenigen (ab 17:00 Uhr).

Wer soll und kann mit eingebunden werden?
Ist das Mitwirken von anderen therapeutischen oder pflegerischen Personengruppen erwünscht und wann sind diese verfügbar? Und wenn Angehörige mitwirken sollen, dann sind eher die Nachmittage, vielleicht sogar die Wochenenden am besten geeignet.

Wie belastend ist die Zeit?
Draußen im Garten ist erfahrungsgemäß die Mittagszeit eher suboptimal, der Schutz vor Hitze ist hier von Bedeutung. Andererseits kann es sehr früh am Morgen (vor 10 Uhr) oder später am Nachmittag (ab 17:00 Uhr) schon für einige Teilnehmende zu kühl oder auch zu dunkel sein. Und sollte das Thema der Allergien eine Rolle spielen, so ist zu bedenken, dass auch viele Pollen eher in der Mittagszeit herumfliegen.

Welche Arbeiten sind möglich?
Diese Frage betrifft sowohl die Jahreszeit, wo draußen grob von April bis Oktober die meisten Aufgaben warten, wie auch die Tageszeit. So ist z. B. die Mittagszeit für manche Tätigkeiten wie das Gießen eher ungeeignet.

Die letzte zu klärende Frage in diesem Zusammenhang bezieht sich auf die Dauer der Einheit, wofür natürlich die Fähigkeiten der Teilnehmenden bedeutsam sind. Die Erfahrung der letzten Jahre zeigt, dass die Nachfrage nach eher kurzen Einheiten, parallel zu den gesunkenen Fähigkeiten vieler Klienten gestiegen ist.

Ist das Angebot detailliert beschrieben, sichert diese schriftliche Fixierung die Durchführung der Maßnahmen erfahrungsgemäß stark. Und natürlich ist es möglich, dass die Gartentherapie mehr als nur ein einziges Angebot zur Verfügung stellt, sodass in dem beschriebenen Gesamtkonzept das entsprechende Kapitel folgendermaßen aussehen könnte:

Gartentherapeutisches Konzept – Kapitel C – Maßnahmen

C.1. Einzelbetreuung im Rahmen einer 10-Minuten–Aktivierung im Garten
- C.1.1. Beschreibung des Angebotes
- C.1.2. Spezielle Förderbereiche und Ziele
- C.1.3. Verantwortlich für das Angebot
- C.1.4. Zuführung und Dokumentation
- C.1.5. Indikationen und Kontraindikationen, sowie Voraussetzungen
- C.1.6. Einbindung von Angehörigen und/oder von ehrenamtlichen Kräften
- C.1.7. Rhythmus und Dauer

C.2. Der Gartenclub
- C.2.1. Beschreibung des Angebotes
- C.2.2. Spezielle Förderbereiche und Ziele
- C.2.3. Verantwortlich für das Angebot
- C.2.4. Zuführung und Dokumentation
- C.2.5. Indikationen und Kontraindikationen, sowie Voraussetzungen
- C.2.6. Einbindung von Angehörigen und/oder von ehrenamtlichen Kräften
- C.2.7. Rhythmus und Dauer

C.3. Gartentherapie im Rahmen einer strukturierten sozialen Interaktion und Kommunikation im Wohnbereich
- C.3.1. Beschreibung des Angebotes
- C.3.2. Spezielle Förderbereiche und Ziele
- C.3.3. Verantwortlich für das Angebot
- C.3.4. Zuführung und Dokumentation
- C.3.5. Indikationen und Kontraindikationen, sowie Voraussetzungen

C.3.6. Einbindung von Angehörigen und/oder von ehrenamtlichen Kräften
C.3.7. Rhythmus und Dauer

C.4. Kooperatives Angebot mit anderen Bereichen (z.B. Lesegruppe draußen)
C.4.1. Beschreibung des Angebotes
C.4.2. Spezielle Förderbereiche und Ziele
C.4.3. Verantwortlich für das Angebot
C.4.4. Zuführung und Dokumentation
C.4.5. Indikationen und Kontraindikationen, sowie Voraussetzungen
C.4.6. Einbindung von Angehörigen und/oder von ehrenamtlichen Kräften
C.4.7. Rhythmus und Dauer

C.5. Frühmobilisierung und Angebote für bettlägerige Menschen
C.5.1. Beschreibung des Angebotes
C.5.2. Spezielle Förderbereiche und Ziele
C.5.3. Verantwortlich für das Angebot
C.5.4. Zuführung und Dokumentation
C.5.5. Indikationen und Kontraindikationen, sowie Voraussetzungen
C.5.6. Einbindung von Angehörigen und/oder von ehrenamtlichen Kräften
C.5.7. Rhythmus und Dauer

C.6. Sterbebegleitung
C.6.1. Beschreibung des Angebotes
C.6.2. Spezielle Förderbereiche und Ziele
C.6.3. Verantwortlich für das Angebot
C.6.4. Zuführung und Dokumentation
C.6.5. Indikationen und Kontraindikationen, sowie Voraussetzungen
C.6.6. Einbindung von Angehörigen und/oder von ehrenamtlichen Kräften
C.6.7. Rhythmus und Dauer

C.7. Ritualisierter Spaziergang
C.7.1. Beschreibung des Angebotes
C.7.2. Spezielle Förderbereiche und Ziele
C.7.3. Verantwortlich für das Angebot
C.7.4. Zuführung und Dokumentation
C.7.5. Indikationen und Kontraindikationen, sowie Voraussetzungen
C.7.6. Einbindung von Angehörigen und/oder von ehrenamtlichen Kräften
C.7.7. Rhythmus und Dauer

4.3 Darstellung der Strukturen und Ausstattung

Der zu klärende dritte Punkt in einem gartentherapeutischen Konzept bezieht sich auf die Strukturen. Es muss festgestellt werden, was alles benötigt wird, damit das beschriebene Angebot überhaupt stattfinden kann. Die wichtigsten strukturellen Punkte sind:

- Das Personal (falls nicht bereits geschehen, wie bei dem vorherigen Beispiel angesprochen).
- Arbeitsmaterialien, Hilfsmittel etc.
- Die Räumlichkeiten inklusive Garten.

Dementsprechend könnte das gartentherapeutische Konzept folgendermaßen aussehen:

Gartentherapeutisches Konzept – Kapitel D – Strukturen

D.1. Personal
D.1.1. Verantwortliche (Person oder Abteilung)
D.1.2. Qualifikationsmaßnahmen
D.1.3. Einbezug von Angehörigen
D.1.4. Unterstützung durch Ehrenamtliche

D.2. Arbeitsmaterialien
D.2.1. Geräte und Werkzeuge
D.2.2. Spezielle Hilfsmittel
D.2.3. Budget

D.3. Räumlichkeiten
C.3.1. Räume Innen
D.3.2. Der Therapiegarten

4.3.1 Exkurs: Arbeitsmaterialien

Viele gartentherapeutische Angebote finden mittlerweile nicht mehr nur im Garten statt, sondern oft in den Einrichtungen (siehe Punkt Räume Innen) oder im Zimmer der Klienten. Unabhängig von dem Angebotsort werden geeignete Materialien benötigt.

Das wichtigste „Werkzeug“ der Gartentherapie ist natürlich die Pflanze, allerdings kommen noch relativ viele andere Dinge hinzu, um überhaupt mit Pflanzen arbeiten zu können. Die nachstehende Checkliste (**Tab. 4-3**) führt die wichtigsten Materialien auf und kann bei deren Auswahl behilflich sein.

Tabelle 4-3: Checkliste Arbeitsmaterialien (Quelle: A. Niepel)

Checkliste Teil 1		
Gärtnerische Kulturarbeiten		
Substrate	– Hier ist es immer sinnvoll, verschiedene Substrate zur Verfügung zu haben, wie diverse Blumenerden, Mutterboden oder auch Sand, da nicht zuletzt das Mischen der Erden eine gute Aufgabe ist. – Wo das Thema möglichst geringer Keimbelastung eine Rolle spielt sind oft getrocknete und gepresste Kokoserden eine gute Wahl, da hier die Belastung deutlich geringer ist.	☐
Töpfe	– Sinnvoll ist es, eine kleine Auswahl an Töpfen vorrätig zu haben, um mittels der Topfgröße z. B. auf die Fähigkeiten der Teilnehmenden eingehen zu können. – Auch hat es sich bewährt, wenn unterschiedliche Topfgrößen auch in unterschiedlichen Farben vorliegen. – Sehr altvertraut sind natürlich Tontöpfe, zudem stehen diese stabiler. – Eher ungeeignet ist in der Praxis ein Sammelsurium an Töpfen oder gar der immer wieder doch beliebte Joghurtbecher.	☐
Schalen und Platten	– Diese werden einerseits für die Aussaat oder die Stecklingsvermehrung benötigt, andererseits für den Transport. – Genügende Haltbarkeit ist demnach von Bedeutung. – Oftmals ist es zudem besser mehrere kleinere Schalen vorrätig zu haben als wenige große, denn die Aussaat kleinerer Mengen ist in der nachfolgenden Vereinzelung oft einfacher. – Besonders gut geeignet sind immer auch wieder die sogenannten Multitopfplatten, da sie nicht nur die Abstände vorgeben, sondern weil man sich auch gut Reihe für Reihe an ihnen entlangarbeiten kann.	☐
Etiketten	– Auch hier am besten unterschiedliche Größen einplanen, wobei meist die Regel gilt, die größtmögliche Version auszuwählen, weil es bekanntlich vielen Teilnehmenden schwerfällt, sehr kleine Etiketten zu beschriften. – Und dass man dafür wasserfeste Stifte vorrätig haben sollte, ist auch klar.	☐
Pikierhölzer	– Am besten bewährt hat sich das „Standardmodell“mit einer spitzeren und einer breiteren Seite. – Wer mit Kindern arbeitet, sollte am besten von jeder Farbe wenigstens 2 Exemplare vorrätig haben.	☐
Erdsieb	Da das Sieben an sich relativ hohe Herausforderungen an die Rumpfstabilität stellt, sind hier eher kleinere Siebe oft geeigneter.	☐
Gießkanne und Sprühflasche	Auch hier gilt darauf zu achten, dass diese nicht zu groß sind. Viele Teilnehmende können einerseits nur schwer dosieren, hören demnach mit dem Gießen erst auf, wenn die ganze Kanne leer ist oder aber können mit zu schweren Exemplaren nur schwer hantieren.	☐
Eimer	Hier geht es darum, unterschiedliche Behältnisse vorrätig zu haben, um beispielsweise Abfälle oder auch Erden usw. zu transportieren.	☐

Arbeitswannen	- Mittlerweile sind hier sehr gute Exemplare auf dem Markt (siehe Hilfsmittel). Wo diese fehlen, eignen sich auch einzelne Tabletts, um beispielsweise den Arbeitsplatz klar zu begrenzen. - Wenn möglich bei der Farbauswahl darauf achten, dass die Farbkontraste, beispielsweise zur Erde, groß genug sind.	☐
Bürsten und Pinsel	Werden z. B. benötigt, um Zwiebeln und Knollen von Erdresten zu befreien. Hier ist eine kleine Auswahl an unterschiedlichen Exemplaren sinnvoll, die allerdings alle recht feste Borsten besitzen sollten.	☐
Schäufelchen	- Werden benutzt, um z. B. Erde in Töpfe zu füllen. - Von der Benutzung von Löffeln wird abgeraten, da nachfolgend oftmals die Gefahr, dass Erde gegessen wird, je nach Klientel sehr hoch sein kann.	☐
Checkliste Teil 2		
Floristik		
Scheren	- Hier gibt es eine riesige Auswahl, von kleinsten Ausputzscheren bis zu Ratschenscheren, mit denen dicke Äste geschnitten werden können. Und tatsächlich sollte man hier eine große Auswahl vorrätig haben, um den Fähigkeiten der Teilnehmenden gemäß die Richtige wählen zu können. - Dieses bedeutet natürlich, dass immer auch Linkshänderscheren vorrätig sein müssen.	☐
Messer	- Diese werden benötigt, wenn Stecklinge geschnitten werden oder auch bei anderen Schnittarbeiten, wobei aus Sicherheitsgründen in der Gartentherapie immer Scheren die erste Wahl sind. - Gut geeignet sind gute Cuttermesser mit sicherer Griffart oder auch kleinere Gärtnermesser.	☐
Steckdraht	- Gibt es in unterschiedlichen Stärken und wird beispielsweise zum Andrahten in der Weihnachtsdekoration benötigt. - Gut ist es auch hier unterschiedliche Stärken zu haben, wobei meist die festeren genutzt werden, dann nämlich, wenn der übliche Bindedraht (siehe dort) nicht funktioniert.	☐
Bindedraht	Gibt es in unterschiedlichen Farben, z. B. Messingfarben und auch sowohl ummantelt wie auch als reine Metallversion. In der Gartentherapie ist meist der (grün) ummantelte die erste Wahl.	☐
Hanf und Faden	- Wird für die verschiedensten Dinge benötigt, insbesondere aber zum Binden von Sträußen. Hier gibt es den typischen Floristenbast. - Hat man Wollfäden in unterschiedlichen Farben, kann man Blüten damit gemäß ihrer Blühfarbe markieren, von denen man später Samen nehmen möchte.	☐
Schalen und Vasen	- Auch hier ist es wichtig, eine große Auswahl zu haben, speziell was Vasen betrifft. - Macht man öfters gemeinsam Gestecke, ist es von Vorteil, mehrere Exemplare der gleichen Art vorrätig zu haben, sodass alle Teilnehmenden gemeinsam vorgehen können.	☐
Steckmasse	- Gibt es speziell für Trockenpflanzen – ist dann meist grau, wie auch für frische Blumen – meist in Grün. - Am besten hat sich die Anschaffung ganzer Blöcke gewährt, die man dann den Bedürfnissen entsprechend zuschneiden kann.	☐

Steckhalter/ Kleber	Um die Steckmasse an der Schale zu befestigen, benötigt man kleinere Halter, die mittels einer Klebemasse aus dem Floristenbedarf befestigt wird. Dieses ist aus Sicherheitsgründen meist besser als die Benutzung der Heißklebepistole.	☐
Heißklebe-pistole	Wird dennoch immer wieder benötigt. Genügend Kleber sollte natürlich auch vorrätig sein.	☐
Checkliste Teil 3		
Hauswirtschaft und Verarbeitung		
Kochplatte	– Wird für die unterschiedlichsten Zwecke eingesetzt, vom Marmelade kochen bis zum Herstellen von Sirup. In der Gartentherapie haben sich Induktionsplatten wegen der verringerten Verbrennungsgefahr bewährt. Zudem kann hier oft die Temperatur besser eingestellt werden. – Erfahrungsgemäß ist es besser, zwei Einzelplatten zu haben als eine Doppelplatte.	☐
Gefäße/ Aufbewahrung	– Zunächst einmal benötigen die hergestellten Produkte je nach Art natürlich ihre Behälter, sprich: Je nachdem was man machen möchte, sind Flaschen, Marmeladengläser oder auch Salbentiegel notwendig. – Dann aber benötigt man auch Aufbewahrungsorte für getrocknete Pflanzenteile, beispielsweise für Tees. Hier haben sich Pappkartons (wie Pizzakartons) bewährt oder auch, wenn es denn teurer sein darf, braune Apothekergläser. Da man oft auch kleinere Mengen herumreicht, sind kleine Plastikgefäße, wie es sie am Großmarkt gibt (z. B. für Fleischsalat usw.) immer eine gute Hilfe.	☐
Lebensmittel	Natürlich kann man ein Gartentherapieprogramm auch mit einem aufwändigen Hauswirtschaftsprogramm verbinden, was natürlich dann eine große Menge an zur Verfügung stehenden Lebensmitteln bedeutet. Aber auch bei kleinerer direkter Verwendung mit im Grunde nur einem Arbeitsschritt, wie hier im Buch beschrieben, ist es sinnvoll eine kleine Auswahl an Lebensmitteln vorrätig zu haben, wie: – *Essig* – möglichst geschmacksneutral zum Einlegen – *Öl* – ebenso geschmacksneutral, zum Einlegen – Öl – hautfreundlich, für die Salbenherstellung – *Zucker*, Salz zum Aromatisieren mit Kräutern – *Butter*, ebenso für Kräuterbutter	☐
Wachs	– Soll beispielhaft stehen für diverse Hilfsmittel (Wachs wird bei der Salbenherstellung benötigt). Je nachdem, wie ambitioniert das Gartentherapieangebot ist, kann hier dann auch noch an Lanolin, an Kakaobutter oder an Emulgatoren gedacht werden. – Einen besonderen Punkt macht die Verwendung von Alkohol aus (beispielsweise für Tinkturen), was aber natürlich immer denkbar kritisch ist.	☐
Töpfe und Geschirr	– Müssen gemäß Punkt Nummer 1 natürlich zum Induktionsherd passen. Ansonsten immer eine kleine Auswahl parat halten. – Ebenso sind natürlich Teller und Tassen sinnvoll. – Auch ein Mörser und kleinere Glasgefäße können oft benutzt werden.	☐
Dörrapparat	– Kann vielfältig eingesetzt werden, nicht zuletzt zum Trocknen von Teekräutern. – Möglichst mit einer Einstellmöglichkeit für die Temperatur und immer auf gute Sterilisiermöglichkeit achten.	☐

Checkliste Teil 4		
Sonstiges		
Becherlupen	– Können für die vielfältigsten Dinge eingesetzt werden, natürlich für Insekten, aber auch um Blumendetails zu zeigen. – Wichtig ist die Möglichkeit, diese gut reinigen zu können.	☐
Blumenpressen	– Bei der Anschaffung ist es sinnvoll darauf zu achten, dass man normales DIN-Papier benutzen kann, ansonsten muss immer sehr viel passend zugeschnitten werden. – Neben den großen Pflanzenpressen ist es mitunter sehr sinnvoll, einige recht kleine vorrätig zu haben (in etwa Note-it-Format), mit denen man beispielsweise mit schwer betroffenen Menschen sehr gut im Einzelkontakt arbeiten kann. – Pflanzenpressen lassen sich mittels Schrauben und einfacher Bretter auch sehr gut selber herstellen.	☐
Bilder	– Wenn man Pflanzen sät oder auch topft, kommt immer wieder die Frage, wie diese denn aussehen, daher ist eine große Auswahl an Blumenbildern sehr sinnvoll, die man am besten laminiert (Reinigungsmöglichkeit). – Auch hat sich bei Fantasiegesprächen die Verwendung von sehr schönen Gartensituationen als sinnvoll empfohlen, Bilder von Orten (Bank im Schrebergarten), die dazu anregen, sich in diese Situation hineinzudenken. Hier sind Bildkalender eine gute Quelle.	☐
Stifte und Papier	– Ob es nun um den künstlerischen Ausdruck oder ob es um schnelle Notizen geht, Papier und eine Auswahl an Stiften sollte immer in genügender Menge und Varianz vorhanden sein. – Gut bewährt hat sich auch die Verwendung von einlaminierten Blättern, auf denen man mit abwaschbaren Folienschreibern Hinweise für die Teilnehmenden schnell notieren kann, um diese dann anschließend zu reinigen und wiederzuverwenden.	☐
Handschuhe	– Hier gibt es einmal die Notwendigkeit, eine passende Auswahl an Arbeitshandschuhen vorrätig zu haben, wobei sich die neuerdings immer häufiger zu findenden elastischen Arbeitshandschuhe als gut bewährt haben, da diese im Gegensatz zu den Lederexemplaren ein besseres Griffgefühl vermitteln. Aus Hygienegründen sollte hier regelmäßig nachgekauft werden. – Zudem ist es notwendig, eine Auswahl an geeigneten Einweghandschuhen vorrätig zu haben.	☐
Schürzen und Mützen	– Auch Gärtnerschürzen sind notwendig, ob im Krankenhaus oder in einer Einrichtung der Altenhilfe. Die Teilnehmenden haben oft nicht so einfach die Möglichkeit der Reinigung ihrer Wäsche und schauen daher schon genau auf Schutz. – Natürlich sind die grünen Gärtnerschürzen immer noch die beliebtesten. – Auch an Kopfbedeckungen sollte man denken, speziell eben, wenn draußen im Garten gearbeitet wird.	☐
Besen und Kehrblech	– Eine der beliebtesten Tätigkeiten ist tatsächlich das anschließende Reinigen der Arbeitsflächen, sodass genügend kleine Handfeger vorrätig sein sollten. – Oft benötigt man sehr kleine Bürsten bis hin zu Akkustaubsaugern, wenn Erdreste von Rollstühlen entfernt werden müssen.	☐

Erste-Hilfe-Set	Ist natürlich unabdingbar und sollte immer komplett sein.	☐
Gartenbücher	– Ein Großteil der Gartentherapie passiert nicht nur mit der Hand, sondern im Gespräch, in der Erinnerung und so weiter. Um dazu anzuregen, um Tipps nachzuschauen etc., ist die Anschaffung einer kleinen Gartenbuchbibliothek sehr sinnvoll. Diese können gerne (Antiquariat) auch aus verschiedenen Zeiten kommen. – Und natürlich gehört auch dieses Buch dazu.	☐

Bleiben noch als letzter Punkt die eigentlichen Gartengeräte. In **Tabelle 4-4** sind – unabhängig von adaptierten Lösungen (siehe hierzu auch das Extrakapitel) – sinnvolle Gartengeräte aufgelistet. Alle Gegenstände benötigen Schränke und Regale als Ausbewahrungsort.

Tabelle 4-4: Sinnvolle Gartengeräte (Quelle: A. Niepel)

Gartengeräte		
Spaten	Ist das vielleicht bekannteste Gartengerät und wird zur Bodenbearbeitung genutzt. Hier darauf achten, dass das Werkzeug bei Bedarf nicht zu schwer ist. Der Handel bietet immer auch sogenannte „Damenspaten" (heißen tatsächlich so) an, die weitaus leichter sind. Bei der Frage des Griffes gibt es durchaus unterschiedliche, oft regional begründete Ausformungen, meist in Form eines T- oder auch eines sogenannten D-Griffes.	☐
Schaufel	Wird benötigt, um Erde oder andere Dinge wegzuschaufeln. Da gerade das Aufräumen zu den beliebtesten Tätigkeiten gehört, sollte auch hier eine Ansammlung unterschiedlicher Schaufeln vorhanden sein. Alle Schaufeln besitzen einen gebogenen Stiel, der auch länger als der des Spatens ist. Unterschiede gibt es aber auch hier viele in der Ausformung des Blattes. Der Hauptunterschied ist jener zwischen einem geraden und einem gebogenen Blatt, wobei ersteres besser für das Aufnehmen, beispielsweise von Schnittgut etc., geeignet ist.	☐
Harke	Die zwei wichtigsten Harkenformen sind die Eisenharke, die vor allem zur Begradigung von Erdoberflächen geeignet ist, sowie die meist größeren Holzharken, mit denen sich auch Schnittgut, Gras etc. gut zusammen harken lässt. Die Anschaffung beider Varianten erscheint sinnvoll.	☐
Schuffeln und Hacken	Beides sind Geräte zur Bodenbearbeitung, zumeist zur Beseitigung von Beiwuchs. Aus ergonomischen Gründen sind dabei die Schuffeln meist besser geeignet, da man hier aufrechter stehend und nicht so stark gebückt, wie bei der Hacke arbeitet. Der Vorteil der Hacke besteht insbesondere darin, dass dieses Gerät vor allem gartengewöhnten Teilnehmenden sehr gut vertraut ist.	☐
Dreizahn, Vierzahn, Einzahn	Sind durchgehend Geräte zur Bodenlockerung und Bearbeitung und sollten Bestandteil der Ausstattung sein.	☐
Hand-schaufeln	Zum Einsetzen von Pflanzen, ob in Töpfen, Erdbeet oder Hochbeeten, sollten unbedingt zur Ausstattung gehören. Hier wird insbesondere auf die angepassten Geräte (siehe Exkurs Gartengeräte) verwiesen.	☐

4.3.2 Exkurs: spezielle Gartengeräte

Stefan Schieberle

Im Bereich der Arbeit mit Erde und Pflanzen kommen naturgemäß – sei es nun bei der Freizeitgestaltung oder in der Gartentherapie – zahlreiche Werkzeuge zum Einsatz. Sowohl bei Seniorinnen und Senioren als auch bei erkrankten Menschen bestehen häufig Bewegungseinschränkungen, welche die Benutzung klassischer Werkzeuge erschweren. Mittlerweile bieten sowohl bekannte als auch eher unbekannte Hersteller Gartengeräte an, welche nicht nur bewegungseingeschränkten Menschen die Arbeit erleichtern können.

Im Folgenden werden einige Geräte vorgestellt und deren Benutzung erläutert. Unter dem jeweils erwähnten Namen sind diese leicht in Internetsuchmaschinen oder Internetversandhäusern zu finden.

1. Geräte zur Erleichterung im Bereich Mobilität

Bei einem Gartenrollsitz handelt es sich um einen Hocker auf Rädern, mit dem man sitzend an Beetkanten entlang rollen kann, ohne sich hinzuknien (**Abb. 4-2**). Eventuell kann es bei diesem Gerät schwierig werden, sich darauf zu niederzulassen oder wieder aufzustehen, zumal es keine Bremsen zum Feststellen besitzt.

Eine Kniebank ist eine tragbare kleine Sitzbank. Umgedreht funktioniert sie als Kniepolster, die Füße können als Stützgriffe genutzt werden. Der Markt bietet verschiedene Modelle: empfehlenswert wegen höherer Stabilität sind solche aus Metallrohren, außerdem Modelle mit dicken Schaumstoffsitz- und Kniepolstern. Von einem einfachen Eimer als Aufstehhilfe kann aus Verletzungsgründen nur abgeraten werden (im Falle von Zerbrechen scharfe Kanten).

Für Transportarbeiten gibt es noch wenig spezielle Alternativen zur Schubkarre. Ein „Bollerwagen“ oder ein sogenannter Plattformwagen (mit einem Kasten oder einem Fass darauf) sind hier kippsichere Möglichkeiten (**Abb. 4-3**).

2. Stielgeräte

Neben zahlreichen Spezialmodellen können klassische Holzstiele auch einfach auf eine bestimmte Länge abgesägt werden, das kann z. B. beim Arbeiten aus dem Rollstuhl sinnvoll sein. Mitunter können Teleskopstiele hilfreich sein, eine preiswerte Alternative sind hier Teleskopstiele für Farbroller. Insbesondere für ziehende Arbeiten mit Stielgeräten bieten sich Zusatzgriffe an, die auf dem Stiel festgeschraubt werden. Besonders Spaten und Gabeln werden mit stabilen Teleskopstielen angeboten (**Abb. 4-4 bis 4-7**).

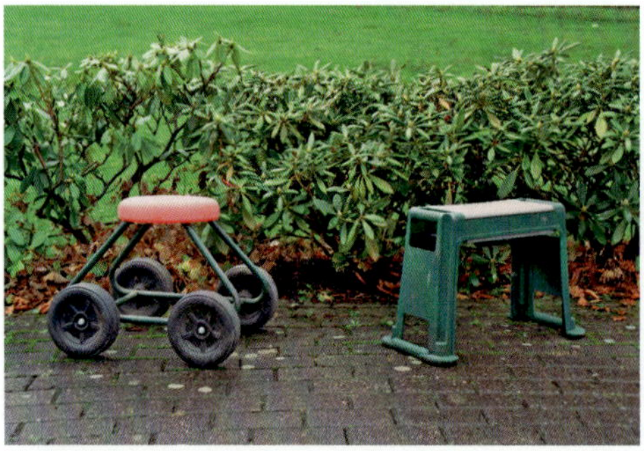

Abbildung 4-2: Rollsitz und bewegliche Sitzbank aus Plastik (© Foto: A. Niepel)

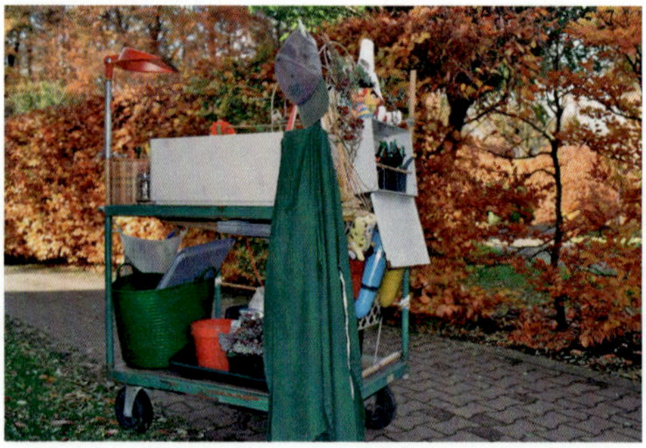

Abbildung 4-3: Transportwagen (© Foto: A. Niepel)

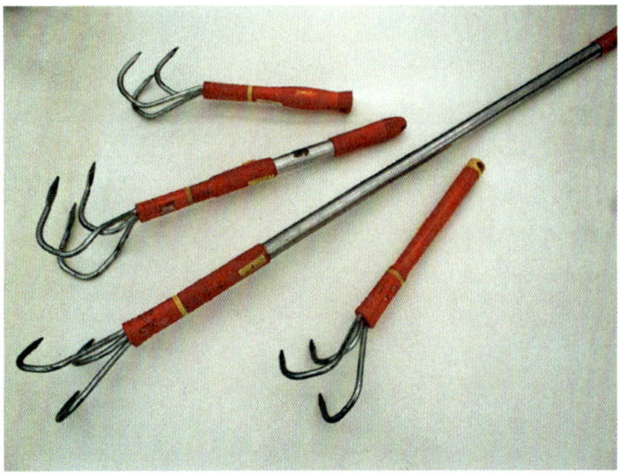

Abbildung 4-4: Unterschiedlich lange Stiele bei Gartengeräten (© Foto: A. Niepel)

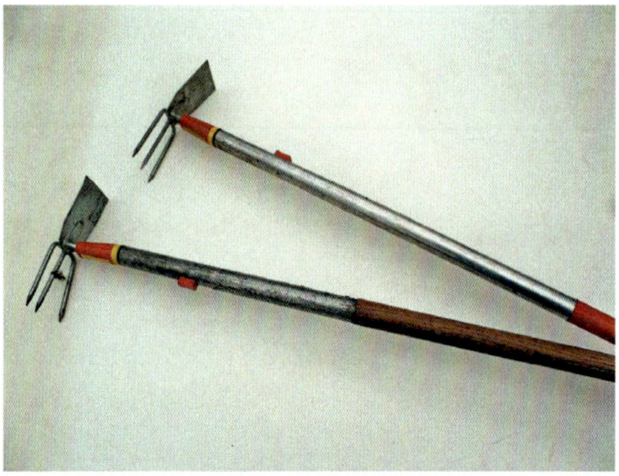

Abbildung 4-5: Gartengeräte unterschiedlicher Schwere (© Foto: A. Niepel)

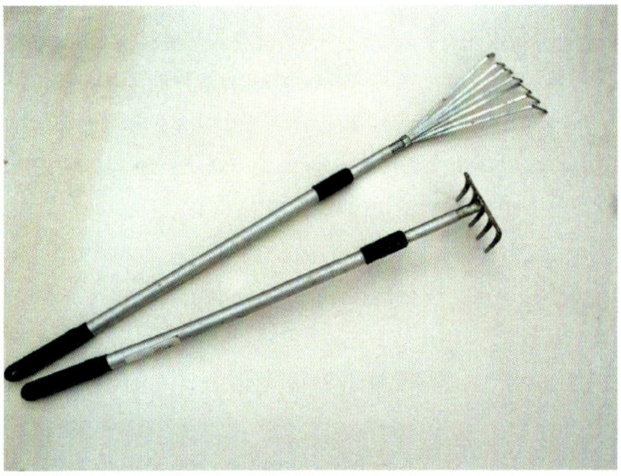

Abbildung 4-6: Geräte mit Teleskopstielen (© Foto: A. Niepel)

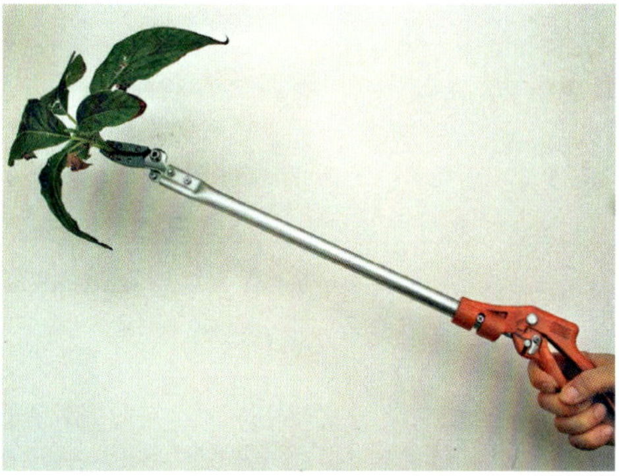

Abbildung 4-7: Teleskopschere mit Haltefunktion (© Foto: A. Niepel)

Nützlich können auch ergonomisch geschwungene Stiele sein, die eine bessere Greifbarkeit und kraftsparendes Arbeiten ermöglichen. Von Firmen werden spezielle Stielgeräte mit mehrfach gebogenen Metallstielen angeboten. Kraftsparendes und gelenkschonendes Arbeiten soll hier das Ergebnis sein. Die Handhabung erfordert allerdings ein wenig Übung, die Firma bietet hierzu Anleitungen an.

Als „Kehrboy“ werden Handfeger und Kehrschaufeln mit Stielen angeboten. Eine Greifzange kann zum Aufheben von Dingen auf dem Boden benutzt werden, nicht nur beim Arbeiten aus dem Rollstuhl, sondern auch aus dem Stand. Zum Erleichtern von Jätarbeiten werden spezielle mechanische Unkrautstecher angeboten.

3. Handgeräte und spezielle Adaption
Gerade das Greifen von Gegenständen kann bei bestimmten Erkrankungen erschwert sein. Hier können Griffverdickungen und speziell geformte Griffe zum Einsatz kommen. Durch die Bogenform können diese an unterschiedlichen Stellen und in unterschiedlichen Winkeln gefasst werden (**Abb. 4-8**).

Andere Anbieter stellen Geräte mit „aufgestellten“ also nach oben gerichteten Griffen her, welche bei Schwierigkeiten beim Zugreifen nützlich sein können.

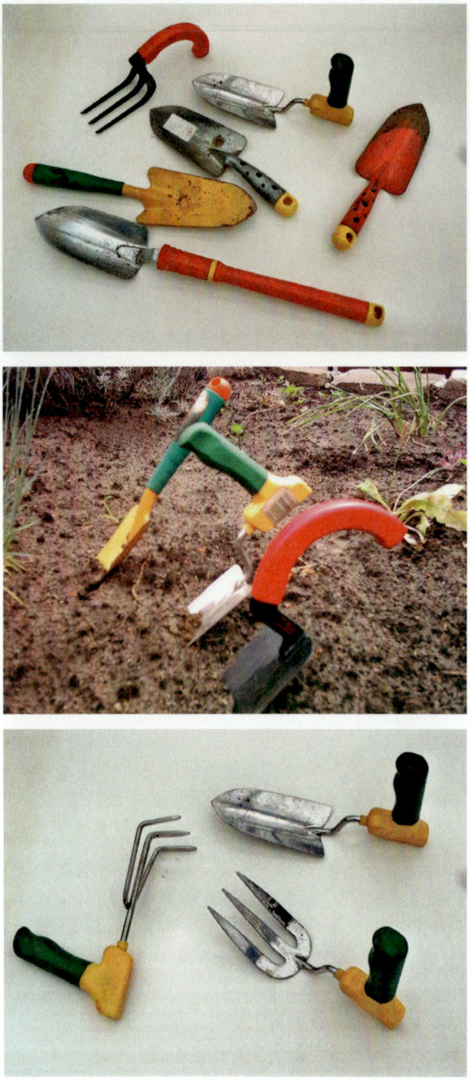

Abbildung 4-8 a-c: Ergonomisch geformte Handgeräte (© Foto: A. Niepel)

4. Scheren und Messer

Durch spezielle Mechaniken bringen „Ratschenscheren“ eine Kraftersparnis beim Schneiden von Stielen oder Ästen. Sogenannte Rosengreifscheren halten das Schnittgut (z. B. Schnittblume) gleichzeitig an einer Seite fest, sodass man einhändig Abschneiden und Einsammeln in einem Arbeitsgang erledigen kann.

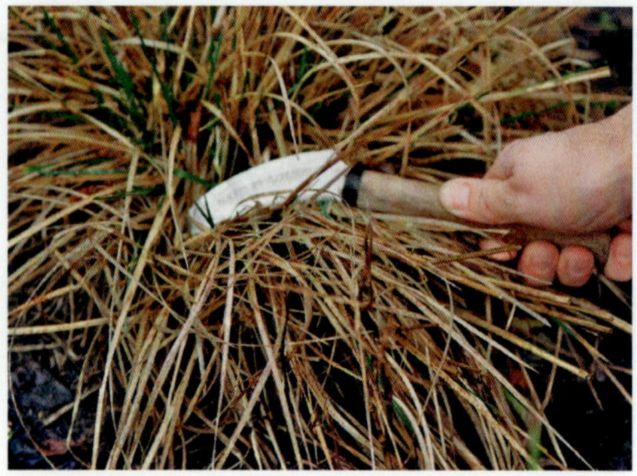

Abbildung 4-9: Einhändige Ziehgeräte (© Foto: A. Niepel)

Die Stabschere hat zusätzlich zur Greiffunktion auch noch eine Verlängerung, um den Arbeitsradius zu vergrößern, hier wiederum der Verweis auf die Arbeit aus dem Rollstuhl. Ein sogenannter Scherenstorch ist ebenfalls eine Schere mit Verlängerung, allerdings in der Ausführung als Rasenkantenschere. Ebenfalls zu überlegen ist der Einsatz von Scheren mit Akkubetrieb.

Als spezielle Messer können die Staudensichel oder die Rasensäge genutzt werden, Geräte, die auch ein einhändiges Arbeiten ermöglichen (**Abb. 4-9**).

5. Arbeitsplatzeinrichtung und Kleidung

Die Verwendung eines höhenverstellbaren Tisches stellt nicht nur beim Arbeiten mit Rollstuhlfahrerinnen und -fahrern (zwecks Unterfahren) eine große Hilfe dar. Auch unterschiedliche Körpergrößen können ausgeglichen werden. Im Außenbereich kann man sich mit Arbeitsböcken aus Holz behelfen.

Zum Abgrenzen des Arbeitsplatzes gegen herunterfallende Erde bietet sich die Verwendung einer Arbeitswanne an (**Abb. 4-10**). Ähnlich wie ein Tablett hat diese vorne eine niedrige Kante, hinten dafür eine hohe.

Handschuhe in zahlreichen Ausführungen sowie Kopfbedeckung als Sonnenschutz dürfen natürlich weder im Privatgarten noch in der Gartentherapie fehlen. Als speziellere Schutzkleidung sind sogenannte Chaps („Kniescho-

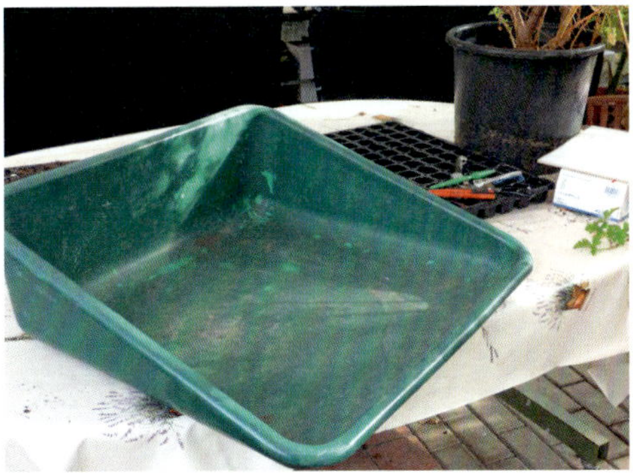

Abbildung 4-10: Arbeitswanne (© Foto: A. Niepel)

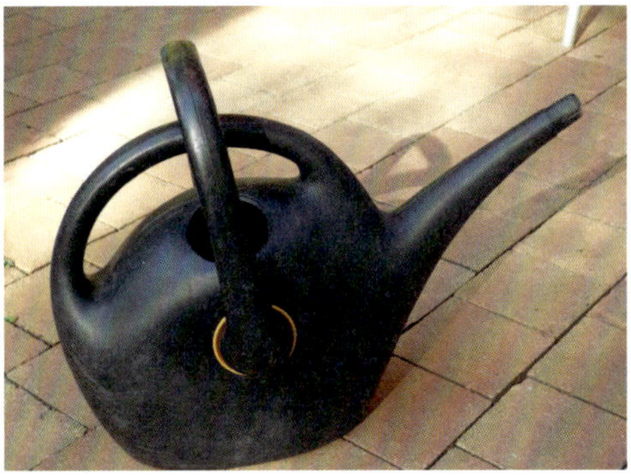

Abbildung 4-11: Gießkanne mit Kreuzgriff (© Foto: A. Niepel)

ner" zum Umschnallen) und Ärmelschoner, welche über die Unterarme gezogen werden sehr nützlich.

Für die Arbeit mit Gestecken oder Zimmerpflanzen bietet sich der Einsatz von Kindergießkannen an. Die Vorteile liegen auf der Hand: Durch den geringen Inhalt sind sie leicht, Außerdem kann es kaum zum „Übergießen" kommen. Spezielle Gießkannen, z. B. mit zwei überkreuzten Griffen, erleichtert das Ausgießen (**Abb. 4-11**).

Welches Gerät wem am besten entspricht, dafür können keine allgemeingültigen Ratschläge erteilt werden. Im Gartencenter oder Werkzeughandel können viele Geräte an Ort und Stelle ausprobiert werden, um zu entscheiden, welches man sich anschafft.

Für die Gartentherapie sollte man allerdings eine Auswahl von verschiedenen Geräten zur Hand haben. Jeder Patient oder jede Patientin bringt unterschiedliche Bewegungsfähigkeiten und Einschränkungen mit sich. Man kann nicht auf alles gefasst sein, aber auf viele Dinge kann man mit einem gut eingerichteten Geräteschuppen schnell reagieren und den Teilnehmenden die entsprechenden Geräte anbieten.

In der Ergotherapie spricht man hier von Reduktion (Erleichtern einer Aufgabe) und von Intervention (Reaktion auf die individuellen Bedürfnisse). Mit den vorgestellten Geräten kann sicherlich dem einen oder anderen Patienten die Arbeit erleichtert, eventuell sogar erst ermöglicht werden.

An unterschiedlichen Stellen im Internet, wie beispielsweise auf der Seite www.gartentherapie.de, findet man Zusammenstellungen von verschiedenen Geräten sowie den Herstellerfirmen bzw. Bezugsadressen.

4.3.3 Exkurs: spezielle Innenräumlichkeiten

Viele gartentherapeutische Angebote finden mittlerweile nicht mehr nur im Garten statt, sondern oft in den Einrichtungen selber, in speziellen Therapieräumen oder im Zimmer der Klienten. Daher sollte ein besonderer Blick diesen Arbeitsumgebungen gelten.

Natürlich gehört zur Gartentherapie ein Garten. Wenn es auch, wie erwähnt, immer mehr Innenangebote gibt. Doch selbst wenn dieser Garten vorhanden ist, braucht es fast immer zusätzlich, beispielsweise bei Regen, Kälte oder anderen Witterungshindernissen Schutzräume, in die ausgewichen werden kann. Dieses sollte vorab im Konzept geklärt und gesichert werden. Dabei sind folgende Punkte von Bedeutung:

- Zugänglichkeit: Kann man den Raum einfach, auch mit Hilfsmitteln erreichen? Ist der Raum idealerweise an den Therapiegarten angegliedert?

- Größe: Passen alle Personen der angestrebten Therapieform (z. B. Gruppe) hinein und haben dabei genügend Bewegungsraum? Ist auch genügend Platz vorhanden, dass die Therapeuten einzelne Teilnehmende unterstützen können?
- Möblierung. Sind geeignete Sitzmöbel vorhanden, auf die transferiert werden kann. Sind die Tische höhenverstellbar?
- Reinigung: Kann unbedarft mit Erde gearbeitet werden und können auch einzelne Produkte gelagert werden?
- Ausstattung: Ist ein (geeignetes) Waschbecken vorhanden, ist die Beleuchtung ausreichend und sind Steckdosen vorhanden? Sind Schränke vorhanden, in denen sicher die Materialien verstaut werden können?
- Toiletten: Sind geeignete Toiletten in der Nähe?
- Regelmäßigkeit: Ist gewährleistet, dass dieser Raum immer wieder genutzt werden kann?

4.3.4 Exkurs: Therapiegarten und Checkliste für Planungen

Das Vorhandensein eines Therapiegartens ist natürlich von besonderem Vorteil. Es ist *der Therapieraum* der Gartentherapie und auch *das Mittel der Wahl*. Dementsprechend ist bei der Gestaltung dieses Gartens besondere Achtung geboten.

Für die vielen notwendigen Hinweise zur Gestaltung derartiger Gärten sei hier jedoch auf andere Bücher verwiesen, z. B. auf Garten und Therapie – Wege zur Barrierefreiheit (Niepel & Emmrich, 2005). Dort finden Sie Hinweise zum Bau von Hochbeeten, Barfußwegen und anderen bekannten Elementen eines Therapiegartens.

Für das gartentherapeutische Konzept, das hier Thema ist, erscheint es erst jedoch notwendig, jene Punkte zu definieren, die das Strukturelement Garten besitzen muss, damit der zuvor beschriebene Prozess (das Gartentherapieangebot) überhaupt stattfinden kann.

Dieses ist immer wieder individuell genau von den zuvor erarbeiteten Punkten abhängig. So bestimmt die Gruppengröße die Fläche einer Terrasse. Es besteht demnach ein Kausalzusammenhang, der auch deutlich dargestellt werden sollte und der beispielsweise folgendermaßen aussehen kann:

Gartenangebot C.1 Der Gartenclub
mit sechs Teilnehmern und zwei Betreuenden, findet wöchentlich für eine Stunde statt

Notwendige Ausstattung im Garten:
- Erfordert eine Terrasse von einer bestimmten Mindestgröße.
- Bedeutet einen besonderen Blick auf das Kleinklima (Hitze, Durchzug etc.)
- Benötigt je nach Tätigkeitsbereich eventuell einen Geräteschuppen
- ... usw.

Gartenangebot C.2 Einzelbetreuung im Rahmen einer 10-Minuten-Aktivierung im Garten
als Einzelangebot mit schwer beeinträchtigten Klienten

Notwendige Ausstattung im Garten:
- erfordert passende Sitzgelegenheiten für 2 Personen
- bedeutet besondere Rücksicht auf Störungen und im Bereich Aufmerksamkeit
- benötigt Hilfsmittel, wie Erinnerungsobjekte direkt vor Ort
- ... usw.

Gartenangebot C.3 Ritualisierter Spaziergang
täglich durchgeführt mit einer größeren Gruppe

Notwendige Ausstattung im Garten:
- erfordert einen barrierefreien Rundweg
- benötigt je nach Tageszeit eine Beleuchtung
- erfordert Zwischenziele und Ruhemöglichkeiten für zwischendurch
- ... usw.

Checkliste für einen geplanten Therapiegarten

Da oft jedoch nicht nur komplett neue (passende) Therapiegärten angelegt werden, sondern vorhandene Freiflächen genutzt werden, ist es wichtig, diese in Bezug auf das angestrebte Angebot zu überprüfen. Die nachstehenden Informationen der Checkliste helfen bei Gesprächen mit der Leitung einer Einrichtung wie auch mit Planenden.

Diese Checkliste stellt keine Bewertung von gestalterischen Situationen dar. Es geht nicht darum festzustellen, dass dieses oder jenes sein muss, sondern sie soll dabei behilflich sein, eine Art Bestandsaufnahme vornehmen zu können.

Insbesondere was die spätere Pflege eines Therapiegartens betrifft, ist es durchaus von Bedeutung, zuvor klar darzustellen, wozu das gartentherapeutische Angebot pflegetechnisch in der Lage ist und wozu nicht (auch die Physiotherapie wischt ja zumeist ihre Therapieräume nicht selber). Es geht folglich darum, was an Arbeiten an ein externes, technisches Personal vergeben werden sollte.

Dabei gibt es erfahrungsgemäß schnell den Einwand, dass der zu erwartende Pflegeaufwand viel zu hoch sei, sodass es gut ist, zunächst einmal sich den bisherigen Pflegeaufwand klar darstellen zu lassen, um dieses anschließend dann auch im Vergleich auf die neuen Flächen zu übertragen (**Tab. 4-5** siehe nächste Seite).

Tabelle 4-5: Checkliste Planung eines Therapiegartens (Quelle: A. Niepel)

1. Fragen zu den Teilnehmenden

1.1 Wie viele Personen sollen den Garten nutzen und eventuell auch pflegen?

____

1.2 Welche Erkrankungen und Störungen sind besonders zu beachten?

____

____

____

1.3 Wie werden die Ressourcen und Beeinträchtigungen in den folgenden Bereichen bewertet?

	sehr stark eingeschränkt ←						→ kaum eingeschränkt
Mobilität und Beweglichkeit							
Belastbarkeit							
Geschicklichkeit							
Körpersinne							
Fernsinne							
Planerisch-kognitiv							
Antrieb Motivation							
Befindlichkeit							
Kommunikation Soziale Kompetenzen							

2. Fragen zum Gartennutzen und zur Gartenpflege

2.1 Wie wird der Garten zurzeit gepflegt?

- [ ] Bereits komplett von der künftigen Nutzergruppe
- [ ] Mit zwischenzeitlicher Unterstützung
- [ ] Mit regelmäßiger Hilfe
- [ ] Einige Pflegearbeiten sind vergeben
- [ ] Pflege ist komplett vergeben

2.2 Welche Pflege ist zukünftig angedacht?

☐ Bereits komplett von der künftigen Nutzergruppe

☐ Mit zwischenzeitlicher Unterstützung

☐ Mit regelmäßiger Hilfe

☐ Einige Pflegearbeiten sind vergeben

☐ Pflege ist komplett vergeben

Sonstige Anmerkungen: ______________________________

2.3 Wie wird der Garten zurzeit vorrangig genutzt?

	Stark ←				→ Wenig
Der Garten dient als Nutzbereich	☐	☐	☐	☐	☐
Der Garten dient zum Entspannen (Spazieren etc.)	☐	☐	☐	☐	☐
Der Garten dient sozialen Zwecken (Feiern etc.)	☐	☐	☐	☐	☐
Kein besonderer Zweck	☐				

Sonstige: ______________________________

2.4 Welches sind zukünftige Gartennutzungswünsche?

	Wichtig ←				→ Unwichtig
Nutzgarten	☐	☐	☐	☐	☐
Entspannen (Faulenzen)	☐	☐	☐	☐	☐
Soziale Zwecke (Feiern etc.)	☐	☐	☐	☐	☐
Kein besonderer Zweck	☐				

Sonstige: ______________________________

2.5 Welches sind die bevorzugten Tätigkeiten des künftigen Angebotes, welches die unbeliebtesten bzw. nicht durchführbaren?

Beliebt	**Unbeliebt**
______________	______________
______________	______________
______________	______________
______________	______________
______________	______________
______________	______________

2.6 Welche Tätigkeiten fallen schwer, welche nicht?

Fällt schwer	**Problemlos**

2.7 Was erscheint noch zum Thema Pflege und Nutzung subjektiv wichtig?

3. Detailfragen zur Gartengestaltung

3.1 Wie ist der Zugang vom Haus zum Garten?

Schwellenfreier Zugang vorhanden	☐	Wetterschutz vorhanden	☐
(Bei Stufen) Geländer ist vorhanden	☐	Außenbeleuchtung vorhanden und ausreichend	☐
Handlauf ist ausreichend	☐	Wird der Zugang als eher anstrengend beschrieben?	☐
Stützgriffe sind vorhanden	☐	Gibt es Stolperfallen?	☐
Türöffnung ist gut möglich	☐		

3.2 Wie sind die Hauptsitz- und Aufenthaltsflächen?

Schwellenfreier Zugang vorhanden	☐	Fläche ist als barrierefrei zu bezeichnen	☐
(Bei Stufen) Geländer ist vorhanden	☐	Genügend Schatten ist vorhanden	☐
Handlauf ist ausreichend	☐	Sonstiger Wetterschutz (Wind etc.) ist gegeben	☐
Rutschfreier Belag ist vorhanden	☐	Pflege der Fläche ist gering	☐
Wasserableitung ist gewährleistet	☐	Fläche ist gut ausgeleuchtet	☐

Wie wird die Fläche selber beschrieben? Gibt es Probleme? Lieblingsorte?

3.3 Wegenetz

Schwellenfreie Wegeführung vorhanden	☐	Wegenetz ist ausreichend, um alle Punkte zu erreichen	☐
(Bei Stufen) Geländer ist vorhanden	☐	Wegenetz dient gut der Orientierung	☐
Handlauf ist ausreichend	☐	Wegenetz ist komplett überschaubar	☐
Rutschfreie Beläge sind vorhanden	☐	Pflege der Flächen ist gering	☐
Wasserableitung ist gewährleistet	☐	Flächen sind gut ausgeleuchtet	☐
Fläche ist als barrierefrei zu bezeichnen (Gefälle etc.)	☐		

Wie wird das Wegenetz selber beschrieben? Gibt es Probleme? Lieblingsorte?

3.4 Bereits vorhandene Sonderausstattungen, z. B. für Übungen

Treppen sind vorhanden	☐	Sportgeräte vorhanden	☐
Rampen sind vorhanden	☐	Spielgeräte vorhanden	☐

Sonstiges:

3.5 Pflanzflächen

Beete sind auf ganzer Tiefe erreichbar	☐	Allergene Pflanzen vorhanden	☐
Trittplatten sind vorhanden	☐	Hochbeet vorhanden	☐
Giftige Pflanzen vorhanden	☐	Kleinbeetflächen (Kästen etc.) vorhanden	☐
Gefährdende Pflanzen (z. B. Stacheln) vorhanden	☐		

Sonstige Beobachtungen:

4. Fragen zur Ausstattung

4.1 Möblierung und Gartenelemente

Sitzmöbel genügend hoch und angepasst	☐	Werkzeugzugang/Schuppen nah	☐
Anlehner vorhanden	☐	Wasserversorgung dezentral	☐
Wetterschutz vorhanden	☐	Weglaufsperren vorhanden	☐
Außenbeleuchtung vorhanden und ausreichend	☐	Elektroanschlüsse sind vorhanden	☐

Sonstige Beobachtungen:

____

____

____

4.2 Arbeitsgeräte

Rasenmähroboter vorhanden	☐	Geräte mit unterschiedlichen Stiellängen vorhanden	☐
Rückenschonende Arbeitsgeräte vorhanden	☐	Kniehilfen etc. vorhanden	☐

Sonstige Beobachtungen:

____

____

____

5 Anforderungen an die Teilnehmenden

Andreas Niepel

Einer der großen Vorteile der Gartentherapie beinhaltet zugleich auch einen möglichen Nachteil, denn mit gartentherapeutischen Aktivitäten werden nahezu immer zugleich motorische und sensorische, geistige und psychische sowie soziale und interaktive Kompetenzen angesprochen. Dieses fördert aber auch die Gefahr der Beliebigkeit: Wo „alles guttut", fällt es oftmals schwer, gezielt zu fördern, gezielt zu beobachten oder ebenso zu befunden.

Gartentherapeutische Aktivitäten stellen dabei gewisse Anforderungen an unterschiedliche Grundfunktionen. Diese Anforderungen sind in diesem Buch nach fünf Kriterien gegliedert. Das folgende Raster findet sich dann jeweils bei jedem Programm wieder (**Tab. 5-1**).

Die Programme für Gartentherapie sind vom Grundsatz her einfach gehalten. Im Gegensatz zu anderen Profilierungen (z. B. MELBA) wurde bei diesen Programmen daher beispielsweise auf das Aufführen besonders hoher Anforderungen verzichtet. Auch sind, wie oben zu sehen, bestimmte ICF Domänen weiterhin zu größeren Blöcken zusammengefasst, da dieses für einen schnellen Blick sinnvoller erschien.

Tabelle 5-1: Anforderungen der Grundfunktionen an die Teilnehmenden (Quelle: Andreas Niepel)

Kriterium	niedrig	gering	normal	hoch
Aufmerksamkeit, Antrieb, Konzentration				
Mobilität, Beweglichkeit, Belastbarkeit				
Handlungsplanung, Kognition, Kreativität				
Kommunikation, Sprache, soziale Kompetenzen				
Gedächtnis, Orientierung, emotionale Beteil.				

Zweck der Tabellen

Die Anwenderinnen und Anwender können sich so schnell informieren, ob die beschriebene Tätigkeit für die Teilnehmenden vor Ort geeignet ist. Eher hohe Anforderungen eines Programms bei gleichzeitig eher geringen Kompetenzen der Teilnehmenden beinhalten die Gefahr, dass diese ein Gefühl des Versagens erleben. Oft können aber trotzdem anspruchsvolle Programme realisiert werden, wenn die nötigen Hilfestellungen geleistet werden und in einer Gruppe verschiedene Personen mit unterschiedlichen relevanten Teilaufgaben betreut werden können. So kann im Programm „Zwiebeln stecken" z. B. eine Person die Erde mischen und eine andere das Stecken übernehmen.

Und selbst dort, wo die Möglichkeiten einzelner Teilnehmender eingeschränkt sind, wird sich immer eine Möglichkeit finden, dass sich diese Personen dennoch in die Gruppe und die Aktivität einbringen. Dieses geschieht bereits durch:

- *Ratschläge oder Anleitungen* (z. B. durch einen Hinweis wie „Die Tomaten müssen jetzt ausgegeizt werden" im Programm Grundpflege Frühling),
- *Einbringen von Erfahrungen* (z. B. durch Mitteilungen wie „Flieder ist für mich etwas, was ich mit Frühsommer verbinde" im Programm Ikebana-Kurs),
- *Zeigen von Reaktionen auf die Pflanzen* (z. B. durch deutliche mimische Reaktion auf die Düfte beim Programm Kräutersalzherstellung).

Somit ist es auch entscheidend für die Auswahl der Programme, welche Anpassungen oder Hilfestellungen im Rahmen der gartentherapeutischen Aktivitäten geleistet werden können. Die Unterstützung kann von verschiedener Seite

Tabelle 5-2: Fähigkeiten der Teilnehmenden (Quelle: Andreas Niepel)

Teilhabe / Teilnehmende	niedrig	gering	normal	hoch
mit minimalen Kompetenzen	Eigenständig, zumindest über einen gewissen Zeitraum	Teilweise, durch Unterstützung, über einen gewissen Zeitraum	Teilweise, durch Unterstützung, über einen gewissen Zeitraum	Nicht oder lediglich stark beschränkt bei gleichzeitiger Unterstützung
mit geringen Kompetenzen	Eigenständig, zumindest über einen gewissen Zeitraum	Eigenständig, zumindest über einen gewissen Zeitraum	Teilweise, durch Unterstützung, über einen gewissen Zeitraum	Teilweise, durch Unterstützung, über einen gewissen Zeitraum
mit leicht eingeschränkten Kompetenzen	Eigenständig	Eigenständig	Eigenständig, zumindest über einen gewissen Zeitraum	Eigenständig, zumindest über einen gewissen Zeitraum
mit normalen Kompetenzen	Eigenständig	Eigenständig	Eigenständig	Eigenständig

her erfolgen (vgl. Ausführung im Kapitel „Einbezug von Freiwilligen"), und zwar:

- von der Gartentherapeutin oder vom Gartentherapeuten
- von Freiwilligen
- von anderen Teilnehmenden.

Ziel ist es dabei, auch noch für stärker beeinträchtigte Menschen die Möglichkeit der Teilhabe an Programmen zu ermöglichen. Bei der Gartentherapie darf es nicht darum gehen, in ein Leistungsdenken zu verfallen. Viel stärker als die Leistung und das Produkt an sich zählen der Prozess und die Atmosphäre. Somit sind die beschriebenen Anforderungen auch nicht darauf bezogen, anhand von ihnen beurteilen zu können, ob Teilnehmende in der Lage sind, die gesamte Aktivität in allen Arbeitsschritten komplett durchzuführen. Maßstab ist vielmehr die Frage, welche Fähigkeiten analog zu den Anforderungen Teilnehmende aufbringen sollten, damit eine *positiv erlebte Teilhabe* gegeben ist. Und diese muss nicht unbedingt in einer komplett selbstständigen, durchgehenden und vollständigen Erfüllung der Aufgaben liegen, sondern kann sich auch in Teilbereichen zeigen (**Tab. 5-2**).

5.1 Beobachtungen und Dokumentation

Die in diesem Praxisbuch vorgestellten Programme lassen sich mit den unterschiedlichsten Zielrichtungen für die verschiedensten therapeutischen Zwecke nutzen. Dieses ist jedoch auch, wie die Praxis gezeigt hat, vielfach übertragbar. So können die vorgestellten Programme z. B. auch in Schulgärten umgesetzt werden. Finden sie jedoch in Einrichtungen des Gesundheitswesens statt, so besteht eine gesetzliche Dokumentationspflicht.

Nur was schriftlich nachgewiesen wird, hat rechtliche Bedeutung, dient im Zusammenhang mit einer externen Begutachtung dem Leistungsnachweis und schützt so vor möglichen nachteiligen juristischen oder finanziellen Folgen. Was nicht dokumentiert wird, hat im Grunde nicht stattgefunden.

Darüber hinaus dient eine seriöse Dokumentation der notwendigen Kommunikation mit den anderen Berufsgruppen. So sind die Informationen, die ein Dokumentationssystem liefert, auch für die Durchführung gartentherapeutischer Programme unerlässlich. Dieses zeigt ein kurzer Blick auf einige typische Informationen, die ein solches Dokumentationssystem liefert, hier im Beispiel die ABEDLs aus dem Pflegemodell der „Fördernden Prozesspflege" von Monika Krohwinkel (2013) (**Tab. 5-3**).

Erst mit derartigen Informationen, z. B. zur Medikation, zum Gesundheitszustand oder zu Interessen, lassen sich Verhaltensweisen erklären, die Teilhabe verbessern und möglicherweise auch Notsituationen vermeiden.

Das obige Beispiel zeigt, dass ein Studium der Dokumentation nicht nur für die Durchführung der aufgeführten Programme unerlässlich ist, sondern dass andererseits jene Programme ebenso eine ganze Anzahl an Ergebnissen und Beobachtungen liefern können. Aus diesem Grund sind den Beschreibungen der Anforderungen zunächst eine ganze Anzahl von typischen Fragen zugeordnet, z. B. folgende:

- Kommt jemand auf eigene Initiative dazu und bleibt jemand durchgehend anwesend?
- Wie gut sind Rumpfkontrolle und Gleichgewicht?
- Ist der/die Teilnehmende in der Lage, eigene Anliegen deutlich zu machen?

Die Ergebnisse dieser Beobachtung können schließlich jene Informationen liefern, welche in angemessener Form weitergegeben werden müssen:

- kurz und prägnant
- sachlich eindeutig
- frei von Bewertung
- ressourcenorientiert und zeitnah.

Je nach Antworten auf diese Fragen können die Programme und Aktivitäten den Teilnehmen-

Tabelle 5-3: Informationen des Dokumentationssystems, Beispiel ABEDLs (Quelle: A. Niepel, orientiert an Krohwinkel, 2013)

Themen	Informationen aus dem Dokumentationssystem	Wichtige Fragen für gartentherapeutische Aktivitäten
Ruhen, Schlafen und Entspannen	- Ist morgens oft noch müde, hält gerne Mittagsschlaf - Momentan nach Erkältung noch erhöhter Schlafbedarf	- Wird jemand durchgehend präsent oder schläfrig und abwesend sein? - Wie lang darf die Einheit sein?
Sich bewegen	- Benötigt Hilfe beim Transfer in den Stand, ist ansonsten gut beweglich - Zurzeit durch Erkältungsfolgen noch geschwächt und nicht ganz sicher	- Wie gut sind Rumpfkontrolle und Gleichgewicht? - Müssen Pausen eingeplant werden?
Sich kleiden	- Legt großen Wert auf Körperpflege und Kosmetika	- Wie wird der Umgang mit Erde und Schmutz sein? - Braucht man Handschuhe?
Essen und Trinken	- Ist insulinpflichtige Diabetikerin, Injektionen 9:00 und 17:30 vor den Mahlzeiten	- Wie gangsicher ist ein/e Teilnehmende/r? - Ist mit besonderen Situationen zu rechnen?
Ausscheiden	- Urinausscheidung häufig, bis zu 10 Mal täglich	- Ist die Toilette in der Nähe? - Kann jemand seine Bedürfnisse äußern?
Vitale Funktionen des Lebens aufrechterhalten	- Neigt schnell zum Frieren - bevorzugt warme Räume, z. Zt. nach Erkältung gerne über 23 Grad	- Kann man die Aktivität auch draußen durchführen? - Ist geeignete Kleidung vorhanden?
Soziale Bereiche des Lebens sichern und gestalten	- Ist in verschiedene Angebote eingebunden, wie Singkreis - Pflegt intensives freundschaftliches Verhältnis zu Herrn X	- Ist jemand in der Lage, Gesprächsbeiträge zu leisten? - Wie sollte die Gruppe zusammengesetzt sein?
Für eine sichere und fördernde Umgebung sorgen	- Ist ständig bemüht, eine Toilette in der Nähe zu finden und ansonsten sehr unsicher - Bewegt sich ungern eigenständig im Haus	- Muss jemand zur Einheit abgeholt werden?
Sich beschäftigen, lernen, sich entwickeln	- Hört gerne Musik und hat große Kenntnisse auf dem Gebiet	- Lässt sich das Singen von Jahreszeitenliedern in die Einheit einbauen?
Kommunizieren	- Findet üblicherweise schnell Kontakt - Benötigt eine Brille	- Ist das Lesen von schriftlichen Anweisungen möglich?
Mit existenziellen Erfahrungen des Lebens umgehen	- Ist sehr gut auf die eigene Situation bezüglich des Diabetes und des Aufenthaltes eingestellt - Ist sehr religiös und aktives Gemeindemitglied	- Passen die Gefühle zur momentanen Situation und Rolle der Person?
Eigene Sexualität leben	- Akzeptiert das eigene Alter - Hat ein klares Rollenverständnis und genießt auch die Aufmerksamkeit der Herren ...	- Finden sich Aufgaben, passend zum Rollenverständnis?

den angepasst werden. Im Einzelsetting kann dies sehr individuell geschehen. In der Gruppe hängt das Eingehen auf die individuellen Bedürfnisse und Fähigkeiten auch davon ab, wie viele Betreuungspersonen verfügbar sind. Ebenso zeigt sich hier auch der Vorteil fertiger Programme. Denn gerade die Sicherheit, die aus einem gut vorbereiteten und standardisierten Programm erwächst, erwirkt die Möglichkeit, sich weniger auf die Organisation der Tätigkeit an sich als auf die Beobachtung und Anleitung der Teilnehmenden zu konzentrieren.

Besonderheiten der Gartentherapie

Bei den nachfolgend beschriebenen Anforderungen ist jeweils ein kurzer Abschnitt zu finden, der auf einige Besonderheiten der Gartentherapie hinweist. Abgesehen davon, dass die hier aufgeführten Programme in den unterschiedlichsten Bereichen wie auch von den unterschiedlichsten Berufsgruppen anzuwenden sind, ist der Garten mehr als ein beliebiges Medium. Somit sollte es ein Ziel sein, eine entsprechende wertschöpfende Haltung nicht nur für jeden Teilnehmenden, sondern auch für den „Werkstoff", für den Garten, die Natur und die Pflanzen zu entwickeln.

Gartentherapie ist mehr als Therapie im Garten. Der Garten als Kulturobjekt, die Pflanzen als lebendiges Gegenüber, die Natur als größeres Ganzes – dies sind elementare Bestandteile des Gesamtkonzeptes, die auch bei anderen Therapieformen zentrale Bedeutung haben. So wie es sinnvoll sein kann, wenn in der Physiotherapie ein Patient zum Training der Kraftdosierung auf Trommeln einschlägt, dies aber keinesfalls als Musiktherapie tituliert würde, so ist auch nicht jede Aktivität im Garten, so sinnvoll diese im Einzelnen sein mag, automatisch Gartentherapie. Es geht dabei nicht um Ausschlusskriterien, sondern umgekehrt darum, das Besondere dieses Mediums und Raum nicht zu verschenken, folglich also um Einbindung. Das erfordert jedoch immer wieder, auf die Besonderheiten des Gartens und des Gärtnerns zu schauen.

5.2 Anforderung an Aufmerksamkeit, Antrieb, Konzentration

Hier geht es zuerst um die Grundfähigkeiten der Teilnehmenden, sich überhaupt an den gartentherapeutischen Programmen zu beteiligen. Die Länge der Aufmerksamkeit kann stark variieren. Sowohl körperliche Faktoren wie Schmerzen oder Sehprobleme als auch psychische Probleme, z. B. nervöse Unruhe oder demenzielle Symptome, können die Aufmerksamkeitsspanne beeinträchtigen. Die Wahrnehmung von sich selber trägt entscheidend dazu bei, wie aktiv man sich an den Programmen beteiligen kann und will. Erlebe ich mich als selbstständig und kompetent oder als unselbstständig und hilfsbedürftig? Kann ich meine eigenen Ressourcen und Stärken gezielt einsetzen oder sehe ich nur noch meine Defizite und Schwächen?

In zweiter Hinsicht geht es mit dem Blick auf den Antrieb und die Motivation darum, ob der oder die Teilnehmende überhaupt in der Lage ist, die zur Erfüllung der Aufgabe notwendige psychische und physische Energie bereitzustellen. In der Beobachtung geht es konkret um folgende Fragen:

- Ruht die Person in sich oder wirkt sie unruhig und abgelenkt?
- Ist sie präsent oder schläfrig und abwesend?
- Verfolgt jemand das Geschehen deutlich, beispielsweise durch Fixation?
- Geschieht dies durchgehend oder ist es von äußeren Punkten oder Ansprache abhängig?
- Ist er/sie in der Lage, die Aufmerksamkeit wechselnden und unterschiedlichen Dingen zuzuwenden?
- Kommt jemand auf eigene Initiative dazu und bleibt jemand durchgehend anwesend?
- Entwickelt der oder die Teilnehmende eigene Ideen und Initiativen oder beteiligt er sich nur nach Aufforderung?
- Ist er/sie dabei einfach oder schwer zur Mitarbeit zu bewegen?

- Wie weit ist die Mitarbeit von persönlichen Vorlieben abhängig?
- Kann jemand die Tätigkeiten konstant durchführen; ist das auch bei gleichförmigen sich wiederholenden Tätigkeiten möglich?
- Wird die Tätigkeit zu Ende geführt?

Besonderheiten der Gartentherapie

Bei gartentherapeutischen Aktivitäten spielen diese Außenreize immer eine sehr wichtige Rolle. Pflanzen besitzen aus sich heraus durch Duft, Oberflächen, Geschmack oder Form einen großen Aufforderungscharakter. Das zeigt sich vom Umgang mit Blumen, Gewürzen und Duftsäckchen bis hin zu Programmen wie dem Kräutermandala. Die verschiedenen Sinneseindrücke sollten positiv eingesetzt werden, ohne eine Reizüberflutung zu produzieren, die wiederum zu Ermüdung führen kann.

Für Teilnehmende mit größeren Einschränkungen kann auch schon nur das „Dabeisein“ bei Aktivitäten als Wert angesehen werden. Oft wissen wir bei solchen Personen ja nicht so genau, was in ihnen alles abläuft. Ein heimliches Schmunzeln oder eine plötzliche Aufmerksamkeit geben Hinweise, dass die Person aktiv dabei ist. Andere Teilnehmende, die „handwerklich“ selber nur wenig beitragen können, bringen sich dafür vielleicht ein durch partielle Ratschläge oder andere Meinungsäußerungen.

Es ist ein Vorteil des Gartens gegenüber anderen „Werkräumen“, dass hier nicht nur die offensichtliche Aktivität als passend und richtig angesehen wird. Schließlich dienen Gärten auch dazu, dass wir uns in ihnen einfach nur aufhalten, ohne dass wir selber aktiv sind. Dieses senkt die Schwelle für die Beteiligung, da auch langsam hinzugeführte Teilnehmende sich nicht als Fremdkörper vorkommen.

Niedrige Anforderungen

Ein Programm mit niedrigen Anforderungen setzt bei den Teilnehmenden nur minimalste Fähigkeiten bezüglich Aufmerksamkeit, Antrieb und Konzentration voraus. Dabei geht es um sehr einfache Arbeiten, z. B. das Abpuhlen von Lavendelblüten. Es ist nicht zwingend, durchgehend über die gesamte Dauer teilzunehmen. Eine Handlung kann jederzeit wieder an der gleichen Stelle eingesetzt werden und es ist dennoch ein Ergebnis vorhanden. Zudem finden sich hier Tätigkeiten, die aus sich heraus eine starke Fokussierung bewirken. Alles, was passiert, geschieht im Fokus der Teilnehmenden. Oft handelt es sich während der gesamten Dauer um eine einzige durchgehende Aktivität, z. B. beim Säen von Kresse.

Geringe Anforderungen

Auch hier geht es häufig um sich wiederholende Tätigkeiten. Allerdings handelt es sich meist um Handlungen mit einem klaren Anfang und einem klaren Ende. Ein Beispiel hierfür ist das Mischen von Kräutersalz. Diese Programme sind häufig in der Art gestaltet, dass die Fokussierung auf die Inhalte und Objekte gezielt durch den Therapeuten resp. die Therapeutin geleitet wird, was eine Art „Vorführungscharakter“ bewirkt, wie dies beim Programm Ikebana-1 der Fall ist. Zur erfolgreichen Teilhabe sind folgende Fähigkeiten, notwendig: Ein zeitweise durchgehendes Aktivsein, die Fähigkeit, sich abwechselnd auf unterschiedliche Dinge zu konzentrieren sowie ein in Teilen zügiges oder exaktes Arbeiten.

Normale Anforderungen

Ein Programm mit normalen Anforderungen erfordert oft eine Aufmerksamkeitsleistung über eine gewisse Zeit, um die Aufgaben komplett zu erfüllen. Es ist jedoch nicht unbedingt notwendig, dabei eine durchgehend konstante Leistung aufzubringen. Zudem kann bei einem solchen Programm die Notwendigkeit bestehen, sich eigenständig selektiv unterschiedlichen Objekten zuzuwenden, ohne dass jedoch besondere Fähigkeiten notwendig sind, beispielsweise zwei Dinge gleichzeitig zu tun. Zumindest Teile des Programms verlangen entweder ein zügiges und/oder ein exaktes Arbeiten. Ein Beispiel für ein solches Programm ist das Programm Rankgerüste flechten. Zwar sind hier zwischen den jeweiligen Arbeitsschritten Pausen möglich; innerhalb eines Schritts muss aber durchgearbeitet werden. Und es ist für das Erlangen eines Ergebnisses auch notwendig, sämtliche Schritte durchzuführen.

Hohe Anforderungen

Ein Programm mit hohen Anforderungen an die Teilnehmenden erfordert folgende Fähigkeiten, die Aufgaben komplett zu erfüllen: ein durchgehendes Aktivsein über die gesamte Dauer der Einheit, die Fähigkeit sich auf mehrere Dinge gleichzeitig zu konzentrieren oder ein zügiges oder exaktes Arbeiten. Ein Beispiel hierfür ist der Ikebana-Kurs-2, weil hier der Aufmerksamkeitsfokus ständig von der Schale zu den Pflanzen und zu den Erläuterungen gewechselt werden muss.

5.3 Anforderungen an Mobilität, Beweglichkeit, Belastbarkeit

Hier werden ganz allgemein die motorisch notwendigen Bedingungen der aufgeführten Programme beschrieben. Es geht in erster Linie um die Fähigkeit, sich selbst oder seine Körperposition im Raum zu verändern. Dies erfordert den adäquaten Einsatz und die Koordination von Muskelkraft, Gelenkbeweglichkeit und Informationsverarbeitung bezüglich der relevanten äußeren und inneren Reize. Neben den grundsätzlichen Fähigkeiten geht es auch darum, wie stark und wie lange diese Leistungen aufrechterhalten werden können. In der Praxis stellen sich z. B. folgende Fragen:

- Welchen Mobilitätsgrad zeigt der/die Teilnehmende in der Einheit?
- Ist er/sie in der Lage zu stehen oder selbstständig in den Stand zu kommen; unter welchen Bedingungen ist er/sie dazu in der Lage?
- Wie gut sind Rumpfkontrolle und Gleichgewicht?
- Ist der/die Teilnehmende in der Lage, die für das Programm notwendigen Bewegungen auszuführen? Über welchen Zeitraum ist das möglich?
- Gibt es pathologische Bewegungsmuster?
- In welchem Umfang können die Bewegungen ausgeführt werden? Geschieht dieses mit beiden Körperhälften? Wenn ja, dann eher selektiv oder mit beiden gemeinsam?
- Sind Bewegungen über die Körpermitte hinaus oder über Schulterhöhe möglich?
- Zu welchen Griffen ist der/die Teilnehmende in der Lage?
- Ist er/sie in der Lage eigenständig oder mit Unterstützung zu gehen? Unter welchen Bedingungen und über welche Strecke ist dieses möglich?

Besonderheiten der Gartentherapie

Das Spektrum der Anforderungen im motorischen Bereich ist in der Gartentherapie sehr hoch, es reicht vom einhändigen Zerbröseln von Erde bis hin zu körperlich anstrengenden Tätigkeiten wie dem Umgraben eines Gemüsebeetes. Diese Vielfalt ermöglich es, in einem Programm für nahezu jeden Teilnehmenden eine adäquate Betätigung zu finden.

Körperliche Einschränkungen adäquat zu erkennen und zu beurteilen ist nicht nur für den Therapeuten oder die Therapeutin von Bedeutung, sondern oft auch für Teilnehmende. Diesen sind dabei viele der gärtnerischen Tätigkeiten altbekannt und sie wissen auch, wie anstrengend diese im Normalfall sind. Nahezu jeder hat schon einmal eine Pflanze umgetopft, einen Spaten benutzt oder Früchte geerntet. Diese Besonderheit kann einerseits genutzt werden, um die Belastbarkeit unter realen Bedingungen zu erproben, wie sie auch bewirken kann, dass dem Teilnehmenden ein realistisches Bild seiner Fähigkeiten vermittelt werden kann. Dieses ist im einen Fall von Vorteil, nämlich dann, wenn der Teilnehmende ansonsten eher die Störung verkennt, birgt aber auch im anderen Fall die Gefahr in sich, dass der Vergleich mit früheren Fähigkeiten Frustration hervorruft.

Da die Belastungsfähigkeit niemals nur von rein physischen Bedingungen abhängig ist, sondern ebenso psychisch-emotionale Komponenten wie aber auch äußere Bedingungen eine Rolle spielen, besitzen die gärtnerischen Tätigkeiten eine besondere Bedeutung.

Gerade Programme im Außenbereich, also bei Wind und Wetter und bei unterschiedlichsten Untergründen, bieten erst wirklich reale Bedingungen und dadurch auch vielfältige Möglichkeiten, die Beweglichkeit und Belastbarkeit zu fördern.

Niedrige Anforderungen
Ein Programm mit niedrigen Anforderungen setzt lediglich voraus, dass die Teilnehmenden selbständig für die Dauer der Einheit frei sitzen können. Sie sollten zur Teilhabe zumindest einen Arm für kurze Zeit einsetzen können. Mit diesem Arm sollten Gegenstände in Reichweite ergriffen werden können und der oder die Teilnehmende sollte in der Lage sein, einfache grobmotorische Griffe wie den Faustschluss durchzuführen. Gerade Programme, die nicht zwingend eine motorisch aktive Beteiligung erfordern wie das Pflanzenmemory oder das Pflanzenquiz, sind auch für Personen möglich, die nur niedrige Anforderungen erfüllen. Auch bei der Kräuterernte oder dem Stecken von Blumenzwiebeln können solche Personen teilnehmen, wenn die anspruchsvolleren Aufgaben von anderen Gruppenmitgliedern erledigt werden können.

Geringe Anforderungen
Ein Programm mit niedrigen Anforderungen setzt einfache, grobmotorische Tätigkeiten über eine gewisse Zeit im Stehen voraus, wobei auch ein Stehen mit Unterstützung möglich ist. Im Weiteren sollten Personen beidhändig hantieren können, wobei zumindest das gezielte Aufnehmen von Objekten möglich sein sollte. Bei einhändigem Handeln sollten feinmotorische Griffe wie der Spitzgriff möglich sein. Insgesamt sollten teilnehmende Personen dies über eine Mindestdauer von 10–15 Minuten leisten können. Mit diesen Fähigkeiten sollte beispielsweise eine Mitwirkung an Programmen wie dem Adventsgesteck möglich sein.

Normale Anforderungen
Programme mit normalen Anforderungen bedingen im Normalfall ein freies Stehen sowie die Fähigkeit, auf ebenen Untergründen ca. 50 Meter langsam gehen zu können, auch mit Hilfsmitteln. Zumindest einseitig sollten die oberen Extremitäten passiv frei beweglich sein. Die Dauer einer aktiven Mitarbeit sollte bei 30–45 Minuten liegen. Ein Programm, welches unter diesen Bedingungen möglich ist, wäre z. B. das Fertigmachen der Werkzeuge für den Winter.

Hohe Anforderungen
Programme mit hohen Anforderungen beinhalten die Fähigkeit, auch im Außenbereich, also über unterschiedliche Untergründe, selbstständig (wiederum auch mit Hilfsmitteln) über längere Strecken gehen zu können. Es ist ein beidseitiger Einsatz der oberen Extremitäten bis auf Schulterhöhe notwendig und Teilnehmende sollten zu diesen Leistungen über die Gesamtdauer der Einheit in der Lage sein, wobei jedoch auch längere Pausen möglich sind. Als „hoch" sind häufig Programme klassifiziert, die ein sehr exaktes Arbeiten erfordern. Das Erstellen eines Adventsgestecks; das Gießen von Pflanzen oder das Schneiden von Barbarazweigen stellen ebenfalls hohe körperliche Anforderungen, insbesondere wenn erschwerte Witterungsbedingungen dazukommen.

5.4 Anforderungen an Handlungsplanung, Kreativität

Gartentherapeutische Programme benötigen auf unterschiedlichsten Ebenen Methoden der Problemlösung. Dies reicht vom Vermögen, einfache Vorgaben direkt umzusetzen, über die Fähigkeit, eigenständig durch schlussfolgerndes Denken richtige Lösungswege zu finden bis hin zur kreativen Leistung, jeweils aus der Situation heraus angemessene Lösungen zu finden. Und schließlich ist die Fähigkeit notwendig, die entworfene oder vorgegebene Handlung in der richtigen Reihenfolge, mit den notwendigen Bewegungen und möglicherweise auch mit dem richtigen Einsatz von Hilfsmitteln zu planen und durchzuführen. In der Praxis stellen sich dabei z. B. folgende Fragen:

- Ist der oder die Teilnehmende in der Lage, Vorgaben umzusetzen?
- Wie kompliziert darf die Handlung sein und aus wie vielen Arbeitsschritten darf sie bestehen?
- Ist er/sie in der Lage, sich zwischen zwei alternativen Möglichkeiten zu entscheiden?
- Muss Schritt für Schritt vorgegangen werden oder kann zunächst der gesamte Ablauf auf einmal dargestellt werden?
- Oder ist der oder die Teilnehmende in der Lage, eine Lösung eigenständig zu finden und umzusetzen? Kann er/sie dabei auf Vorerfahrungen zurückgreifen?
- Kann beurteilt werden, ob die Lösung praktikabel oder zumindest aus Sicht des Teilnehmenden logisch ist?
- Entwickelt der oder die Teilnehmende selber neue Lösungen bei Problemen? Wie lange braucht er/sie dafür?
- Werden die gebotenen Hilfen genutzt und wird Werkzeug adäquat eingesetzt?
- Vollzieht jemand immer wieder das Gleiche oder ist jemand zu Variationen fähig?

Besonderheiten der Gartentherapie

Einerseits umfassen viele der durchgeführten Tätigkeiten nur einen Schritt, wie etwa das Zerkrümeln von Erde, was vielen eingeschränkten Personen die Teilhabe erleichtert. Und selbst wo Werkzeuge eingesetzt werden müssen, sind diese (z. B. ein Spaten oder eine Baumschere) derart altbekannt, sodass auf vorhandene und kulturell geprägte Bewegungserfahrungen aufgebaut werden kann.

Andererseits bedeutet Gärtnern immer auch die Begleitung von Prozessen. „Ein Garten ist nie fertig“. Pflanzen wachsen und diesen Garten zu pflegen bedeutet somit, ein komplexes System zu steuern. Jedoch sind Geschwindigkeit und Logik dieser Prozesse zunächst einmal erträglich langsam und zudem im doppelten Sinne „natürlich“ und damit für den Teilnehmenden nachvollziehbar.

Viele der gärtnerischen Aufgaben haben einen stark ausdruckszentrierten Inhalt, wie beispielsweise nahezu alle floristischen Betätigungen. Gerade darin, etwas Schöpferisches zu tun, liegt ja die Freude vieler Menschen am Gärtnern. Schöpferisch-kreative Aufgaben sind jedoch häufig davon begleitet, dass die Teilnehmenden sich nicht recht trauen und auch Probleme damit haben, das Ergebnis als „schön“ zu beurteilen.

Doch auch hier ist der Garten aufgrund der „Natürlichkeit“ des Materials immer wieder von Vorteil, denn nicht nur die Leistung des Ausführenden, sondern das Eigenleben des Materials spielen eine gewichtige Rolle. Dieses setzt zwar der Kreativität gewisse Grenzen, aber es bietet immer auch das Erleben der Schönheit des Lebendigen aus sich heraus, wie beim Symbol der Rose und es bietet Strukturen und Leitlinien. Ein typisches Beispiel für diese strukturierte Kreativität ist der Ikebana-Kurs

Niedrige Anforderungen

Derartig klassifizierte Programme bestehen im Kern aus Aufgaben, die sich durch Tätigkeiten mit einem Schritt auszeichnen. Dabei werden diese Schritte durchgehend wiederholt und kaum variiert. Der Umgang mit Werkzeugen ist bei diesen Programmen nicht notwendig. Ein Beispiel hierfür ist das Pressen von Blättern zur Herstellung eines Herbariums.

Geringe Anforderungen

Die Tätigkeiten dieser Programme sind ebenfalls von einfacher Natur und bestehen aus maximal drei deutlich voneinander abgegrenzten Arbeitsschritten. Es kann notwendig sein, nicht nur nachzuahmen, sondern eigene Lösungen zu entwickeln, dabei geht es jedoch eher darum, deduktiv vorgegebene Lösungen zu finden. Bei allen Schritten wird darauf geachtet, genügend Zeit zuzuordnen. Ein einfacher Werkzeugeinsatz kann vorkommen, wobei auch hier entweder die Nutzung altbekannt oder in ihrer Ausführung einfach ist. Ein Beispiel dafür ist das Zerkleinern von Kräutern in einem Mörser durch ständiges Rühren beim Programm Kräutersalz.

Normale Anforderungen
Diese Programme können durchaus aus komplexen Tätigkeiten bestehen, allerdings handelt es sich meist um bekannte Muster, wie typischerweise das Eintopfen von Pflanzen. Das Gleiche gilt für den Werkzeugeinsatz und das eigenständige Abrufen von Methoden. Es kann des Weiteren notwendig sein, Entscheidungen zu treffen, wobei diese von begrenzter Vielfalt und auch klar voneinander abzugrenzen sind. Die Vorgehensweise beim Adventsgesteck orientiert sich z. B. genau daran, indem zwar immer wieder die Entscheidung notwendig ist, welche Pflanze nun gesteckt wird, ohne dass es jedoch „falsche" Ergebnisse gibt.

Hohe Anforderungen
Diese Programme sind dadurch gekennzeichnet, dass den Teilnehmenden neue Inhalte vermittelt werden, z. B. beim Zen-Garten-Projekt oder den botanischen Exkursionen. Die notwendigen Entscheidungen erfordern daher ein stärkeres kreatives Moment oder sind von induktivem Charakter. Oft ist es auch notwendig, neue Lösungen zu entwickeln oder zwischen mehreren Lösungen zu entscheiden. Die einzelnen Tätigkeiten können dazu neu und komplex sein. Ein weiteres Merkmal dieser Programme besteht darin, dass hier ein komplexer Werkzeugeinsatz notwendig ist.

5.5 Anforderungen an Kommunikation, Sprache, soziale Kompetenzen

Viele gartentherapeutische Programme sind Gruppenangebote. Dies erfordert von den Teilnehmenden, dass sie ihre Rolle, Interessen und Bedürfnisse artikulieren wollen und können. Dazu bedarf es der Fähigkeit, diese Informationen für andere Teilnehmende durch Körperhaltung, Mimik oder Sprache auszudrücken. Gleichzeitig ist das Vermögen notwendig, entsprechende Signale anderer entschlüsseln und deuten zu können. Auf dieser Basis des reinen Verstehens ist es im Miteinander schließlich notwendig, die so geäußerten Bedürfnisse und Ansichten miteinander abzustimmen, was eine Vielfalt an Kompetenzen wie beispielsweise Empathie, Rücksichtnahme oder Durchsetzungsbereitschaft erfordert. In der Praxis zeigt sich dieses folgendermaßen:

- Ist der/die Teilnehmende in der Lage, eigene Anliegen deutlich zu machen?
- Geschieht dieses aus eigener Initiative oder vornehmlich auf Ansprache?
- Findet die Kommunikation vorwiegend sprachlich oder nonverbal statt?
- Sind Körpersprache und Mimik der Situation und dem Anliegen angepasst?
- Hält sich der oder die Teilnehmende an soziale Konventionen wie Distanz oder Nähe?
- Wie ist die Sprache bezüglich der Wortwahl, der Sprachmelodie oder der Betonung zu beurteilen?
- Wie ist das allgemeine Gesprächsverhalten: Entspricht es der Situation und der Rolle des oder der Teilnehmenden in der Gruppe?
- Werden auch die Anliegen anderer verstanden und akzeptiert?
- Werden Regeln und Hinweise verstanden, akzeptiert und auch umgesetzt? Wie reagiert die Person auf Kritik?

- Ist er/sie in der Lage, eine freie Konversation zu betreiben?
- Sind Teilnehmende in der Lage, sich schriftlich auszudrücken und schriftliche Hinweise zu lesen?

Besonderheiten der Gartentherapie

Die Fähigkeit zur Kommunikation und zum sozialen Verhalten ist neben den individuellen Fähigkeiten auch immer abhängig von den äußeren Situationen und den behandelten Inhalten. Geht es um bekannte Themen und aus der Biografie vertraute Inhalte, so ist dieses natürlich besonders zuträglich.

Bei gärtnerischen Arbeiten, bei Gartenerlebnissen, bei Erfahrungen mit der Natur und ihren Phänomenen, wie dem Wetter, hat nahezu jeder Teilnehmende etwas hinzuzufügen. Gerade das Gespräch über das Wetter ist für uns alle ja so etwas wie die Basisunterhaltung schlechthin, was noch einmal deutlich macht, wie bedeutsam und einschränkend es sein kann, wenn dieses Basisthema aufgrund eines stationären Aufenthaltes plötzlich kein Thema mehr ist. Dabei ist die Schwelle im Grunde gering, denn es sind auch sehr einfache Äußerungen, wie „Mmmh“, (riecht gut) oder „Brrrrr“ (kalt!) möglich und von Bedeutung. So wird gewährleistet, dass auf einfache Art und Weise in der Gruppe kommuniziert werden kann.

Neben der üblichen Situation eines handwerklichen Angebotes, bei dem jeder Teilnehmer und jede Teilnehmerin sein/ihr Werkstück erstellt, ist beim Gärtnern sehr häufig die Situation gegeben, dass von der Gruppe ein gemeinsames Ziel verfolgt wird, was vielfältige soziale Interaktion ermöglicht. Tätigkeiten im Pflanzbeet oder auch die Zubereitung von Nahrungsmitteln sind gute Beispiele dafür.

Einige der gärtnerischen Tätigkeiten, wie das Eintopfen, sind den meisten derart altbekannt und einfach, dass Instruktionen auf ein Minimum reduziert werden können. Oft genügt das Bereitstellen der Materialien, wie Erde, Topf und Jungpflanze zum Verständnis der Aufgabe.

Niedrige Anforderungen

Programme dieser Kategorie sind in der Art gestaltet, dass Teilnehmende eigenes Wissen, Meinungen oder Wünsche einbringen können, dafür aber kaum sprachliche Fähigkeiten benötigen. Die Tätigkeiten sind derart einfach oder altbekannt, dass nur ein basales Instruktionsverständnis notwendig ist. Oftmals arbeiten bei diesen Programmen die Teilnehmenden zwar in der Gruppe, jedoch im Grunde für sich allein, z. B. beim Sortieren von Sämereien.

Geringe Anforderungen

Derartige Programme erfordern von den Teilnehmenden die Fähigkeit, zuzuhören und andere Gruppenmitglieder zu beobachten und dabei Ereignisse und gruppendynamische Prozesse wahrnehmen zu können. Es sind jedoch nur geringe sprachliche Fähigkeiten nötig wie einfache Ja-Nein-Fragen zu beantworten oder sich durch Betonung und Satzmelodie auszudrücken. Die meisten Aufgaben dieser Programme lassen sich allein ausführen, ohne dass ein nennenswertes Eingehen auf andere nötig ist.

Normale Anforderungen

Bei diesen Programmen wird zumindest teilweise aktiv miteinander gearbeitet, sodass Teilnehmende in der Lage sein müssen, offen für Anregungen zu sein, Kritik zu akzeptieren und grundsätzlich bereit sind, sich mit anderen auseinanderzusetzen.

Es ist notwendig, sich auf andere Teilnehmende aktiv einzustellen, was auch bedeutet, nonverbale Signale richtig zu deuten. Ebenso sollte man bei diesen Programmen in der Lage sein, eigene Vorschläge und Ideen in der Art mitzuteilen, dass diese deutlich von den anderen Teilnehmenden verstanden werden. Ein Beispiel hierfür wäre eine kreative Gemeinschaftsarbeit wie das Kräutermandala.

Hohe Anforderungen

Für solche Programme ist zumindest in Teilbereichen explizit Teamarbeit gefordert. Dieses bedeutet für Teilnehmende, dass sie in der Lage sind, Beziehungen aktiv aufzunehmen und zu gestalten. Für ein Funktionieren der Gruppe kann es darüber hinaus erforderlich sein, situationsadäquat Kritik auszuüben und entsprechende Impulse in das Geschehen einzubringen. Von den Teilnehmenden wird erwartet, dass sie die Gespräche und Aktivitäten ein Stück weit selber organisieren. Dieses erfordert von allen Gruppenmitgliedern die Fähigkeit, eigene und fremde Bedürfnisse adäquat darzustellen und zu erkennen und sich in der Art verhalten zu können, dass auch eigene Begrenzungen angenommen werden. Ein Beispiel für hohe Anforderungen ist eine Gartengruppe, die für die Sommerzeit das Gießen der Balkonpflanzen selbstständig organisiert und durchführt.

5.6 Anforderungen an Gedächtnis, Orientierung, emotionale Beteiligung

Die geistige Leistungsfähigkeit hängt neben den bereits erwähnten Faktoren Konzentration oder logischem Denken auch vom Grad der Gedächtnis- und Lernfähigkeiten ab. Das bedeutet, vorhandene Informationen abzurufen sowie neue Informationen auch über den Moment der Arbeitssituation hinaus zu ordnen und zu behalten. Auch die Fähigkeit einer passenden emotionalen Beteiligung und Bewertung von Situationen ist wichtig, steht sie doch in einem engen Zusammenhang mit den Lern- und Gedächtnisleistungen.

Auf der Ausprägung dieser Fähigkeiten wie in ihrem Wechselspiel resultiert der Grad der Orientierung und zwar sowohl in Raum und Zeit wie auch zur Situation und zur eigenen Person. In der Praxis stellen sich zum Beispiel folgende Fragen:

- Gibt es z.B. durch Körperhaltung Hinweise auf das Gefühlsleben der Betreffenden?
- Ist jemand in der Lage, seine Gefühle passend auszudrücken? Gibt es dabei starke Schwankungen oder besondere Ausschläge? Oder werden Gefühle eher unterdrückt?
- Gibt es besondere Auslöser für Gefühlsdarstellungen?
- Kann eine Person die Gefühle anderer adäquat beurteilen?
- Gibt es besondere Auslöser für Gefühlsdarstellungen?
- Passen die Gefühle zur momentanen Situation und Rolle der Person?
- Werden auch entsprechende Gefühlsdarstellungen und Reaktionen von anderen Teilnehmenden adäquat erkannt?
- Ist jemand in der Lage, emotional mitzuschwingen?
- Wie stellen sich das Selbstvertrauen und der Selbstwert einer Person dar?
- Ruht die Person in sich?
- Sind die Teilnehmenden in der Lage, Neues zu lernen und zu bewahren?
- Werden eigene Vorerfahrungen eingebracht? Unter welchen Bedingungen geschieht dieses?
- Ist jemand in Raum und Zeit orientiert? Ist er/sie dieses auch bezüglich der Situation und der eigenen Person?

Besonderheiten der Gartentherapie

Gärtnerische Tätigkeiten sind stark saisonal geprägt. Dadurch entsteht immer ein adäquater zeitlicher Bezug, der direkt erlebt werden kann. Diese Orientierung wird bei vielen Programmen unterstützt, wie etwa beim Singen von Gartenliedern oder beim Einbau von Sprichwörtern oder Bauernregeln. Nahezu jede Einheit kann mit einem Gespräch über die momentan wichtigen, weil blühenden, weil fruchtenden oder weil traditionell wichtigen Pflanzen begonnen werden. Die dabei behandelten emotionalen Verbindungen und auch sinnlichen Komponenten unterstützen ausdrücklich die Möglichkeit der Orientierung wie auch die Fähigkeiten, neue Informationen abzuspeichern. Auch wenn es um das Trainieren von Gedächtnisleistungen oder das Verhaften dieser Inhalte geht, ist dieser ganzheitliche Umgang von großer Bedeutung.

Zudem sprechen viele der vorgestellten gärtnerischen Tätigkeiten gezielt das Altgedächtnis an, nutzen damit ressourcenorientiert oft noch vorhandenes Wissen, Erfahrungen und Erlebnisse.

Mehr aber noch, als dass Gartenerlebnisse mit Wissen verbunden werden, sind sie für uns stark mit Symbolen und Metaphern belegt. Der Apfel, der nicht weit vom Stamm fällt, dass jemand förmlich aufblüht und die Wurzeln, die wir schlagen, all diese Bilder aus der Natur benötigen wir, um uns die Welt und auch uns selbst zu erklären. Es sind somit die einfachsten Schlüssel zum emotionalen Erleben der Teilnehmenden.

Niedrige Anforderungen

Programme dieser Kategorie bedingen nur ein minimales Maß an Orientierung. Es genügt eine zeitliche Orientierung, die sich in einer logischen Einordnung von „vorher“, „jetzt“ und „danach“ zeigt. Es ist in weiten Teilen nicht notwendig, dass Teilnehmende emotional adäquate Fähigkeiten besitzen, lediglich die Richtung der emotionalen Anteilnahme in Form von „angenehm“ oder „unangenehm“ sollte erkennbar sein. Bezüglich der Gedächtnisleistung reicht es, wenn Teilnehmende innerhalb der aktiv durchgeführten Handlung die benutzten Materialien jeweils wiedererkennen.

Geringe Anforderungen

Bei diesen Programmen ist es meist notwendig, dass Teilnehmende zumindest in der Art und Weise zeitlich orientiert sind, dass sie grob den Tagesrhythmus oder auch den jahreszeitlichen Stand einordnen können. Zudem sollte eine räumliche Orientierung in der Form gegeben sein, dass sie sich selbstständig im Bereich des Arbeitsraumes oder Arbeitstisches bewegen können. Im emotionalen Bereich sollten Teilnehmende in der Lage sein, zumindest tendenziell mit Äußerungen anderer mitzuschwingen. Diese Programme sind auch mit etwas aggressiven Teilnehmenden möglich, wenn dieses Verhalten kurz und von Außen kontrollierbar ist. Gelegentlich ist bei diesen Programmen eine Gedächtnisleistung notwendig, die ein visuelles Wiedererkennen in Form einer Vertrautheit mit bereits benutzten Materialien beinhaltet.

Normale Anforderungen

Programme dieser Kategorie setzen eine grobe zeitliche und räumliche Orientierung voraus und bedingen auch, dass die Teilnehmenden in der Lage sind, die aktuelle Situation in ihrem Zusammenhang zu erfassen. Die Strukturen dieser Programme machen es notwendig, dass Teilnehmende sich ihrem emotionalen Erleben in Stärke und Richtung bewusst sind und auch ein grobes Kontrollvermögen darüber besitzen. Aggressives Verhalten sollte nur kurz und ungerichtet sein. Die Gedächtnisleistung sollte über ein bloßes Wiedererkennen von direkt vorliegenden Objekten und Methoden hinaus auch ein verbales Erinnern im Sinne eines Wiederabrufens aus dem Gedächtnis heraus ermöglichen. Diese betrifft beispielsweise Programme, die über mehrere Einheiten durchgeführt werden, wie das Ikebana oder das Erstellen von Hautcremes.

Hohe Anforderungen

Für einen funktionierenden Ablauf sollten die Teilnehmenden dieser Programme räumlich, zeitlich und situativ gut orientiert sein. Die Teilnehmenden sollten im eigenen Handeln einen Sinn erkennen und Gefühle adäquat und mit einer gewissen Bandbreite äußern können, auch bei wechselnden Stimmungslagen. Es sollten keine aggressiven Neigungen vorhanden sein. Die Gedächtnisleistungen sollten hinsichtlich der konkreten Inhalte eines Programms (Abläufe, Materialien usw.) keine signifikanten Defizite aufweisen.

5.7 Einleitung

Kurzbeschreibung

In wenigen Sätzen wird das Programm vorgestellt. Damit können Sie den Vorentscheid fällen, ob die Aktivität für Sie überhaupt infrage kommt.

Setting

Die meisten Programme können sowohl mit Einzelpersonen als auch mit Gruppen durchgeführt werden. Hier finden Sie Angaben zur Gruppengröße.

Notwendige räumliche Gegebenheiten

Für bestimmte Programme sind gewisse Voraussetzungen bezüglich der Infrastruktur erforderlich. Hier erfahren Sie, was dazu benötigt wird.

Material und Werkzeuge

Hier sind im Detail alle Materialien und Werkzeuge aufgelistet, die Sie für die Durchführung des jeweiligen Programms benötigen.

Kosten

Hier erfahren Sie, mit welchen Kosten Sie in etwa zu rechnen haben. Das hängt oft davon ab, ob die benötigten Zutaten in der Einrichtung resp. im Garten vorhanden sind oder ob sie zugekauft werden müssen.

Zeitaufwand

Der ungefähre Zeitbedarf wird hier aufgeführt. In der Praxis hängt dieser Bedarf unter anderem auch von den Voraussetzungen der Teilnehmenden ab. Es empfiehlt sich deshalb, gewisse Zeitreserven einzuplanen.

Vorbereitungsarbeiten

Für die meisten Programme sind spezifische Vorbereitungsarbeiten nötig. Hier finden Sie die nötigen Angaben. Die Vorbereitungen hängen auch davon ab, wie viel Sie von den Teilnehmenden selber an Aktivitäten diesbezüglich erwarten können.

Anforderungen

Die Anforderungen sind in **Kapitel 5** detailliert beschrieben. Die Tabellen geben Ihnen Anhaltspunkte, welche Voraussetzungen bei den Teilnehmenden erfüllt sein müssen. Meistens müssen nicht alle Teilnehmenden die gesamten Anforderungen erfüllen, weil die Aufgaben unter ihnen aufgeteilt werden können. Bei weniger geübten Leitungspersonen oder Teilnehmenden empfiehlt es sich, zuerst mit Programmen mit geringeren Anforderungen zu beginnen.

Kriterium	niedrig	gering	normal	hoch
Aufmerksamkeit, Antrieb, Konzentration				
Mobilität, Beweglichkeit, Belastbarkeit				
Handlungsplanung, Kognition, Kreativität				
Kommunikation, Sprache, soziale Kompetenzen				
Gedächtnis, Orientierung, emotionale Beteil.				

Anmerkungen

Hier finden Sie ergänzende Informationen und nützliche Hinweise zum jeweiligen Programm. Eine Sammlung von empfehlenswerten Büchern und weiteren Unterlagen finden Sie im Literaturverzeichnis.

Beobachtung im Sinne der ICF

Gemäß der ICF-Basierung der Ziele der Gartentherapie sind hier die wichtigsten Bereiche noch einmal kurz genannt. Siehe dazu die Erläuterung in **Kapitel 6.2.**

Ablauf

Hier finden Sie eine detaillierte Anleitung zum Programm. Schritt für Schritt wird erklärt, wie vorgegangen wird. Mit einiger Erfahrung können die einzelnen Schritte auch variiert oder angepasst werden. Es ist wie beim Kochen: Zuerst geht man Schritt für Schritt vor; dann probiert man, ein Rezept zu verändern und schließlich braucht man das Kochbuch nur noch als Anregung.

Mögliche Kontraindikationen

Arbeit im Garten ist nicht besonders gefährlich. Trotzdem sind gewisse Vorsichtsmaßnahmen zu treffen. Allgemein ist darauf zu achten, dass – gerade ältere – Teilnehmende nicht stürzen. Auf Schwellen, Stufen oder andere Hindernisse ist ein besonderes Augenmerk zu legen.

Im Weiteren können Unfälle oder Verletzungen durch unsachgemäßes Hantieren mit Werkzeugen und Materialien verursacht werden. Zu achten ist besonders darauf, dass scharfe Werkzeuge wie Gartenscheren oder Messer nur von geübten Personen verwendet werden.

Der Einsatz von Maschinen in der Gartentherapie ist kaum angebracht. Bei Programmen mit Einsatz von Kochplatten ist auf die Verhütung von Verbrennungen und Bränden zu achten.

An dieser Stelle wird ausdrücklich jede Verantwortung für Schäden, Unfälle oder Verletzungen abgelehnt, die bei der Durchführung der beschriebenen Programme entstehen.

Variation und Anpassungen

Die meisten Programme können mit etwas Übung und Erfahrung verändert oder angepasst werden. Unter diesem Abschnitt werden jeweils Variationen oder Hinweise auf ähnliche Aktivitäten beschrieben.

Fotos

Fotos illustrieren die einzelnen Programme. Benutzen auch Sie Ihren Fotoapparat, um die Aktivitäten in der Gartentherapie zu dokumentieren. Die besten Bilder können auch an einem Fest oder Schlussabend als Diashow gezeigt werden.

Hinweis

Am Ende der Programme finden Sie noch ein leeres Raster. Dieses können Sie gerne kopieren und dazu verwenden, eigene Programme einzutragen. Wenn Sie bewährte Programme haben, können Sie uns diese zusenden. Wir werden Sie nach Möglichkeit bei einer weiteren Auflage des Praxisbuches verwenden, natürlich nur mit Ihrer Zustimmung und unter Nennung Ihres Namens.

Teil II
Programme

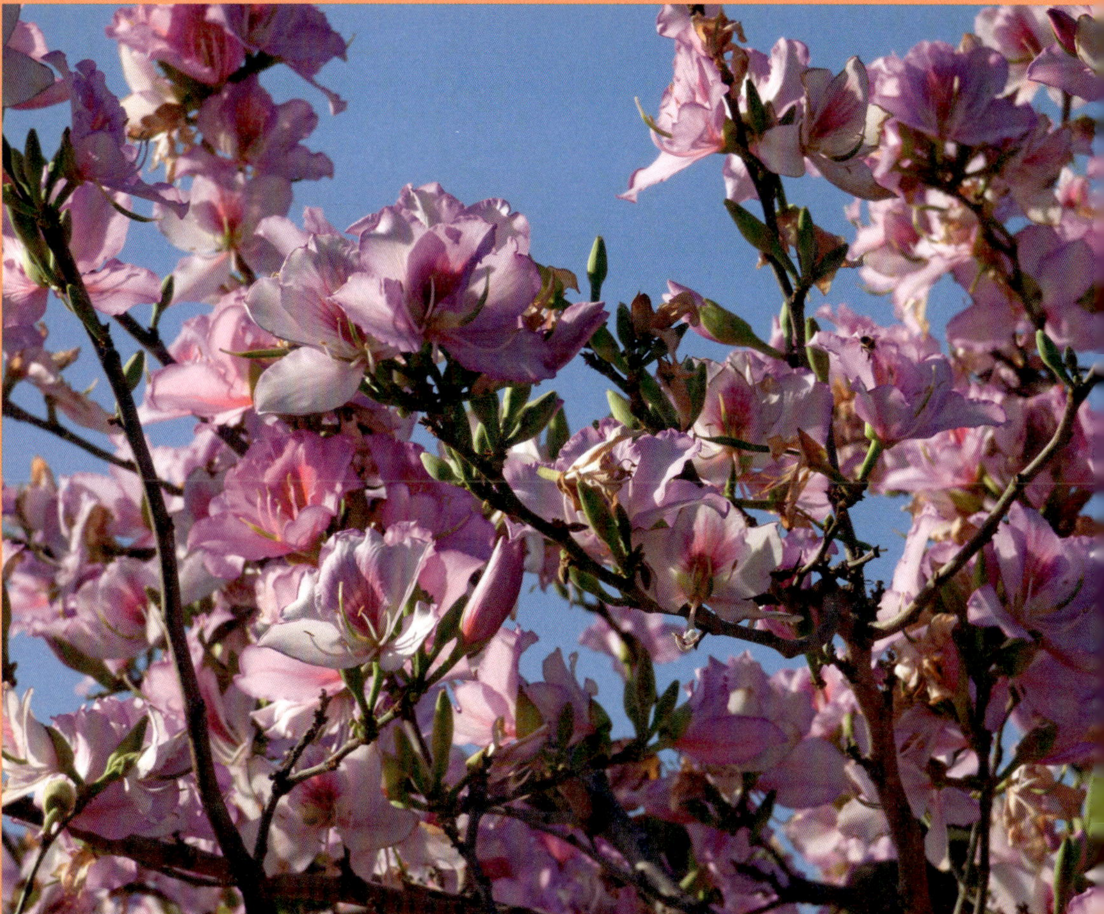

6 Programme Gartentherapie

Andreas Niepel

Die nachfolgenden gartentherapeutischen Programme sind alle im gleichen Raster aufgeführt, wohlwissend, dass es nicht immer einfach oder auch zielführend ist, derartig unterschiedliche Angebote wie beispielsweise Fantasiereisen und Pflegearbeiten im Herbst miteinander zu vergleichen.

Dennoch ist die Überzeugung, dass es für den praktischen Einsatz eine Hilfe sein kann, sich an entsprechenden Punkten bei der Entscheidung für dieses oder jenes Angebot zu entscheiden.

Kapitel 6.1 gibt eine Einführung in den Aufbau und die Kernpunkte der Programme.

6.1 Beobachtungen im Sinne der ICF

Nicht nur, weil die ICF eine gemeinsame Sprache der Therapie ist und als Basis des IGGT-Konzeptes gilt, sollen die aufgeführten Programme auch kurz mit einem Hinweis auf die „TOP 5“ der zu beobachtenden Situationen aufgeführt werden. Ein weiterer Grund besteht darin, dass gerade für die Gartentherapie das System der ICF eine besonders gute Möglichkeit bietet, Beobachtungen und Entwicklungen zu belegen. Denn die Sicht dieses Systems, eben nicht nur auf die direkte Störung – und damit darauf, wie diese denn am besten zu beseitigen sei – sondern viel mehr darauf, was diese ganz individuell für einen Klienten in der Folge für seine Aktivitäten und Teilhabemöglichkeiten bedeutet, gibt der Gartentherapie ganz neue Bedeutung. Während es vor der Einführung dieses Systems oft noch schwierig war, dafür zu argumentieren, wieso denn dieser oder jene Teilnehmende von einem Programm profitiere, wo diese Person doch vielleicht gar nicht aktiv teilnehmen kann, so lässt sich nun viel detaillierter darstellen, ob sie z. B. dennoch vielleicht dabei als Empfänger verbal mitgeteilter Inhalte kommunizieren kann oder auch als Sender, vielleicht auch nonverbal. Diese Detaillierung bringt die Gartentherapie also zweifelsohne in ihrer Beobachtung und Dokumentationsmöglichkeit voran. Dennoch finden Sie bei den Programmen nur eine Auswahl. Warum?

Die ICF ist die sicher zurzeit umfassendste Art und Weise, die Ressourcen sowie die Gesundheitsprobleme von Klienten zu beschreiben. Dabei ist sie eben sehr weitfassend, was natürlich auch zu einem nicht zu unterschätzenden Aufwand führen kann. Geht man bis in das letzte Detail, was denn alles beispielsweise an Ressourcen vorhanden sein muss, damit man ein Beet umgraben kann, so wird diese Liste seitenlang. Sie dürfte weder Körperfunktionen wie die des kardiovaskulären Systems oder Sinnesfunktionen auslassen, noch Funktionen wie die der Schulter oder Aktivitäten und wie jene der Bewegung auf unterschiedlichen Untergründen. Komplexere Angebote wie des Ikebana-Gesteckes erweitern dieses noch einmal. Daher erscheint eine Fokussierung notwendig.

Hierfür ist es interessant, zunächst einmal bei der Beurteilung unserer Teilnehmenden zu sehen, dass eine jede Person, sei sie noch so schwer betroffen, einen mehr oder minder großen gesunden Anteil hat. Ebenso aber hat auch ein jeder einen solchen Anteil, der mit einer durchgehenden Einschränkung versehen ist. Hierbei kann es sich um eine manifeste Behinderung handeln, bei der es dann eher um Kompensationsmöglichkeiten geht, wie aber auch um eine im Sinne von Verbesserung behandelbare Störung.

Nicht alle Informationen sind in der Therapie relevant. So kann die eine Person durchaus in der Lage sein, zu gehen (d450), was aber aufgrund ihres hauptsächlichen Gesundheitsproblems, beispielsweise einer Angststörung, nicht im Fokus steht, bei einer anderen Person z. B. nach einem Schlaganfall aber durchaus.

Und auch auf der Seite der durchgeführten Interventionen kann ein Angebot, z. B. die Fantasiereise, es durchaus mit sich bringen, dass man dabei in einer Körperposition verbleibt (d415). Wichtiger ist jedoch zuerst einmal die erforderliche Fähigkeit, Empfänger gesprochener Mitteilungen (d310) zu sein – deshalb wählt man ja auch diese Aktivität.

Aus dieser Perspektive ist die Auflistung der wichtigsten ICF-Domänen bei den Programmen zusammengestellt worden, begleitet von den Fragen:

- Mit welcher verbliebenen Ressource kann auch ein schwer betroffener Mensch an diesem Programm noch teilnehmen?
- Was ist besonders gut bei der Teilnahme an einem solchen Programm zu beobachten?
- Auf welchen Bereich kann man mit diesem Angebot vorrangig hinwirken?

Abgesehen davon soll die Liste dabei helfen, klare Dokumentationen über das Beobachtete vorzunehmen, gleichzeitig auf dieser Basis Ziele zu definieren und schließlich auch um Entwicklungen zu beurteilen. Da diese Auswahl jedoch beschränkt ist und natürlich auch von den Klienten und dem Behandlungskontext abhängt, sind Sie als Nutzer dazu motiviert, in die Programme ihre eigenen Schwerpunkte einzutragen.

Die nachfolgende Liste der Gesamtauswahl kann jedoch bei dieser Beobachtung und der Kodierung behilflich sein (**Tab. 6-1**). Und wer möchte, kann mit dieser Liste auch seine wichtigsten Angebote entsprechend der Anforderung durchgehen. Aus dem „Kann“ wird dann ein „Muss“, wie das nachstehende Beispiel zeigt.

Um teilnehmen zu können, muss eine Person:

- mit leichten Einschränkungen zuschauen,
- mit leichten Einschränkungen zuhören,
- ohne Einschränkung nachmachen,
- ohne Einschränkungen Entscheidungen treffen.

Eine ausführlichere Hilfstabelle für Beobachtungen findet sich noch einmal im Kapitel „Materialien“ (**Kap. 13**), die auch für Dokumentationszwecke genutzt werden kann.

Tabelle 6-1: Auflistung der wichtigsten ICF-Domänen (Quelle: A. Niepel)

Person kann	**ohne Einschränkung mit leichten Einschränkungen mit Einschränkungen nicht**	
d110		Zuschauen
d115		Zuhören
d130		Nachmachen, nachahmen
d160		Die Aufmerksamkeit fokussieren
d175		Probleme lösen
d177		Entscheidungen treffen
d210		Eine Einzelaufgabe übernehmen
d220		Mehrfachaufgaben übernehmen
d240		Mit Stress und anderen psychischen Anforderungen umgehen
d310		Kommunizieren als Empfänger gesprochener Mitteilungen
d315		Kommunizieren als Empfänger nonverbaler Mitteilungen
d330		Sprechen
d335		Nonverbale Mitteilungen produzieren
d350		Konversation führen
d410		Eine elementare Körperposition wechseln
d430		Gegenstände anheben und tragen
d440		Feinmotorisch die Hände gebrauchen
d445		Hände und Arme gebrauchen
d450		Gehen
d460		Sich in verschiedenen Umgebungen fortbewegen
d510		Sich waschen
d550		Essen
d560		Trinken
d630		Mahlzeiten vorbereiten
d640		Hausarbeiten erledigen
d650		Haushaltsgegenstände pflegen
d710		Elementare interpersonelle Aktivitäten durchführen
d720		Komplexe interpersonelle Interaktionen durchführen
d730		Mit Fremden umgehen
d840		Sich auf eine Erwerbstätigkeit vorbereiten
d910		Am Gemeinschaftsleben teilnehmen
d920		Erholung und Freizeitaktivitäten durchführen

7
Programme Da-Sein im Garten

Andreas Niepel

In diesem Kapitel werden sieben fertige Programme und Abläufe vorgestellt, die in ihren Anforderungen auch für schwer betroffene Klienten geeignet sind. Entsprechend den zwei möglichen Interaktionen des IGGT-Konzeptes stehen hier die passiv-perzeptiven Interaktionen im Vordergrund: Es geht weniger um ein „Tun“, sondern um das „Sein“ in der Gartentherapie.

Entsprechend dieser Interventionsformen finden sich hier auch solche Programme, die eher kürzer sind und nicht unbedingt ein einstündiges Setting vorsehen. Zudem liegen hiermit auch Angebote vor, die sich sehr gut in einer Einzeltherapiesituation durchführen lassen.

Die einzelnen Programme sind:

7.1 Fantasiereise in den Garten

Kurzbeschreibung

Fantasiereisen sind ein bewährtes Mittel der Therapie und auch der Entspannung. Bei diesem Programm werden Teile davon genutzt, um den oder die Teilnehmenden mit eigenen Gartenerlebnissen in Verbindung zu bringen.

Setting

Gruppen: maximal 2 bis 4 Personen
Einzelsituation

Notwendige räumliche Gegebenheiten

Raum mit größerem Tisch
Patientenzimmer

Material und Werkzeuge

Möglicherweise kann man eine Ruhephase mit Naturgeräuschen (CD-Player) oder auch durch Düfte (Pflanzen, ätherische Öle) begleiten. Zu achten ist jedoch darauf, die Richtung der Reise nicht zu stark vorzugeben.

Zeitaufwand

30–45 Minuten

Vorbereitungsarbeiten

Wichtig ist eine gute entspannte Position für die Teilnehmenden, ob im Krankenbett, im Rollstuhl oder in zuvor bereitgestellten Liegen. Dieses sollte ebenso sichergestellt sein wie eine ungestörte Umgebung durch gezielte Ortsauswahl oder auch durch das Herstellen und Anbringen von „Bitte nicht stören"-Schildern.

Anforderungen

Kriterium	niedrig	gering	normal	hoch
Aufmerksamkeit, Antrieb, Konzentration	■	■	■	
Mobilität, Beweglichkeit, Belastbarkeit	■			
Handlungsplanung, Kognition, Kreativität	■			
Kommunikation, Sprache, soziale Kompetenzen	■			
Gedächtnis, Orientierung, emotionale Beteil.	■	■		

Anmerkung

Fantasiereisen sind eine Methode, die in vielen Fachbereichen durchgeführt werden, von der Ergotherapie über die Pädagogik bis zur Psychotherapie.

Dabei kann die körperlich erzielte Entspannung mit einem verringerten Muskeltonus eine Rolle spielen. Steht dieses im Mittelpunkt, so kann man die Fantasiereise gut mit verwandten Methoden verbinden, z. B. dem autogenen Training.

In der Pädagogik helfen sie oft, tiefer, intensiver und persönlicher in eine Thematik einzusteigen, um Inhalte besser zu verfestigen. Die Psychotherapie verfolgt den Ansatz, um gezielt zu inneren Bildern zu führen, diese erkennen zu lassen und auch möglicherweise zu bearbeiten.

Abbildung 7-1: Die Fantasiereise beginnt auf einer gemütlichen Gartenbank (© Foto: A. Niepel)

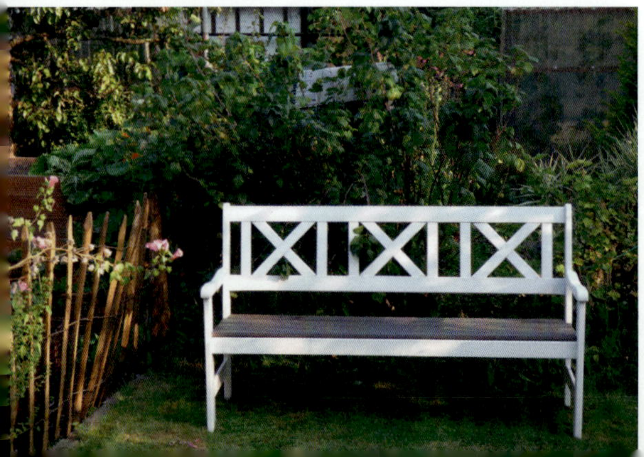

Abbildung 7-2: Ein erholsamer Lieblingsort des Teilnehmers (© Foto: A. Niepel)

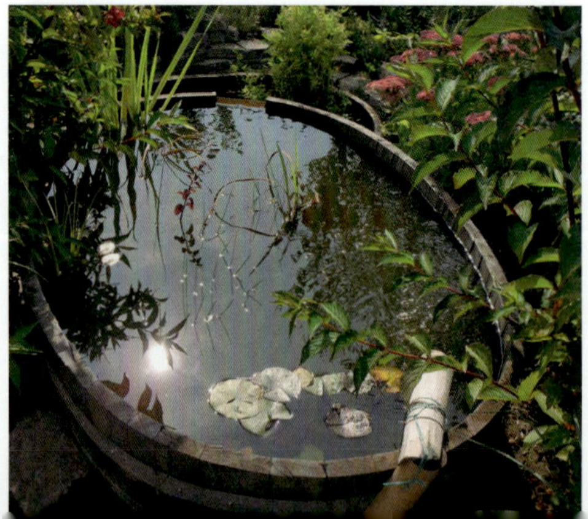

Diese Ansätze verlangen eine zusätzliche Befähigung.

Bei diesem Angebot soll es dagegen „nur" darum gehen, positive Assoziationen zur eigenen Natur-Interaktion herzustellen.

Ablauf

Einleitung: Zunächst einmal geht es darum, die Teilnehmenden in eine entsprechende Verfassung zu bringen, die ihnen die Durchführung der Fantasiereise ermöglicht. Das bedeutet zu erklären, was sie erwartet und ihnen die Angst zu nehmen, etwas falsch zu machen. In dieser Phase kann man auch mit den angesprochenen Geräuschen oder Düften arbeiten.

Hinführung: Man sollte nicht sofort „mit der Tür ins Haus fallen", sondern die Entspannung zunächst unterstützen. Atemübungen und Konzentration auf das körperliche Erleben sind dabei gut geeignete Mittel. Auch ein gezieltes Hinhören und Hinspüren eignet sich.

Die Reise: Nun beginnt der Reiseweg. Mit ruhiger Stimme und mit genügend Pausen. Bei diesem Programm hat es sich bewährt, dass man die Teilnehmenden gedanklich an einen Lieblingsplatz in ihrem Garten oder eine ähnliche Situation einlädt (**Abb. 7-1; Abb. 7-2**). Um sich dort wirklich hinzubegeben, lassen sich alle Sinneskanäle nutzen:

- Was sehen Sie von dieser Gartenbank aus vor sich?
- Was sehen Sie, wenn sie auf den Boden schauen?
- Wie fühlt es sich auf der Haut an?
- Haben Sie einen Duft in der Nase? Atmen Sie diesen tief ein.

Hat man das Gefühl, dass die Person tatsächlich auf der Reise angekommen ist, bittet man sie, durch den Garten zu gehen, Lieblingspflanzen aufzusuchen, diese zu erspüren, ja vielleicht sogar eine Lieblingsblüte gedanklich mitzunehmen. Diese Reise sollte insgesamt nicht mehr als 15 Minuten dauern.

Rückholung: Nach einer genügend langen Phase des Verbleibens werden die Teilnehmenden zurück in die Realität geholt. So wie am Anfang z. B. der Atem eingesetzt wurde, um zur Ruhe zu kommen, kann bei der Rückholung durch die Aufforderung zu tiefem Durchatmen der Rückweg geebnet werden. Auch ein Recken und Strecken hilft auf der Körperebene.

Abschluss: Manchmal, aber nicht immer, möchten die Teilnehmenden von den Erfahrungen berichten. Diese Zeit sollte man immer mit einplanen.

Mögliche Kontraindikationen

Wer auf diese Art mit Erinnerungen arbeitet, muss auch damit rechnen, Dinge anzusprechen, die eine heftigere emotionale Reaktion hervorrufen. In dem Fall können anstelle von positiven Emotionen – z. B. durch schlimme Erinnerungen – genau solche hervorgerufen werden, die das Gegenteil bewirken. Daher sollte man vorher entweder über Biografiebögen, über Kontakte zu Angehörigen und natürlich durch Befragen des Teilnehmenden selber Situationen suchen, die zweifelsohne positiv sind.

Zudem gibt es Kontraindikationen bei diagnostizierten Denkstörungen, wie einer bekannten Psychose.

Variation und Anpassungen

Natürlich gibt es die Möglichkeit, für derartige Fantasiereisen auf vorgefertigte Texte zurückzugreifen. Dazu gibt es genügend Literatur.

ICF-Domänen

Person *sollte muss* können	Ohne Einschränkung (0) mit leichten Einschränkungen (1) mit Einschränkungen (2–3) nicht (4)	
d115	2	Zuhören
d240	2	Mit Stress umgehen
d163	2	Denken
d160	2	Die Aufmerksamkeit fokussieren
d415	3	In einer Körperposition verbleiben

Weitere mögliche Punkte wären u. a. zu finden in den Bereichen: Entscheidungen treffen, Kommunizieren, Erholung und Freizeit, Religion und Spiritualität.

7.2 Gartenerinnerungen

Kurzbeschreibung

Dieses Programm beschäftigt sich mit den Erfahrungen der Teilnehmenden zum Garten und stellt einige Möglichkeiten dar, diese angepasst an die Fähigkeiten der Teilnehmenden abzurufen.

Setting

Gruppen: 3–6 Personen (auch als Einzeltherapie möglich) sehr gut im Einzelsetting

Notwendige räumliche Gegebenheiten

Zimmer des Teilnehmenden
Innenraum
Bei guter Witterung auch im Freien möglich

Material und Werkzeuge

möglicherweise Fotos und Bilder
je nach Ausführung kleiner Laptop oder auch Notizblock

Zeitaufwand

15 – 60 Minuten

Vorbereitungsarbeiten

Je nach Ausführung ist es möglich, in einer Vor-Einheit den oder die Teilnehmenden zu bitten, Bilder von ihren Gärten oder aus ihrer Kindheit mitzubringen – insbesondere mit einem Naturbezug.

Anforderungen

Kriterium	niedrig	gering	normal	hoch
Aufmerksamkeit, Antrieb, Konzentration	■			
Mobilität, Beweglichkeit, Belastbarkeit	■			
Handlungsplanung, Kognition, Kreativität	■			
Kommunikation, Sprache, soziale Kompetenzen	■			
Gedächtnis, Orientierung, emotionale Beteil.	■	■		

Anmerkung

Bei diesem Programm geht es um das Abrufen von Erinnerungen. Das ist jedoch nicht nur Selbstzweck: Eine auf diese Weise geschaffene Gefühlswelt kann dabei helfen, andere Aspekte zu bearbeiten. So kann dabei gemeinsam geklärt werden, mit welchen Mitteln die Person in ihrem Leben Krisen schon überwinden konnte, welche Fähigkeiten sie erworben hat oder auch welche Wissensressourcen vorhanden sind. Es geht auch darum, über diese positive Beeinflussung ein grundsätzlich eher annäherndes Denk- und Handlungsschema zu bahnen.

Erfahrungsgemäß eignen sich dafür eher weiter zurückliegende Erinnerungen, was mit Strukturen unserer Gedächtnisleistung zusammenhängt und was man ja auch schnell mit Sätzen, wie „Früher war alles besser" verbindet. Zudem zeigt die Erfahrung, dass unsere Gartenvorlieben und Prägungen vor allem in der Kinderzeit liegen. Dementsprechend ist es sinnvoller, tatsächlich den Blick in die Vergangenheit zu führen und nicht die zeitlich näher liegenden Garten- oder Naturerfahrungen zu besprechen.

Ablauf

Möglichkeit 1 – Bilder nutzen

Als Erinnerungshilfe kann man sehr gut alte Fotos einsetzen. Zuerst greift man auf Fotos zurück, welche die Teilnehmenden selbst einbringen (**Abb. 7-3** bis **7-6**). Dieses bedeutet, dies in einer Einheit zuvor vorzubereiten wobei mitunter auch die Angehörigen eingebunden werden können.

Abbildung 7-3: Erinnerung an die Mithilfe bei der Apfelernte als Kind (© Foto: Gartenbaumuseum Erfurt)

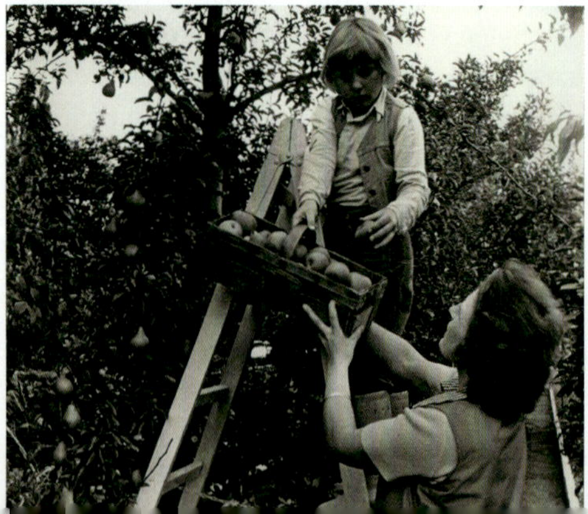

Aber auch andere alte Bilder „aus der guten alten Zeit“ eignen sich erfahrungsgemäß sehr gut, wenn diese Bilder klassische Situationen darstellen. Auf die Garten- und Naturbiografien bezogen wären hier beispielsweise folgende Themen zu nennen:

- Maibaum setzen
- Felder vorbereiten
- Sommer mit Heuernte
- Kartoffelferien
- Erntedankfest

Somit lässt sich dann gut an Erinnerungen ansetzen. Wichtig ist es immer, bei Details nachzufragen, z.B. wenn bestimmte Arbeitsgeräte zu erkennen sind. Zudem sollten die Beteiligten genügend Zeit haben, um sogar einige Punkte schriftlich festzuhalten.

Möglichkeit 2 – Geschichten schreiben

Die zweite Möglichkeit ist, die geweckten Erinnerungen schriftlich festzuhalten. Hier hat es sich als eine gute Methode erwiesen, einen Laptop mitzunehmen. Ein Laptop ermöglicht es einerseits, immer wieder elegant zu stoppen und zurück zu holen, wenn Teilnehmer damit beginnen, zu fabulieren („Stopp mal kurz, ich bin nicht so schnell. O.K. Also wie war das gleich nochmal an der Stelle“?). Der zweite Vorteil ist, immer korrigieren zu können, Details nachzufragen und ins Detail zu gehen („Sie sagten gerade, es roch immer so gut, können Sie das genauer beschreiben?“). Mit diesem Vorgehen sammeln sich zunehmend Erinnerungen in einer Kladde an, die man immer wieder hervorholen kann.

Mögliche Kontraindikationen

Wer mit Erinnerungen arbeitet, muss natürlich auch damit rechnen, Dinge anzusprechen, die eine heftigere emotionale Reaktion hervorrufen. Schlimme Erinnerungen in der Kindheit können ebenso Thema werden wie die gewünschten Positiven. Somit ist es grundsätzlich immer gut, zumindest vorbereitend schon abzuklären, z.B. über Biografiebögen, ob diese Möglichkeit besteht. Auch ein langsames Annähern ist immer von Vorteil.

Sind diese negativen Erinnerungen Teil der akuten Störungssituation und nicht nur normale Lebenserfahrung, wie ein jeder sie gemacht hat, sollte dieses unbedingt zuvor im Team besprochen werden und eventuell ein an dieser Störung involvierter Kollege oder eine Kollegin hinzugezogen werden.

ICF-Domänen

Person *sollte* *muss* können	Ohne Einschränkung (0) mit leichten Einschränkungen (1) mit Einschränkungen (2–3) nicht (4)	
d160	2	Aufmerksamkeit fokussieren
b144	2	Funktionen des Gedächtnisses
d330	2	Sprechen
d163	2	Denken
d350	2	Konversation

Weitere mögliche Punkte wären zu finden in den Bereichen Entscheidungen treffen, elementare interpersonelle Fertigkeiten, Gemeinschaftsleben.

Abbildungen 7-4 bis 7-6: 7-4) Erinnerung an das Gewächshaus der Familie. 7-5) Erinnerung an Feste in der Nachbarschaft. 7-6) Erinnerungen an das Obsteinwecken vom eigenen Garten (© Fotos: Gartenbaumuseum Erfurt)

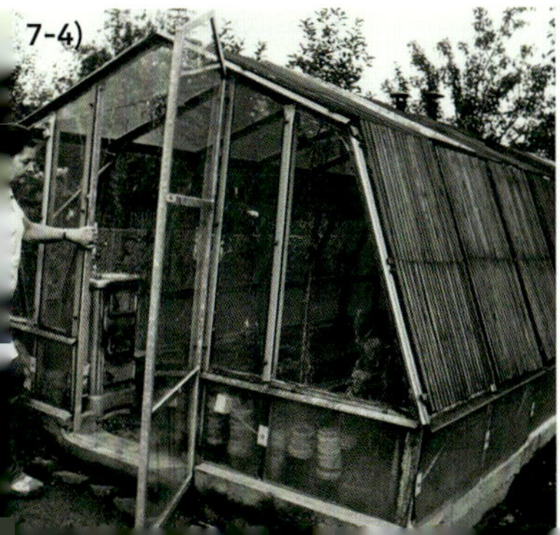

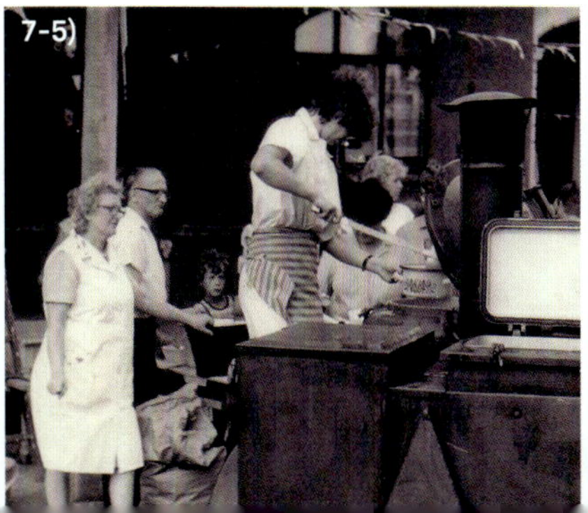

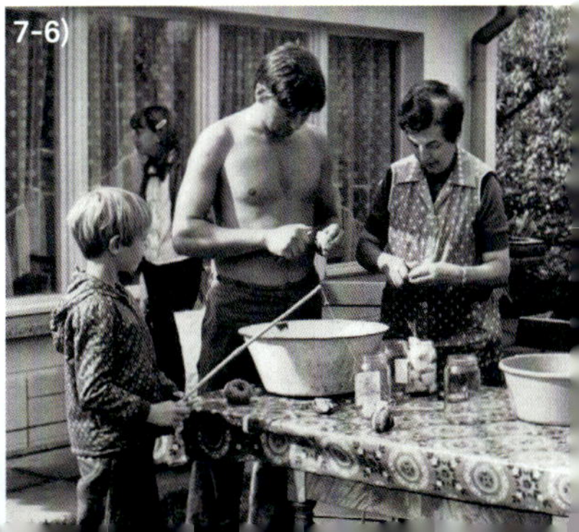

7.3 Pflanzen und Landschaften beschreiben

Kurzbeschreibung

Pflanzen sind das wichtigste Medium der Gartentherapie. Immer wieder gilt es, das Besondere an ihnen herauszustellen, darzulegen, dass es hier um lebendige Individuen geht. Auf einer sehr einfachen Ebene erleichtert dieses Programm den Zugang.

Setting

Gruppen: 2–3 Personen

Notwendige räumliche Gegebenheiten

Raum mit größerem Tisch
Patientenzimmer

Material und Werkzeuge

einzelne „markante" Pflanzen

Zeitaufwand

15–30 Minuten

Vorbereitungsarbeiten

keine

Anforderungen

Kriterium	niedrig	gering	normal	hoch
Aufmerksamkeit, Antrieb, Konzentration	■			
Mobilität, Beweglichkeit, Belastbarkeit	■			
Handlungsplanung, Kognition, Kreativität	■			
Kommunikation, Sprache, soziale Kompetenzen	■	■		
Gedächtnis, Orientierung, emotionale Beteil.	■			

Anmerkung

Dieses Programm erscheint zunächst sehr, sehr einfach. Aber das soll es auch sein. Immer häufiger trifft man auf Klienten mit sehr starken Einschränkungen. Wenn aber die Gartentherapie genutzt werden soll, um einen Naturzugang zu gewährleisten, so ist dies bei dieser Zielgruppe besonders notwendig: Aufgrund von Rückzug, Bettlägerigkeit oder eingeschränkten Aufmerksamkeitsleistungen sind gerade hier Symptome eines Naturentzuges festzustellen.

In diesem Sinne ist dieses Angebot eine Art homöopathischer Zugang. Und tatsächlich ist die Beobachtung, dass die Wertschätzung für das einzelne Exemplar bei dieser Zielgruppe oftmals besonders hoch ist.

Ablauf

Der Ablauf ist denkbar einfach. Nach einleitenden Worten über die Einzigartigkeit des Lebens und die Vielfalt der Schöpfung kann das Gespräch z. B. auf Lieblingspflanzen gelenkt werden. Dann präsentiert man den Teilnehmenden eine einzelne Pflanze und lädt sie dazu ein, sich gemeinsam aufzumachen zu einer Reise und Beobachtung dieser Pflanze.

Bei Kindern funktioniert auch oft der Zugang über das Denkmodell, „man sei auf einem fernen Planeten gelandet und habe dort dieses Beispiel von Leben entdeckt und es ginge darum, möglichst viele Informationen an die Erde zu senden".

Wichtig ist, sich wirklich auf das Exemplar einzulassen, es zu erfühlen, auch zu riechen, Details zu erkennen und genau zu beschreiben: Wie sind die Blätter angeordnet? Sehen alle gleich aus? Wie ist die Blüte aufgebaut? Welche Farbtöne kann man entdecken? Gibt es Ähnlichkeiten mit anderen Dingen? Auch auf die Vielfalt der Sprache und der Ausdrucksmöglichkeiten kann dabei der Fokus gelegt werden **(Abb. 7-7a-c)**.

Variation und Anpassungen

Wer möchte – und z.B. auch eine Gruppenanpassung vornehmen möchte – kann daraus eine Art Quiz machen. So gibt ein Mitglied mehr und mehr Informationen zu einem Exemplar, welches nur er sieht und spürt und die Restgruppe versucht herauszubekommen, welche Pflanze er meint. Das Quiz lässt sich so gestalten, dass die Auswahl sichtbar ist im Sinne von „Eine dieser fünf ist es" oder auch nicht. Mit diesem Vorgehen kann eine Art von „Was bin ich?" organisiert werden.

Eine weitere Variante ist, einige gleiche Exemplare einer Art zu wählen. Diese können beispielsweise auch vier oder fünf Äpfel sein, die sich ja immer naturgemäß in Form und Musterung detailliert unterscheiden.

Person *sollte* *muss* können	**Ohne Einschränkung (0) mit leichten Einschränkungen (1) mit Einschränkungen (2–3) nicht (4)**	
b210	1	Funktionen des Sehens
d160	2	Die Aufmerksamkeit fokussieren
d163	2	Denken
d330	3	Sprechen
d415	3	In einer Körperposition verbleiben

Weitere mögliche Punkte wären u.a. zu finden in den Bereichen Entscheidungen treffen, Kommunizieren, Probleme lösen, Konversation, Handgebrauch, elementare interpersonelle Fertigkeiten.

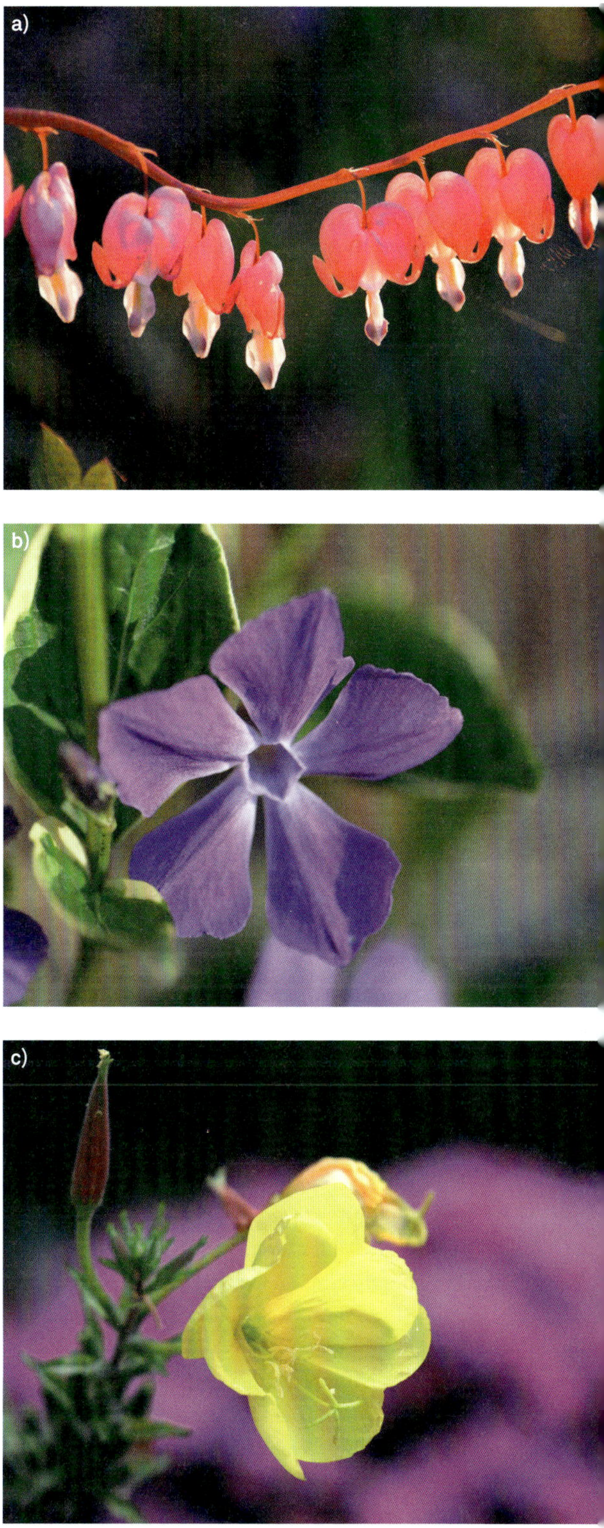

Abbildung 7-7: a) Jede Pflanze ist einzigartig in ihrer a) Form, b) Farbe und c) oft in ihrem Geruch (© Foto: Jürgen Georg)

7.4
Düfte kolorieren

Kurzbeschreibung
Pflanzendüfte faszinieren. Nahezu jede Pflanze, die man Teilnehmenden reicht, werden direkt zur Nase geführt, selbst wenn vorher gesagt wird, dass dieses Exemplar leider nicht riecht. Bei diesem Angebot geht es darum, diese Faszination spielerisch zu nutzen, wobei es sowohl in der großen Gruppe funktioniert wie auch im Einzelsetting mit schwer betroffenen Klienten.

Setting
Gruppen: 3–6 Personen
Einzelsituation

Notwendige räumliche Gegebenheiten
Raum mit größerem Tisch
Bei schwer betroffenen Menschen auch am Bett

Material und Werkzeuge
- Palette mit Stiften
- vorbereitete Pappkärtchen
- verschiedene Düfte, ob mit Pflanzenteilen oder per ätherischem Öl
- Gefäße für die Duftbeispiele
- evtl. Bilder zu den Pflanzen

Zeitaufwand
10–60 Minuten

Vorbereitungsarbeiten
Da dieses Programm gerade dann besonders gut funktioniert, wenn man die Duftquellen nicht sofort identifizieren kann, müssen entsprechende Gefäße vorbereiten werden. Ätherische Öle lassen sich gut in Gläsern auf Watte beträufelt präsentieren.

Bei der ausschließlichen Nutzung von Pflanzenteilen sind blickdichte Gefäße notwendig, die mit den duftenden Anteilen befüllt werden. Vor neugierigen Blicken schützt z. B. die Abdeckung mit Stoff.

Für das Vorbereiten von Duftkarten eignen sich längliche Papierstreifen, etwa im Format 30 × 10 cm, auf die man auch bereits Felder vorzeichnen kann (siehe Skizze).

Anforderungen

Kriterium	niedrig	gering	normal	hoch
Aufmerksamkeit, Antrieb, Konzentration	■			
Mobilität, Beweglichkeit, Belastbarkeit	■			
Handlungsplanung, Kognition, Kreativität	■			
Kommunikation, Sprache, soziale Kompetenzen	■	■		
Gedächtnis, Orientierung, emotionale Beteil.	■			

Ablauf

Einleitung: Am besten beginnt man mit einem einführenden Gespräch über Düfte, z. B. nach Lieblingsdüften fragen und das Gespräch darauf leiten, was dieser Duft denn persönlich für die entsprechende Person bedeutet. Möglich ist auch, Themen vorzugeben und die Teilnehmenden zu bitten, sich in die Situation hineinzuversetzen und zu versuchen, sich an die entsprechende Duftsituation zu erinnern. Diese Themen könnten sein:
- Adventssonntag mit Gebäck
- Ein Sommertag im Freibad
- Die Luft nach einem Regenschauer nach langer Trockenheit.

Ein derartiger Einstieg erleichtert es, zum Thema der Verbindung von Düften mit Farben hinzuleiten. Möglich wäre die Frage, welche Art Geräusche der Teilnehmer mit diesen Ereignissen verbindet, um dann anschließend um den Versuch zu bitten, einen Farbton zu benennen, den der Teilnehmer damit assoziiert. Dementsprechend vorbereitet kann der Gartentherapeut erklären, dass es nicht Aufgabe der Übung sei, den Geruch zu erraten, sondern spontan die Farbe zu suchen, die einem dabei in den Sinn kam, wofür es auch kein Richtig und kein Falsch gibt.

Durchführung: Nun gibt man Sorte für Sorte die Duftquellen aus, stellt die Farbstifte zur Verfügung und lässt den Teilnehmern ausreichend Zeit, Stifte auszuwählen. Bei Gruppen ist es sinnvoll, für jeden einzelnen Teilnehmenden ein eigenes Gefäß zu haben. Auch sollten genügend Stifte zur Verfügung stehen.

Auswertung: Hier geht es um die Betrachtung der Ergebnisse. Dabei ist es in der Gruppensituation gut, die Ergebnisse auf einem Flipchart oder etwas Ähnlichem übereinander zu befestigen. Nun geht man noch einmal Duft für Duft durch und spricht darüber, welche Gemeinsamkeiten zu entdecken sind, wenn z.B. alle Teilnehmenden besonders helle Farbtöne ausgewählt haben. Auch die Unterschiede sind Gesprächsstoff. Und wer möchte, kann und soll natürlich erklären, warum er diese Farbe gewählt hat.

Nachverarbeitung: Oft sind die Ergebnisse derartig schön und spannend, dass man die Farbtafeln übereinander auf ein Blatt Papier kleben kann, möglicherweise mit einem Rahmen versehen, um diese dann im Gruppenraum aufzuhängen (**Abb. 7-8**).

Mögliche Kontraindikationen

Bei der Verwendung von ätherischen Ölen muss vorher abgeklärt werden, ob es hier von ärztlicher Seite problematisch sein könnte. So reagieren beispielsweise einige Menschen extrem auf Citrus mit Speichelfluss oder auch auf die beruhigende Wirkung des Lavendels zu stark.

ICF-Domänen

Person *sollte* *muss* können	Ohne Einschränkung (0) mit leichten Einschränkungen (1) mit Einschränkungen (2–3) nicht (4)	
d160	3	Aufmerksamkeit fokussieren
d163	2	Denken
d210	3	Eine einfache Aufgabe übernehmen
d120	2	Bewusste sinnliche Wahrnehmung
d415	2	In einer Körperposition verbleiben

Weitere mögliche Punkte wären u.a. zu finden im Bereich eine Einzelaufgabe übernehmen, Kommunizieren, Entscheidungen treffen, elementare interpersonelle Interaktionen.

Abbildung 7-8 a–c: Düfte kolorieren. a) Die Teilnehmer suchen die mit den Düften assoziierten Farben aus und b) bemalen mit den Farben Farbkärtchen. c) Übereinander auf ein Blatt Papier geklebt ergeben sie ein schönes Bild. (© Foto: A. Niepel)

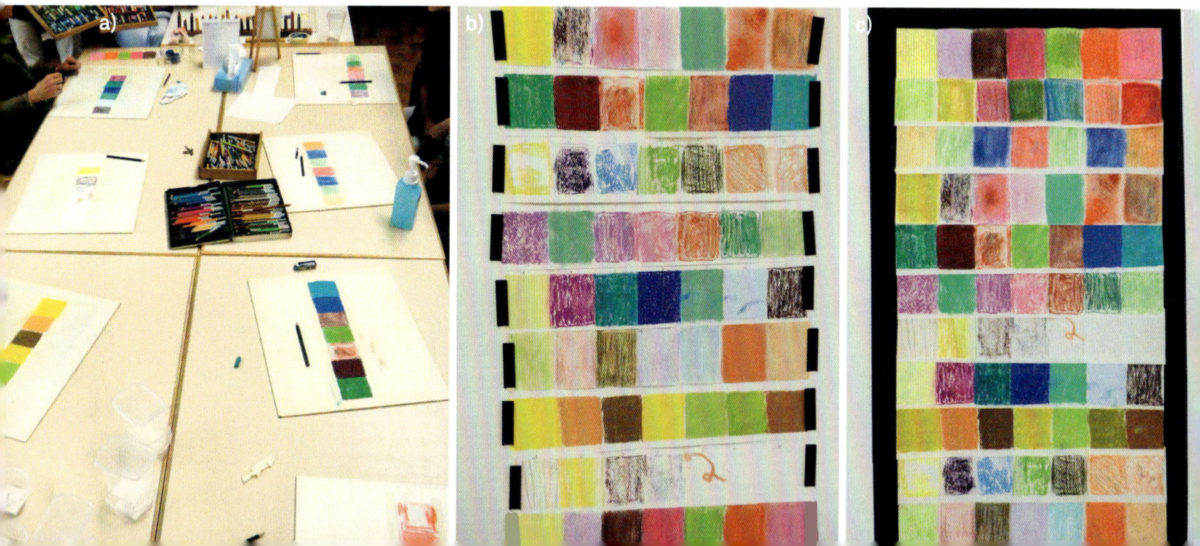

7.5
Vögel zählen

Kurzbeschreibung
Gartentherapie hat auch die Aufgabe, den Kontakt zur Außenwelt und zur Natur zu erhalten und zu gestalten. Die zielgerichtete Beschäftigung mit der Tierwelt – hier mit Gartenvögeln – ist dafür besonders geeignet (**Abb. 7-9**).

Setting
Gruppen: 2–6 Personen
Einzelsetting möglich

Notwendige räumliche Gegebenheiten
Außenbereich: Garten, Terrasse, Balkon,
Bei schlechter Witterung auch am Fenster möglich.

Material und Werkzeuge
- Ferngläser
- Vogelbuch zum Nachschlagen
- Bilder von einheimischen Vögeln
- Notizblock und Stift

Zeitaufwand
ca. 2 Stunden mit Vorbereitung und Transfer der Teilnehmenden

Vorbereitungsarbeiten
Eine Einladung für die gemeinsame Aktion wird ausgehängt. Dann sucht man einen geschützten und doch übersichtlichen Platz im Garten. Die Stühle und das Material werden bereitgestellt.

Anforderungen

Kriterium	niedrig	gering	normal	hoch
Aufmerksamkeit, Antrieb, Konzentration				
Mobilität, Beweglichkeit, Belastbarkeit				
Handlungsplanung, Kognition, Kreativität				
Kommunikation, Sprache, soziale Kompetenzen				
Gedächtnis, Orientierung, emotionale Beteil.				

Anmerkungen
Die Anforderung bei dieser Aktivität kann je nach Teilnehmenden variieren. Bereits ein einzelner Vogel vermag die Aufmerksamkeit, die Beweglichkeit, die Kommunikation der Teilnehmenden zu beeinflussen und ist so von emotionaler Bedeutung. Eine Vogelzählung im Garten kann jederzeit durchgeführt werden, z.B. auch am Futterhaus. Einmal im Jahr gibt es in Deutschland einen festen Termin: Jeweils zum zweiten Maiwochenende ruft der NABU e.V. zur „Stunde der Gartenvögel" auf (Infos unter www.stunde-der-gartenvoegel.de und unter www.nabu.de).

Bei dieser Aktion sollen die Teilnehmenden für eine Stunde die Vögel in ihrem Garten zäh-

Abbildung 7-9 a-b: Ob im Garten oder in der freien Natur: Vögel zählen und die Vogelart erraten oder suchen ist ein spannendes Erlebnis (© Foto: A. Niepel)

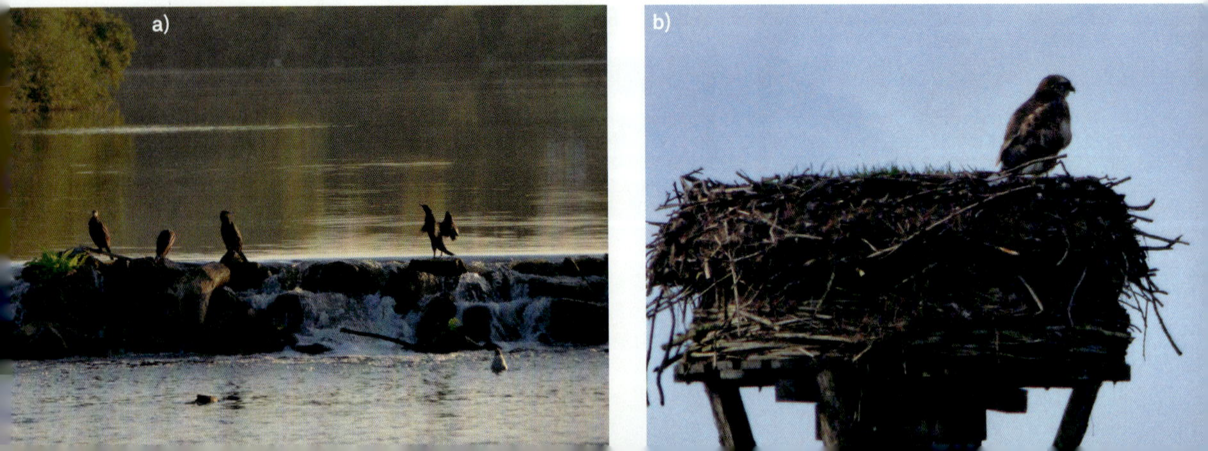

len, in eine Liste, die es ebenfalls beim NABU gibt, eintragen und einsenden. Neben der Tatsache, damit eine sehr wertvolle Aktion zu unterstützen, ist es von besonderer Bedeutung, eine solche Einheit in einen Gesamtzusammenhang zu setzen – auch das ist ein Zeichen für ein „im Kontakt bleiben".

Ablauf

- Vorab sollte man eine Einladung zur Vogelzählung gestalten und diese auch gut sichtbar in der Einrichtung aushängen. Es genügt ein A4-Blatt mit großer Schrift, das erklärt, wann und wo die Aktion stattfindet. Ein buntes Bild mit Vögeln unterstützt zusätzlich die Orientierung. Ein Bild spricht die Teilnehmer zudem emotional stärker an.
- Stühle und Materialien werden an dem vorgesehenen Beobachtungsort bereitgestellt. Hierbei können die Teilnehmenden eingebunden werden.
- Vor Ort wird als Erstes das Zeitlimit je nach Konstitution der Teilnehmenden festgelegt.
- Nun wird gemeinsam der kommende Ablauf besprochen. Dabei geht es um das Programm selbst und wie vorgegangen wird. Grundsätzlich sollen auch Geschichten und Erfahrungen zum Thema Gartenvögel besprochen werden. Anhand der Vögel im Garten oder auch anhand von Bildern wird somit ein Bezug zu der vorgesehenen Aktion eingeleitet. Der erste Vogel wird dabei gemeinsam gesucht. Wichtig ist es, genügend Raum und Zeit für die Betrachtung der Bilder und den Erzählungen zu geben. Ebenso wichtig ist es, nun genügend Zeit für das Erspähen, die Zählung und Benennung der Vögel zu geben.
- Als Hilfe gibt es dazu auch eine Zählhilfe, in welche die Tiere vor Ort eingetragen werden können (**Kap. 13.10**).
- Trotz einer gewissen Notwendigkeit zur Ruhe sollte man Gespräche und Bewegungen der Teilnehmenden zulassen. Die Bewohnerinnen und Bewohner werden von den Vögeln nach einiger Zeit nicht mehr als Störung empfunden – es ist für die Tiere normaler Gartenalltag.
- Abschließend gibt es eine gemeinsame Auswertung der Aktion: Welche Vögel haben wir im Garten? Wie viele Vögel haben wir gezählt? Welche Vögel sind bekannt? Welche Vögel sind auch im Winter hier? Welche Vögel sind Zugvögel?

Schließlich werden bei Beteiligung an der Stunde der Gartenvögel diese in den Auswertungsbogen eingetragen.

Einige im Garten oft zu beobachtende Vögel sind: Amsel, Star, Buchfink, Hausperling, Blaumeise, Kohlmeise, Rotkehlchen, Mehlschwalbe, Hausrotschwanz, Mauersegler und Elster.

Mögliche Kontraindikationen

Manche Teilnehmende sind mit dem Blick durch das Fernglas überfordert, hierfür sind die Bilder oder das Vogelbuch als Anschauungsmaterial zweckmäßig.

Variation und Anpassungen

Im Winter oder bei schlechter Witterung einen Fensterplatz mit einer guten Übersicht zum Garten wählen.

ICF-Domänen

Person *sollte* *muss* können	Ohne Einschränkung (0) mit leichten Einschränkungen (1) mit Einschränkungen (2–3) nicht (4)	
d110	1	Zuschauen
d163	1	Denken
d170	1	Schreiben
d150	1	Rechnen lernen
d415	2	In einer Körperposition verbleiben

Weitere mögliche Punkte wären u.a. zu finden im Bereich nonverbale Mitteilungen produzieren, lesen, Erholung und Freizeit.

7.6 Spazieren gehen

Kurzbeschreibung

Einfach mal nach draußen! Für viele Menschen in Gesundheitseinrichtungen sind die Aufenthalte draußen oftmals zu einem Kleinstanteil ihres Lebens zusammengeschrumpft. Hier kann Gartentherapie den gezielten Naturkontakt auf einfachster Ebene wiederherstellen. (**Abb. 7-10**).

Setting

Gruppen: 3–9 Personen
Einzelsetting möglich

Material und Werkzeuge

notwendige Mobilitätshilfen
ggf. Mobiltelefon

Zeitaufwand

Je nach Zugang des Freiraums bereits ab 30 Minuten, ansonsten bis 90 Minuten.

Vorbereitungsarbeiten

Die wichtigste Vorbereitungsarbeit besteht zunächst darin, sich Gedanken über die zu gehende Strecke und die auf diesem Weg zu besuchenden Ziele zu machen. Möglicherweise gilt es hier, Objekte zu positionieren.

Eine zweite Vorbereitungsarbeit wäre, bei Bedarf etwas für ein „Mini-Picknick" zu organisieren. Schließlich gilt es, die Mobilisierung der Teilnehmenden gut zu organisieren.

Anforderungen

Kriterium	niedrig	gering	normal	hoch
Aufmerksamkeit, Antrieb, Konzentration	x			
Mobilität, Beweglichkeit, Belastbarkeit	x	x		
Handlungsplanung, Kognition, Kreativität	x			
Kommunikation, Sprache, soziale Kompetenzen	x			
Gedächtnis, Orientierung, emotionale Beteil.	x			

Anmerkung

Spazieren gehen bedeutet nicht nur, sich in Bewegung zu setzen. Der Ursprung des Wortes „spatiare" mit der Wortbedeutung von „sich ausbreiten" deutet darauf hin, dass es darum geht, die eigene Umgebung zu erkunden und auch in einer gewissen Art zu besetzen.

Abbildung 7-10a-b: Bei einem gemeinsamen Spaziergang a) werden menschliche Kontakte gepflegt und b) es lässt sich immer etwas Interessantes entdecken. (© Foto: A. Niepel)

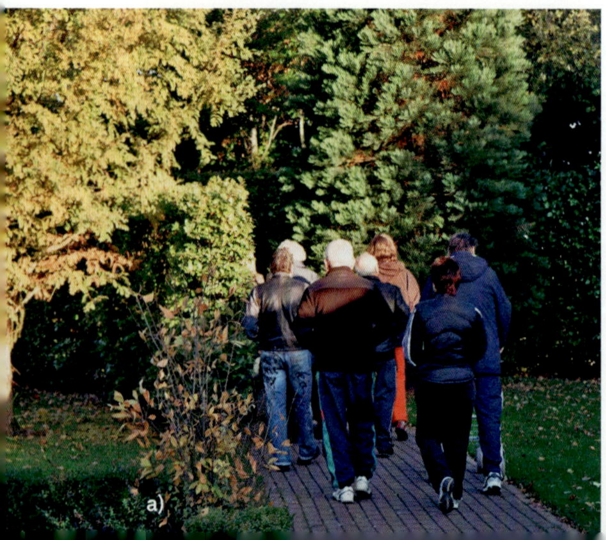
a)

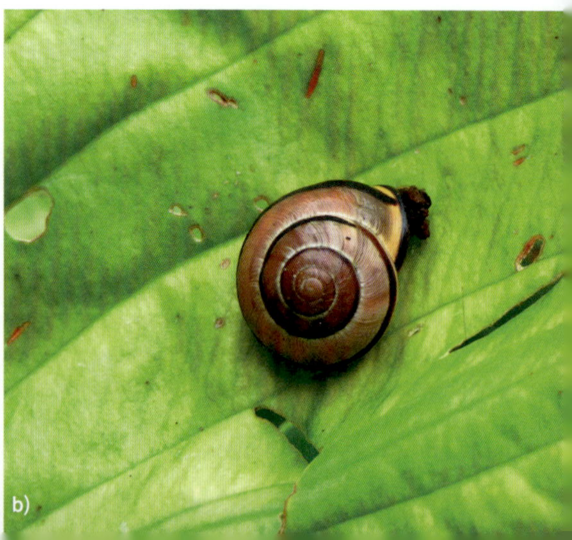
b)

Und ein jeder kennt es vom berühmten „Sonntagsspaziergang", dass die Aspekte von „Sehen und Gesehen werden" eine wichtige Rolle spielen. So mancher zieht sich dementsprechend auch passend an, putzt sich für einen solchen Spaziergang heraus. Auch für die Teilnehmenden unserer Angebote ist dieses von Bedeutung, empfinden viele doch ihren Aufenthalt in Kliniken oder Heimen als ein „aus der Welt sein".

Ein Spaziergang in der Gartentherapie bedeutet also auch immer ein „wieder in diese Welt zurückbringen". Daneben gibt es weitere Ziele, die man mit einem solchen Spaziergang anstreben kann, insbesondere, wenn er wiederholt durchgeführt wird.

Durch die Begutachtung der Ergebnisse einer Gartengruppe oder des Zustandes eines Gartens mit Fragen wie „Was ist wie gewachsen? Was muss als Nächstes getan werden?" geht es um eine Orientierung zur Zeit oder auch um Fragen der Gedächtnisleistung oder der Vorausplanung. Durch eine Ritualisierung wäre eine tagesstrukturierende Maßnahme gegeben. So kann der den Tag abschließende Spaziergang einen klaren Orientierungspunkt liefern.

Die Studienlage zeigt, dass die Bewegung im Grünen, anders als die gleiche in Innenräumen, erheblichen Einfluss auf die Entspannungssituation eines Menschen hat. Letztendlich ist natürlich der Faktor Bewegung mit allen seinen Folgen – von der Sturzprophylaxe bis hin zur Verdauungsförderung – bedeutsam.

Ablauf

Vorbereitung: Entsprechend der erweiterten Bedeutung des Spazierganges sollte dieser auch mit der entsprechenden Bedeutung versehen werden: entweder durch die vorherige Ankündigung (z. B. mit Eintragung im Tagesplan oder mittels vorher ausgegebener Einladungskärtchen) oder durch eine ritualisierte regelmäßige Durchführung.

Mobilisierung: Müssen Teilnehmende mobilisiert werden oder mit entsprechenden Mobilitätshilfen wie Rollstühlen ausgestattet werden, ist dieser Schritt mit entsprechend geschultem Personal durchzuführen.

Einleitungsritual: Wer nahezu seinen gesamten Tag oder auch Woche in Innenräumen verbringt, für den ist der Gang nach draußen etwas wirklich Besonderes. Daher sollten wir nicht einfach nur hinausfahren, sondern diesen ersten Schritt mit einem kleinen Ritual belegen. Dies kann vom kurzen tiefen Durchatmen bis hin zu einem kleinen Tee reichen. Geben Sie den Teilnehmenden auf jeden Fall diese Zeit und der Aktivität die notwendige Bedeutung.

Ziele ansteuern: Gut ist es, wenn man sich die Strecke zuvor so ausgesucht hat, dass man einzelne Ziele auf dem Weg hat. Diese Ziele motivieren nicht nur zum Weitergehen und machen den Weg nachvollziehbarer, sondern sorgen wiederum für Bedeutung. Feste Ziele können sein: eine Wetterstation, ein Tiergehege oder der Therapiegarten.

Aktuelle Ziele könnten darin liegen, z. B. Pflanzen zu sammeln für andere Programme, wie für Ikebana, Pflanzen pressen oder eine Teerunde.

Abschlussritual: Ebenso wie beim Start sollte ein Abschlussritual durchgeführt werden.

ICF-Domänen

Person *sollte* *muss* können	Ohne Einschränkung (0) mit leichten Einschränkungen (1) mit Einschränkungen (2–3) nicht (4)	
b114	3	Funktionen der Orientierung
d177	3	Entscheidungen treffen
d460	1	Sich in verschiedenen Umgebungen fortbewegen
d910	3	Gemeinschaftserleben
d920	3	Erholung und Freizeit

Weitere mögliche Punkte wären u. a. zu finden im Bereich Konversation, elementare interpersonelle Interaktionen, sich mit Transportmitteln fortbewegen.

7.7 Anlage eines Herbariums

Kurzbeschreibung
Die Beschäftigung mit Pflanzen kann über den Einbezug botanischer Inhalte gut zur kognitiven Aktivierung genutzt werden. Ein Beispiel hierfür ist die Anlage eines Herbariums.

Setting
Gruppen: 3–9 Personen
Einzelsetting möglich

Notwendige räumliche Gegebenheiten
Raum mit größerem Tisch

Material und Werkzeuge
- Pflanzenbestimmungsbuch
- Pflanzenpresse bzw. einige dicke Bücher zum Pressen
- geeignetes Papier oder Leerbücher, um die gepressten Exemplare zu präsentieren
- Schreibzeug
- Messer, Scheren
- Aufbewahrungskisten oder Körbe
- Buchbinderleim

Zeitaufwand
über mehrere Termine ca. 15–45 Minuten.

Vorbereitungsarbeiten
Je nach Konstitution der Teilnehmer kann es notwendig sein, das Pflanzenmaterial zuvor zu schneiden und mitzubringen. Wenn möglich ist es jedoch sinnvoller, dieses von den Teilnehmenden selbst erledigen zu lassen.

Anforderungen

Kriterium	niedrig	gering	normal	hoch
Aufmerksamkeit, Antrieb, Konzentration	■	■	■	■
Mobilität, Beweglichkeit, Belastbarkeit	■	■		
Handlungsplanung, Kognition, Kreativität	■	■		
Kommunikation, Sprache, soziale Kompetenzen	■	■	■	
Gedächtnis, Orientierung, emotionale Beteil.	■	■		

Anmerkung
Beim Sammeln sollte man natürlich darauf achten, dass keine geschützten Pflanzen ausgewählt werden.

Ablauf
Die einzelnen Arbeitsschritte auf dem Weg zu einem Herbarium werden üblicherweise in unterschiedlichen Einheiten durchgeführt. Eine Ausnahme ist ein laufender Prozess, also Pflanzen sammeln, präparieren und pressen, um

Abbildung 7-11a-c: Ein Herbarium anlegen (© Foto: A. Niepel)

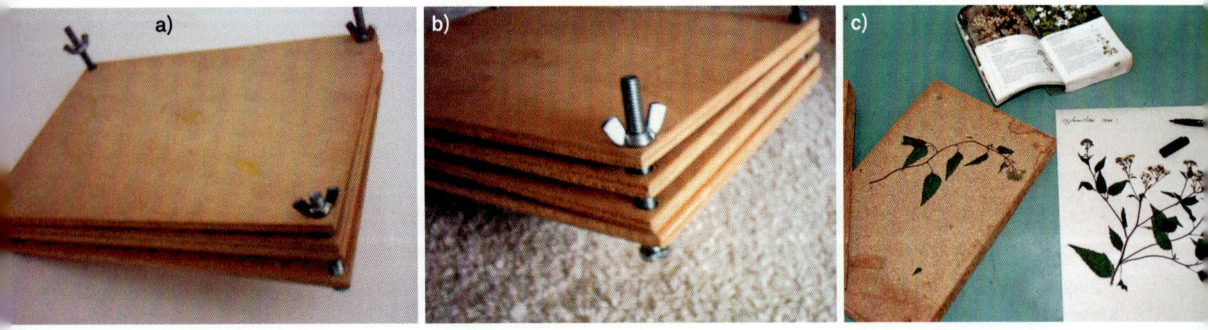

dann die fertigen Exemplare des Vortermins weiter zu behandeln.

Pflanzen sammeln: Der erste Schritt ist zwar das Sammeln der Pflanzen, im Grunde aber steht davor noch die Entscheidung, welche Art von Herbarium man anlegen möchte. Dieses könnte ortsbezogen sein, beispielsweise unter dem Thema stehen:

- Welche Pflanzen wachsen in den Außenanlagen unserer Einrichtung?
- Welche Pflanzen wachsen in unserer Gegend wild?
- Es könnten aber auch thematische Ordner vorgesehen werden, wie:
  - Alles was blau blüht.
  - Die Welt der Sommerwiese.

Durch die Zusammenfassung verschiedener Themen können ganze botanische Bücher entstehen. Mit einer solchen Idee geht man dann gemeinsam los und sammelt Pflanzen, wobei darauf zu achten ist, dass möglichst komplette Pflanzen mit Blüte, Blatt, Stängel und vielleicht sogar Wurzel gesammelt werden. Bei sehr interessierten Teilnehmenden ist es auch möglich, parallel dazu Fotos vom Fundort aufzunehmen.

Pflanzen bestimmen: Das Bestimmen der Pflanzen sollte in der Gruppe geschehen, sodass immer die Gruppe gemeinsam das Erfolgserlebnis hat. Hilfsmittel dazu können diverse Bestimmungsbücher sein.

Pflanzen präparieren: Nun müssen die Pflanzen passend präpariert werden. Dieses bedeutet, die Pflanzen auf die richtige Länge für das endgültige Herbariums-Blatt zu bringen, denn mitunter muss eine Pflanze dafür geteilt werden. Besonders dicke Pflanzenteile wie manche Knoten, die nicht ohne Probleme zu pressen wären, müssen ebenfalls mit einem geeigneten Messer dünner geschnitten werden. Um später den Habitus und die Wuchsform gut erkennen zu können, wird das Exemplar auch entsprechend auf der Pressunterlage ausgebreitet. Nun wird die Pflanze zwischen dicken Büchern oder einer speziellen Pflanzenpresse getrocknet und gepresst (**Abb. 7-11a und b**).

Herbariumsblatt erstellen: Einige Wochen später werden die getrockneten Exemplare entnommen und das eigentliche Herbarium wird erstellt oder ergänzt.

Dafür werden die Pflanzen auf einzelne Papierbögen oder auch in spezielle Bücher geklebt (**Abb. 7-11c**), wobei sich Buchbinderleim als sehr geeignet erwiesen hat. Nun werden die Blätter noch mit dem botanischem und dem deutschen Namen beschriftet. Auch der Fundort, der Zeitpunkt, an dem das Exemplar gefunden wurde und vielleicht auch der Name des Finders/Präparators könnte auf diesem Blatt Platz finden.

Mögliche Kontraindikationen

keine

Variation und Anpassungen

Anstelle eines botanischen Herbariums können die gepressten Pflanzenreste auch für diverse andere Zwecke genutzt werden. So können monatlich typische Blüher zusammen auf einem Blatt den Grundstock für einen Kalender bilden (**Abb. 7-11**). Mit diesem Vorgehen kann diese Einheit exakt einmal im Monat wiederholt werden und erhält so eine entsprechende Anzahl an Kalendern zum Verschenken oder für die Einrichtung.

ICF-Domänen

Person *sollte* *muss* können	Ohne Einschränkung (0) mit leichten Einschränkungen (1) mit Einschränkungen (2–3) nicht (4)	
d155	1	Sich Fertigkeiten aneignen
d166	2	Lesen
d177	3	Entscheidungen treffen
d440	2	Feinmotorischer Handgebrauch
d920	2	Erholung und Freizeit

Weitere mögliche Punkte wären u. a. zu finden im Bereich eine Einzelaufgabe übernehmen, Kommunizieren, Schreiben, sich in verschiedenen Umgebungen fortbewegen (beim selber Sammeln).

8 Programme Gartenkunst

Andreas Niepel

Auch die sechs Programme dieses Kapitels eigenen sich oft für schwer beeinträchtigte Klienten, aber auch für die Arbeit mit Kindern. Sie stellen eine starke Verbindung zur Kunst dar, eine Verbindung, die in den letzten Jahren verstärkt genutzt wurde.

Die einzelnen Programme sind:

8.1 Pflanzen und Landschaften malen

Kurzbeschreibung
Garten und Kunst sind eng miteinander verwandt. Und auch Methoden der künstlerischen Auseinandersetzung lassen sich daher ganz hervorragend nutzen, um auf einfacher Ebene einen Naturbezug herzustellen.

Setting
Gruppen: 3–9 Personen
Einzelsetting

Notwendige räumliche Gegebenheiten
Raum mit größerem Tisch
Bei guter Witterung auch im Freien möglich

Material und Werkzeuge
- Pflanzen je nach Wahl
- Stifte, Farben, Pinsel
- Papier
- evtl. Rahmen

Zeitaufwand
30–60 Minuten

Vorbereitungsarbeiten
Die wichtigste Vorbereitungsarbeit liegt darin, sich wirklich intensiv mit der Motivsuche zu beschäftigen. Zu schauen, welche Pflanzenobjekte einfach genug oder auch schwer genug zum Nachzeichnen sind oder auch, welchen Bereich des Gartens man als Motiv wählt. Wer Hilfsrahmen nutzen möchte, kann diese natürlich ebenso zuvor fertigen (**Abb. 8-1**).

Anforderungen

Kriterium	niedrig	gering	normal	hoch
Aufmerksamkeit, Antrieb, Konzentration				
Mobilität, Beweglichkeit, Belastbarkeit				
Handlungsplanung, Kognition, Kreativität				
Kommunikation, Sprache, soziale Kompetenzen				
Gedächtnis, Orientierung, emotionale Beteil.				

Anmerkung
Eine kleine Vorabanmerkung: Auf Sätze wie „Ich konnte noch nie gut malen“ oder auch „Das habe ich schon in der Schule nicht gekonnt“ sollte man bei derartigen Angeboten immer gefasst sein. Und tatsächlich entstehen natürlich dann, wenn beispielsweise die Wasserfarben herausgeholt werden, schnell Assoziationen mit dieser Schulzeit und mit dem Benotungssystem. Dementsprechend ist es tatsächlich wichtig, eine möglichst „unschuldige“ Atmosphäre zu schaf-

Abbildung 8-1 a-b: Pflanzen malen: a) Eine künstlerische Betätigung mit oft sehr schönen Ergebnissen. b) Das Aufhängen der Bilder erhöht das Selbstwertgefühl. (© Foto: A. Niepel)

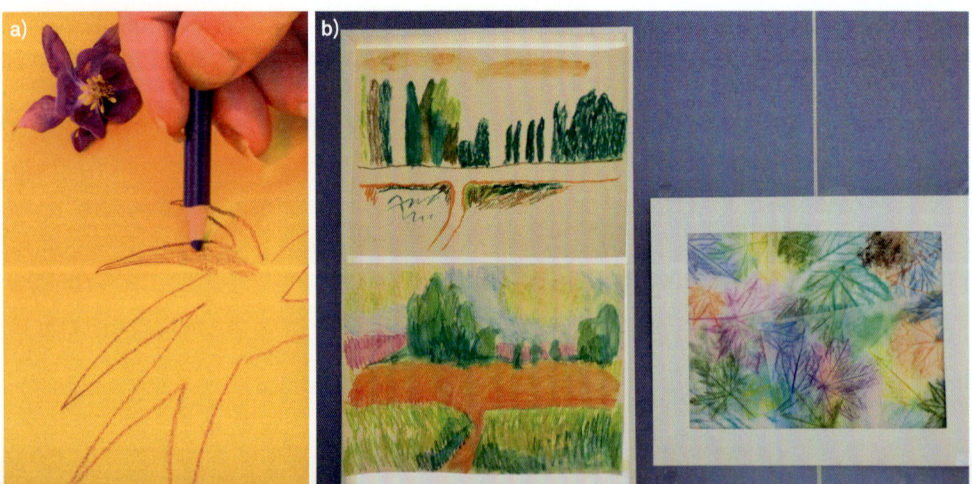

fen und lehrende Ansätze sehr weit nach hinten zu schieben.

Ablauf

Grundsätzlich ist der Ansatz, die künstlerische Betätigung in der Gartentherapie zu nutzen, nicht primär mit den gleichen Zielen verbunden, wie sie ansonsten die Kunsttherapie definiert, z.B. in Bezug auf die Raumauffassung oder die Ausdrucksmöglichkeit. Auch geht es nicht in erster Linie darum, notwendige feinmotorische Fähigkeiten zu trainieren. Auch wenn derartige Dinge natürlich immer eine Rolle spielen und somit auch eine hervorragende Grundlage für interdisziplinäres Arbeiten gegeben ist: Der erste Ansatz der Gartentherapie besteht darin, einen Bezug zur natürlichen Welt und zu den individuellen Erfahrungen zum Thema Natur und Garten hervorzurufen.

Aber auch dafür eignen sich diese Medien natürlich hervorragend, denn sie beinhalten die starke Konzentration auf das Objekt. Dementsprechend ist auch das Hauptaugenmerk immer bei dem zu betrachtenden Objekt und eben nicht bei dessen Abbild auf dem Papier. Es geht darum, was entdeckt und in Verbindung gesetzt wird und nicht um das technische Gelingen. Dementsprechend sollte man immer mit folgenden Schritten beginnen:

- Im Vordergrund und zu Beginn steht das Gespräch über das Objekt. Geht es um das Zeichnen von Pflanzen, so tut man gut daran, genügend Exemplare mitzubringen und diese auszuteilen. Nun kann und sollte man sich erst einmal darüber austauschen. Wer kennt diese Pflanze? Wer hatte sie vielleicht selbst im Garten? Woran erinnert sie einen? Wie würde man die Farbe beschreiben?
- Anschließend kann man gut auf Besonderheiten hinweisen und diese von den teilnehmenden Personen entdecken lassen. Dazu gehören Farbschattierungen oder auch der Aufbau. So erkennt man im Inneren der Akelei einen fünfzackigen Stern, kann feststellen, dass Löwenmäulchen über die vertikale gespiegelt symmetrisch sind oder auch dass manchmal interessante Zahlenkombinationen zu finden sind (vier Blütenblätter vs. fünf Blütenblätter).

Anhand derartiger Hinweise kann nun die gesamte Gruppe Abbildungen der Pflanzen herstellen. Am Ende ist es sehr schön, wenn die einzelnen Bilder ausgestellt und vielleicht auch miteinander besprochen werden.

Variation und Anpassungen

Wie bereits im Abschnitt des Ablaufes zu sehen, besteht die therapeutische Intervention in der Erleichterung des Zuganges. Dieses kann durch Hinweise auf Besonderheiten geschehen, aber auch dadurch, dass bestimmte Formen vorgegeben werden. Möglichkeiten können eine vorgezeichnete Vase sein, in die hinein dann die Teilnehmenden ihren Strauß malen oder auch andere Formen wie Gesichter, die dann entsprecht floral vervollständigt werden.

Eine fortgeschrittene Form besteht darin, Gartenteile oder Landschaftsteile zu malen. Dabei kann wiederum eine Erleichterung stattfinden, z.B. durch den gezielten Hinweis auf vertikale oder horizontale Linien. Aber es ist auch möglich einen zuvor zurechtgeschnittenen Rahmen auszugeben, der das Blickfeld begrenzt.

ICF-Domänen

Person *sollte* *muss* können	Ohne Einschränkung (0) mit leichten Einschränkungen (1) mit Einschränkungen (2–3) nicht (4)	
d110	2	Zuschauen
d130	2	Nachmachen, nachahmen
d220	3	Eine einfache Aufgabe übernehmen
d160	2	Die Aufmerksamkeit fokussieren
d440	2	Feinmotorischer Handgebrauch

Weitere mögliche Punkte wären u.a. zu finden im Bereich Entscheidungen treffen, Kommunizieren, eine Mehrfachaufgabe übernehmen, Handgebrauch, elementare interpersonelle Fertigkeiten.

8.2 Naturklappkarten

Kurzbeschreibung

In Windeseile können gesammelte Naturmaterialien aus dem Garten zu kleinen Kunstwerken verarbeitet werden. Sie erfreuen die Herstellenden oder dienen als kleine Geschenke.

Setting

Gruppen: 3–8 Personen
Einzelsetting möglich

Notwendige räumliche Gegebenheiten

Raum mit größerem Tisch

Material und Werkzeuge

- farbiger Fotokarton oder farbiges Holzspanpapier
- doppelseitiges Klebeband
- gepresste Blüten und Blätter
- feines Saatgut, z. B. Mohnsamen oder Nachtkerzensamen
- Glitzerstaub
- Scheren und Cutter
- flüssiger Bastelkleber
- Haarlack oder Laminiergerät mit Folien

Zeitaufwand

30–60 Minuten

Vorbereitungsarbeiten

Blätter und Blüten pressen
feines Saatgut besorgen

Anforderungen

Kriterium	niedrig	gering	normal	erhöht	hoch
Aufmerksamkeit, Antrieb, Konzentration	■	■	■		
Mobilität, Beweglichkeit, Belastbarkeit	■	■			
Handlungsplanung, Kognition, Kreativität	■	■	■	■	
Kommunikation, Sprache, soziale Kompetenzen	■	■			
Gedächtnis, Orientierung, emotionale Beteil.	■	■			

Anmerkungen

Naturkarten können einfach aufgestellt oder aber verschickt oder verkauft werden.

Ablauf

Das Papier in DIN-A5 Größe schneiden und einmal falten. Dieses kann man je nach Gruppenkonstitution auch schon vorbereiten!

Das doppelseitige Klebeband zu Quadraten zurechtschneiden und auf die Vorderseite der Karte kleben. Dann zieht man die Schutzfolie ab und kann nun die Blüten und Blätter darauf kleben. So entsteht ganz schnell ein kleines Bild. Die verbleibenden Freiflächen kann man nun mit dem Saatgut und etwas Glitzerstaub ausfüllen. Einfach darüber streuen, klebt ganz von selbst. Überschüssiges Material einfach sanft abklopfen.

Karte mit Haarlack besprühen, damit die Pflanzenteile gut haften oder Karten in Laminiergerät laminieren.

So entstehen ganz einfach wunderschöne Karten zum Aufstellen, verschicken oder auch verkaufen (**Abb. 8-2**).

Mögliche Kontraindikationen

Achtung auf Verletzungen beim Zuschneiden der Karten.

Achtung, dass die Samen oder der Glitzerstaub nicht in die Augen kommen oder geschluckt werden.

Variation und Anpassungen

Herstellen kleinerer oder größerer Bilder mit gepressten Pflanzenteilen. Zur besseren Haltbarkeit am besten laminieren.

ICF-Domänen

Person *sollte* *muss* können	Ohne Einschränkung (0) mit leichten Einschränkungen (1) mit Einschränkungen (2–3) nicht (4)	
d130	2	Nachmachen, nachahmen
d177	2	Entscheidungen treffen
d210	1	Eine einfache Aufgabe übernehmen
d415	2	In einer elementaren Körperposition verbleiben
d445	1	Hand- und Armgebrauch

Weitere mögliche Punkte wären u. a. zu finden im Bereich eine Einzelaufgabe übernehmen, Kommunizieren, Probleme lösen, feinmotorischer Handgebrauch, elementare interpersonelle Fertigkeiten.

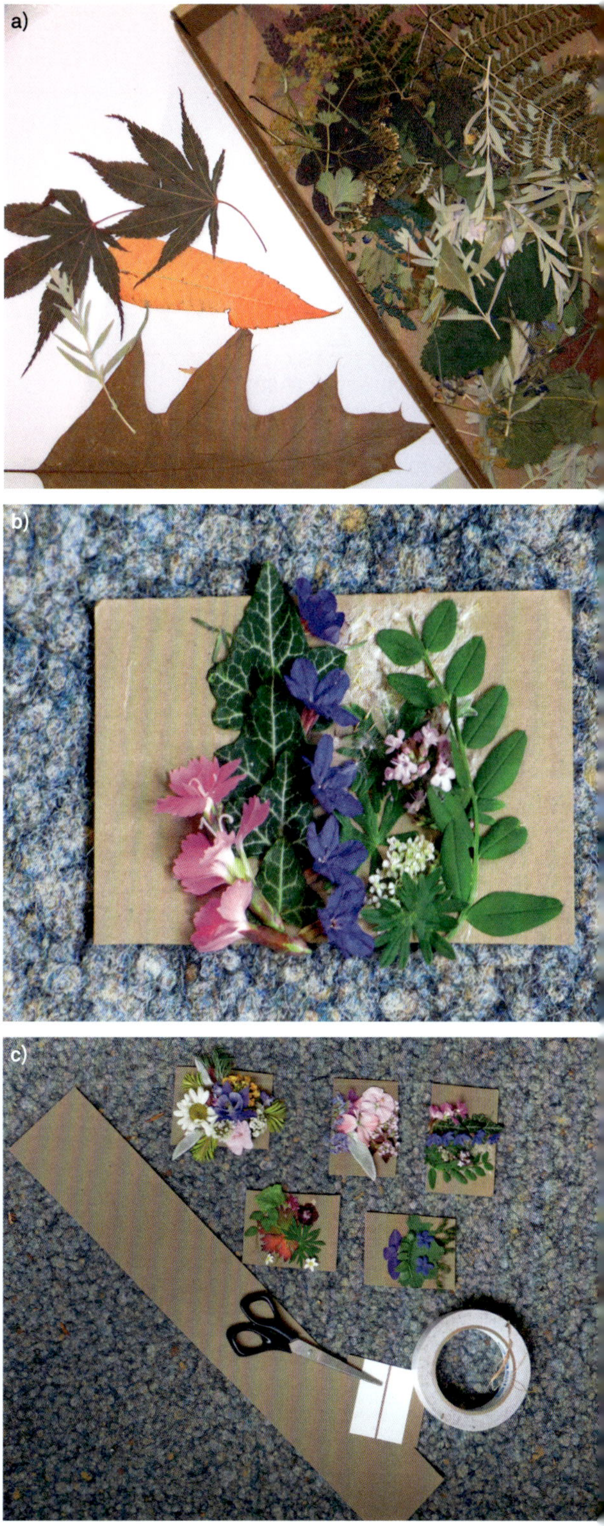

Abbildung 8-2 a-c: Naturklappkarten. a) Geeignete Pflanzen für Naturklappkarten gibt es fast für jede Jahreszeit. b) Die Größe lässt sich beim Zuschneiden variieren. c) So entstehen kleine Kunstwerke. (© Foto: A. Niepel)

8.3 Pflanzenmemory

Kurzbeschreibung

Memory ist ein altbekanntes Spiel. In dieser Variante wird es weitaus konkreter, zudem ergeben sich auch unterschiedliche Möglichkeiten, das Spielmaterial selbst herzustellen und es auch in einen saisonalen Bezug zu setzen.

Setting

Gruppen: 3–6 Personen

Notwendige räumliche Gegebenheiten

Raum mit größerem Tisch
Bei guter Witterung auch im Freien möglich

Material und Werkzeuge

Töpfe
Blüten

Zeitaufwand

ca. 30 Minuten

Vorbereitungsarbeiten

Je nach Einbindung der Vorbereitung in die Einheit reicht es aus, genügend Töpfe bereitzustellen. Man benötigt wegen der jeweiligen Paarung doppelt so viele Töpfe, wie man einzelne Blüten dem Spiel hinzufügt. Die Größe der Töpfe entspricht dabei den wahrscheinlich verwendeten Blüten, also von 8–20 cm Durchmesser.

Für die im Abschnitt Varianten erwähnten Alternativen benötigt man ein entsprechendes Buch (z. B. Kräuter oder Heilpflanzen plus eine kleine Materialsammlung).

Anforderungen

Kriterium	niedrig	gering	normal	hoch
Aufmerksamkeit, Antrieb, Konzentration				
Mobilität, Beweglichkeit, Belastbarkeit				
Handlungsplanung, Kognition, Kreativität				
Kommunikation, Sprache, soziale Kompetenzen				
Gedächtnis, Orientierung, emotionale Beteil.				

Anmerkung

Für die erwähnte Materialsammlung sind alle möglichen Alltagsgegenstände wie Schlüssel oder Feuerzeuge ebenso geeignet wie kleine Figuren oder Spielzeuge (Cowboyfiguren etc.) oder

Abbildung 8-3: Pflanzenmemory macht Spaß und trainiert die Gedächtnisleistung (© Foto: A. Niepel)

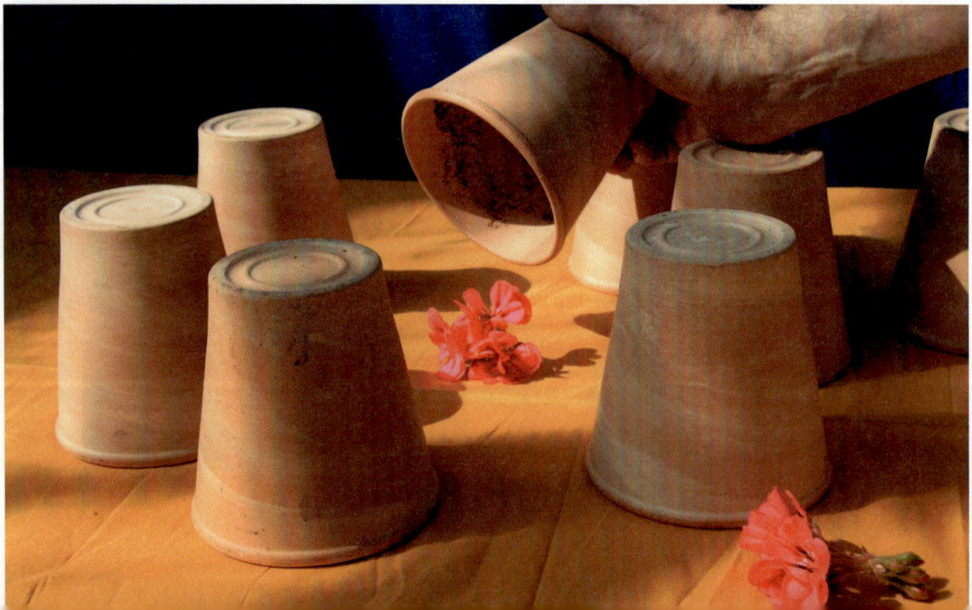

eben auch Gegenstände mit einem Bezug zur Situation (also Krankenhaus: Mullbinden etc.).

Ablauf

Die einzelnen Pflanzen werden der Reihe nach hervorgeholt und in der Gruppe sollten Informationen zu diesen Exemplaren gesammelt werden. Diese Beschäftigung hilft später dabei, sich an die Gegenstände zu erinnern. Wer eine Pflanze erkannt hat, erhält diese, um sie auf die passende Länge zu schneiden, damit sie unter den Topf passt. Nun werden alle Pflanzen mit den Töpfen verdeckt und wie beim klassischen Memory werden reihum immer zwei Exemplare umgedreht, beziehungsweise in diesem Fall aufgedeckt (**Abb. 8-3**).

Wird ein Pärchen aufgedeckt, so erhält dieses der Spieler oder das Team und es dürfen erneut zwei Töpfe aufgedeckt werden. Diejenigen mit den meisten Paaren am Ende haben das Spiel gewonnen.

Mögliche Kontraindikationen

keine

Variation und Anpassungen

Dieses Spiel lässt sich auf die verschiedensten Arten variieren. Dieses ist insbesondere dann notwendig, wenn die Gedächtnisleistungen eher als schwach einzuschätzen sind, denn wie bei allen Programmen soll der Teilnehmer spielerisch seine Ressourcen nutzen und auch erkennen.

Die erste mögliche Art der Anpassung besteht darin, anstelle von Einzelspielern Teams zu gründen. Ob dieses ein Zweierteam ist oder ob ein noch größeres sinnvoll ist, ist abhängig von der Situation. Es kann auch so weit gehen, dass die gesamte Gruppe gemeinsam spielt, um einen Gruppenerfolg zu erreichen. Möchte man das Spiel schwieriger gestalten, so kann man noch folgende die Variante einbringen: Es soll vorher benannt werden, was sich denn unter dem Topf befindet. Diese beiden Maßnahmen, also die Gruppe gemeinsam spielen zu lassen und die Pflanzen zu benennen, ist ebenfalls in Kombination sehr gut geeignet.

Hierbei lässt sich der Ansporn dadurch steigern, dass zunächst nur zwei Pärchen verwendet werden, um diese von der Gruppe erkennen zu lassen. Dann kommt das nächste Pärchen hinzu und es wird wiederum getestet, ob nun alle drei Paare zusammen benannt und erkannt werden können. Danach kann man dann wieder ein neues Paar auslegen und das Ganze immer mehr steigern.

Eine besondere Variante, wenn es gleichzeitig Ziel ist, die Pflanzen zu benennen, besteht darin, die Töpfe zu markieren. Hier ist es insbesondere sehr wichtig, zunächst relativ viel über die Pflanzen zu sprechen. So kann man beispielsweise nur Gewürzkräuter nehmen oder nur Heilpflanzen, nur Sommerblumen, Wiesenpflanzen usw.

Mit Hilfe eines Buches und dem Wissen der Teilnehmer werden erst die entsprechenden Informationen gesammelt und dann wird gemeinsam eine bildliche Eselsbrücke vereinbart. Hierbei können Farben helfen: „Der rote Ball ähnelt einer Dahlienblüte“ oder auch Sinnsprüche. Interessanterweise bleiben oft die abwegigsten Verbindungen am besten erhalten, wie eine Wäscheklammer und eine Wermutpflanze unter der Eselsbrücke „Ich KLAMMERE mich an meinen MARTINI“.

ICF-Domänen

Person *sollte* *muss* können	Ohne Einschränkung (0) mit leichten Einschränkungen (1) mit Einschränkungen (2–3) nicht (4)	
b144	1	Funktionen des Gedächtnisses
d163	1	Denken
d177	2	Entscheidungen treffen
d160	1	Die Aufmerksamkeit fokussieren
d330	3	Sprechen

Weitere mögliche Punkte wären u.a. zu finden im Bereich nonverbale Mitteilungen produzieren, in einer Körperposition verbleiben, elementare interpersonelle Fertigkeiten, Erholung und Freizeit.

8.4
Mit Pflanzen malen

Kurzbeschreibung
Bei diesem Angebot wird spielerisch-künstlerisch mit Blüten gearbeitet. Mit frischen Pflanzensäften werden kleine Bilder erstellt.

Setting
Gruppen: 3–6 Personen
Einzelsetting möglich

Notwendige räumliche Gegebenheiten
Raum mit größerem Tisch
Bei guter Witterung auch im Freien möglich

Material und Werkzeuge
- Stifte (zum Ergänzen)
- falls gewünscht Vorlagen (wie bei Malbüchern)
- Papier, dick und saugfähig
- Eimer

Zeitaufwand
30–60 Minuten

Vorbereitungsarbeiten
Abgesehen vom Zusammenstellen der Materialien keine Vorbereitung notwendig.

Falls das Angebot drinnen stattfindet, müssten natürlich einige Pflanzenbeispiele zuvor geerntet und mitgebracht werden.

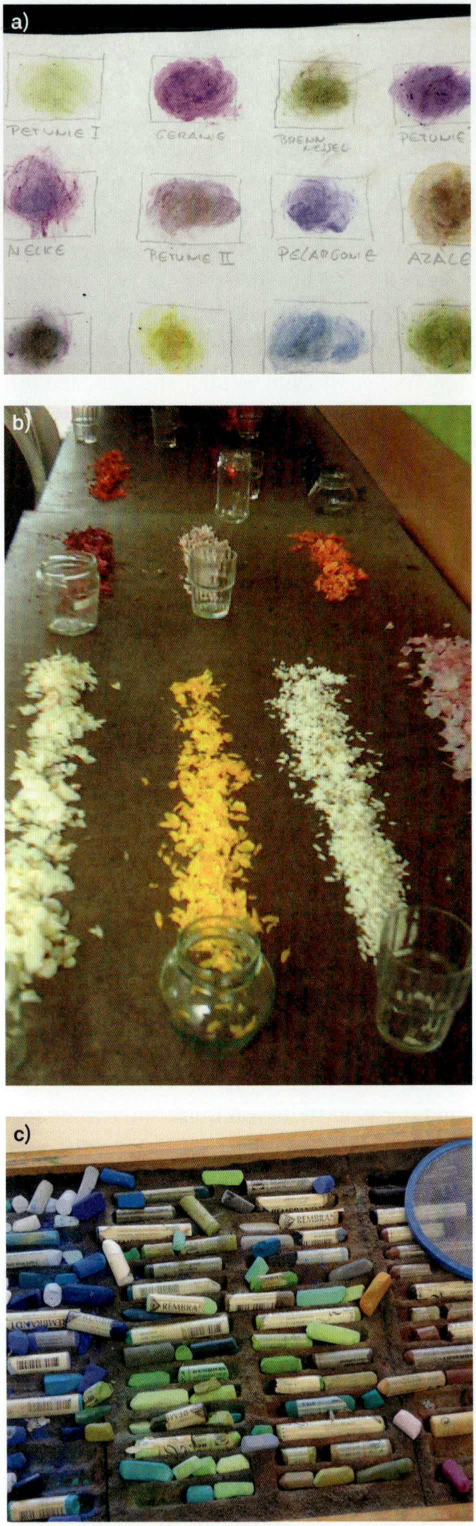

Abbildung 8-4a-c: Mit Pflanzenfarben malen. a) Pflanzenfarben auf Papier. b) Präsentierte Pflanzen. c) Farbstifte zum Ausmalen (© Foto: A. Niepel)

Anforderungen

Kriterium	niedrig	gering	normal	hoch
Aufmerksamkeit, Antrieb, Konzentration				
Mobilität, Beweglichkeit, Belastbarkeit				
Handlungsplanung, Kognition, Kreativität				
Kommunikation, Sprache, soziale Kompetenzen				
Gedächtnis, Orientierung, emotionale Beteil.				

Anmerkung

Bei diesem Programm werden Pflanzen zerstört. Sie werden zerdrückt, sie werden zerquetscht! Und natürlich gibt es Teilnehmende, die dieses nicht mögen oder gar ablehnen. Dieses sollte auf jeden Fall respektiert werden, kann möglicherweise auch verbalisiert werden.

Aber auch abgesehen von diesen individuellen Abneigungen hat es sich als sinnvoll erwiesen, einen kleinen Eimer oder etwas ähnliches vorrätig zu haben, in welchen die jeweils benutzten Pflanzenteile direkt entsorgt werden.

Ablauf

Zunächst wird beispielhaft von den Anleitenden gezeigt, dass man mit Pflanzen sehr gut malen kann. Dazu wählt man am besten zwei Beispielpflanzen. Eine, die eben sehr gut färbt (z.B. Petunie) und eine, die das nicht tut (z.B. Rose). Dadurch wird schon einmal deutlich, dass es eben auch Misserfolg geben kann und dass ein Experimentieren notwendig ist. Diese Exemplare nimmt man und drückt sie gegen das Papier aus, sodass der austretende Pflanzensaft das Papier färbt (**Abb. 8-4a**).

Je nach Situation und nach Konstitution der Teilnehmenden können diese nun im Garten umhergehen und sich Farben suchen oder aber man präsentiert diese (**Abb. 8-4b**).

Und nun kann experimentiert und gemalt werden. Nachstehend folgende Vorgehensweise:

Die Palette: Hierbei kann man sehr schön einige Kästchen per Bleistift vorskizzieren (lassen), in die dann die Farben eingebracht werden. Zusammen mit einer Beschriftung erhält man eine sehr dekorative Farbpalette.

Das freie Zeichnen: Wie der Titel sagt, lässt man der Kreativität freien Raum. Wo bei diesem Prozess Schwierigkeiten zu erkennen sind, kann man vorsichtig Themen oder Ideen vorgeben, wie der eigene Name, das Malen von Blumen (mit Blumen) oder auch das Konstruieren von Mandalas.

Vervollständigen: Ebenso ist es möglich, mit einfachen Skizzen bis hin zu kompletten Ausmalbildern Ideen zu liefern, sodass lediglich die Tätigkeit des Kolorierens bleibt (**Abb. 8-4c**).

Mögliche Kontraindikationen

Einige Pflanzen, wie der Schöterich, die zwar ausgezeichnet zum Malen geeignet sind, sind giftig, sodass hier speziell bei Wildpflanzen und bekannten Giftpflanzen erhebliche Vorsicht angesagt ist. Der Eisenhut beispielsweise ist bereits kontaktgiftig. Daher eher auf die altbekannten Sommerblumen zurückgreifen.

ICF-Domänen

Person *sollte* *muss* können	Ohne Einschränkung (0) mit leichten Einschränkungen (1) mit Einschränkungen (2–3) nicht (4)	
d110	3	Zuschauen
d130	3	Nachmachen, nachahmen
d210	2	Eine einfache Aufgabe übernehmen
d160	1	In einer Körperposition verbleiben
d440	2	Feinmotorischer Handgebrauch

Weitere mögliche Punkte wären u.a. zu finden im Bereich Entscheidungen treffen, Kommunizieren, Probleme lösen, Konversation, Handgebrauch, elementare interpersonelle Fertigkeiten.

8.5
Farbensuche im Garten

Kurzbeschreibung

Ein einfaches spielerisches Programm, bei dem es um Farberkennung, aber auch um Bewegung und Zusammenwirken geht. Ein Sommergarten ist voller leuchtender Farben (**Abb. 8-5a**).

Setting

Gruppen: 3–6 Personen
Einzelsetting möglich

Notwendige räumliche Gegebenheiten

Garten mit Tisch

Material und Werkzeuge

- Papier
- Buntstifte
- ein Garten mit möglichst vielen Blumen

Zeitaufwand

15–30 Minuten

Vorbereitungsarbeiten

Außer dem Bereitlegen des Materials keine Vorbereitung.

Anforderungen

Kriterium	niedrig	gering	normal	hoch
Aufmerksamkeit, Antrieb, Konzentration				
Mobilität, Beweglichkeit, Belastbarkeit				
Handlungsplanung, Kognition, Kreativität				
Kommunikation, Sprache, soziale Kompetenzen				
Gedächtnis, Orientierung, emotionale Beteil.				

Ablauf

Einleitung: Die Einheit beginnt mit einer einleitenden kleinen Runde. Da das Thema Farben ist, bietet es sich natürlich an, über Lieblingsfarben zu sprechen und darüber, was eine Farbe für die Teilnehmenden bedeutet. Die Teilnehmenden können sich aus der Stifteauswahl ihre persönliche Lieblingsfarbe aussuchen und damit eine Form oder ein Feld auf dem Papier bemalen (**Abb. 8-5b**).

Die Farben suchen: Jetzt gehen die Teilnehmenden in den Garten und suchen eine Pflanze, die genau diesem Farbton entspricht. Dieses wird dann abgeglichen und es gibt einen Punkt oder auch einfach einen Haken. Anschließend kann – wenn es spielerisch gestaltet sein soll – so weitergemacht werden. Die Farbstifte können dabei per Zufall gezogen werden oder man lässt die freie Auswahl. Die gemalten Farbflächen, zusammen mit den dazugehörigen Pflanzen, werden als gemeinsames Ergebnis ausgelegt.

Ergänzungen: Dieses einfache Angebot lässt sich natürlich auch beliebig um das Thema Farbe erweitern bzw. je nach Saison auf eine bestimmte Farbe reduzieren. Dementsprechend kann man einen Termin zum Thema Gelb, Rot, Grün usw. machen. Damit ergibt sich die Möglichkeit, dass ähnlich einer Farbtafel sehr viele Abstufungen dargestellt werden können, was auch sehr reizvoll ist.

Zudem kann dann zu jeder Farbe ein Sammelspiel durchgeführt werden, bei dem die Teilnehmenden in der Reihenfolge des Alphabetes zu jeder Farbe einen typischen Gegenstand suchen, z.B. bei Rot. Beispiele: A: Apfel (bei Schneewittchen), B: Blut, C: Chinesische Flagge bis hin zu Z: Zinnoberrot (wie früher im Malkasten).

Eine weitere Variante des Sammelspiels ist, den einzelnen Begriffen symbolische Bedeutungen, Begriffe oder andere Assoziationen zuzuordnen. Beispiele:

- Rot: Revolution, Liebe, Leidenschaft, Scham, Rotkäppchen, Rote Armee, Rote Robe, „das sieht man rot“

- Orange: Buddhismus, die Niederlande und ihr Fussballteam, Agent Orange
- Gelb: Sonne, Eigelb, die gelbe Tonne, ein gelber Schein (frühere Arbeitsunfähigkeitsbescheinigung), der Neid, das gelbe Trikot (bei der Tour de France)
- Grün: das Leben, Frische, Öko, Ampelfarbe, die Hoffnung, der Islam, „alles im grünen Bereich"
- Blau: das Meer und der Himmel, Kühle, blau machen, blau sein (betrunken), Blaulicht, blauer Montag

Variation und Anpassungen

Wenn man es noch ein wenig einfacher gestalten möchte, z.B. in einem Einzelsetting, lässt sich die Reihenfolge auch umdrehen: Es wird zunächst aus den mitgebrachten Pflanzen jeweils eine ausgesucht, zu der dann die passende Farbe gesucht wird. Benutzt man Wasserfarben, kann der passende Farbton angemischt werden.

ICF-Domänen

Person *sollte* *muss* können	Ohne Einschränkung (0) mit leichten Einschränkungen (1) mit Einschränkungen (2–3) nicht (4)	
d110	3	Zuschauen
d177	3	Entscheidungen treffen
d210	3	Eine einfache Aufgabe übernehmen
d160	3	Die Aufmerksamkeit fokussieren
d460	2	Sich in verschiedenen Umgebungen bewegen

Weitere mögliche Punkte wären u.a. zu finden im Bereich Kommunizieren, Probleme lösen, feinmotorischer Handgebrauch, elementare interpersonelle Fertigkeiten.

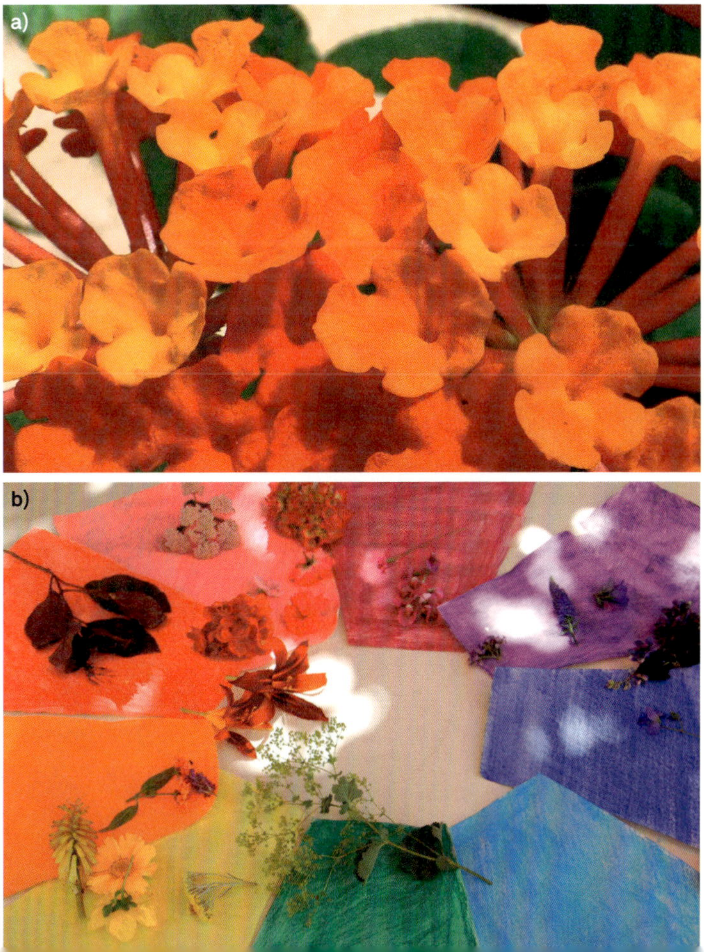

Abbildung 8-5a-b: Farbensuche im Garten. a) Besonders der Sommergarten ist voller Farben. b) Gemalte Farbflächen und dazugehörige Pflanzen. (© Foto: A. Niepel)

8.6 Landart-Projekt

Kurzbeschreibung

Bei diesem Programm stehen die Kreativität und die Auseinandersetzung mit den Materialien des Gartens im Mittelpunkt.

Setting

Gruppen: 3–12 Personen

Notwendige räumliche Gegebenheiten

Eine große freie Fläche oder aber verschiedene Orte im Garten

Material und Werkzeuge

- Eine Sammlung möglichst vieler Naturmaterialien wie Steine, Stöcke, Zapfen etc.
- Fotoapparat, um die Ergebnisse festzuhalten

Zeitaufwand

60–120 Minuten

Vorbereitungsarbeiten

Die Vorbereitung kann zunächst darin bestehen, möglichst viel Material bereitzustellen. In einzelnen Fällen ist es auch sinnvoll, einige Grundformen vorzugeben. Hierbei kann beispielsweise mit einem Rasenmäher zur Orientierung ein entsprechendes Muster in die Rasenfläche vorgemäht werden. Denkbar ist auch das Mitbringen von Fotografien, vielleicht von vorherigen Terminen. Hilfreich ist auch, ein Objekt selbst als Beispiel herzustellen.

a)

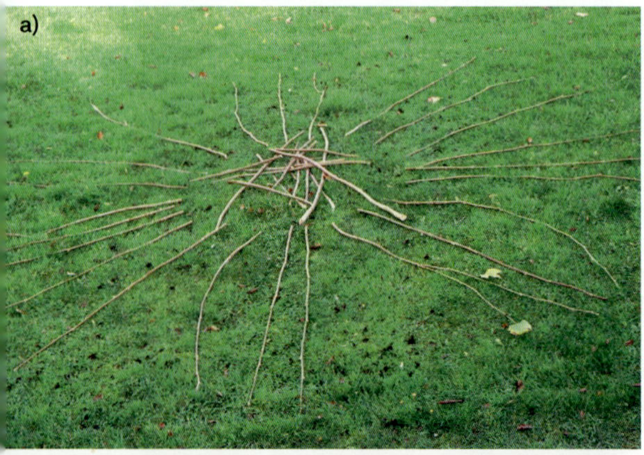

Anforderungen

Kriterium	niedrig	gering	normal	hoch
Aufmerksamkeit, Antrieb, Konzentration				
Mobilität, Beweglichkeit, Belastbarkeit				
Handlungsplanung, Kognition, Kreativität				
Kommunikation, Sprache, soziale Kompetenzen				
Gedächtnis, Orientierung, emotionale Beteil.				

Anmerkung

Da die meisten Objekte nur gelegt werden, ist ein windstiller Tag notwendig.

Ablauf

Bei diesem Programm hängt der Ablauf stark von der Altersgruppe ab. Auch wenn das Programm vorzugsweise in dieser Ausrichtung v.a.

Abbildung 8-6 a-c: Beispiele für Landart-Projekte: Kreativität ist gefragt! (© Foto: A. Niepel)

b)

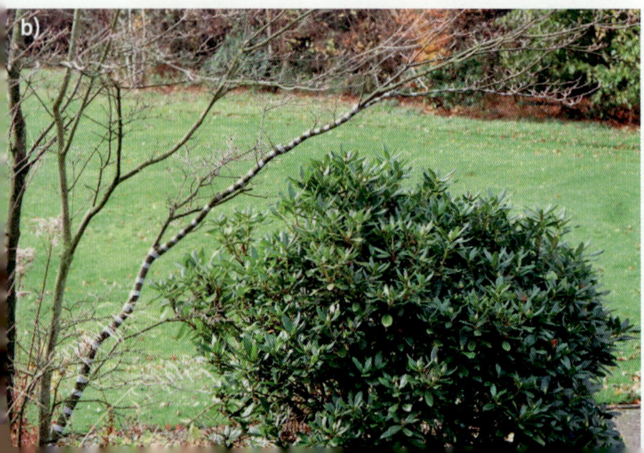

c)

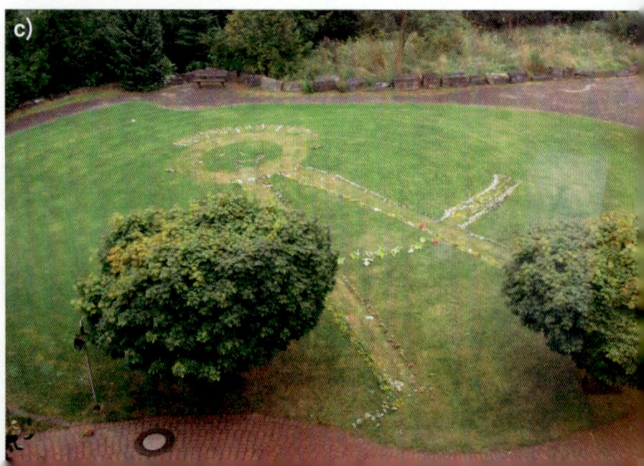

für Kinder und Jugendliche gedacht ist, spielt das Alter der Kinder eine Rolle. Bei Kindern im Alter bis ca. 10 Jahren sollte das spielerische Moment im Mittelpunkt stehen. Außerdem ist hier eher in der Art und Weise vorzugehen, dass man Formen vorgeben sollte. Außerdem ist hier in erster Linie daran zu denken, dass gemeinsam an einem Projekt gearbeitet wird. Bei Teilnehmenden über 10 Jahren und speziell Jugendlichen dagegen ist es bereits möglich, diese frei und allein arbeiten zu lassen. Dementsprechend können die unten angezeigten Alternativen passend miteinander kombiniert werden.

Vorgabe der Materialien oder Suche

Je nach oben erwähnter Methode ist es sinnvoll, sehr viel verschiedene Materialien sortiert bereitzustellen. Dies ist v.a. bei einem gemeinsamen großen Projekt notwendig. Entstehen dagegen kleinere Objekte an verschiedenen Stellen im Garten und bietet auch der Garten selber genügend Material, kann es sinnvoll sein, das Material von den Teilnehmenden selber vor Ort passend suchen zu lassen.

Vorgabe des Musters oder freie Auswahl

Grundsätzlich hat es sich als sinnvoll erwiesen, auf jeden Fall ein grobes Thema vorzugeben, auch bei freier Motivwahl. Hier bieten ähnlich wie bei Ikebana (**Kap. 9-9, 9-10**) die Jahreszeiten eine gute Möglichkeit. Hinzu kommen Themen, die sich aus dem Garten selbst ergeben, wie Berg, Wasser, Wind, Licht und Schatten.

Möchte man das Ganze noch enger fassen, kann die Grundform vorgegeben werden. Wie bereits erwähnt, kann man z.B. auf einer Rasenfläche mit einem Rasenmäher zuvor eine Grundform „einzeichnen". Dies kann ein Mensch, ein Gesicht oder auch eine geometrische Figur sein, die als Inspiration dient.

Um bei der ersten Inspiration zu helfen, können:

- mit „Kleister" am Rasen befestigte Blätter geometrische Muster bilden oder gar ganze Wörter,
- die Besonderheit des Wuchses von Sträuchern herausgearbeitet werden, indem man einzelne Zweige mit Klebeband oder durch ähnliche Materialien hervorhebt,
- in Bäumen befestigte Stöcker ein Schattenspiel am Boden ergeben oder
- Formen im Garten im Bodenrelief durch Steine oder Stäbe deutlich gemacht werden.

Gruppenarbeit oder Einzelarbeit

Bei größeren Objekten und auch bei jüngeren Teilnehmern empfiehlt sich das gemeinsame Arbeiten an einem Projekt. Dabei können jedoch durchaus einzelne Bereiche verteilt vergeben werden: wenn das darzustellende Objekt ein Mensch ist, die Arme, den Kopf, den Körper usw. Doch auch bei kleineren Projekten ist es oft ratsam, zumindest zwei Teilnehmende gemeinsam mit einem Projekt zu betrauen.

Gegen Ende der Einheit sollten die Objekte durchaus als kleine Ausstellung im Gartenraum verbleiben. Dabei mag es eine Anregung sein, daraus eine Art Ausstellung zu initiieren, die einzelnen Objekte mit Schildern zu versehen (**Ab. 8-6**).

ICF-Domänen

Person *sollte* *muss* können	Ohne Einschränkung (0) mit leichten Einschränkungen (1) mit Einschränkungen (2–3) nicht (4)	
d163	2	Denken
d177	2	Entscheidungen treffen
d220	1	Eine Mehrfachaufgabe übernehmen
d430	2	Gegenstände anheben und tragen
d460	1	Sich in verschiedenen Umgebungen fortbewegen

Weitere mögliche Punkte wären u.a. zu finden im Bereich Aufmerksamkeit fokussieren, Kommunizieren, Probleme lösen, Hand- und Armgebrauch, komplexe interpersonelle Interaktionen.

9
Programme Floristik

Andreas Niepel

Die Floristik stellt eine Art Übergang dar von der künstlerischen Behandlung des Gartenthemas hin zum „großen" Gärtnern. Denn oftmals können Gestecke beides sein. Ein kleines Kunstwerk oder auch ein kleiner symbolischer Garten.

9.1 Ein vertikales Gesteck

Kurzbeschreibung

Hier wird ähnlich dem runden Gesteck eine Art gemeinsames Standardgesteck erstellt, wobei jedoch eine freiere Art der Gestaltung gegeben ist.

Setting

Gruppen: 3–8 Personen

Notwendige räumliche Gegebenheiten

Raum mit größerem Tisch
Bei guter Witterung auch im Freien möglich

Material und Werkzeuge

- Blumen für das Gesteck, siehe Anmerkung
- flacher großer Behälter für das Gesteck
- Steckmasse (für feuchte Gestecke)
- Scheren
- Moos, Kies oder anderes Abdeckmaterial

Zeitaufwand

35–60 Minuten

Vorbereitungsarbeiten

Zu den Vorbereitungsarbeiten gehört das Zusammenstellen der Blumen (siehe Anmerkung) sowie möglicherweise das Bestücken des Behältnisses mit der Steckmasse, falls dieses nicht auch in der Gruppe geschehen soll. Auf jeden Fall muss die Steckmasse durchgehend feucht sein. Dann werden eher flachere Stücke auf die ganze Fläche ausgebracht und die gesamte Steckmasse wird mit Moos oder Kieseln ein wenig versteckt – auf jeden Fall aber an den Rändern.

Anforderungen

Kriterium	niedrig	gering	normal	hoch
Aufmerksamkeit, Antrieb, Konzentration				
Mobilität, Beweglichkeit, Belastbarkeit				
Handlungsplanung, Kognition, Kreativität				
Kommunikation, Sprache, soziale Kompetenzen				
Gedächtnis, Orientierung, emotionale Beteil.				

Ablauf

Im ersten Schritt erscheint es sinnvoll, auf das Prozedere hinzuweisen, dass es eine Art Standardgesteck sein wird. Diese Einweisungen haben sich als hilfreich erwiesen, da so die Bereitschaft vergrößert wird, sich an einen klaren vorgegebenen strukturierten Ablauf zu halten. Zudem kann das Thema auf die Struktur einer Wiese gelenkt werden: auf die verschiedenen Ebenen mit Pflanzen, die dicht am Boden kriechen oder himmelwärts wachsen.

Nun wird ein Exemplar der ersten Sorte in der Runde herumgereicht. Das ist eine gute Gelegenheit, über diese Pflanze zu sprechen, Erfahrungen abzufragen, auf die Jahreszeit hinzuweisen oder auch Geschichten zu erzählen. Gemeinsam wird überlegt, auf welcher der beschriebenen Ebenen diese Pflanze im Gesteck wiederzufinden sein soll: unten am Boden oder höher in der Luft.

Anschließend werden alle Exemplare dieser Sorte auf das zuvor gemeinsam festgelegte Maß geschnitten und in der Mitte des Tisches platziert. In dieser Art und Weise wird nun mit jeder Sorte vorgegangen, sodass am Ende in der Mitte des Tisches viele verschiedene Bünde liegen.

Das Stecken: Am sinnvollsten ist es, wenn der Anleitende beginnt. Diese Person erklärt, dass ab nun mit der kleinsten Sorte beginnend bis hin zur höchsten gearbeitet wird und dass alle Exemplare aufrecht stehend (vertikales Gesteck) ganz ähnlich dem Wuchs in der Natur eingesteckt werden. Dabei kann sowohl eine gleichmäßige Verteilung oder eine Gruppierung gewählt werden. Darüber entscheidet die Gruppe. Reihum entscheidet sich jeder Teilnehmer für eine Sorte und fügt diese dem Gesteck wie beschrieben hinzu. An dieser Stelle muss mitunter unterstützt werden.

Daraus entsteht als Ergebnis ein großes, sehr natürlich wirkendes gemeinsam erstelltes Gesteck, dem ein entsprechender Platz zugewiesen werden sollte (**Abb. 9-1**). Der abschließende Arbeitsgang ist die Reinigung des Tisches etc.

ICF-Domänen

Person *sollte* *muss* können	**Ohne Einschränkung (0) mit leichten Einschränkungen (1) mit Einschränkungen (2–3) nicht (4)**	
d177	2	Entscheidungen treffen
d163	2	Denken
d210	3	Eine einfache Aufgabe übernehmen
d415	3	In einer Körperposition verbleiben
d445	2	Hand- und Armgebrauch

Weitere mögliche Punkte wären u. a. zu finden im Bereich Nachahmen, Kommunizieren, Probleme lösen, Konversation, elementare interpersonelle Fertigkeiten.

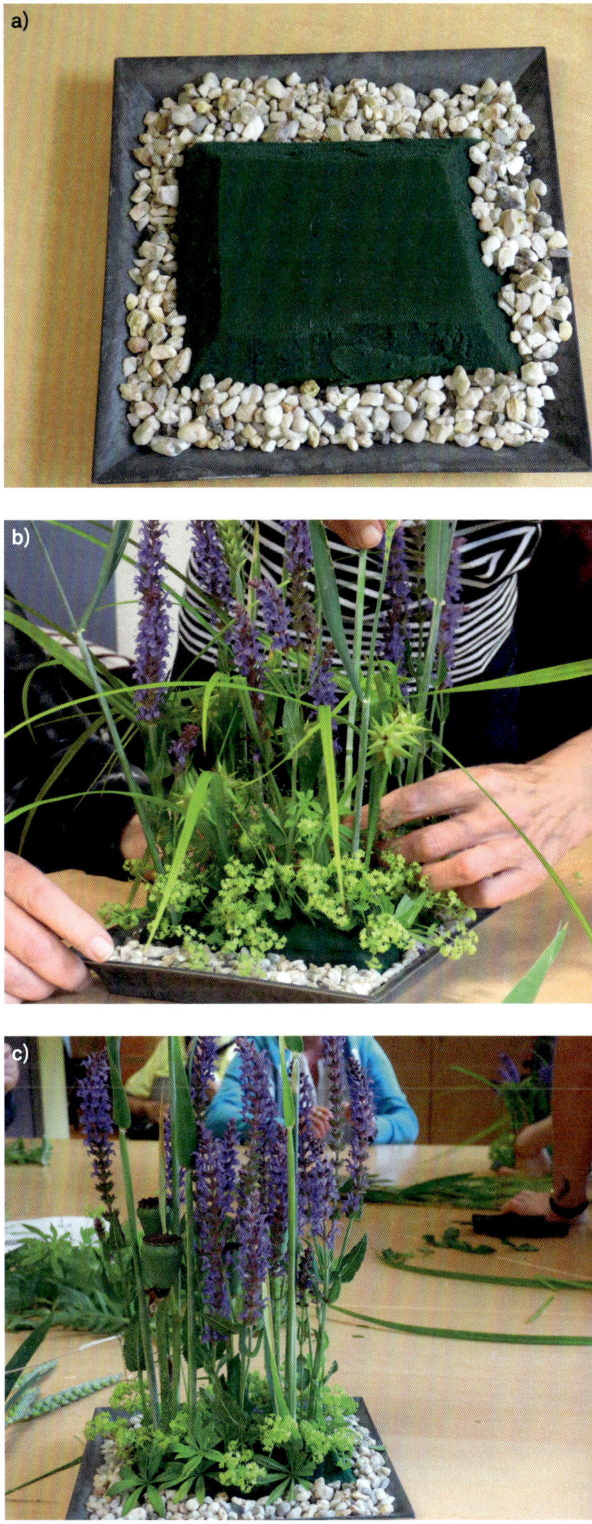

Abbildung 9-1a-c: Ein vertikales Gesteck. a) Die Steckmasse muss feucht sein; Steine sind eine schöne Dekoration. b) Die Pflanzen werden vorsichtig und aufrecht stehend eingesetzt. c) Ein schönes Ergebnis. (© Foto: A. Niepel)

9.2 Kistengärten

Kurzbeschreibung
Das Planen und Anlegen von Gärten hat für viele Menschen einen großen Reiz. Mit diesem Programm wird das ganze Geschehen miniaturisiert.

Setting
Gruppen: 3–6 Personen

Notwendige räumliche Gegebenheiten
Raum mit größerem Tisch
Bei guter Witterung auch im Freien möglich

Material und Werkzeuge
- geeignete Kisten
- Auswahl von kleinen Pflanzen
- Rasensamen
- Erde
- Auswahl an Naturmaterialien
- evtl. kleine Figuren
- Zettel und Stifte
- evtl. einige Gartenbücher

Zeitaufwand
ca. 60 Minuten

Vorbereitungsarbeiten
Die wichtigste Vorbereitungsarbeit ist das Organisieren geeigneter Kisten oder anderer passender Bepflanzungsgefäße. Die Kisten bzw. Gefäße sollten groß genug sein für Gestaltungsideen, aber auch mobil sein. Als sinnvoll hat sich eine Größe von mindestens 20 × 30 cm erwiesen.

Anforderungen

Kriterium	niedrig	gering	normal	hoch
Aufmerksamkeit, Antrieb, Konzentration	■			
Mobilität, Beweglichkeit, Belastbarkeit	■	■		
Handlungsplanung, Kognition, Kreativität	■	■	■	
Kommunikation, Sprache, soziale Kompetenzen	■	■	■	
Gedächtnis, Orientierung, emotionale Beteil.	■			

Anmerkung
Dieses Programm eignet sich besonders gut für die Arbeit mit Kindern.

Ablauf
Im Vordergrund stehen die unterschiedlichen Arten von Gärten. Es beginnt mit einem Gespräch über bekannte Gärten, z. B. von den Eltern oder andere bekannte Beispiele aus der

Abbildung 9-2 a–b: a) Minigärten in Kisten anlegen. b) Auch so kann ein Minigarten aussehen (© Foto: A. Niepel)

a)

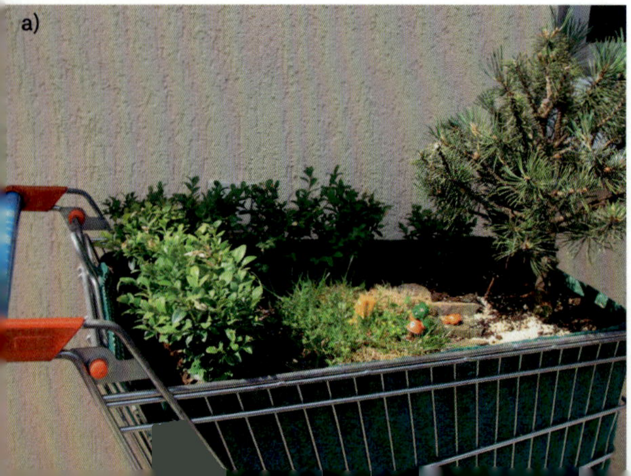

b)

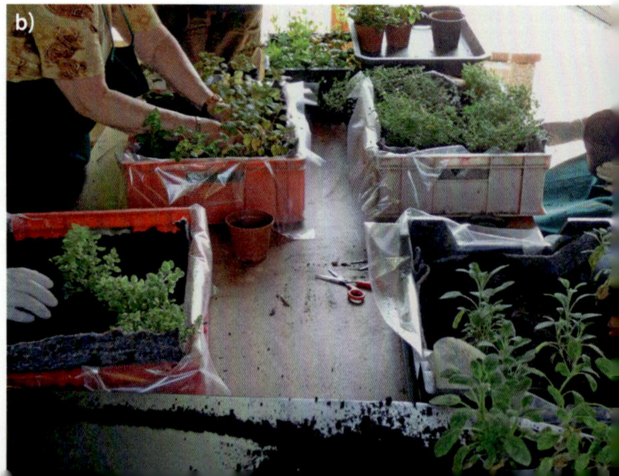

Gartengeschichte. Die Kernfrage ist: „Wie würde Euer/Ihr Garten eigentlich optimalerweise aussehen?" In dieser Phase können auch Gartenbücher gute Inspirationen liefern.

Planungsphase: Anstatt direkt die Kisten bepflanzen zu lassen, was häufig nur dazu führt, dass möglichst viele Pflanzen verwendet werden, ist es sinnvoll, zunächst Papier und Stifte auszugeben und den Garten von den Teilnehmenden zeichnen zu lassen. Sinnvoll ist auch, das spätere Vorhaben, die Kistengärten anzulegen, noch zurückzuhalten, um die Fantasie nicht zu begrenzen. Sind alle Zeichnungen fertig, werden diese kurz in der Runde vorgestellt und anschließend besprochen, was für die Realisierung notwendig sein könnte.

Den Garten anlegen: Zuerst werden die Kisten ausgeteilt und mit Erde gefüllt (**Abb. 9-2a**), dann geht es an das Anlegen des Gartens. Rasenflächen können entweder direkt passend angesät oder mit zuvor ausgestochenen Rasensoden angelegt werden (Modell Rollrasen). Eine weitere Alternative: Ersatzpflanzen wählen wie Moos oder auch Bubiköpfchen.

Wegeflächen im Minigarten können mit allerlei Kies, Sand oder Steinen belegt werden. Ebenso möglich ist die Verwendung von Holzhäckseln oder anderen ähnlichen geeigneten Materialien (**Abb. 9-2**).

Für die Bepflanzungen ist es von Vorteil, wenn genügend kleine Pflanzen zur Verfügung stehen. Eine entsprechende Auswahl an Jungpflanzen sollte mitgebracht werden.

Da häufig in den Zeichnungen Teiche oder Wasserläufe auftauchen, sollte auch dafür geeignetes Material zur Verfügung stehen, z.B. kleinere Gefäße, die entsprechend eingelassen werden oder Ersatzmaterial, wie blau anzumalender Gips.

Abschließende Arbeiten: Jetzt müssen die Minigärten noch vorsichtig angegossen werden und die Erde in den „Beeten" wird vorsichtig begradigt. Abschließend erhält ein jeder Minigarten noch ein Etikett mit dem Namen des Garteneigners.

Gartenpflege

Diese persönlichen Minigärten benötigen natürlich Pflege. Dieses bedeutet regelmäßiges Gießen, Rasenschneiden mit einer Schere oder auch ein Zurückschneiden zu groß werdender Pflanzen.

Variationen und Anpassungen

Das Anlegen von Minigärten kann ein guter Einstieg in die Gartengruppe für ein neues Mitglied sein. Insbesondere im Rehabereich wird dieser Garten dann für die Dauer des Aufenthaltes gepflegt und kann später mit nach Hause genommen werden. Bei Verwendung von Holzkisten müssen diese mit Folie gegen die Erde und das Wasser geschützt sein. Eine gute Ergänzung ist immer, die Holzkisten vorab bemalen zu lassen, insbesondere bei der Arbeit mit Kindern. Es kann es sehr reizvoll sein, das Ganze mit den unterschiedlichsten Behältnissen durchzuführen, vom Stiefel über die geleerte Milchtüte bis hin zum Einkaufswagen (**Abb. 92-b**).

ICF-Domänen

Person *sollte muss* können	Ohne Einschränkung (0) mit leichten Einschränkungen (1) mit Einschränkungen (2–3) nicht (4)	
d130	2	Nachmachen, nachahmen
d163	1	Denken
d177	1	Entscheidungen treffen
d220	2	Eine Mehrfachaufgabe übernehmen
d350	3	Konversation

Weitere mögliche Punkte wären u.a. zu finden im Bereich Lesen, Kommunizieren, Probleme lösen, Hand- und Armgebrauch, Erholung und Freizeit.

9.3 Ein Adventsgesteck herstellen

Kurzbeschreibung

Ein Adventsgesteck herzustellen ist eines der verbreitetsten Rituale überhaupt. Es leitet die Adventszeit ein und gibt eine sehr deutliche Orientierung zur Stellung im Jahresverlauf.

Setting

Einzelsetting
Gruppen: 3–10 Personen

Notwendige räumliche Gegebenheiten

Raum mit größerem Tisch

Material und Werkzeuge

- kleinere Gesteckunterlagen
- Kerzen oder andere Mittelpunkte
- Blumendraht
- Rosenschere
- Moos
- Steckmasse
- Grün – am besten Tanne
- Zapfen
- weitere kleine Dekorationsgegenstände

Zeitaufwand

ca. 60–90 Minuten

Vorbereitungsarbeiten

Bereits einige Wochen zuvor können sowohl Materialen gesammelt (Zapfen, Moos etc.) und gesichtet werden. Zur Vorarbeit gehört auch, sämtliche Dekorationsgegenstände zuvor abzudrahten.

Anforderungen

Kriterium	niedrig	gering	normal	erhöht	hoch
Aufmerksamkeit, Antrieb, Konzentration	■	■	■		
Mobilität, Beweglichkeit, Belastbarkeit	■	■	■		
Handlungsplanung, Kognition, Kreativität	■	■	■	■	
Kommunikation, Sprache, soziale Kompetenzen	■	■			
Gedächtnis, Orientierung, emotionale Beteil.	■	■			

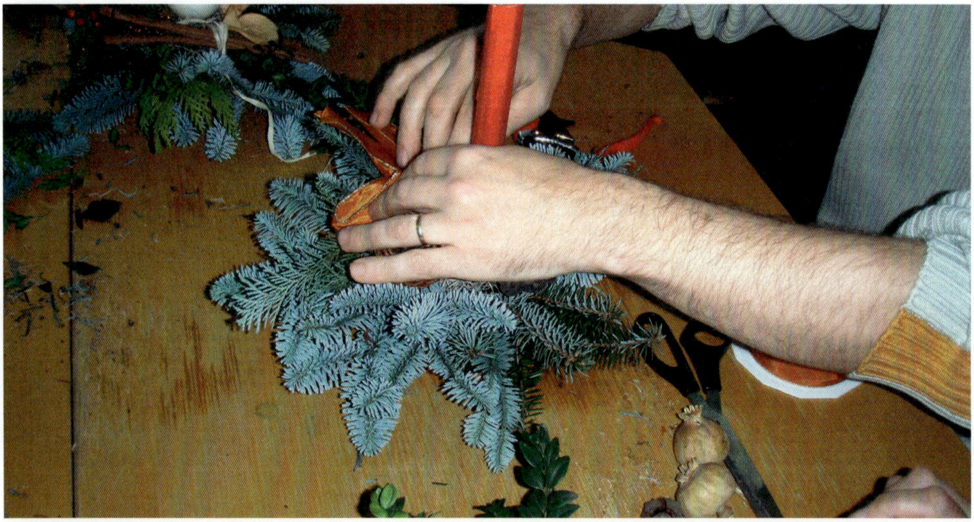

Abbildung 9-3: Ein Adventsgesteck anfertigen erfordert Fingerfertigkeit (© Foto: A. Niepel)

Anmerkung
Aus Brandschutzgründen ist die Verwendung von Kerzen in nahezu allen Einrichtungen untersagt und sollte nur vorgenommen werden, wenn die Gestecke verschenkt oder verkauft werden.

Ablauf
Die Unterlagen werden verteilt und in die Mitte wird mit einem Heißkleber oder Klebemasse ein Halter für die Steckmasse befestigt. Der Steckschaum wird passend geschnitten, in ein Gefäß mit Wasser gelegt und es wird gewartet, bis er von allein untergeht (nicht herunterdrücken). Schließlich wird der Steckschaum auf der Unterlage befestigt, damit er sich vollsaugen kann. Das Grün wird in möglichst kleine Stücke geschnitten. Soll dieses Gesteck beispielsweise am Ende einen Durchmesser von 20 cm haben, so dürfen die einzelnen Abschnitte nicht länger als 8 cm sein. Das unterste Stück (1 cm) dieser Grünabschnitte wird von den Nadeln befreit.

Grundgesteck

Der flache Teller: Zunächst wird eine komplette flache Runde mit dem Grün in den unteren Teil der Steckmasse gesteckt. Am Ende sieht das Ergebnis aus wie eine Sonne oder aber eben ein flacher Teller.

Der tiefe Teller: Nun wird eine zweite Runde Grün oberhalb der ersten gesteckt und zwar ein wenig mit einem Winkel nach oben eingesetzt (auf den flachen Teller kommt ein tiefer Teller).

Dekoration

Jetzt wird die noch sichtbare Oberseite der Steckmasse dünn mit Moos abgedeckt und – falls notwendig – noch freiliegende Steckmasse mit Grün versteckt. Die Mittelpunkte der Gestecke – meist Kerzen – werden gedrahtet und schließlich mittig in das Gesteck gesetzt (**Abb. 9-3**).

Nun werden zunächst einige größere Dekoartikel ausgewählt und mit Draht in das Gesteck eingebracht. Dabei sollten die Drähte nicht mehr zu sehen sein. Ebenso verfährt man im nächsten Schritt mit den kleineren Dekoartikeln. Insgesamt ist zu empfehlen, sämtliche Dekoration nah an der Gesteckmitte zu positionieren. Abschließend kann das Ganze mit Schleifen sowie Gold- oder Schneespray noch verfeinert werden.

Mögliche Kontraindikationen
Gefahr besteht nicht nur durch die Kerzen und die Feuergefahr, sondern auch für Verletzungen durch das Hantieren mit Scheren, Messer und Draht.

ICF-Domänen

Person *sollte muss* können	Ohne Einschränkung (0) mit leichten Einschränkungen (1) mit Einschränkungen (2–3) nicht (4)	
d130	2	Nachmachen, nachahmen
d177	2	Entscheidungen treffen
d220	1	Eine Mehrfachaufgabe übernehmen
d415	2	In einer elementaren Körperposition verbleiben
d445	1	Hand- und Armgebrauch

Weitere mögliche Punkte wären u. a. zu finden im Bereich eine Einzelaufgabe übernehmen, Kommunizieren, Probleme lösen, Erholung und Freizeit, Religion und Spiritualität.

9.4 Trauminseln

Kurzbeschreibung

Das vorliegende Programm schickt die Teilnehmenden auf eine kleine Fantasiereise. Es wird dabei gestalterisch ohne feste Vorgaben, wie das Ergebnis auszusehen hat, gearbeitet.

Setting

Gruppen: 2–5 Personen

Notwendige räumliche Gegebenheiten

Raum mit größerem Tisch

Material und Werkzeuge

- blaue Unterlagen, wie Fliesen o. Ä.
- Steckmasse
- Sand
- Steine
- Moos
- Sammlung an Naturmaterialien wie Stöckchen, Blätter, Wurzeln etc.
- evtl. kleine Figuren (Tiere, Piraten etc.)
- Einführungsmaterial wie Geschichten oder Fotos

Zeitaufwand

30–60 Minuten

Vorbereitungsarbeiten

Der Erfolg dieses Programmes hängt maßgeblich von der Vielfalt des zur Verfügung stehenden Materials ab. Daher sollte genügend Zeit auf das Sammeln verwendet werden. Es macht auf jeden Fall Sinn, sich einen Vorrat anzulegen. Wichtig ist, dass das Material fein genug ist, die kleinen Ästchen wirklich sehr fein verzweigt sind und wie Miniaturausgaben großer Bäume wirken.

Anforderungen

Kriterium	niedrig	gering	normal	hoch
Aufmerksamkeit, Antrieb, Konzentration				
Mobilität, Beweglichkeit, Belastbarkeit				
Handlungsplanung, Kognition, Kreativität				
Kommunikation, Sprache, soziale Kompetenzen				
Gedächtnis, Orientierung, emotionale Beteil.				

Abbildung 9-4a-b: Trauminseln gestalten: Der Fantasie sind keine Grenzen gesetzt. (© Foto: A. Niepel)

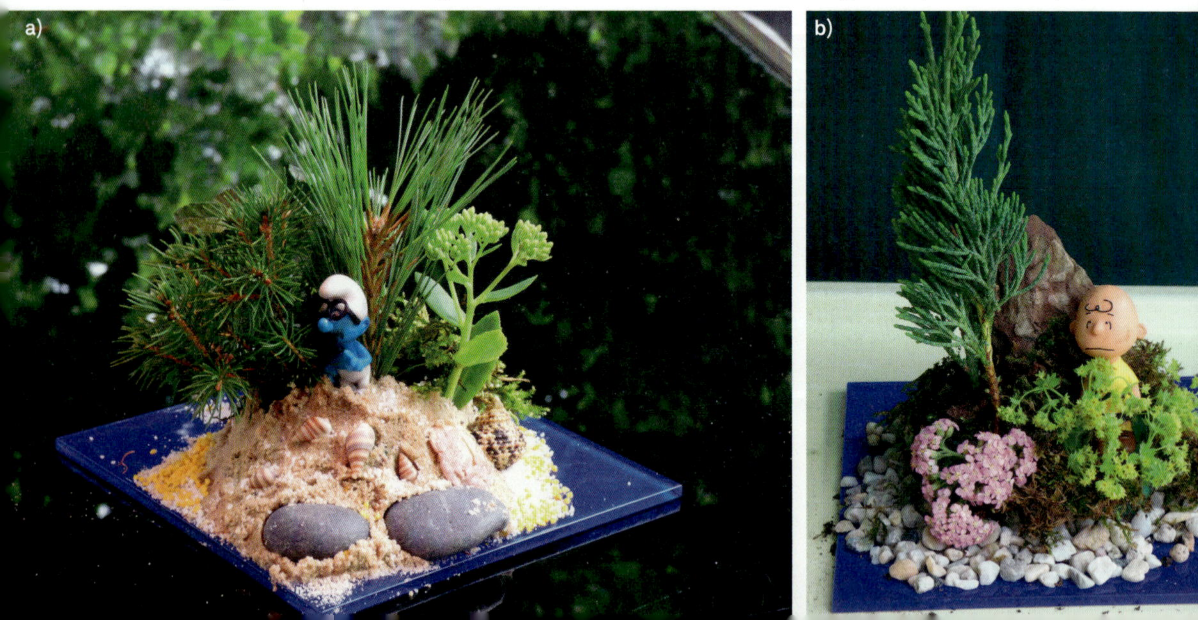

Ablauf

Dieses Programm ist einerseits kompetenzorientiert, weil das zu verarbeitende Material gewünscht klein und fein ist. Dementsprechend wird in Bezug auf die Beweglichkeit hohes Maß an Fähigkeiten verlangt. Abgesehen davon geht es im Kern darum, ausdruckszentriert zu arbeiten. Es geht einmal um das Ergebnis selber (die fertige Trauminsel), aber vielleicht mehr darum, in der Vorstellung der Teilnehmenden positive Bilder entstehen zu lassen. Diese Bilder werden entweder über Erinnerungen (der letzte Urlaub) hervorgeholt oder aber über Fantasien (Schatzinseln von Piraten). In beiden Fällen aber geht es um Bilder abseits des Alltags, sozusagen als kleine Fluchten, die insbesondere angesichts der momentanen Lebensumstände der Teilnehmenden sinnvoll sein können.

Die ***einleitende Phase*** ist daher von besonderer Bedeutung. In dieser Phase geht es um die Fantasie oder die Bahnung von Erinnerungen. Die anleitende Person kann zunächst eine Inselgeschichte oder einen entsprechenden Ausschnitt vorlesen. Von Pippi auf Taka-Tuka-Land, über die Schatzinsel bis hin zu romantischen Gedichten kann dabei der Bogen reichen. Eine weitere Möglichkeit ist, der Gruppe Bilder und Fotografien von Inseln mitzubringen und zusammen zu überlegen, wo die Insel liegen könnte oder wie sie heißen könnte.

In der ***ausführenden Phase*** hat es sich bewährt, eine gewisse Struktur zu geben, an der sich die Teilnehmenden mit ihrer Arbeit orientieren können. Dafür wird als erstes das Anfangsmaterial ausgegeben: die blaue Fliese als Symbol für das Meer und die Steckmasse als Grundlage für die zu gestaltende Insel. Die Steckmasse kann bereits vorgeschnitten sein oder die Teilnehmenden erledigen dies selbst.

Als nächstes wird der „Strand“ gestaltet, indem Sand oder Kies mit der Hand oder einem Löffel rund um die Steckmasse verteilt wird.

Nun geht es an die restlichen Naturmaterialien. Hier empfiehlt es sich auch zu zeigen, wie ein einzelnes Ästchen, wie ein ganzer Baum aussehen kann oder ein Stein wie ein Fels. Dieses kann auch gut in der Gruppe geschehen, indem man einzelne Objekte wählt, sie vorzeigt und das Aussehen und die Verwendung mit den Teilnehmenden bespricht. Dann stellt man diese Materialien zur Wahl und lässt die Teilnehmenden frei gestalten. Gerade bei der Arbeit mit Kindern können noch einzelne Figuren miteinbezogen werden.

In der ***abschließenden reflektierenden Phase*** werden die einzelnen Trauminseln aufgestellt und in Form einer Ausstellung präsentiert (**Abb. 9-4**). Dabei kann die Gruppe entscheiden, ob das Eingangsmaterial wie die Fotos mit präsentiert werden soll oder nicht. Dann wird gemeinsam aufgeräumt.

ICF-Domänen

Person *sollte* *muss* können	Ohne Einschränkung (0) mit leichten Einschränkungen (1) mit Einschränkungen (2–3) nicht (4)	
d110	3	Zuschauen
d130	2	Nachmachen, nachahmen
d210	2	Eine einfache Aufgabe übernehmen
d440	2	Feinmotorischer Handgebrauch
b152	3	Emotionale Funktionen

Weitere mögliche Punkte wären u. a. zu finden im Bereich Kommunikation, Denken, Entscheidungen treffen, in einer Körperposition verbleiben.

9.5 Pflanzenkerze

Kurzbeschreibung

Kerzen können mithilfe der „Serviettentechnik“ auch als Pflanzenkerzen gestaltet werden (**Abb. 9-5**). Dazu wird ein spezieller Kerzenkleber verwendet, der „Kerzen Potch“.

Setting

Einzelsetting
Gruppen: 3–6 Personen

Notwendige räumliche Gegebenheiten

Raum mit größerem Tisch
Bei guter Witterung auch im Freien möglich

Material und Werkzeuge

- Kerzen mit größerem Umfang (geringere Krümmung erleichtert das Arbeiten)
- Auswahl an gepressten Pflanzen
- sehr weiche, breitere Pinsel zum Auftragen des Klebers
- flache Schalen/Deckel von Gläsern für Klebstoff
- Geschirrtücher zum Unterlegen für Kerze
- Abdeckfolie einfarbig, hell
- Stift und Papier für Namensschildchen
- Infomaterial zu Pflanzen, Wachs

Zeitaufwand

30–60 Minuten

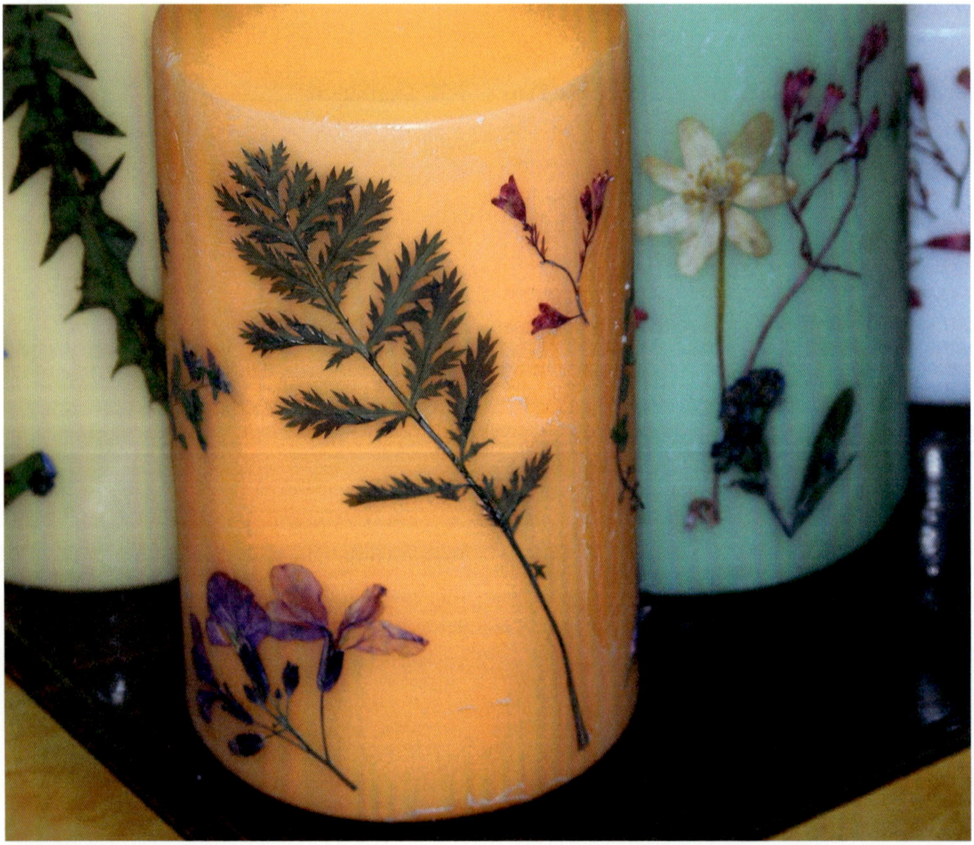

Abbildung 9-5: Eine Pflanzenkerze gestalten ist nicht nur um die Weihnachtszeit ein schönes Geschenk (© Foto: A. Niepel)

Vorbereitungsarbeiten

Pflanzen pressen, einen Vorrat anlegen. Kerzen selbst gießen oder kaufen, eventuell unterschiedliche Farben.

Anforderungen

Kriterium	niedrig	gering	normal	hoch
Aufmerksamkeit, Antrieb, Konzentration	■	■	■	
Mobilität, Beweglichkeit, Belastbarkeit	■	■		
Handlungsplanung, Kognition, Kreativität	■	■	■	
Kommunikation, Sprache, soziale Kompetenzen	■			
Gedächtnis, Orientierung, emotionale Beteil.	■	■	■	

Anmerkung

Es ist wichtig, relativ feine Pflanzen(-teile) zu verwenden, sie sind besser zu kleben und passen sich der Kerzenform an. Fallweise können Stängel auch geknickt werden.

Ablauf

Alle Materialien sind griffbereit vorbereitet. Der Tisch wird gemeinsam mit der Folie abgedeckt. In die Mitte werden auf weißer Unterlage (evtl. Tabletts) die gepressten Pflanzen gestellt, dabei von jedem betrachtet und kurz vorgestellt. Nun können Kerzen ausgewählt werden: Es ist möglich, unterschiedliche Farben und Formen anzubieten. Das Geschirrtuch wird nun flach aufgelegt und dann links und rechts nach unten eingerollt: Es entsteht eine Mulde, in der die Kerze liegen soll. Jeder Teilnehmer leert etwas Kleber auf eine flache Schale, ein Pinsel liegt griffbereit.

Kleben: Mit dem Pinsel wird flächig Kleber aufgetragen, die Pflanzen(-teile) darauf gelegt und nun mit dem Pinsel vorsichtig niedergedrückt und mit Kleber dünn überstrichen. Die feuchten Stellen sollten nicht mehr berührt werden. Um rund um die Kerze arbeiten zu können, wird sie aufgestellt. Zum Trocknen werden alle Kerzen auf ein Tablett gestellt, Namensschildchen geschrieben und dazugelegt. Sollte die Kerze als Geschenk verpackt werden, so ist dies erst am nächsten Tag möglich.

Verpacken: Zellophanpapier zuschneiden (1,5x die Länge, 1,2x den Umfang), auflegen, einrollen, am Boden einbiegen und mit Tesa-Film zukleben, aufstellen, seitlich zukleben. Nun wird die Folie beim Docht zusammengefasst und mit einem Geschenkband zugebunden.

ICF-Domänen

Person *sollte* *muss* können	Ohne Einschränkung (0) mit leichten Einschränkungen (1) mit Einschränkungen (2–3) nicht (4)	
d110	3	Zuschauen
d130	1	Nachmachen, nachahmen
d210	2	Eine einfache Aufgabe übernehmen
d415	1	In einer Körperposition verbleiben
d440	1	Feinmotorischer Handgebrauch

Weitere mögliche Punkte wären u.a. zu finden im Bereich Kommunikation, elementare interpersonelle Fertigkeiten, Entscheidungen treffen, Erholung und Freizeit.

9.6 Barbarazweige schneiden

Kurzbeschreibung

Es ist ein alter Brauch, am 4. Dezember, dem Tag der heiligen Barbara, Zweige zu schneiden. Die Barbarazweige blühen dann zu Weihnachten.

Setting

Gruppen: 3–9 Personen

Notwendige räumliche Gegebenheiten

Raum mit größerem Tisch
Übungsgarten mit geeigneten Sträuchern

Material und Werkzeuge

- Rosenscheren
- Messer
- Blumenvasen

Zeitaufwand

45–90 Minuten

Vorbereitungsarbeiten

Sind die Teilnehmenden aufgrund motorischer Einschränkungen oder auch aufgrund der Wetterlage im Dezember nicht in der Lage, die Zweige selber zu schneiden, müssen diese Zweige natürlich vorab vom Anleitenden besorgt werden.

Anforderungen

Kriterium	niedrig	gering	normal	hoch
Aufmerksamkeit, Antrieb, Konzentration	■			
Mobilität, Beweglichkeit, Belastbarkeit	■	■		
Handlungsplanung, Kognition, Kreativität	■			
Kommunikation, Sprache, soziale Kompetenzen	■			
Gedächtnis, Orientierung, emotionale Beteil.	■			

Ablauf

Es gibt diverse gärtnerische Vorgänge, die in einem festen Zusammenhang mit Jahreszeiten oder sogar mit bestimmten Tagen stehen. Diese sind natürlich im Rahmen einer zeitlichen Orientierung sehr gut in der Gartentherapie einsetzbar. Da viele dieser Bräuche zudem altbekannt sind, ist es ebenso eine gute Gelegenheit, kompetenzorientiert an die Erinnerungen und Wissensressourcen der Teilnehmenden anzuknüpfen. Einige dieser wichtigen jahreszeitlichen Daten sind:

- Aschermittwoch: Verbrennen der Ostersträuße vom Vorjahr zur Aschegewinnung für das Aschekreuz
- Palmsonntag: Binden von Palm- oder Buchsbaumsträußchen
- Muttertag: Binden von Sträußen oder Erstellen von Sträußen und Gestecken als Geschenk
- Kräuterweihe: Erstellen von Kräutersträußchen zu Maria Himmelfahrt am 15. August
- Erntedankfest: mit wechselnden Terminen
- Barbaratag: Schneiden von Zweigen, die dann angetrieben werden.

Passend zum Barbaratag können in der Einheit nicht nur die Pflanzen präpariert werden, sondern einzelne Vasen gestaltet werden. Dafür sind nachstehende Schritte notwendig.

Das Schneiden der Zweige: Die Zweige werden zunächst grob in passender Länge, also etwa Armlänge für Tischvasen und ca. 1,5 Meter lange Ruten für Bodenvasen direkt im Übungsgarten geschnitten. Geeignete Pflanzen sind:

- Forsythien
- Kirschbäume
- Äpfel
- Holunder
- Birke
- Haselnuss
- Kastanie
- Weiß- und Rotdorn

Das Erstellen der Sträuße: Direkt anschließend werden die Pflanzen für die Vase geschnitten. Hat die Gruppe die Pflanzen nicht selber geschnitten, sondern wurden sie von der Anleitenden mitgebracht, können die Teilnehmen zuerst überlegen, was es für Pflanzen sind. Nun suchen sich die Teilnehmenden die passenden Zweige entsprechend der vorhandenen Vasen aus (Tisch- oder Bodenvasen). Die Zweige werden nun noch einmal angeschnitten und schließlich in die Vasen drapiert (**Abb. 9-6**). Über die nächsten vier Wochen können diese Vasen während der Adventszeit beobachtet werden - und natürlich wird auch das Wasser regelmäßig erneuert.

Mögliche Kontraindikationen

Eine Gefahr ist gegeben durch den Einsatz scharfer und spitzer Geräte. Darüber hinaus gibt es bei dem Schritt des Schneidens wetterbedingte Einschränkungen im Dezember. Auf einige Pflanzen reagieren Menschen allergisch, insbesondere auf die Birken und die Haselnuss.

Variation und Anpassungen

Zu diesen Barabarazweigen gibt es einige regional unterschiedliche Bräuche. Diese könnten zuvor gesammelt werden. Allgemein ist es dabei so, dass die erblühenden Pflanzen Glück für das kommende Jahr versprechen. Da es auch ein Brauch ist, die einzelnen Zweige verschiedenen „Liebsten" zuzuordnen - wobei der zuerst erblühende Strauch den künftigen Gemahl ausweist - lässt sich auch hieran spielerisch anknüpfen. Ob nun „Liebste" oder nur liebste Wünsche, all dieses kann man mit kleinen Zettelchen an die Zweige heften und bis zum Weihnachtsfest immer wieder überprüfen.

ICF-Domänen

Person *sollte* *muss* können	Ohne Einschränkung (0) mit leichten Einschränkungen (1) mit Einschränkungen (2–3) nicht (4)	
b114	1	Funktionen der Orientierung
d130	3	Nachmachen, nachahmen
d210	2	Eine Einzelaufgabe übernehmen
d310	1	Kommunizieren als Empfänger
d440	2	Feinmotorischer Handgebrauch

Weitere mögliche Punkte wären u.a. zu finden im Bereich Entscheidungen treffen, Lesen, Schreiben, Konversation, Gehen (wenn Teilnehmende sammeln).

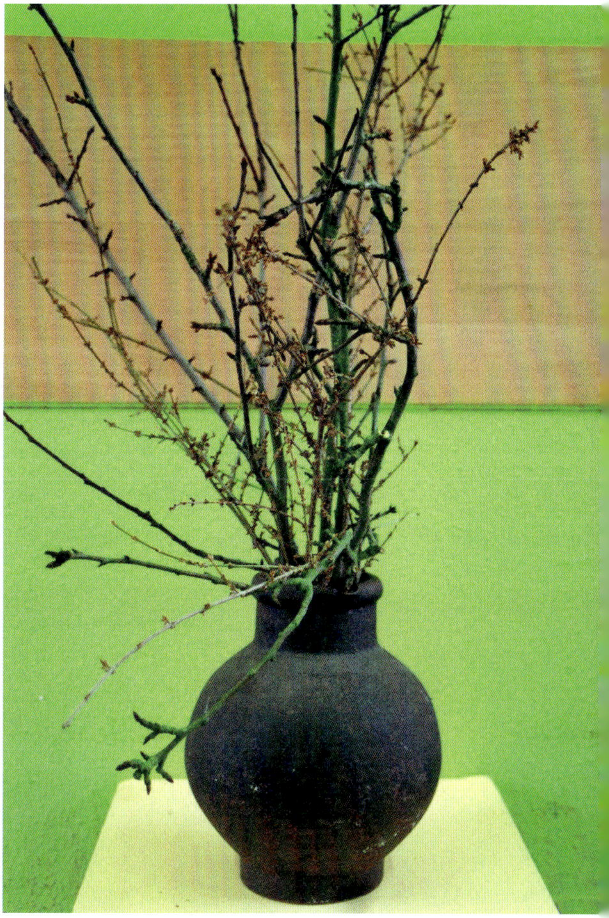

Abbildung 9-6: Barbarazweige schneiden: Ein Beispiel für eine jahreszeitabhängige Aktivität (© Foto: A. Niepel)

9.7 Mini-Zen – Teil 1

Kurzbeschreibung
Auch wenn es ein großer Vorteil der Gartentherapie ist, mit altbekannten Inhalten zu arbeiten: Mitunter kann es jedoch auch spannend, das oft vorhandene große Interesse am Neuen zu nutzen, wie bei diesem Thema, dem Mini-Zen-Garten.

Setting
Gruppen: 3–9 Personen

Notwendige räumliche Gegebenheiten
Raum mit größerem Tisch

Material und Werkzeuge
- Zeichenpapier
- Tusche und Pinsel
- verschiedene Pflanzen
- Bilder von Landschaften
- viel Naturmaterial wie Steine, Stöcker, Pflanzen, Kies etc.
- Literatur zu asiatischen Gärten

Zeitaufwand
45–90 Minuten

Vorbereitungsarbeiten
Die praktischen Vorbereitungsarbeiten bestehen im Grunde erst einmal nur darin, das Material zu organisieren und zur Einheit mitzubringen. Darüber hinaus ist es aber gerade bei diesem Programm erforderlich, sich zuvor einiges an Grundwissen über den speziellen Gartentypus anzulesen und sei es nur, um die entsprechenden Stichworte zu geben, um das Wissen und die Einstellungen der Teilnehmer miteinzubeziehen. Für dieses Programm kann es auch sinnvoll sein, bereits ein bis zwei Wochen zuvor Ankündigungen auf der Station auszuhängen.

Anforderungen

Kriterium	niedrig	gering	normal	hoch
Aufmerksamkeit, Antrieb, Konzentration	■	■	■	■
Mobilität, Beweglichkeit, Belastbarkeit	■			
Handlungsplanung, Kognition, Kreativität	■	■	■	■
Kommunikation, Sprache, soziale Kompetenzen	■	■	■	
Gedächtnis, Orientierung, emotionale Beteil.	■	■	■	

Anmerkung
Dieses Programm ist – ähnlich wie das Ikebana – in zwei Teilen aufgegliedert, da es sinnvoll ist, es über mehrere Termine zu strecken (evtl. mehr als zwei Termine).

Ablauf
Die Einheit beginnt mit einem Gespräch über diesen speziellen Gartentypus. Dabei ist es

Abbildung 9-7: Mini-Zen. a) Das Material nach dem Prinzip der Ausgewogenheit. b) Die Pflanzen zeichnen. c) Die fertigen Zeichnungen präsentieren (© Foto: A. Niepel)

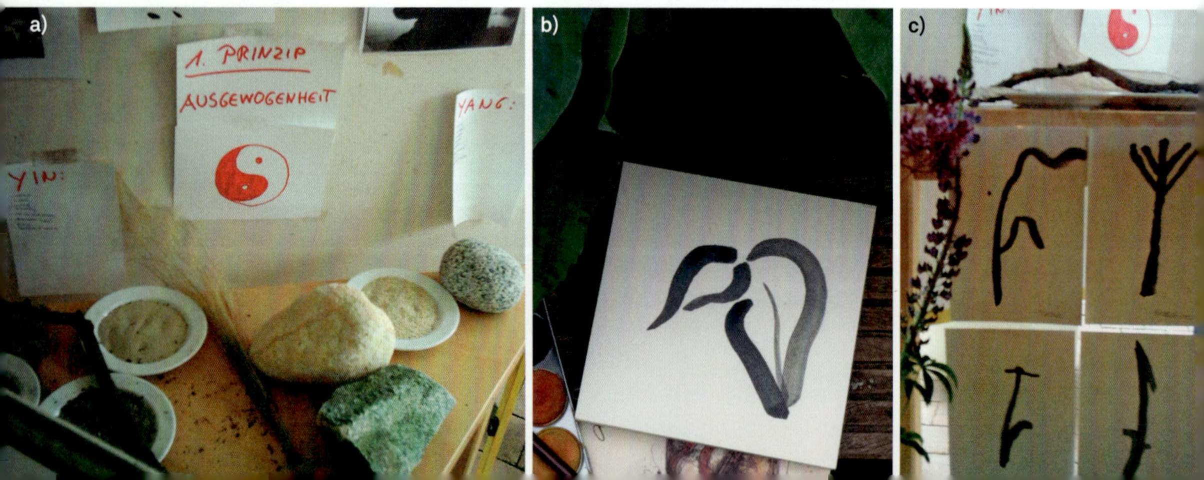

sinnvoll, nicht gleich mit ganz neuen Infos zu starten, sondern mit den Punkten, welche die Teilnehmenden einbringen können.

Das Gespräch: Einleitende Fragen könnten daher sein „Was wissen Sie über japanische Gartenkunst?“, „War jemand von Ihnen schon einmal in einem japanischen Garten“? oder auch nur „Gefallen Ihnen diese Gärten“? – sinnvolle Fragen, auf die es keine Richtig- oder-Falsch-Antworten gibt, sondern die allesamt etwas dem Thema zuführen. Gerade bei einem derartig neuen Thema ist es sinnvoll, die Teilnehmenden frühzeitig auf diese Art positiv einzubinden. Diese Informationen können auch gut an einem Flipchart oder einem Blatt Papier gesammelt werden. Es geht darum, das Gespräch weiterzuführen, um schließlich – möglichst auf Anregung eines Teilnehmenden hin – die erste Einheit einzuläuten. Sollten beispielsweise die Begriffe „Yin und Yang“ erwähnt werden, ist das die passende Gelegenheit, zustimmend zum Punkt der Harmonie zu kommen.

Harmonie der Bestandteile: Zunächst wird erläutert, dass der geplante Garten nach dem Prinzip der Ausgewogenheit gestaltet sein muss: zu etwas Hellem gehört auch etwas Dunkles (**Abb. 9-7**). Die erste Übung für die Teilnehmenden besteht in der Bildung solcher Paare. Der Anleitende gibt einen Begriff vor und die Gruppe sucht das Gegenstück:

- **Yin** **Yang**
- dunkel hell
- still bewegt
- Tal Berg
- gewunden gerade

Anschließend begutachtet die Gruppe das mitgebrachte Material und ordnet die zuvor erarbeiteten Begriffe den Elementen Yin und Yang zu. Schnell wird dabei deutlich, dass die Materialien immer beide Elemente enthalten; es gilt also sich zu einigen, welche Eigenschaft die herausragendste ist. Diese Gruppierung wird dann bei der nächsten Einheit benötigt.

Reduzieren können: Die nächste Übung mit der Gruppe hat mit dem Prinzip zu tun, alles Unnötige wegzulassen – es geht nur um den Kern der Dinge. Dazu holt man nun einige der mitgebrachten Pflanzen hervor, die möglichst sehr typische und eindeutige Strukturen haben sollten, z.B. Doldengewächse oder auch Pflanzen mit stramm aufrecht wachsendem Wuchs. Die erste Aufgabe der Teilnehmenden ist, sich jeweils eine Pflanze zu wählen und diese mit maximal 3 bis 5 Strichen zu zeichnen, also alles Unwichtige wegzulassen. Danach wird darauf hingewiesen, dass es sich bei unserem Gartentyp ebenso verhalten wird. Er soll zwar die Natur darstellen, aber nur deren innersten Kern.

Damit ist es Zeit, die Fotos der verschiedenen Landschaften hervorzuholen. Die Übung von zuvor wird wiederholt, dieses Mal mit dem Zeichnen von Landschaften mit so wenig wie möglich Strichen.

Zum Ende hin entscheidet die Gruppe, welchen Landschaftstyp der gemeinsame Garten symbolisieren soll, einen Flusslauf, ein Gebirge usw. Gemeinsam kann noch mal die Zeichenübung für diesen Landschaftstyp durchgeführt werden.

Nun werden die erstellten Materialien für die nächste Einheit zur Seite geräumt oder verbleiben, wenn dieses möglich ist, im Gruppenraum beziehungsweise der Station.

ICF-Domänen

Person *sollte* *muss* können	Ohne Einschränkung (0) mit leichten Einschränkungen (1) mit Einschränkungen (2–3) nicht (4)	
d163	2	Denken
d177	2	Entscheidungen treffen
d330	3	Sprechen
d335	1	Diskussion
d710	1	Elementare interpersonelle Interaktionen

Weitere mögliche Punkte wären u.a. zu finden im Bereich Lesen, eine Einzelaufgabe übernehmen, Probleme lösen, Hand- und Armgebrauch, Erholung und Freizeit.

9.8 Mini-Zen – Teil 2

Kurzbeschreibung

Aufbauend auf den ersten Annäherungen an das Thema in der ersten Einheit wird in dieser Einheit der Mini-Zen-Garten selbst erstellt.

Setting

Gruppen: 3–9 Personen

Notwendige räumliche Gegebenheiten

Raum mit größerem Tisch

Material und Werkzeuge

- Die erarbeiteten Materialien aus der Vor-Einheit Mini-Zen Teil 1
- ein genügend großes Gefäß, mindestens 40 × 40 cm Pflanzfläche
- eine große Auswahl an Erde, Kiesel und Steinen
- eine Auswahl an kleinen Pflanzen, z. B. Jungpflanzen von Gehölzen oder auch kleine Efeus etc.
- Moos

Zeitaufwand

60–90 Minuten

Vorbereitungsarbeiten

Das Programm ist eine Fortsetzung der vorherigen Einheit – alle Materialien aus dieser Einheit müssen wieder zur Verfügung stehen und zudem eine genügend große Auswahl an zu verarbeitendem Material.

Anforderungen

Kriterium	niedrig	gering	normal	hoch
Aufmerksamkeit, Antrieb, Konzentration	■	■	■	
Mobilität, Beweglichkeit, Belastbarkeit	■			
Handlungsplanung, Kognition, Kreativität	■	■	■	■
Kommunikation, Sprache, soziale Kompetenzen	■	■	■	
Gedächtnis, Orientierung, emotionale Beteil.	■	■	■	

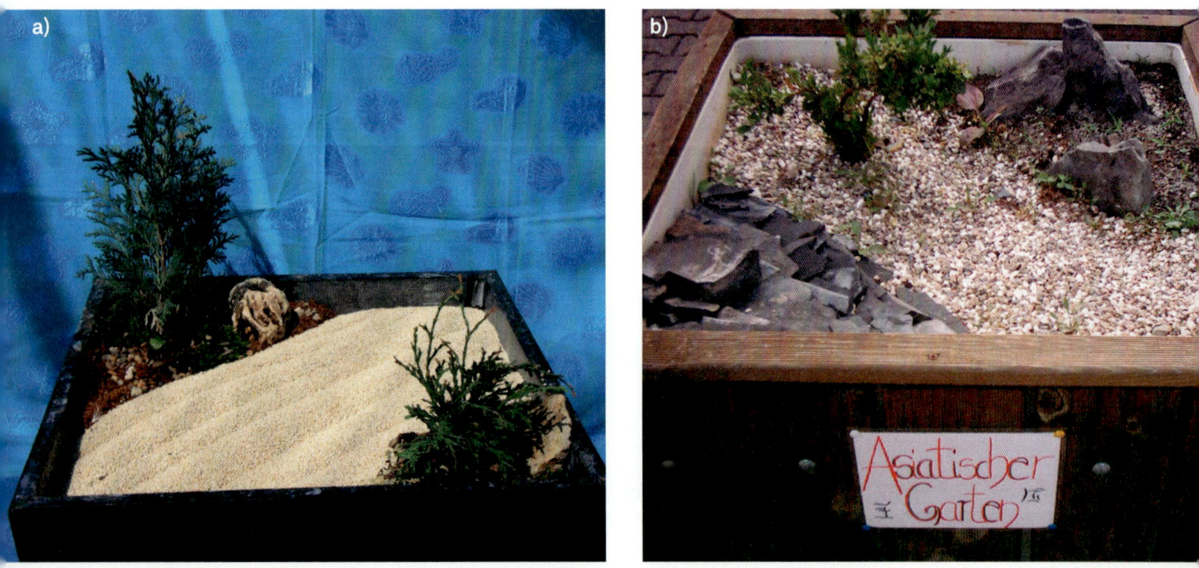

Abbildung 9-8-a-b: Mini-Zen-Gärten (© Foto: A. Niepel)

Anmerkung

Dieses Programm ist – ähnlich wie das Ikebana – in zwei Teilen aufgegliedert, da es sinnvoll ist, es über mehrere Termine zu strecken (evtl. mehr als zwei Termine).

Ablauf

Zunächst sollte einleitend anhand der mitgebrachten Arbeitsmittel noch einmal ganz grundsätzlich auf die Ergebnisse des ersten Teils eingegangen werden.

Symbolisieren: Nun wird das nächste Prinzip unseres Gartentyps besprochen: Einzelne Bestandteile können auch immer größere Dinge symbolisieren. Es braucht keinen Berg, sondern diesen können auch einige Steine repräsentieren. Es braucht keinen Teich, stattdessen übernehmen die Wellen im Kies dessen Funktion. Hier zahlt es sich aus, wenn genügend Bilder oder Bücher über derartige Gärten vorhanden sind. Einleitend und anhand dieser Bilder lassen sich Mutmassungen anstellen. Jetzt wird das gewählte Material aus der ersten Einheit in Bezug bei dieser Einheit angestrebten Landschaftstyp besprochen, was dieses oder jenes Material dabei symbolisieren könnte. Auch umgekehrt ist dies möglich, indem die Fragestellung lauten könnte: „Was brauchen wir für diesen gewählten Landschaftstyp und was können wir dafür aus unserer Materialsammlung nehmen?" Mit diesem Vorgehen wird die Materialauswahl konkreter.

Das Material wählen: Nachdem sich nun die Gruppe für die ersten Materialien entschieden hat, z.B. einen großen dunklen zackigen Stein für einen Gebirgszug, eine Minikiefer für einen lichten Wald oder hellen Kies für einen Flusslauf, müssen Gegenspieler gefunden werden nach dem Prinzip der Ausgewogenheit: Was ergänzt am besten das Dunkle und Zackige des Steines, was das helle Runde des Kieses. So fährt man fort und das Material für den zukünftigen Garten wächst weiter an.

Den Garten anlegen: Das Programm war bislang eher dafür geeignet, es auch mit größeren Gruppen durchzuführen. Jetzt soll aber in der Regel nur ein einziger Garten entstehen. Deshalb sind eine gute Arbeitsplanung bzw. Arbeitsvergabe erforderlich. Das eigentliche Anlegen selber ist eher weniger aufwendig. Das Material wird bereitgelegt und als „Bauplan" fungiert oder es fungieren die Tuschezeichnungen aus der ersten Einheit. Ihre Form und Linienführung sind entscheidend für den nun entstehenden Garten. Zunächst muss das Gefäß ausreichend hoch mit Erde gefüllt werden. Nach der Festlegung, wo was entstehen soll (Felsen, Wasser, Wald etc.), werden auch diese Materialien verteilt. Die Pflanzen können noch mit der Rosenschere in der Art und Weise behandelt werden, dass sie dem Ideal einer „Mini-Pflanze" besonders nahekommen. Dann werden die Pflanzen eingesetzt. Als letztes werden die Felsen gesetzt. Jetzt werden natürlich noch die Kiesflächen mit einer Gabel oder etwas Ähnlichem geharkt und der Garten ist fertig (**Abb. 9-8**).

Idealerweise wird der Garten – vielleicht gemeinsam mit den Arbeitsergebnissen und Fotos, der Materialsammlung und den Tuschezeichnungen – auf der Station präsentiert.

ICF-Domänen

Person *sollte* *muss* können	Ohne Einschränkung (0) mit leichten Einschränkungen (1) mit Einschränkungen (2–3) nicht (4)	
d160		Denken
d177		Entscheidungen treffen
d220		Eine Mehrfachaufgabe übernehmen
d355		Diskussion
d720		Komplexe interpersonelle Interaktionen

Weitere mögliche Punkte wären u.a. zu finden im Bereich Sprechen, Hand- und Armgebrauch, Erholung und Freizeit.

9.9 Ikebana – Kurs – Teil 1

Kurzbeschreibung

Das Erstellen von saisonalen Gestecken ist eine gute Methode, einen Bezug zur Jahreszeit herzustellen. Als Ikebana-Kurs durchgeführt, ergibt sich zudem die Möglichkeit, durch die Auseinandersetzung mit dem Neuen zur kognitiven Aktivierung beizutragen, weil Ikebana eine sehr strukturierte Methode ist.

Setting

Einzelsetting
Gruppen: 3–6 Personen

Notwendige räumliche Gegebenheiten

Raum mit größerem Tisch
Bei guter Witterung auch im Freien möglich

Material und Werkzeuge

- Rosenscheren
- flache Schalen
- Steckmasse oder japanischer Steckigel (Kanzen)
- großes weißes Blatt oder Flipchart
- Schreibmaterial

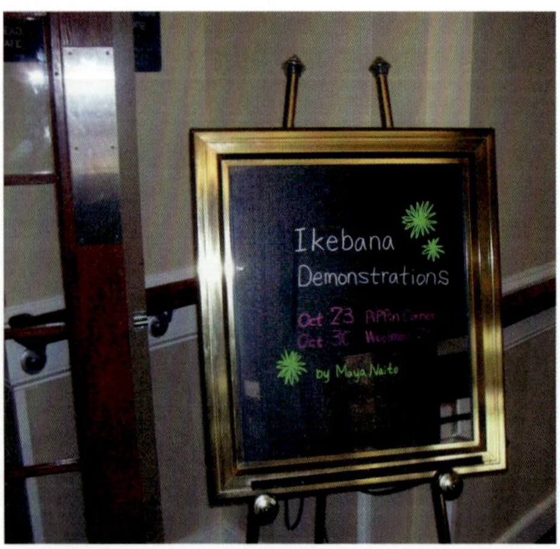

Abbildung 9-9: Eine Einladung oder Ankündigung zum Ikebana-Kurs (© Foto: A. Niepel)

Zeitaufwand

ca. 1 Stunde

Vorbereitungsarbeiten

Da es bei dieser ersten Einheit eines Kurses v. a. um die Beschäftigung mit dem Thema geht, liegt die Hauptvorbereitungsarbeit darin, sich selber das notwendige Hintergrundwissen anzueignen. Sehr gut ist jedoch das Mitbringen einer kleinen Pflanzenauswahl passend zum Thema: typische jahreszeitliche Blüher oder solche mit unterschiedlicher Form. Das Interesse an dem Thema kann durch eine Einladung bzw. Hinweistafel zum Kurs geweckt werden (**Abb. 9-9**).

Anforderungen

Kriterium	niedrig	gering	normal	hoch
Aufmerksamkeit, Antrieb, Konzentration	■	■		
Mobilität, Beweglichkeit, Belastbarkeit	■			
Handlungsplanung, Kognition, Kreativität	■	■	■	
Kommunikation, Sprache, soziale Kompetenzen	■	■	■	■
Gedächtnis, Orientierung, emotionale Beteil.	■	■		

Anmerkung

Diese Anforderungen sind bezogen auf diese erste Einheit eines Kurses, nicht auf das gesamte Programm eines Ikebana-Kurses.

Ablauf

Das erste Gespräch ist das Thema „Japan“. In der Runde werden Kenntnisse und Erfahrungen mit dem Thema besprochen und gesammelt, vielleicht über Reiseerfahrungen, persönliche Bekanntschaften oder Deutungen des

Begriffes Ikebana. Anschließend führt der/die Leitende in das Thema Ikebana ein, wobei insbesondere nachstehende Fakten angesprochen werden.

Es handelt sich beim Ikebana um eine jahrhundertealte Tradition, die in speziellen Schulen (z.B. Ohara-Schule) gelehrt wird. Dabei haben sich exakt beschriebene Methoden, Muster und Anleitungen entwickelt, an die man sich halten sollte. Es geht um mehr als um das Zusammenfügen von Pflanzen: Es sollte zudem immer ein Thema erkennbar sein.

Daran anschließend wird nun auch ein jahreszeitliches Thema vorgegeben oder in der Gruppe erarbeitet.

Beispiele:

- Winterlandschaft
- Frühlingserwachen
- Wonnemonat
- Knospenaustrieb
- Kirschblüte
- Sommerwiese
- Herbststurm

Anhand dieses Themas wird darüber gesprochen, was man mit diesen Begriffen oder der Jahreszeit verbindet. Dabei entsteht eine Sammlung speziell von typischen Pflanzen, die auf das Flipchart übertragen werden. Initiierende Fragen oder Stellungnahmen wären beispielsweise folgende:

- „Für mich gehören zum Sommer einfach Rosen dazu."
- „Wenn die Forsythien blühen, dann ist für mich der Winter vorbei."
- „Was ist denn für Sie eine typische Sommerblume"?
- „Und was verbinden Sie mit dem Herbst?"

Dazu können auch die vorher geschnittenen Pflanzen hervorgeholt werden und Erkenntnisse und Erfahrungen der Teilnehmenden eingebracht werden.

Jetzt wählen die Teilnehmenden die Pflanzen, die sie für ihr Gesteck verwenden wollen, wobei die Auswahl auf drei bis vier beschränkt sein sollte. Für diese Auswahl können zwar die mitgebrachten Pflanzen genutzt werden, besser ist es jedoch, wenn die Teilnehmer gemeinsam im Garten nach passenden Pflanzen suchen. Getreu dem Motto eines Ikebana-Meisters, dass dieses eigentlich nicht mit den Händen, sondern mit den Füßen erstellt wird. Gemeint ist: Die Auswahl der Pflanzen ist mindestens dem Zusammenfügen ebenwürdig.

Mögliche Kontraindikationen

nicht vorhanden

Variation und Anpassungen

Das Flipchart mit den Begriffen und Erläuterungen sollte im Gruppenraum verbleiben. Einmal kann diese bei der zweiten Einheit, dem eigentlichen Erstellen des Gesteckes, wieder genutzt werden, so wie es auch bei anderen Einheiten, z.B. einem Gedächtnistraining eine Rolle spielen kann.

ICF-Domänen

Person *sollte muss* können	Ohne Einschränkung (0) mit leichten Einschränkungen (1) mit Einschränkungen (2–3) nicht (4)	
d155	1	Sich Fertigkeiten aneignen
d310	3	Kommunizieren als Empfänger
d177	2	Entscheidungen treffen
d440	1	Feinmotorischer Handgebrauch
d920	2	Erholung und Freizeit

Weitere mögliche Punkte wären u.a. zu finden im Bereich eine Einzelaufgabe übernehmen, Kommunizieren, Probleme lösen, sich in verschiedenen Umgebungen fortbewegen (beim selber Sammeln).

9.10
Ikebana – Kurs – Teil 2

Kurzbeschreibung
Nachdem – möglicherweise in einer Extraeinheit – die jahreszeitlichen Pflanzen ausgewählt worden sind und in das Thema Ikebana eingeführt wurde, werden in dieser Einheit die Gestecke erstellt.

Setting
Einzelsetting
Gruppen: 3–6 Personen

Notwendige räumliche Gegebenheiten
Raum mit größerem Tisch
Bei guter Witterung auch im Freien möglich

Material und Werkzeuge
- Rosenscheren
- flache Schalen
- Steckmasse oder japanischer Steckigel (Kanzen) sowie Befestigungsmaterial
- großes weißes Blatt oder Flipchart
- Schreibmaterial

Zeitaufwand
ca. 1 Stunde bei Durchführung als „Kurs" für diese zweite Einheit

Vorbereitungsarbeiten
Benötigt werden das zuvor erstellte Flipchart und die zuvor geschnittenen Pflanzen, und der Arbeitstisch sollte bei Bedarf gegen Verschmutzung abgedeckt sein. Die Schalen werden in der Art vorbereitet, das entweder der Steckigel oder die Steckmasse am Boden befestigt werden können. Hierzu eigenen sich Heißkleber und Halter, die im Handel erhältlich sind.

Anforderungen

Kriterium	niedrig	gering	normal	hoch
Aufmerksamkeit, Antrieb, Konzentration	■	■	■	■
Mobilität, Beweglichkeit, Belastbarkeit	■	■	■	■
Handlungsplanung, Kognition, Kreativität	■	■	■	■
Kommunikation, Sprache, soziale Kompetenzen	■	■	■	
Gedächtnis, Orientierung, emotionale Beteil.	■	■		

Anmerkung
Diese Anforderungen sind bezogen auf diese zweite Einheit des Kurses, nicht auf das gesamte Programm eines Ikebana-Kurses.

Ablauf
Zunächst wird an die erste Ikebana-Einheit erinnert. Flipchart wie auch die bereitgestellten Pflanzen sind Anknüpfungspunkte. Anschließend werden die vorbereiteten Schalen und die Rosenscheren verteilt. Nun folgt die Erklärung, dass das nachfolgende Gesteck ein sogenanntes Moribana ist, ein kleines Gesteck, und dass man sich an die dafür vorgegebenen Anleitungen halten wird. Dabei werden drei wichtige Schritte vorgenommen, die der Reihe nach durchgeführt werden. Diese symbolisieren den Himmel, die Erde und den Menschen.
Der Himmel: Als Erstes wird der Himmel gesteckt. Dafür sollen sich die Teilnehmenden eine ihrer Pflanzen auswählen, die diesen ihrer Meinung nach am ehesten symbolisiert – in Farbe oder aufwärtsstrebender Form. Dieser Zweig wird so geschnitten, dass er die 1,5fache Länge des Schalendurchmessers erhält. Anschließend wird er aufrecht, leicht geneigt zum Teilnehmenden gesteckt.
Die Erde: Als nächstes wird die Erde gesteckt. Der ausgewählte passende Zweig symbolisiert

die Erde z.B. niederhängend gesteckt oder durch dunklere Töne geprägt. Er wird so geschnitten, dass er die Länge des Schalendurchmessers erhält und wird seitlich in einem Winkel von ca. 60 Grad eingesteckt.

Der Mensch: Nun wird der letzte Zweig für den Menschen gewählt, oft wird er der Mittelpunkt des Gestecks. Er wird auf zwei Drittel der Länge des Schalendurchmessers geschnitten und zwischen Himmel und Erde, also mit einem Winkel von ca. 45 Grad gesteckt.

Als letzten Schritt kann die Steckmasse mit einigen Blättern kaschiert werden, was jedoch nicht zwingend notwendig ist. Die fertigen Gestecke werden am besten in Form einer Ausstellung präsentiert und abschließend ein Feedback vorgenommen (**Abb. 9-10**).

Variation und Anpassungen

Der Anleiter kann zunächst ein Gesteck herstellen und dieses erklären. Anschließend fertigen die Teilnehmer nach dem Vorbild ein Gesteck.

ICF-Domänen

Person *sollte* *muss* können	Ohne Einschränkung (0) mit leichten Einschränkungen (1) mit Einschränkungen (2–3) nicht (4)	
d110	3	Zuschauen
d130	2	Nachmachen, nachahmen
d220	2	Eine Mehrfachaufgabe übernehmen
d177	2	Entscheidungen treffen
d440	2	Feinmotorischer Handgebrauch

Weitere mögliche Punkte wären u.a. zu finden im Bereich Denken, Kommunizieren, Probleme lösen, Konversation führen (beim selber Sammeln).

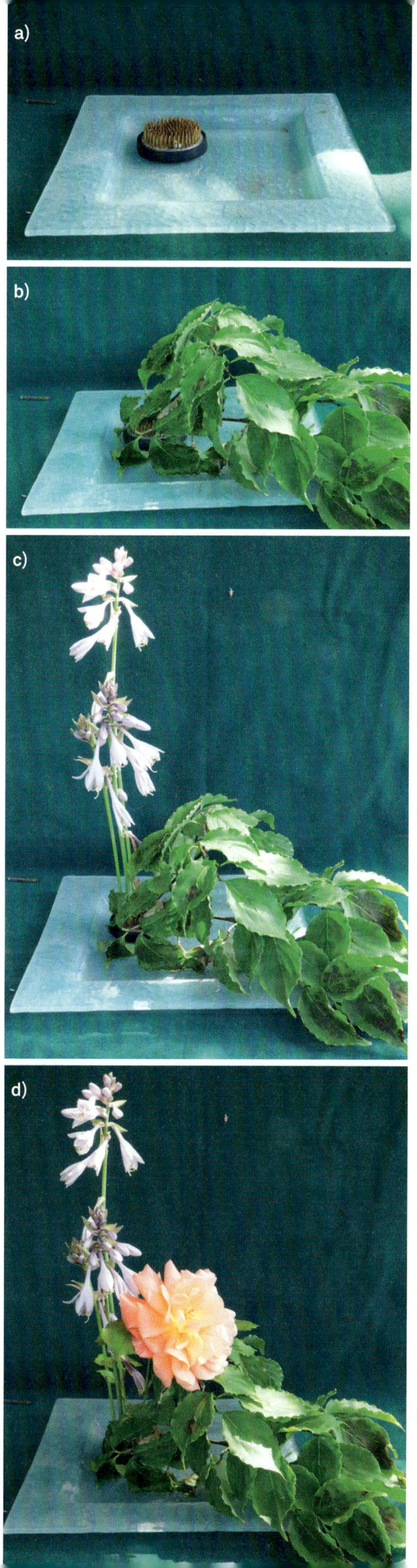

Abbildung 9-10a-d: Ikebana. a) Die Fläche mit dem Steckigel. b und c) Die Pflanzen stecken. d) Das fertige Gesteck: in der Mitte die Rose als Symbol des Menschen. (© Foto: A. Niepel)

9.11
Ein rundes Gesteck

Kurzbeschreibung
Bei diesem Programm wird ein sogenanntes Standardgesteck nach vorgegebenen Regeln erstellt, wobei die Besonderheit besteht, dass am Ergebnis alle Teilnehmenden beteiligt sind.

Setting
Gruppen: 3–8 Personen

Notwendige räumliche Gegebenheiten
Raum mit größerem Tisch
Bei guter Witterung auch im Freien möglich

Material und Werkzeuge
Blumen für das Gesteck (siehe Anmerkung)
Behälter für das Gesteck
Steckmasse (für feuchte Gestecke)
Scheren

Zeitaufwand
35–60 Minuten

Vorbereitungsarbeiten
Zu den Vorbereitungsarbeiten gehört das Zusammenstellen der Blumen (siehe Anmerkung) sowie evtl. das Bestücken des Behältnisses mit der Steckmasse, falls dieses nicht auch in der Gruppe geschehen soll. Auf jeden Fall muss die Steckmasse durchgehend feucht sein und sollte das gesamte Behältnis ausfüllen.

Anforderungen

Kriterium	niedrig	gering	normal	hoch
Aufmerksamkeit, Antrieb, Konzentration				
Mobilität, Beweglichkeit, Belastbarkeit				
Handlungsplanung, Kognition, Kreativität				
Kommunikation, Sprache, soziale Kompetenzen				
Gedächtnis, Orientierung, emotionale Beteil.				

Abbildung 9-11: Ein rundes Gesteck sieht schön aus, wenn viele verschiedene Pflanzen gesteckt werden (© Foto: A. Niepel)

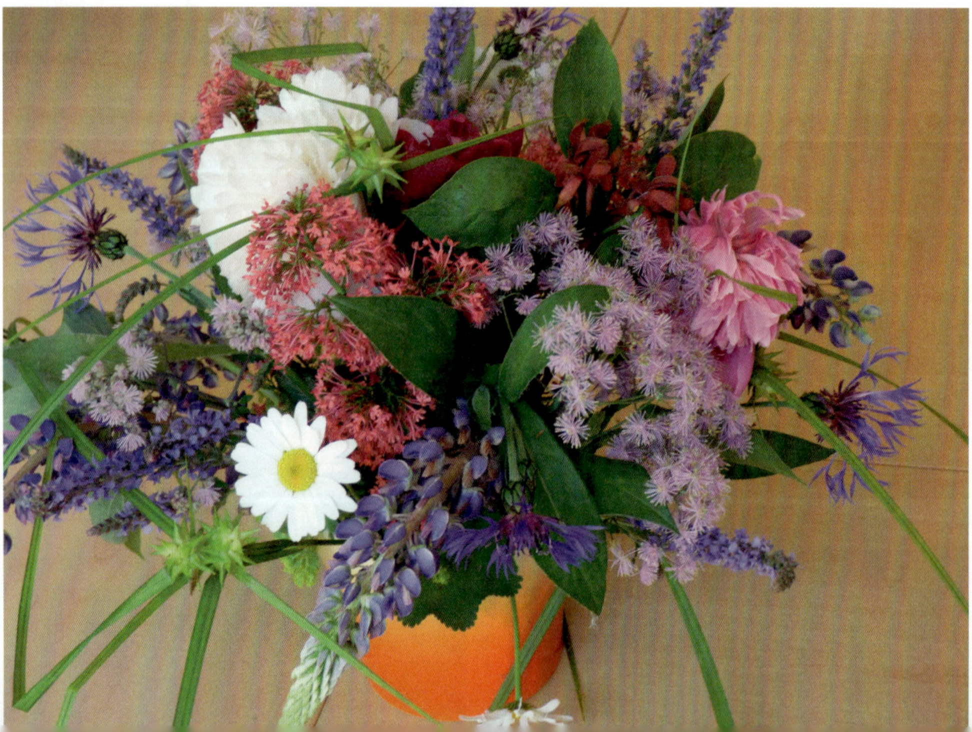

Anmerkung

Ein Vorteil dieses Gesteckes ist, dass es bei richtiger Vorbereitung und Pflanzenauswahl eigentlich immer gelingt. Dieses bedeutet aber eben auch die besondere Verantwortung des Anleitenden. Die ausgewählten Pflanzen sollten demnach folgende Eigenschaften besitzen:

- Einen möglichst festen Stiel, der nicht abknickt, wenn er in die Steckmasse gedrückt wird und
- möglichst wenig verzweigte Exemplare, lieber langer gerader Stiel mit einer Blüte am Ende.

Außerdem verlangt dieses Programm unterschiedlich viele Pflanzen – im Idealfall mindestens so viele wie die Anzahl der Teilnehmenden (anleitende Person eingerechnet). Zudem sollten von jeder Pflanzensorte drei bis fünf Exemplare vorhanden sein. Und als letztes benötigt man nicht nur „Blumenstars", sondern ausfüllende Pflanzen – wie im richtigen Leben auch.

Ablauf

Im ersten Schritt erscheint es sinnvoll auf das hinzuweisen, was jetzt geschehen soll und darauf, dass es eine Art Standardgesteck sein wird. Diese Einweisungen haben sich als hilfreich erwiesen, da so die Bereitschaft vergrößert wird, sich an einen klaren vorgegebenen strukturierten Ablauf zu halten. Nun wird ein Exemplar der ersten Sorte in die Runde gegeben und herumgereicht – eine gute Gelegenheit, über diese Pflanze zu sprechen, Erfahrungen abzufragen, auf die Jahreszeit hinzuweisen oder auch Geschichten zu erzählen.

Anschließend werden folgende zwei Arbeiten an der Pflanze durchgeführt: Alle Exemplare werden auf die gleiche Länge geschnitten. Diese Länge gilt für alle Blumen. Man kann, wenn man möchte, mit einem Holzstab ein Hilfsmittel hinzugeben. Die Länge ergibt sich aus der gewünschten Größe des Gesteckes und jener des Gefäßes. Als nächstes werden die untersten Blätter entfernt. Schließlich wird der vorbereitete Bund in die Mitte des Tisches platziert. In dieser Art und Weise wird nun mit jeder Sorte vorgegangen, sodass am Ende in der Mitte des Tisches viele verschiedene Bünde liegen.

Das Stecken: Der Anleitende beginnt und erklärt, dass ab jetzt Sorte für Sorte gearbeitet wird und dass alle Exemplare einer Sorte gleichmäßig in die Steckmasse verteilt werden, dem Ideal eines Balles nachempfunden. Jeder Teilnehmende kann sich eine Sorte aussuchen und diese dann wie beschrieben dem Gesteck hinzufügen. An dieser Stelle muss mitunter unterstützt werden. Manchmal hilft dabei bereits auch schon die richtige Pflanzenzuteilung. Gemeint ist, dass man eingeschränkteren Personen eher zuvor bei der Vorbereitung bereits die festeren Pflanzen zuordnet. Auch die Reihenfolge ist nicht ohne Belang, denn zunehmend wird es schwieriger, noch freie Plätze zu finden.

Das Ergebnis ist ein großes buntes, gemeinsam erstelltes Gesteck, dem ein entsprechender Platz zugewiesen werden sollte (**Abb. 9-11**). Abschluss ist die Reinigung des Tisches.

ICF-Domänen

Person *sollte* *muss* können	Ohne Einschränkung (0) mit leichten Einschränkungen (1) mit Einschränkungen (2–3) nicht (4)	
d160	3	Aufmerksamkeit fokussieren
d130	3	Nachmachen, nachahmen
d210	3	Eine einfache Aufgabe übernehmen
d415	3	In einer Körperposition verbleiben
d445	2	Hand- und Armgebrauch

Weitere mögliche Punkte wären u. a. zu finden im Bereich Denken, Kommunizieren, Probleme lösen, Konversation führen.

10 Programme Gartenhandwerk

Andreas Niepel

Die in diesem Kapitel vorgestellten Programme sind vom gärtnerischen Handwerk geprägt. Wie bei dem Strauchschnitt oder den Frühlings- und Herbstpflegeaktionen sind die Anforderungen zum Teil schon recht hoch und sind darum meist für fittere Teilnehmende geeignet. Natürlich stellen derartige Angebote so etwas wie den Kern der Gartentherapie dar – das, was man gemeinhin damit verbindet: Menschen, die (auch am Hochbeet) Pflanzen pflegen und versorgen. Allerdings muss darauf geachtet werden, dass mit Klienten mit schweren Erkrankungen bzw. gesundheitlichen Störungen förderliche und fordernde, aber keine überfordernden Angebote gemacht werden. Somit sind gerade bei den folgenden Programmen Anpassungen sinnvoll.

10.1 Wunschblätter stecken

Kurzbeschreibung

Ein kleines und kurzes Programm, das sich als Einstieg in die Gartentherapie für neue Teilnehmende und für gesundheitlich schwer betroffene Menschen eignet.

Setting

Gruppen: 3–9 Personen
Einzelsetting

Notwendige räumliche Gegebenheiten

Raum mit größerem Tisch
Bei guter Witterung auch im Freien möglich
Auch im Klientenzimmer möglich

Material und Werkzeuge

- Steine
- Töpfe
- Erde und Sand
- Stifte und Zettel
- Mutterpflanze des Brutblattes

Zeitaufwand

15–30 Minuten

Vorbereitungsarbeiten

keine

Anforderungen

Kriterium	niedrig	gering	normal	hoch
Aufmerksamkeit, Antrieb, Konzentration	■			
Mobilität, Beweglichkeit, Belastbarkeit	■			
Handlungsplanung, Kognition, Kreativität	■			
Kommunikation, Sprache, soziale Kompetenzen	■			
Gedächtnis, Orientierung, emotionale Beteil.	■			

Ablauf

Die Blätter des Brutblattes (Bryophyllum calycinum/Kalanchoe pinnata) haben die besondere Eigenschaft, dass sie auch abgetrennt von der Mutterpflanze für Nachwuchs sorgen können. Aus den kleinen Blattspitzen können neue Pflanzen heranwachsen. Diese außergewöhnliche Eigenschaft lässt sich sehr gut spielerisch nutzen. Zudem dauert der Wachstumsprozess eine gewisse Zeit mit dem Vorteil, auch neue Mitglieder der Gartengruppe oder auch Neuzugänge auf den Stationen ganz allgemein in dieses Programm einzubeziehen. Es ist auch eine Tätigkeit, bei der sehr gut nur einzelne Teilschritte vergeben werden können, z. B. das Abzwicken des Blattes, sodass auch gesundheitlich stark eingeschränkte Menschen teilnehmen können.

Zunächst stellt der Anleitende die Mutterpflanze vor und gibt einige Informationen dazu. Die Pflanze wird z. B. als Heilpflanze in der anthroposophischen Medizin eingesetzt. Eine weitere interessante Information: Diese Pflanze wurde auch von Johann Wolfgang von Goethe intensiv beforscht. Nun noch einige Informationen zu ihrer Herkunft und schon ist die eigentlich eher etwas langweilig wirkende Pflanze hochinteressant. Als letzte Information wird übermittelt, dass diese Pflanze – insbesondere in den USA – als „Wishplant" (Wunschpflanze) bekannt ist. Wer ein Blatt gut pflegt, sodass es Nachwuchs hervorbringt, dem wird ein Wunsch erfüllt.

Jeder Teilnehmer darf sich daher ein Blatt von der Mutterpflanze abschneiden. Anschließend erhält jeder einen Topf, etwas Erde, vielleicht auch etwas Sand sowie einen Zettel und einen Stift. Die Erde und der Sand werden gut vermischt und in den Topf gefüllt.

Jetzt wird ein Wunsch aufgeschrieben, mit wetterfesten Stiften direkt auf die Unterseite des Blattes oder auf einen Zettel, der danach unter das Blatt in die Erde gelegt wird.

Nach der Wunsch-Schreiben-Aktion wird das Blatt mit seiner Unterseite nach unten flach auf die Erde gelegt **(Abb. 10-1)** und mit kleinen Steinchen beschwert), dass es genügend Kontakt zum Boden hat. Abschließend wird das Ganze vorsichtig angegossen und so aufgestellt, dass die Teilnehmenden die weitere Entwicklung beobachten können. Oder der Pflanztopf wird immer wieder mitgebracht.

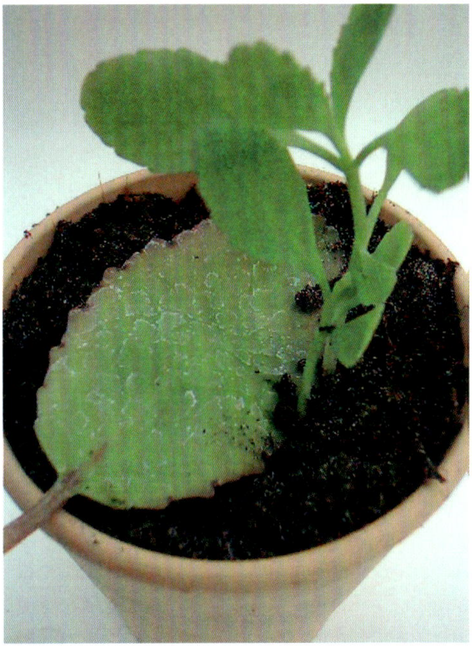

Abbildung 10-1: Wunschblätter stecken. Das Pflanzenblatt wird mit der Unterseite nach unten flach auf die Erde gelegt. (© Foto: A. Niepel)

Über die nächsten Wochen ist nun der Teilnehmende für diese Pflanze verantwortlich, bis dann endlich der Nachwuchs sichtbar wird. Nun wird sicher auch der Wunsch bald erfüllt.

Mögliche Kontraindikationen

keine – außer durch Erdkontakt

ICF-Domänen

Person *sollte* *muss* können	Ohne Einschränkung (0) mit leichten Einschränkungen (1) mit Einschränkungen (2–3) nicht (4)	
d110	3	Zuschauen
d130	3	Nachmachen, nachahmen
d170	1	Schreiben
d210	2	Eine Einzelaufgabe übernehmen
d445	1	Hand- Armgebrauch

Weitere mögliche Punkte wären u.a. zu finden im Bereich Zuhören, Entscheidungen treffen, Kommunizieren, in einer Körperposition verbleiben, feinmotorischer Handgebrauch.

10.2 Pflege von Zimmerpflanzen Teil 1

Kurzbeschreibung

Auch dort, wo kein Garten vorhanden ist, lässt sich gärtnern. Kaum ein Haus und auch keine Einrichtung im Gesundheitswesen ist schließlich ohne Zimmerpflanzen. Ein eigenes Gartenangebot, welches sich dieser Zimmerpflanzen annimmt, hat ein weites Aufgabengebiet.

Setting

Gruppen: 3–6 Personen
Einzelsetting

Notwendige räumliche Gegebenheiten

Raum mit größerem Tisch
Bei guter Witterung auch im Freien möglich
Mit mobiler Lösung auch innerhalb der Einrichtung vor Ort

Material und Werkzeuge

- verschiedene Erden
- Auswahl an Töpfen
- Rosenscheren und Messer
- Gießkannen
- Schreibmaterial und Ordner
- Gartenbücher

Zeitaufwand

Zwei wöchentliche Einheiten von 60–90 Minuten erscheinen sinnvoll, aber auch kürzere Einheiten in der Einrichtung möglich.

Vorbereitungsarbeiten

Dieses Angebot und das nachfolgende Zimmerpflanzenangebot könnte nach einer Anlaufphase selbstorganisierend ablaufen. Somit kann diese erste Einheit auch als Vorbereitungseinheit verstanden werden. Vor der ersten Durchführung ist es sinnvoll, sich einen Überblick über die vorhandenen Zimmerpflanzen zu verschaffen, unabhängig davon, ob es sich um größere Kübel oder Büropflanzen handelt.

Anforderungen

Kriterium	niedrig	gering	normal	hoch
Aufmerksamkeit, Antrieb, Konzentration	■	■	■	
Mobilität, Beweglichkeit, Belastbarkeit	■	■	■	
Handlungsplanung, Kognition, Kreativität	■	■	■	
Kommunikation, Sprache, soziale Kompetenzen	■	■	■	■
Gedächtnis, Orientierung, emotionale Beteil.	■	■	■	

Ablauf

Ein Zimmerpflanzenangebot, das sich mit den Pflanzen einer Einrichtung beschäftigt, umfasst vielfältige Aufgaben. Neben den Arbeiten direkt an der Pflanze (**Kap. 10.3**) beinhalten diese Aufgaben insbesondere organisatorische Arbeiten: Erfassung der vorhandenen Pflanzen, Informationen über deren Ansprüche zu erhalten, Organisation der Kontrolle, Dokumentation und Werbung für das Angebot innerhalb der Einrichtung. Letztendlich müssen die eigentlichen Pflegetermine organisiert werden. Diese Vorbereitungsschritte laufen meist parallel ab. Ziel ist, dass die Gruppe Schritt für Schritt die Pflanzenpflege selbstverantwortlich übernimmt.

Bekanntmachungen bzw. Werbung für das Angebot: Das Übernehmen von Pflegearbeiten an Pflanzen von Mitarbeitern einer Einrichtung birgt ein weiteres besonderes Element in sich: Mit der Zeit verändert sich die Beziehung zwischen dem betreuenden Personal und den Klienten, was oft von beiden Seiten als angenehm empfunden wird. Darüber hinaus wird das Gruppenangebot der Gartentherapie im ganzen Haus bekannt – ein weiterer positiver Faktor. Dafür muss das Angebot aber nicht nur bekannt gemacht werden, sondern auch im Fokus bleiben. Dafür eignen sich Aushänge oder Beiträge beispielsweise in einer Heimzeitung. Dieses Werben um Kunden steht also ganz am Anfang einer solchen Gruppe.

Erstellen eines Pflanzenkataloges: Nachdem man die ersten Pflanzen gefunden hat - dies können tatsächlich „Pflanzenkunden" sein, also Pflanzen, die vernachlässigt in Gängen herumstehen - wie auch vernachlässigte Topfpflanzen z. B. von Mitarbeitern, werden sie katalogisiert. In eine solche Liste gehören:

- der Pflanzenname,
- der Standort,
- die Standortbedingungen,
- die Pflegeaufgaben, ein Pflegeplan
- sowie Eintragsfelder, um den jeweils turnusmäßig durchgeführten Check abzuhaken.

Informationssammlung über die Pflanzen: Um festlegen zu können, welche Pflegearbeiten und zu welchem Zeitpunkt notwendig sind, sollte gemeinsam zu jeder Pflanze ein Datenblatt erstellt werden (siehe Anhang). Für das Vervollständigen eines solchen Datenblattes können sowohl die Erfahrungen und das Wissen aus der Gruppe sowie die Lektüre von Gartenbüchern herangezogen werden. Das Datenblatt enthält entweder Informationen für jede Pflanzenart oder für einzelne Pflanzenexemplare.

Organisation der Pflege: Zur Vorbereitung der eigentlichen Zimmerpflanzenpflege (**Kap. 10.3**) wird ein Termin anberaumt, bei dem festgelegt wird, welche Exemplare an der Reihe sind. Es ist sinnvoll, dieses am Vortag durchzuführen. Dazu dient das Durchsehen der Pflanzendatenblätter und des Pflanzenkataloges. Anschließend werden diese Pflanzen, evtl. mit Hilfe eines kleinen Wagens, in der Einrichtung eingesammelt (**Abb. 10-2**).

ICF-Domänen

Person *sollte* *muss* können	Ohne Einschränkung (0) mit leichten Einschränkungen (1) mit Einschränkungen (2–3) nicht (4)	
d220	1	Mehrfachaufgaben übernehmen
d170	2	Schreiben
d163	1	Denken
d179	1	Wissen anwenden
d116	2	Lesen

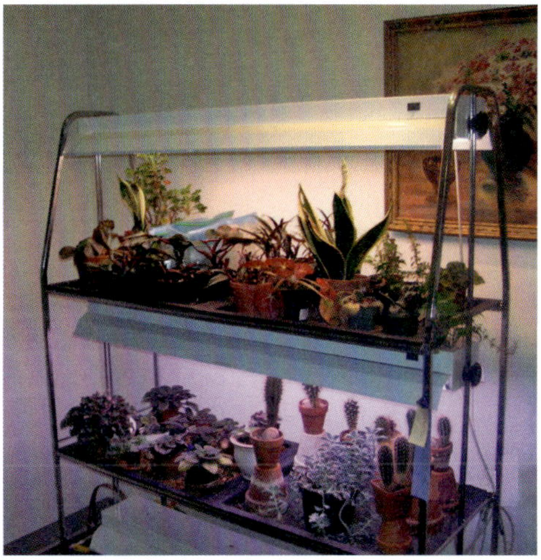

Abbildung 10-2: Zimmerpflanzen einsammeln und zusammenstellen (© Foto: A. Niepel)

10.3 Pflege von Zimmerpflanzen Teil 2

Kurzbeschreibung

Die Pflege und auch die Vermehrung von Zimmerpflanzen bietet die Möglichkeit, auch ohne einen besonderen Übungs- oder Therapiegarten den Teilnehmenden den Kontakt zu Pflanzen nahezubringen.

Setting

Gruppen: 3–6 Personen

Notwendige räumliche Gegebenheiten

Raum mit größerem Tisch

Material und Werkzeuge

- verschiedene Erden
- Auswahl an Töpfen
- Rosenscheren und Messer
- Gießkannen
- Schreibmaterial und „Pflanzendatenblätter" (**Kap. 10.2**)
- Gartenbücher

Zeitaufwand

60–90 Minuten

Vorbereitungsarbeiten

Das Programm baut auf dem Programm von **Kap. 10.2** auf. In diesem Programm wurden die Pflanzen erstmals erfasst und auch von den Teilnehmenden zusammengestellt. Als weitere Vorbereitung ist damit lediglich die Bereitstellung der Materialien notwendig.

Anforderungen

Kriterium	niedrig	gering	normal	hoch
Aufmerksamkeit, Antrieb, Konzentration				
Mobilität, Beweglichkeit, Belastbarkeit				
Handlungsplanung, Kognition, Kreativität				
Kommunikation, Sprache, soziale Kompetenzen				
Gedächtnis, Orientierung, emotionale Beteil.				

Anmerkungen

Allseits bekannte Zimmerpflanzen sind z. B.

- Alpenveilchen (Cyclamen)
- Begonien (Begonia)
- Birkenfeige (Ficus)
- Bogenhanf (Sanseveria)
- Einblatt (Spathiphyllum)
- Fensterblatt (Monstera)
- Grünlilie (Chlorophytum)
- Gummibaum (Ficus)
- Kakteen
- Orchideen
- Usambaraveilchen (Saintpaulia)
- Weihnachtsstern (Euphorbia)

Ablauf

Zunächst werden die zusammengestellten einzelnen Pflanzen eingesammelt und den vorhandenen Datenblättern zugeordnet. Nun bespricht die Gruppe zu jeder Pflanze, welche Tätigkeiten notwendig sind:

- Muss umgetopft werden? Wenn ja, in welche Erde?

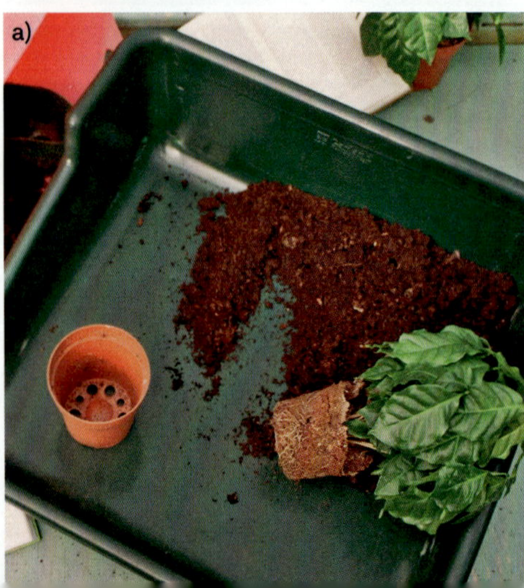

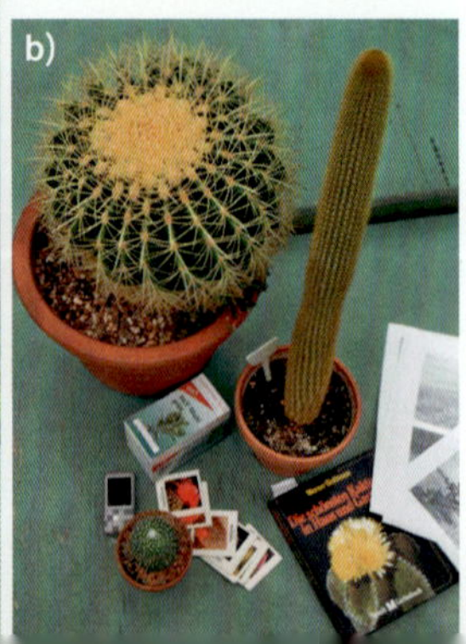

Abbildung 10-3: Auch Zimmerpflanzen brauchen Pflege.
a) Umtopfen
b) Düngen mit passenden Substraten.
(© Foto: A. Niepel)

- Muss gegossen werden?
- Ist ein Rückschritt notwendig?
- Sollte gedüngt werden?
- Gibt es Schädlinge?
- Muss die Pflanze gesäubert/durchgeputzt werden?

Im Folgenden ist dann sowohl eine Arbeitsorganisation in der Form möglich, dass Pflanze für Pflanze gemeinsam in der Gruppe durchgegangen wird, wie auch die einzelnen Pflanzen den jeweiligen Teilnehmenden zugeordnet werden. Am Ende werden die Pflanzen gemeinsam begutachtet und die entsprechenden Einträge in das Pflanzendatenblatt vorgenommen. Möglich ist auch, dem Eigentümer der Pflanze gezielte Pflegehinweise mitzugeben, z.B. „Bitte demnächst etwas trockener halten". Schließlich wird gemeinsam der Arbeitsplatz aufgeräumt und die Pflanzen werden an ihren Platz zurückgebracht.

Umtopfen: Bei jedem Umtopfen **(Abb. 10-3a)** wird zunächst entschieden, welche Art Substrat genommen beziehungsweise passend gemischt wird. Soll es ein Substrat mit hohem Humusanteil, mit viel Sand, mit hoher Wasserspeicherung oder mit guter Wasserableitung sein? Dann wird die Pflanze vorsichtig aus dem alten Topf geholt, die alte Erde entweder vorsichtig gelockert oder aber auch in Teilen entfernt, ohne jedoch den Ballen zu stark zu verletzen. In den neuen Topf werden Tonscherben oder ähnliches eingebracht, um das Abzugsloch frei von Erde zu halten und anschließend der Topf soweit mit Erde gefüllt, dass die neu eingesetzte Pflanze wieder so hoch steht wie zuvor. Nun wird die Pflanze mittig in den neuen Topf gestellt und die Zwischenräume mit Erde neu aufgefüllt. Abschließend wird rund herum gut angedrückt und die Pflanze angegossen.

Durchputzen/Schneiden: Bei jeder Kontrolle werden gelbe, braune oder abgeknickte Pflanzenteile entfernt. Dabei ist darauf zu achten, die Verletzungen an der Pflanze so klein wie möglich zu halten. Aus diesem Grund wird bei allen größeren Maßnahmen eine scharfe Schere oder ein entsprechendes Messer verwendet. Beim Entfernen brauner Blätter genügt dagegen oft ein Abknipsen.

Gießen: Handelt es sich um das Angießen nach dem Umtopfen, so sollte so lange gegossen werden, bis es am Abzugsloch Wasser wieder austritt. Ansonsten ist die Menge des Gießwassers natürlich von der Jahreszeit und der Pflanze abhängig. Bei einigen Pflanzen, wie Usambaraveilchen oder auch Alpenveilchen, empfiehlt sich das Gießen von unten, also darauf zu achten, dass die Blätter nicht nass werden. Derartige Besonderheiten kann man in den Pflanzendatenblättern vermerken. Völlig ausgetrocknete Ballen müssen mitunter durch ein Eintauchen in einen Eimer mit Wasser so „geflutet" werden.

Schädlinge und Düngung: Wird ein Schädlingsbefall festgestellt, sollten in diesen Einheiten der Gartentherapie lediglich zwei Varianten gewählt werden: Die Schädlinge werden mechanisch abgewaschen und entfernt oder die ganze Pflanze wird entsorgt. Vom Einsatz von Pflanzenschutzmitteln wird an dieser Stelle in diesem Kontext abgeraten. Aus Sicherheitsgründen ist auch die Frage der Düngung genau abzuwägen. Idealerweise werden entsprechende Langzeitdünger wie Düngestäbchen etc. genutzt, über deren Ausbringdatum das Pflanzendatenblatt Auskunft gibt (**Abb. 10-3b**).

ICF-Domänen

Person *sollte* *muss* können	Ohne Einschränkung (0) mit leichten Einschränkungen (1) mit Einschränkungen (2–3) nicht (4)	
d110	3	Zuschauen
d130	2	Nachmachen, nachahmen
d210	1	Eine einfache Aufgabe übernehmen
d160	2	In einer Körperposition verbleiben
d440	1	Feinmotorischer Handgebrauch

Weitere mögliche Punkte wären u.a. zu finden im Bereich Kommunikation, elementare interpersonelle Fertigkeiten, Schreiben, Erholung und Freizeit.

10.4 Kübelpflanzen winterfest machen

Kurzbeschreibung

Viele beliebte Gartenpflanzen wie Oleander oder Olivenbäume überstehen unsere Winter nicht und müssen daher passend überwintert werden. Hier gibt es viel zu tun.

Setting

Gruppen: 3–6 Personen
Einzelsetting

Notwendige räumliche Gegebenheiten

Raum mit größerem Tisch
Bei guter Witterung auch im Freien möglich (danach aber Innenraum zum Einräumen notwendig).

Material und Werkzeuge

Rosenscheren und Messer

Zeitaufwand

ca. 60 Minuten

Vorbereitungsarbeiten

Da die Kübelpflanzen durch das ständige Überwintern und das damit zunehmende Alter größer und im Topf schwerer werden, ist es für die meisten Teilnehmenden kaum möglich, diese zu heben und zu räumen. Das ist vorher Aufgabe des Anleitenden.

Anforderungen

Kriterium	niedrig	gering	normal	hoch
Aufmerksamkeit, Antrieb, Konzentration	■			
Mobilität, Beweglichkeit, Belastbarkeit	■	■	■	
Handlungsplanung, Kognition, Kreativität	■	■	■	
Kommunikation, Sprache, soziale Kompetenzen	■			
Gedächtnis, Orientierung, emotionale Beteil.	■			

Ablauf

Rückschnitt: Der erste Schritt besteht in dem groben Rückschnitt der Pflanze (**Abb. 10-4a**). Eine gute Richtlinie ist, den neuen Austrieb des aktuellen Jahres, erkennbar an der hellen Farbe und dass er noch nicht verholzt ist, um etwa ein Drittel einzukürzen. Außerdem werden alle Blüten und Knospen abgeschnitten.

Geknickte Triebe entfernen: Verletzte oder abgeknickte Zweige müssen entfernt werden. Dabei wird jeweils unterhalb der verletzten Stelle sauber abgeschnitten.

Braune Blätter entfernen: Als Nächstes werden die braunen Blätter entfernt (**Abb. 10-4b**). Dabei ist darauf zu achten, die auf dem Boden des Topfes liegenden Blätter abzusuchen, was ein sehr sorgfältiges Arbeiten erfordert. Bei einigen Kübelpflanzen, z. B. die Avocado, gibt es jedoch kaum Blätter ohne braune Stellen. Hier gilt es abzuwägen, denn natürlich sollen die Pflanzen nicht ganz ohne Blattwerk in den Winter gehen.

Gute Form finden: Als Letztes versucht man, der nun behandelten Pflanze eine gute Form zu geben. Es sollten danach keine großen Äste mehr aus der Gesamtform herausragen. Zu beachten ist auch, dass die Pflanze nach dieser Vorgehensweise luftig genug ist, damit während der Überwinterung nicht so schnell Schimmel entsteht.

Pflanzen aufstellen: Jetzt werden die vorbereiteten Pflanzen aufgestellt. Dabei ist der optimale Standort hell und luftig bei einer Temperatur von ca. 10 Grad Celsius (**Abb. 10-4c**). Da die wenigsten jedoch einen so optimalen Platz haben, ist es auf jeden Fall notwendig, die Pflanzen über den gesamten Winter immer wieder zu begutachten und evtl. neue, zu dünne und lange Austriebe zurückzuschneiden und verfaulte Blätter zu entfernen. Ist ein Gartenbuch vorhanden, können Kontrolltermine etwa alle sechs Wochen geplant werden.

Mögliche Kontraindikationen

Einige Kübelpflanzen sind giftig, wie der Oleander oder der Trompetenbaum. Im Grunde sollte man von der Bearbeitung solcher Pflanzen grundsätzlich abraten. Zumindest gilt die entsprechende Vorsicht. Zudem kann das Hantieren mit Scheren und Messern ein Ausschlussgrund sein.

ICF-Domänen

Person *sollte* *muss* können	Ohne Einschränkung (0) mit leichten Einschränkungen (1) mit Einschränkungen (2–3) nicht (4)	
d155		Sich Fertigkeiten aneignen
d177		Entscheidungen treffen
d220		Eine Mehrfachaufgabe übernehmen
d415		In einer Körperposition verbleiben
d440		Feinmotorischer Handgebrauch

Weitere mögliche Punkte wären u.a. zu finden im Bereich Nachahmen, Kommunizieren, Probleme lösen, Hand- und Armgebrauch, Erholung und Freizeit.

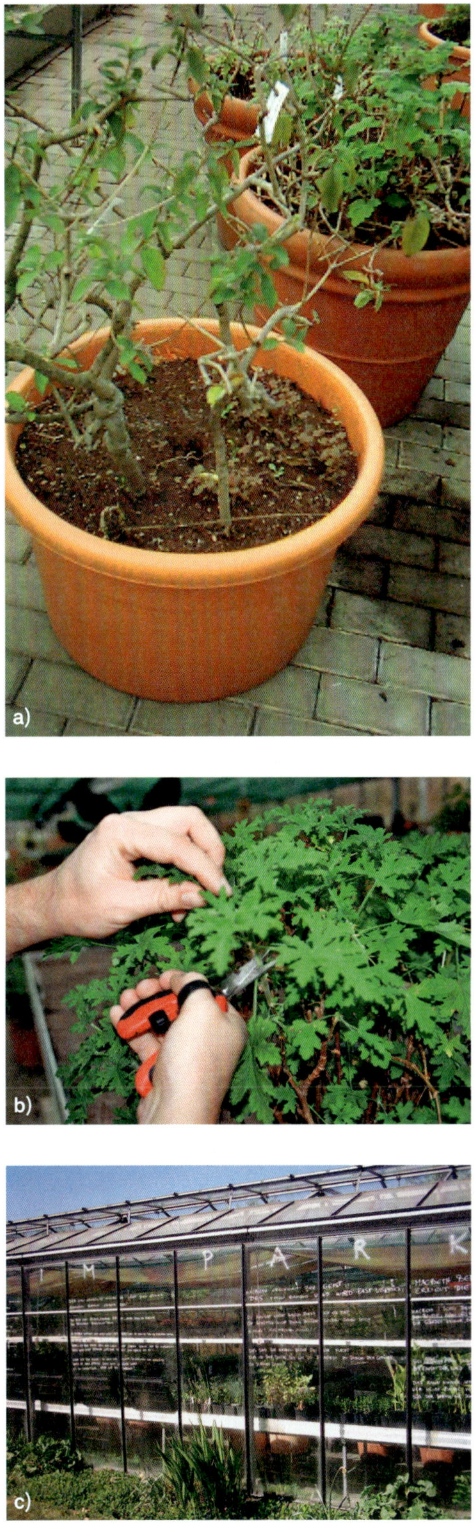

Abbildung 10-4a-c: Kübelpflanzen winterfest machen. Sie werden a) zum Überwintern zurückgeschnitten, b) von geknickten Teilen und braunen Blättern befreit und c) frostsicher untergestellt. (© Foto: A. Niepel)

10.5 Kresseformen säen

Kurzbeschreibung

Das Aussäen von Kresseformen ist eine Aktivität mit schnell sichtbarem Ergebnis, denn im Grunde sollte der Kressesamen bereits nach 24 Stunden aufgelaufen sein.

Hinzu kommt der Spaß an der kreativen Tätigkeit. Aus diesen Gründen ist dieses Programm insbesondere für kleine Kinder geeignet.

Setting

Gruppen: 3–10 Personen

Notwendige räumliche Gegebenheiten

Raum mit größerem Tisch

Material und Werkzeuge

- Kressesamen
- Watte oder Fliesstoffe
- Teller oder ähnliche Untersetzer
- Stifte
- Papier

Zeitaufwand

ca. 30 Minuten

Vorbereitungsarbeiten

Für dieses Programm sind kaum vorbereitende Arbeiten notwendig. Je nach Art der Teilnehmenden kann es jedoch sinnvoll sein, einige Tage zuvor Beispielbilder zu zeigen, wie das Ergebnis später aussehen kann.

Anforderungen

Kriterium	niedrig	gering	normal	hoch
Aufmerksamkeit, Antrieb, Konzentration				
Mobilität, Beweglichkeit, Belastbarkeit				
Handlungsplanung, Kognition, Kreativität				
Kommunikation, Sprache, soziale Kompetenzen				
Gedächtnis, Orientierung, emotionale Beteil.				

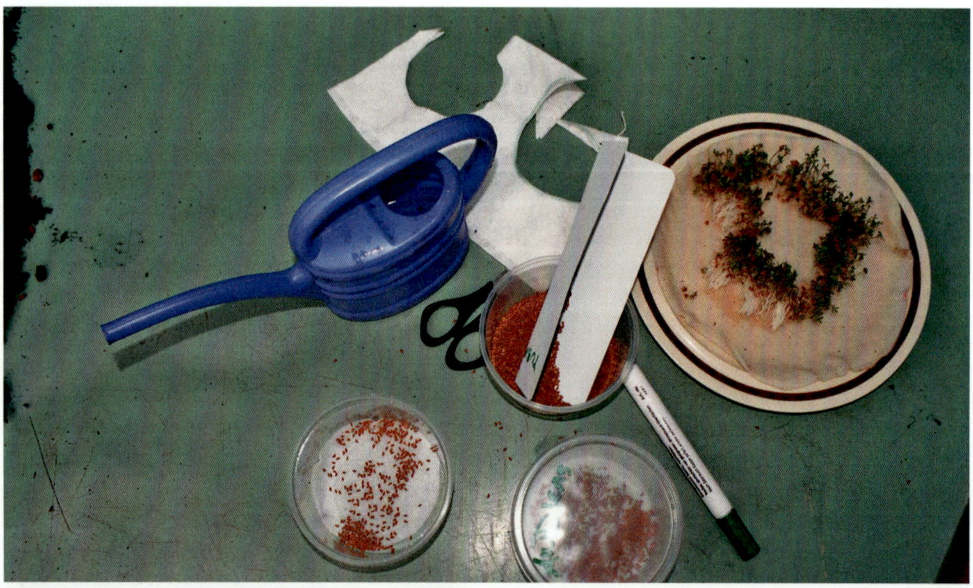

Abbildung 10-5: Die Formensaat (© Foto: A. Niepel)

Anmerkung

Das Säen von Kresseformen, welches sich ja sehr gut für die Arbeit mit Kindern eignet, kann gut mit grundsätzlichen Informationen zur Aussaat oder zum Thema Samenkorn verbunden werden und somit Bestandteil eines grünen Unterrichtes sein.

Ablauf

Zunächst werden die Materialien an die Teilnehmenden verteilt. Empfehlenswert ist, das Saatgut erst zurückzuhalten, denn durch den hohen Aufforderungscharakter werden erfahrungsgemäß notwendige erste Arbeitsschritte gerne vernachlässigt.

Die Saatgrundlagen, also Watte oder besser noch einzelne gut saugende Vliesstoffe, werden zurechtgeschnitten, auf die Unterlagen, z. B. Teller, platziert und gut durchgewässert (**Abb. 10-5**). Je nach den Fähigkeiten der Teilnehmenden kann es sinnvoll sein, dieses Durchwässern vorher vorzubereiten, da ein späteres Arbeiten mit dem feinen Saatgut mit nassen Fingern sehr schwierig sein kann.

Der nächste Schritt: Formen ausdenken. Diese Formen dürfen nicht zu kompliziert sein und einen Linienabstand von wenigstens zwei bis drei Zentimetern haben, damit auch später das Muster noch zu erkennen ist. Erfahrungsgemäß werden gerne Gesichter oder Zeichen wie Wolken, Mond oder Sonne gewählt, aber je nach Region ist der lokale Fußballklub (außer S04) auch immer eine gute Wahl. Das zu säende Muster wird entweder als Vorlage auf einen Zettel - wenn entsprechende wasserfeste Stifte vorhanden sind - oder direkt auf das Flies gezeichnet.

Bei der nun folgenden Aussaat sollte man verschiedene Hilfsmittel anbieten. Eines davon ist ein einfaches Blatt Papier, welches in der Mitte gefaltet als Saathilfe genutzt wird, indem man die feinen Samenkörner einzeln durch die gefaltete Rille auf das Blatt entlang der Zeichnung fallen lässt. Auch ein festeres Plastiketikett oder ein Messer sind willkommene Hilfen, wenn es darum geht, außerhalb der gewählten Linie liegende Samenkörner zurück auf die richtige Position zu bringen.

Zum Ende wird das gesamte Werk sehr vorsichtig angedrückt und die Schalen an eine geeignete Stelle aufgestellt. Das Aufräumen schließt wie immer die Aktion ab. Natürlich sollten die Kresseformen direkt bei der nächsten Einheit wieder begutachtet werden.

Variation und Anpassungen

Anstatt die Formen direkt auf das Flies zu säen, ist eine Variante, zunächst Schablonen aus Pappe ausschneiden zu lassen, z. B. von Gesichtern. Nach dem Säen über diese Schablone wird diese entfernt. Ergänzend zu den gesäten Formen kann das Werk mit zusätzlichem Material versehen werden, z. B. mit Kulleraugen aus dem Bastelbedarf.

ICF-Domänen

Person *sollte* *muss* können	Ohne Einschränkung (0) mit leichten Einschränkungen (1) mit Einschränkungen (2–3) nicht (4)	
d177	2	Entscheidungen treffen
d145	1	Schreiben lernen
d210	1	Eine einfache Aufgabe übernehmen
d160	1	Die Aufmerksamkeit fokussieren
d440	1	Feinmotorischer Handgebrauch

Weitere mögliche Punkte wären u. a. zu finden im Bereich Kommunizieren, Denken, Probleme lösen, Erholung und Freizeit.

10.6 Strauchschnitt

Kurzbeschreibung

Für viele Menschen bedeutet das Schneiden, sinnigerweise oft auch als „Erziehungsschnitt" bezeichnet, das Höchstmaß an gärtnerischem Können. Daher kann es passend sein, dieses in die Gartentherapie zu integrieren.

Setting

Gruppen: 3–9 Personen

Notwendige räumliche Gegebenheiten

Übungsgarten

Material und Werkzeuge

- Astschere
- Rosenschere
- Messer
- Säge
- evtl. Häcksler

Zeitaufwand

90–240 Minuten

Vorbereitungsarbeiten

Wichtig ist sicherzustellen, dass geeignete Kleidung vorhanden ist mit Schutz vor Kälte und als Sicherheitsaspekt geeignete Schuhe und Handschuhe. Darüber hinaus gibt es die Notwendigkeit der Nachbereitung: Das Schnittgut muss entsorgt werden, sofern es nicht an Ort und Stelle gehäckselt und kompostiert wird.

Anforderungen

Kriterium	niedrig	gering	normal	hoch
Aufmerksamkeit, Antrieb, Konzentration	■	■	■	
Mobilität, Beweglichkeit, Belastbarkeit	■	■	■	■
Handlungsplanung, Kognition, Kreativität	■	■	■	■
Kommunikation, Sprache, soziale Kompetenzen	■	■	■	
Gedächtnis, Orientierung, emotionale Beteil.	■	■	■	

Ablauf

Möchte man mit der Gartengruppe einen Strauchschnitt vornehmen, muss die Einheit gut vorbereitet werden. Dieses betrifft die Rücksicht auf die Pflanzen, denn was einmal abgeschnitten ist, lässt sich nicht mehr ankleben, aber natürlich auch in Bezug auf Vorsichtsmaßnahmen für die Teilnehmenden. Bei Strauchschnitten wird mit scharfen und gefährlichen Werkzeugen hantiert und auch die abgeschnittenen Zweige können verletzen. Somit wird empfohlen, geeignete Grüppchen oder Partnerschaften zu bilden. Dabei finden sich sicher auch Teilnehmende mit vorhandenen Kenntnissen über den Schnitt. Ansonsten haben die nachstehenden Grundregeln Gültigkeit.

Abbildung 10-6a-b: Strauchschnitt. a) Herausnahme veralteter Triebe. b) Pflanzen verjüngen. (© Foto: A. Niepel)

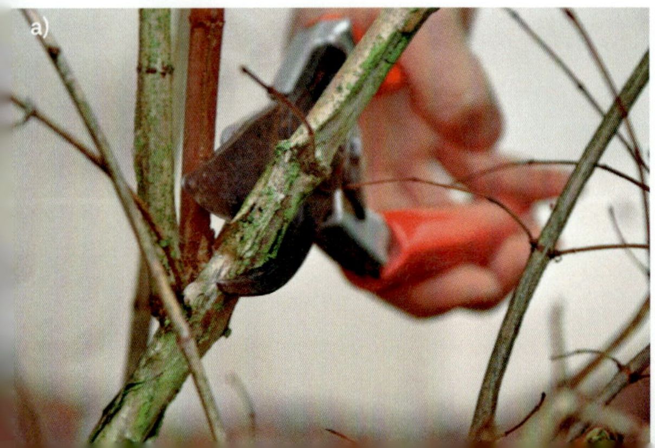

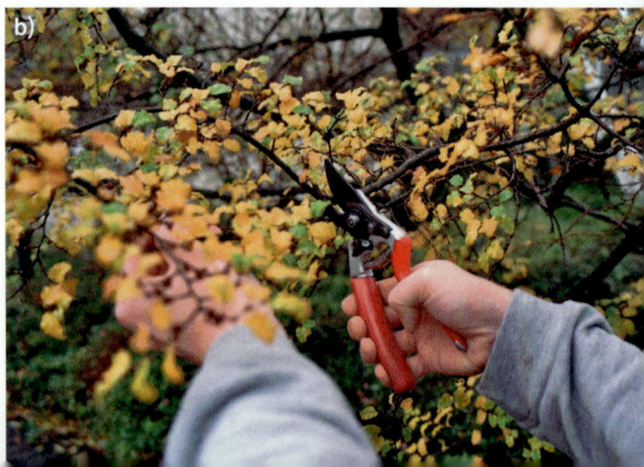

Pflanzen, die am diesjährigen Holz blühen: Diese Sträucher schneidet man am besten im zeitigen Frühjahr zurück, noch vor dem Neuaustrieb, aber nachdem keine ernsthaften Fröste mehr zu erwarten sind. Pflanzen, die zu dieser Gruppe gehören, sind z. B.:

- Buddleia (Schmetterlingsstrauch)
- Colutea (Blasenstrauch)
- viele Spierea (Spierenstrauch)

Um einen kräftigen neuen Austrieb zu gewährleisten, schneidet man hier die vorhandenen Triebe komplett bis auf zwei bis drei Knospen zurück.

Pflanzen, die am vorjährigen Holz blühen: Diese Sträucher werden noch im Sommer direkt nach der Blüte zurückgeschnitten. Zu diesen Pflanzen gehören z. B.:

- Syringia (Flieder)
- Rosen
- Hydrangea (Hortensien)

Zurückgeschnitten wird der verblühte Zweig bis auf zwei oder drei Knospen.

Pflanzen, die ausgelichtet oder verjüngt werden müssen: Zu groß gewordene oder veraltete Sträucher werden auch im zeitigen Frühjahr zurückgeschnitten. Dieses geschieht insbesondere deshalb, weil man dabei besser sieht, wo Schnitte sinnvoll und notwendig sind.

Folgende Pflanzen gehören in diese Gruppe:

- Hydrangea (Hortensie)
- Goldglöckchen (Forsythie)
- Kolkwitzie
- Johannisbeere

Bei diesem Schnitt werden zunächst die ältesten Äste – erkennbar an ihrer gröberen, dunkleren, dickeren oder zerfurchteren Struktur – bis auf einen jüngeren Neuaustrieb herausgeschnitten. Abschließend werden die vorhandenen Äste so geschnitten, dass eine ausgewogene Form entsteht. Das Herausnehmen von veralteten Trieben kann man jedes Jahr wiederholen, um durchgehend gesunde und junge Sträucher zu haben (**Abb. 10-6a-b**).

Formschnitt: Sträucher werden als Hecke oder freie Form geformt geschnitten und zwar regelmäßig über den Sommer. Zu diesen Pflanzen gehören z. B.:

- Liguster
- Buchsbaum
- Buchen

Üblich sind ca. drei Schnittgänge, immer nach den Austrieben. Dieses ist einmal im zeitigen Frühjahr der Fall, bei einem zweiten Austrieb bis Ende Juni – dem sogenannten Johannistrieb – und schließlich auch noch gegen Ende des Sommers. Bei den Formgehölzen wird der Neuaustrieb regelmäßig um wenigstens ein Drittel gekürzt.

Mögliche Kontraindikationen

Ausschließende Gründe können sowohl in der Verwendung potenziell gefährdender Geräte liegen wie auch an evtl. belastenden Wetterbedingungen.

ICF-Domänen

Person *sollte* *muss* können	Ohne Einschränkung (0) mit leichten Einschränkungen (1) mit Einschränkungen (2–3) nicht (4)	
d160	1	Denken
d177	1	Entscheidungen treffen
d220	1	Eine Mehrfachaufgabe übernehmen
d445	1	Hand- und Armgebrauch
d455	1	Sich in verschiedenen Umgebungen fortbewegen

Weitere mögliche Punkte wären u. a. zu finden im Bereich Kommunizieren, spezielle interpersonelle Fertigkeiten, Erholung und Freizeit, sich kleiden, feinmotorischer Handgebrauch.

10.7
Rankgerüste bauen

Kurzbeschreibung
Dieses Programm dient der Ausstattung des Übungsgartens und kann für viele Pflanzen genutzt werden, insbesondere aber für einjährige Ranker wie Bohnen oder Glockenreben.

Setting
Gruppen: 3–6 Personen

Notwendige räumliche Gegebenheiten
Übungsgarten mit Arbeitstisch
Genügend Platz für Material und Arbeitsgegenstand

Material und Werkzeuge
- ca. 3 Meter lange Weidenzweige
- Strohband
- evtl. Rosendraht
- Rosenscheren

Zeitaufwand
ca. 60 Minuten

Vorbereitungsarbeiten
Die wichtigste Vorbereitungsarbeit ist das Schneiden oder Besorgen der Weidenruten. Hat man selbst keine Gelegenheit, auf dem eigenen Gelände oder gar im Übungsgarten derartige Ruten zu schneiden, so empfiehlt sich ein Anruf bei einer örtlichen Naturschutzvereinigung, wie dem BUND, da diese oftmals die landschaftsplanerische Aufgabe des Weidenschnittes übernehmen. Vielleicht ist dieses auch ein guter Anlass für eine Exkursion, wie im entsprechenden Programm beschrieben.

Anforderungen

Kriterium	niedrig	gering	normal	hoch
Aufmerksamkeit, Antrieb, Konzentration	■			
Mobilität, Beweglichkeit, Belastbarkeit	■	■	■	
Handlungsplanung, Kognition, Kreativität	■	■		
Kommunikation, Sprache, soziale Kompetenzen	■			
Gedächtnis, Orientierung, emotionale Beteil.	■			

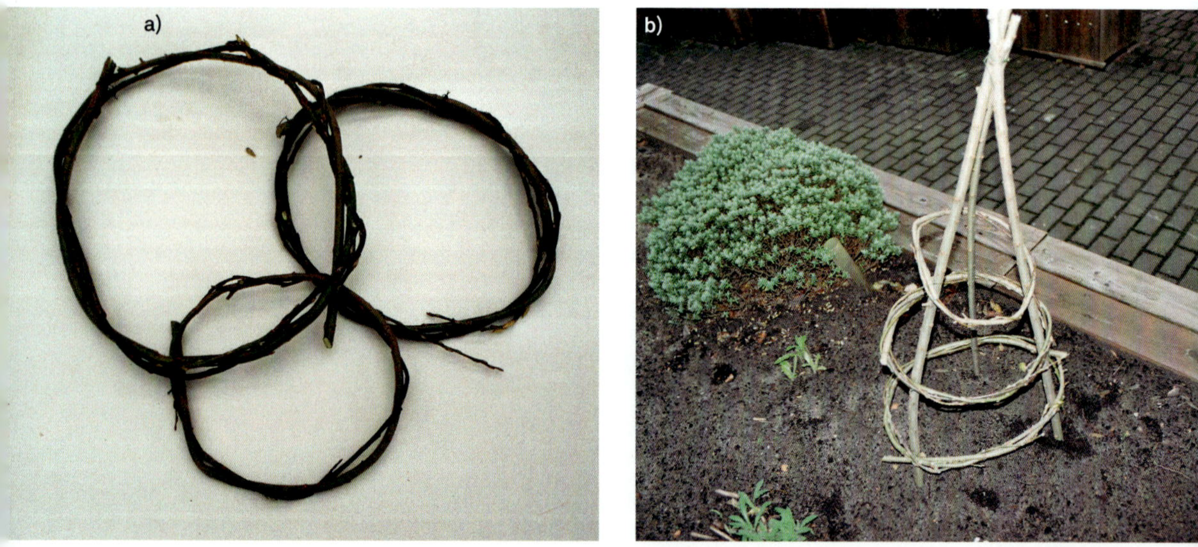

Abbildung 10-7a-b: Rankgerüst. a) Die Weidenruten werden zu Ringen gebogen b) und an vorher ausgeputzten und geschnittenen Weidenruten befestigt (© Foto: A. Niepel)

Ablauf

Die Verwendung von Weidenruten für alle möglichen Flechtwerke kennen die Teilnehmenden oft von ganz verschiedenen Dingen, sei es von der traditionellen Korbflechterei oder von dem Bau eines Weidentunnels an Kinderspielplätzen. Vor der eigentlichen Aktivität steht wieder das Gespräch, in dem die Teilnehmenden dieses Wissen einbringen können. Als erster Arbeitsschritt wird der gesamte Ablauf erklärt, und zwar unabhängig davon, ob Schritt für Schritt vorgegangen wird oder die verschiedenen Arbeitsschritte angepasst an die Fähigkeiten der Teilnehmenden parallel durchgeführt werden sollen. So ist jedem Teilnehmenden das komplette Vorgehen bewusst, was dem Kontrollbedürfnis entgegenkommt, aber auch deshalb sinnvoll ist, weil das Endergebnis dieser Tätigkeit erst recht spät sichtbar wird.

Als Erstes müssen die Weidenruten entblättert und alle Seitentriebe entfernt werden, damit einzelne lange Ruten entstehen. Die Rinde sollte dabei möglichst an den Ruten verbleiben, auch wenn es manchen Teilnehmenden besonderen Spaß zu machen scheint, diese abzuziehen.

Die Weidenruten werden nach Länge und Dicke sortiert und die Spitzen abgeschnitten. Jeweils drei bis vier der längsten Ruten werden als Hauptbestandteile eines Gerüstes an die Seite gelegt.

Die anderen Weidenzweige werden vorsichtig gebogen und jeder für sich zu einem passenden Ring zusammen gewoben und verknotet. Diese Arbeit erfordert sehr viel Feingefühl, da hier auch immer ein Brechen des Zweiges möglich ist. Auch die Ringe, die einen Durchmesser von 30 cm bis 80 cm haben sollten, werden der Größe nach sortiert. Für jedes Rankgerüst werden drei bis fünf unterschiedlich große Ringe genommen.

Nun beginnt man mit dem engsten Ring, an den die vier Trägerzweige an ihrer dünneren Seite so befestigt werden, dass diese Zweige darüber – etwa einem Zelt ähnlich – zusammengebunden werden können (**Abb. 10-7a-b**). Jetzt werden der Reihe nach die anderen Ringe abwärts an dieses sich entwickelnde Zeltgerüst befestigt, optimalerweise durch einzelne Schlaufen des Ringes. Eine andere Variante ist, die Ringe abwechselnd außen und innen zu befestigen. Alle Stellen, an denen sich Ring und Ständerwerk kreuzen, werden gut miteinander verbunden, sodass ein festes Gerüst entsteht. Abschließend werden von den Ständertrieben noch die Enden, die in den Boden kommen, von der Rinde soweit befreit, wie diese im Boden stehen. Dies verhindert das Bewurzeln.

Nun kann das Gerüst aufgestellt werden und die Pflanzen werden daran befestigt oder entsprechend ausgesät.

Mögliche Kontraindikationen

Gefahren können durch die Verwendung der potenziell gefährlichen Werkzeuge wie Scheren entstehen. Zudem muss – wie bei allen außen stattfindenden Programmen – die allgemeine Verträglichkeit der Teilnehmenden in Bezug auf die Wetterlage geprüft werden.

ICF-Domänen

Person *sollte* *muss* können	Ohne Einschränkung (0) mit leichten Einschränkungen (1) mit Einschränkungen (2–3) nicht (4)	
d310	3	Kommunizieren als Empfänger
d130	2	Nachmachen, nachahmen
d220	1	Eine Mehrfachaufgabe übernehmen
d445	1	Hand- und Armgebrauch
d415	2	In einer Körperposition verbleiben

Weitere mögliche Punkte wären u. a. zu finden im Bereich feinmotorische Handgebrauch, Denken, Probleme lösen, Erholung und Freizeit.

10.8 Grundpflege im Herbst

Kurzbeschreibung

Eines der besonderen Gartenerlebnisse ist natürlich die Ernte – das Einfahren der Früchte eigener Arbeit. Gleichzeitig erlebt der Gärtner in dieser Zeit aber auch die Vorbereitung auf den Winter und auf die Ruhezeit.

Setting

Gruppen: 3–6 Personen

Notwendige räumliche Gegebenheiten

Übungsgarten

Material und Werkzeuge

- diverse Stielgeräte wie Rechen, Besen, Schuffeln, Spaten
- diverse Handgeräte wie Rosenscheren, Pflanzschaufeln, Zwiebelpflanzer
- Transportgeräte wie Eimer oder Schubkarren

Zeitaufwand

60–180 Minuten

Vorbereitungsarbeiten

Ein Teil der Vorbereitungsarbeiten besteht darin, zunächst alle Werkzeuge und Materialien bereitzustellen. Hinzu kommt auch bei diesem Programm die Planung in Bezug auf die Wetterlage. So sollte auch im Herbst unbedingt dafür Sorge getragen werden, dass genügend Sonnenschutzmaterial (z. B. Kappen) sowie ausreichende Getränke für die Teilnehmenden vorhanden sind und bei kühlem Wetter entsprechend warme Kleidung. Im Vorfeld muss überlegt werden, welche Verwendung für die geernteten Pflanzen vorgesehen ist.

Anforderungen

Kriterium	niedrig	gering	normal	hoch
Aufmerksamkeit, Antrieb, Konzentration	■	■	■	
Mobilität, Beweglichkeit, Belastbarkeit	■	■	■	■
Handlungsplanung, Kognition, Kreativität	■	■	■	
Kommunikation, Sprache, soziale Kompetenzen	■	■	■	■
Gedächtnis, Orientierung, emotionale Beteil.	■			

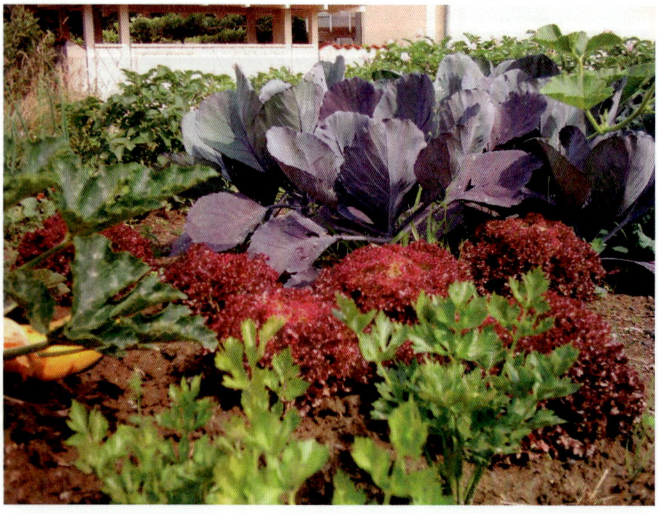

Abbildung 10-8: Zur Grundpflege im Herbst gehört das Ernten von verschiedenen Gemüsesorten (© Foto: A. Niepel)

Ablauf

Auch jetzt im Herbst ist es sinnvoll, die Aufgaben gemeinsam mit der Gruppe zu planen und das Gartentagebuch weiterhin zu führen. Die Dokumentation im Gartentagebuch ist gerade jetzt sinnvoll, denn es können die Ergebnisse des Sommers eingetragen werden: Hat sich diese oder jene Sorte bewährt? Soll im nächsten Jahr etwas anderes gepflanzt werden? Auch das regelmäßige Eintragen von Wetterbeobachtungen in das Gartentagebuch ist sinnvoll.

Ernten: Das ist die Hauptarbeit des Herbstes, wobei es Pflanzen gibt, die im Grunde zu verschiedenen Zeiten immer wieder geerntet werden können. Dazu gehören Erbsen, Tomaten oder auch Zucchini. Es gibt aber auch Pflanzen, die im Herbst komplett geerntet werden, wie viele Kohlarten (**Abb. 10-8**). Gerade bei der Ernte lässt sich sehr gut eine Arbeitsteilung organisieren mit direkt aberntenden Teilnehmenden und anderen, die das Erntegut aufbereiten, also reinigen, putzen und evtl. klein schneiden.

Rückschnitte vornehmen: Jetzt ist die richtige Zeit, Sommerblumen und v.a. die Stauden zurückzuschneiden. Diese Aufgabe kann sehr gut an einzelne Teilnehmer, aber auch als Duo-Kombination vergeben werden, weil ein Partner die Pflanzenreste passend hält, während der andere schneidet oder einer schneidet, während der Partner die Reste zum Kompost bringt.

Laub fegen: Ähnlich wie das Grundreinigen eine sehr beliebte Tätigkeit ist, so verhält es sich auch mit dem Laub fegen. Auch hier ist es sinnvoll, eine Arbeitsteilung im Sinne von Zusammenfegen und Abtransportieren zu organisieren.

Nichtwinterfeste Pflanzen entnehmen: Ein wichtiger Moment der Wetterbeobachtung ist, auf erste Fröste zu achten. Gibt es dieses Warnsignal, müssen die nicht winterfesten Pflanzen (z.B. Knollen- und Kübelpflanzen) winterfest gemacht werden (**Kap. 10.4**). Die Entscheidung darüber sollte die Gruppe treffen.

Zweijährige Pflanzen und Zwiebeln setzen: Der Herbst ist durch die Ernte natürlich ein Höhepunkt, aber bereits jetzt muss an die kommende Saison gedacht werden. Dieses kann über die Vorplanungen im Gartentagebuch geschehen. Aber es gibt auch Pflanzen, die jetzt gesetzt werden, z.B. viele Zwiebelpflanzen (Tulpen, Narzissen, Krokusse oder Schneeglöckchen). Auch hier werden im Gartentagebuch die Standorte aufgeschrieben. Die zweite Möglichkeit, den Winter zu überbrücken, sind die zweijährigen Pflanzen (z.B. Stiefmütterchen, Vergissmeinnicht, Gänseblümchen), die nun ihren Platz im Garten erhalten. Da diese Pflanzen fraglos zu den altbekannten Pflanzen gehören, finden sich hier sicher viele Kompetenzen unter den Teilnehmenden.

Zudem sind natürlich weiterhin bei Bedarf die Tätigkeiten des Frühjahrs oder Sommers wie Gießen, Hacken oder Reinigen zu vergeben.

Mögliche Kontraindikationen

Neben dem Einsatz spitzer und scharfer Geräte gilt auch hier, die Wetterlage zu beachten.

ICF-Domänen

Person *sollte* *muss* können	Ohne Einschränkung (0) mit leichten Einschränkungen (1) mit Einschränkungen (2–3) nicht (4)	
d177	3	Entscheidungen treffen
d220	2	Mehrfachaufgaben übernehmen
d430	3	Gegenstände anheben und tragen
d460	1	Sich in verschiedenen Umgebungen fortbewegen
d640	3	Hausarbeiten erledigen

Weitere mögliche Punkte wären u.a. zu finden im Bereich Probleme lösen, Kommunizieren, Hand- und Armgebrauch, sich waschen.

10.9
Knollen winterfest machen

Kurzbeschreibung
Das Einlagern von verschiedenen Knollenblumen ist eine altvertraute Tätigkeit des Hobbygärtners und ermöglicht zudem eine gute Beziehung zur Jahreszeit.

Setting
Gruppen: 3–6 Personen
Einzelsetting

Notwendige räumliche Gegebenheiten
Raum mit größerem Tisch

Material und Werkzeuge
- Rosenscheren
- Tabletts
- Löffel
- Messer, evtl. Pikierhölzer
- Holzkisten
- Sägespäne oder trockener Torf
- Etiketten
- evtl. Aktivkohle
- Besen und Kehrblech

Zeitaufwand
60–90 Minuten

Vorbereitungsarbeiten
In den meisten Fällen ist es sinnvoll, die Pflanzen zuvor aus der Erde zu holen, weil es in dieser Jahreszeit für die Teilnehmenden oft schon zu kalt oder ungemütlich draußen ist. Dazu kommt, dass das Ausmachen der Knollen mit einer hohen Anforderung in Bezug auf die Belastung verbunden ist. Sollten die Teilnehmenden jedoch in dieser Hinsicht keine Probleme haben, lassen sich diese Tätigkeiten natürlich hervorragend in einer Einheit zuvor erledigen. Wichtiger als die Vorbereitungen sind bei diesem Programm die Nacharbeiten: Die vorbereiteten Knollen müssen an ihre Lagerstellen gebracht werden und zudem entsteht bei diesem Programm relativ viel Schmutz.

Anforderungen

Kriterium	niedrig	gering	normal	hoch
Aufmerksamkeit, Antrieb, Konzentration				
Mobilität, Beweglichkeit, Belastbarkeit				
Handlungsplanung, Kognition, Kreativität				
Kommunikation, Sprache, soziale Kompetenzen				
Gedächtnis, Orientierung, emotionale Beteil.				

Ablauf
Wie so oft steht am Beginn der Einheit das Gespräch über die entsprechenden Pflanzen sowie auch um die momentane saisonale und wettermäßige Situation. Diese Pflanzen sind nahezu durchgehend altbekannte Gartenpflanzen. Dies mag daran liegen, dass sie über den Winter gebracht werden und somit Jahr für Jahr wieder Verwendung finden. Gerade für die Generation der Eltern und Großeltern war dieser Erhaltungs- und auch Spargedanke wichtig, was sich ja auch daran zeigt, dass seinerzeit gerne die Pflanzen verwendet wurden, deren Samen man selber herstellen kann. Somit gibt es zu diesen Pflanzen meist sehr viele Erfahrungen, die sich nutzen lassen. Pflanzenbeispiele sind:

- Gladiolen
- Dahlien
- Lilien
- Montbretien
- Knollenbegonien

Von Bedeutung ist auch, dass diese Arbeiten genau mit einer besonderen Wettersituation zusammen anfallen, wenn die ersten Fröste im Garten ihre Spuren hinterlassen. Diese Arbeiten kündigen das Ende der Sommersaison an und bereiten auf den Winter vor, ein gutes Thema in Bezug auf die Orientierung.

Bei der Vorbereitung der Arbeitsplätze muss bedacht werden, dass die eigentliche Arbeitsfläche übersichtlich bleibt: Es entsteht bei dieser Arbeit relativ viel Schmutz und es fallen große Mengen an Pflanzenresten an. Eine gute Methode dafür ist die Verwendung von Tabletts. Diese definieren den Arbeitsplatz sehr gut und grenzen ihn auch zum Mit-Teilnehmer ab. Außerdem lassen sie sich immer wieder zwischendurch entleeren. Neben dem Tablett erhält ein jeder Teilnehmer eine Auswahl an Werkzeugen, also Schere, Messer, Hölzchen und Pinsel.

Bei der Pflanzenbehandlung werden zunächst die Knollen von der Blattmasse befreit (**Abb. 10-9**). Insbesondere bei den Dahlien ist dabei darauf zu achten, dass jedoch noch Triebe an den Knollen verbleiben. Im nächsten Schritt werden alle abgeknickten, faulen oder verletzten Teile sauber abgeschnitten. Schnittflächen können dabei mit Aktivkohle bestrichen werden, dieses muss aber nicht unbedingt sein. Nun werden die Erdreste möglichst sorgfältig und vorsichtig mit einem Holzstöckchen und geeigneten Pinseln entfernt.

Zuletzt werden noch Etiketten an den Knollen befestigt, welche über Sorte oder Größe beziehungsweise Farbe Auskunft geben.

Abschließend werden die behandelten Knollen in Holzkisten deponiert und die Zwischenräume mit Holzspänen oder trockenem Torf aufgefüllt.

Mögliche Kontraindikationen

Die möglichen Probleme dieses Programmes liegen in der Kombination von vermeintlich gefährlichen und verletzenden Werkzeugen (Messer, Scheren) und Schmutz, evtl. auch Schimmelpilzen.

ICF-Domänen

Person *sollte* *muss* können	Ohne Einschränkung (0) mit leichten Einschränkungen (1) mit Einschränkungen (2–3) nicht (4)	
d130	2	Nachmachen, nachahmen
d177	2	Entscheidungen treffen
d210	3	Eine einfache Aufgabe übernehmen
d440	1	Feinmotorischer Handgebrauch
d510	3	Sich waschen

Weitere mögliche Punkte wären u.a. zu finden im Bereich Lesen, Kommunizieren, Probleme lösen, Hand- und Armgebrauch, Erholung und Freizeit.

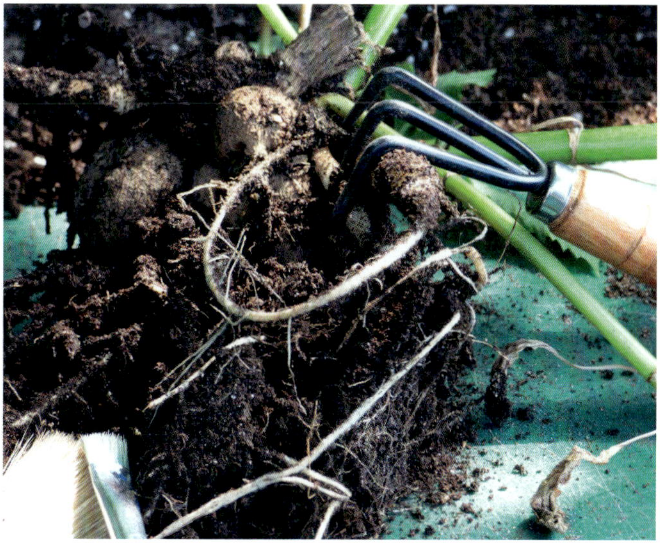

Abbildung 10-9: Knollen winterfest machen. Die Wurzeln werden dabei von Erdresten befreit (© Foto: A. Niepel)

10.10
Zwiebeln stecken

Kurzbeschreibung
Zwischen Ende September und Mitte November können viele Blumenzwiebeln in Töpfe gesteckt werden. Anschließend werden sie nach draußen gebracht, um im zeitigen Frühjahr oder Winter wieder hereingeholt zu werden. Das knüpft direkt an die Jahreszeit an und gibt die Möglichkeit, einen Vorausblick zu wagen.

Setting
Einzelsetting
Gruppen: 3–6 Personen

Notwendige räumliche Gegebenheiten
- Raum mit größerem Tisch
- Bei guter Witterung auch im Freien möglich
- Platz im Außenbereich für das Aufstellen der fertig gesteckten Töpfe

Material und Werkzeuge
- Blumentöpfe (Durchmesser 6–10 cm) oder flache Schalen
- Erde bzw. unterschiedliche Substrate (Sand, Mutterboden, Blumenerde) zum Mischen
- Blumenzwiebeln (Tulpen, Narzissen, Krokusse, Winterling, Hyazinthen etc.)
- Etiketten und Stift

Zeitaufwand
ca. 1 Stunde

Vorbereitungsarbeiten
Den Arbeitstisch wegen möglicher Verschmutzung abdecken, Material bereitstellen und Informationen über die Pflanzen aneignen.

Anforderungen

Kriterium	niedrig	gering	normal	hoch
Aufmerksamkeit, Antrieb, Konzentration				
Mobilität, Beweglichkeit, Belastbarkeit				
Handlungsplanung, Kognition, Kreativität				
Kommunikation, Sprache, soziale Kompetenzen				
Gedächtnis, Orientierung, emotionale Beteil.				

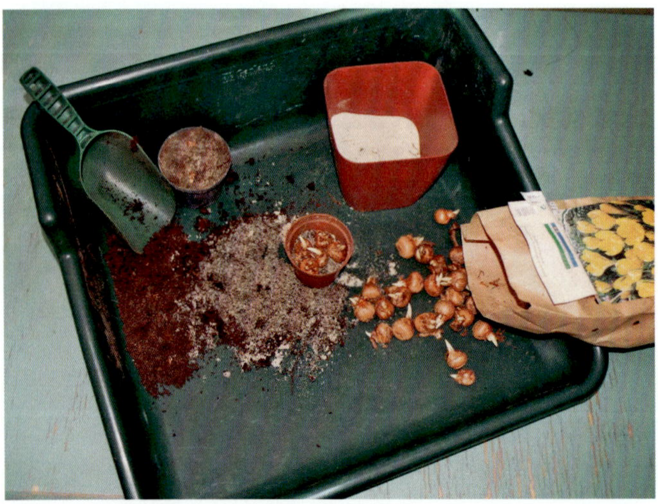

Abbildung 10-10: Alles, was man braucht, beisammen zu haben, erleichtert die späteren Arbeitsschritte: Zwiebeln, Töpfe, Erden zum Mischen, eine Schaufel und gerne auch eine Pflanzwanne (© Foto: A. Niepel)

Anmerkung

Das Merkmal dieses Programms sind immer wiederkehrende, gleiche Arbeitsschritte.

Ablauf

In der Einführungsrunde ist ein Gespräch zur Jahreszeit und den üblichen Tätigkeiten im Garten sinnvoll, wobei versucht werden sollte, Erfahrungen, Erlebnisse und Kompetenzen der Teilnehmenden zu fördern und einzubinden.

Der Reihe nach werden die unterschiedlichen Zwiebeln an die Teilnehmenden verteilt und Informationen zu den Pflanzen gegeben wie auch nach vorhandenen Kenntnissen gefragt. Auch hier können zuvor angeeignete Informationen im Sinne einer kognitiven Aktivierung eingebracht werden, z. B. die Information über die „Tulpomanie“ des 16. Jahrhunderts oder grundsätzliche Fragen zum Unterschied zwischen Zwiebeln und Knollen.

Es wird auf die Anforderungen an die Erde hingewiesen und die unterschiedlichen Substrate werden ausgebracht. Zunächst wird als Teilaufgabe die Erde gemischt, wobei ein guter Teil Sand mit eingearbeitet wird. Die Töpfe oder Schalen werden etwa zur Hälfte mit der gemischten Erde befüllt. Anschließend werden die Zwiebeln dicht beieinander in die Töpfe oder Schalen gesteckt, wobei darauf zu achten ist, dass Wurzeln und Spitze in die richtige Richtung gebracht werden. Schließlich werden die Töpfe vorsichtig bis zum Rand gefüllt und gemeinsam in Kisten gestellt.

Die Kisten werden mit Etiketten versehen, auf denen Sorte und Steckdatum stehen. Diese Kisten müssen nun draußen aufgestellt werden. Dabei ist darauf zu achten, dass sie möglichst dunkel stehen, nicht austrocknen, aber durchaus auch Kälte bekommen. Aus diesem Grund können die Kisten im Grunde auch gut draußen in den Beeten eingegraben werden, wobei kleine Stäbe den Standort anzeigen sollten. Von hier werden die Pflanzen später wieder zum Antreiben hereingeholt.

Mögliche Kontraindikationen

Ein Grund für Kontraindikationen sind hautreizende Substanzen. Beispiel sind insbesondere die Tulpen, die eine hautreizende Substanz namens Tulipan A enthalten. Diese Substanz ist v. a. in den Zwiebelhüllen enthalten und kann zu allergischen Reaktionen, den sogenannten „Tulpenfingern“, führen. Ob bei Teilnehmenden solche allergischen Reaktionen bekannt sind, sollte abgeklärt sein und dementsprechend Gummihandschuhe zur Verfügung stehen.

ICF-Domänen

Person *sollte* *muss* können	Ohne Einschränkung (0) mit leichten Einschränkungen (1) mit Einschränkungen (2–3) nicht (4)	
d130	2	Nachmachen, nachahmen
d160	2	Aufmerksamkeit fokussieren
d210	3	Eine einfache Aufgabe übernehmen
d415	2	In einer elementaren Körperposition verbleiben
d445	3	Hand- und Armgebrauch

Weitere mögliche Punkte wären u. a. zu finden im Bereich Kommunikation, elementare interpersonelle Fertigkeiten, gehen auf verschiedenen Untergründen (falls die Kisten nach draußen gebracht werden), Erholung und Freizeit.

10.11 Zwiebeln einholen

Kurzbeschreibung

Zwischen Januar und April können zuvor in Töpfe oder Schalen gesteckte Zwiebeln zum Antreiben in das Haus geholt werden, um entsprechend dekoriert ein Gefühl der Vorfreude auf das Frühjahr zu haben. Die langsam austreibenden Pflanzen können dann über Wochen beobachtet werden.

Setting

Einzelsetting
Gruppen: 3–6 Personen

Notwendige räumliche Gegebenheiten

- Raum mit größerem Tisch
- Bei guter Witterung auch im Freien möglich
- Platz zum Aufstellen der fertig dekorierten Töpfe, um sie anzutreiben

Material und Werkzeuge

- Eimer, um überflüssige Erde zu entsorgen
- Handfeger, Kehrblech, Besen
- Pinsel, Löffel und kleine Hölzchen
- Wasser und Lappen
- Dekomaterial wie Zapfen oder Stroh
- Moosplatten

Zeitaufwand

ca. 1 Stunde

Vorbereitungsarbeiten

Da das eigentliche Einholen der Kisten, also das Ausgraben aus oft sogar gefrorenem Boden, hohe Anforderungen an Beweglichkeit und Belastbarkeit stellt, sollte dies entweder zuvor in einer Extraeinheit oder vom Therapeuten selbst erledigt werden. Weitere Maßnahmen: Arbeitstisch gegen Verschmutzung abdecken, Material bereitstellen und Informationen über die Pflanzen aneignen.

Anforderungen

Kriterium	niedrig	gering	normal	hoch
Aufmerksamkeit, Antrieb, Konzentration				
Mobilität, Beweglichkeit, Belastbarkeit				
Handlungsplanung, Kognition, Kreativität				
Kommunikation, Sprache, soziale Kompetenzen				
Gedächtnis, Orientierung, emotionale Beteil.				

Anmerkung

Bei der Durchführung entsteht besonders viel Schmutz. Der Vorteil: z. B. der Notwendigkeit der anschließenden Körperpflege oder der adäquaten Kleidung. Nachteile: z. B. die Abneigung gegen derartige Materialien.

Ablauf

In der Einführungsrunde kann sehr gut über die Jahreszeit gesprochen werden, wie weit der Winter schon fortgeschritten ist oder ob es denn ein besonders harter Winter war. Hier bietet sich eine gute Gelegenheit, an Erfahrungen und Erinnerungen der Teilnehmenden anzuschließen. Auch kann ein Rückblick auf das Stecken der Zwiebeln im Herbst vorgenommen werden.

Die einzelnen Töpfe werden den Kisten entnommen, wobei bereits die grobe Erde direkt in die bereitgestellten Eimer entfernt wird. Anschließend muss mit geeignetem Werkzeug (Löffeln, Hölzern oder Pinseln) vorsichtig die Erde zwischen den feinen Austrieben entfernt werden, ohne diese zu verletzen. Das ist einer der Arbeitsschritte mit einer deutlich höheren Anforderung an die Geschicklichkeit der Teilnehmenden. Jetzt wird der Arbeitsplatz gereinigt, das Dekomaterial hervorgeholt und verteilt.

Zunächst wird die Erde zwischen den Austrieben mit einzelnen Moosfetzen bedeckt, um im nächsten Schritt mit den unterschiedlichsten Materialien weiter zu dekorieren. Hierzu eignen sich sowohl Naturmaterialien wie Zapfen oder Kiesel sowie auch spezielles Dekomaterial wie bunter Bast. Letzteres ist insbesondere dann passend, wenn das Dekorieren im Zusammenhang mit einem der Jahrestage des Frühjahrs steht (Karneval, Ostern, Pfingsten etc.).

Die fertigen Töpfe oder Schalen werden vorsichtig angegossen und zur Seite gestellt. Der Arbeitsplatz wird gereinigt und die Töpfe und Schalen werden verteilt. Bei den nächsten Einheiten können die Teilnehmenden das weitere Austreiben der Pflanzen beobachten.

Mögliche Kontraindikationen

Ein Grund für Kontraindikationen sind hautreizende Substanzen. Beispiel sind insbesondere die Tuplen, die eine hautreizende Substanz namens Tulipan A enthalten. Diese Substanz ist v.a. in den Zwiebelhüllen enthalten und kann zu allergischen Reaktionen, den sogenannten „Tulpenfingern“, führen. Ob bei Teilnehmenden solche allergischen Reaktionen bekannt sind, sollte abgeklärt sein und dementsprechend Gummihandschuhe zur Verfügung stehen.

Teilnehmende mit einer gestörten Körperwahrnehmung können mit der frischen, nassen und kalten Erde Probleme haben.

Variation und Anpassungen

Bei Bedarf können die angetriebenen Zwiebeln auch vorsichtig ausgetopft und dann zusammen mit anderen Frühlingsblumen zu Frühlingsarrangements zusammengepflanzt werden, z.B. mit der Primel (**Abb. 10-11**).

IC-Domänen

Person *sollte* *muss* können	Ohne Einschränkung (0) mit leichten Einschränkungen (1) mit Einschränkungen (2–3) nicht (4)	
d110	3	Zuschauen
d130	2	Nachmachen, nachahmen
d220	2	Eine Mehrfachaufgabe übernehmen
d177	2	Entscheidungen treffen
d510	2	Sich waschen

Weitere mögliche Punkte wären u.a. zu finden im Bereich Kommunikation, elementare interpersonelle Fertigkeiten, Arm- und Handgebrauch, in einer Körperposition verbleiben, Erholung und Freizeit.

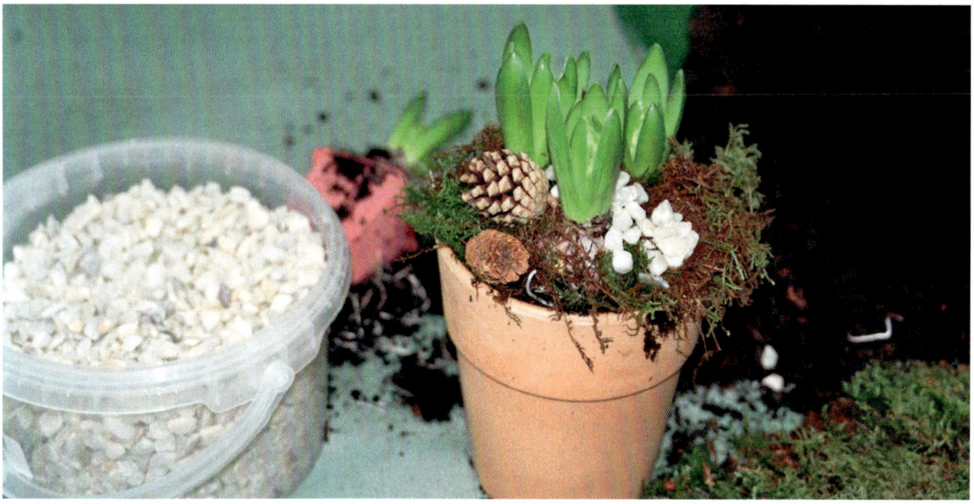

Abbildung 10-11: Das Ergebnis ausgetriebener Blumenzwiebeln (© Foto: A. Niepel)

10.12 Sortieren und Aufbereiten von Saatgut

Kurzbeschreibung

Selbst hergestelltes Saatgut weckt den Forscher- und Züchtergeist. Anders als bei fertig gekauften Sämereien ist hier zwar das Ergebnis unsicherer, was jedoch auch einen besonderen Reiz ausmacht.

Setting

Gruppen: 3–6 Personen

Notwendige räumliche Gegebenheiten

- Garten in der Vorbereitungsphase
- Raum mit größerem Tisch
- Bei guter Witterung auch im Freien möglich

Material und Werkzeuge

- Wollfäden
- Papiertütchen
- Stifte, Etiketten
- Gläser
- Siebe

Zeitaufwand

Sowohl die vorbereitenden Arbeiten wie auch das Erstellen der Sämereien stellen keine kurze, in sich geschlossene Einheit dar, sondern können über einen längeren Zeitraum immer wieder durchgeführt werden.

Vorbereitungsarbeiten

Im Grunde sind kaum vorbereitende Arbeiten notwendig. Es reicht aus, den Raum vorzubereiten und das Material hinzulegen. Da es sich insbesondere beim zweiten Arbeitsschritt der Saatgutaufbereitung um eine typische Tätigkeit im Herbst und Winter handelt, die in entsprechender „gemütlicher" Atmosphäre stattfindet, spiegelt das die Ruhephase der Natur wider. Um dieses Gefühl dafür zu fördern, kann evtl. Tee bereitgestellt werden.

Anforderungen

Kriterium	niedrig	gering	normal	hoch
Aufmerksamkeit, Antrieb, Konzentration	■			
Mobilität, Beweglichkeit, Belastbarkeit	■			
Handlungsplanung, Kognition, Kreativität	■			
Kommunikation, Sprache, soziale Kompetenzen	■			
Gedächtnis, Orientierung, emotionale Beteil.	■			

Ablauf

Die eigene Herstellung von Saatgut findet in zwei bis drei, zeitlich voneinander getrennten Phasen statt. Der Anleiter stellt jeweils den Bezug zur vorherigen Situation wieder her.

Festlegen der Saatgutspender: Die Einheit, die im Sommer während der Hauptblüte durchgeführt wird, beginnt mit einem Gespräch über das Gewinnen von Saatgut. Insbesondere ältere Teilnehmende haben hierzu vielfältige Erfahrungen. Die Gärten ihrer Zeit waren daher auch nicht ohne Grund von Pflanzen geprägt, die entweder über Knollen und Zwiebeln (Dahlien, Gladiolen etc.) vermehrt wurden oder aber deren Saatgut immer wieder selber abgenommen und verarbeitet wurde, z. B. von Malven, Tagetes (Studentenblume) oder Astern.

Anschließend begutachten die Teilnehmer die einzelnen blühenden Pflanzen im Garten gemeinsam bei einem Spaziergang und klären Leitfragen: Ist hier eine Saatgutvermehrung möglich? Ist es eine Pflanze, die auch im nächsten Jahr wieder im Garten blühen soll? Liegt hier eine besondere Sorte vor, die weiter gezüchtet werden sollte? Die für „würdig" empfundenen Exemplare werden mit verschiedenfarbigen Wollfäden oder Etiketten markiert und eine Beschreibung dieser Exemplare in ein Saatenbuch eingetragen.

Das Ernten des Saatgutes: Ab Herbst gehen die Teilnehmenden regelmäßig mit dem Saatbuch durch den Garten. Dabei wird nachgesehen, ob die zuvor markierten Exemplare bereits Früchte angesetzt haben und in welchem Zustand sie sind: Ist der Fruchtköper gesund? Ist er ausgereift? Droht auch Frost? Im Idealfall werden die Fruchtstände abgeschnitten und in den Arbeitsraum gebracht. Alle Teile wie Blätter und Knospen, die faulen könnten, werden entfernt. Anschließend werden die Fruchtstände gebündelt und nach Sorten sortiert getrocknet, entweder in kleinen Pappkistchen oder kopfüber hängend an einer Leine. Die Ergebnisse werden wiederum in das Saatenbuch eingetragen.

Aufbereiten des Saatgutes (**Abb. 10-12a-b**): Mit einsetzendem Winter ist die Zeit gekommen, das Saatgut vorzubereiten. Ziel ist, möglichst sauberes Saatgut zu bekommen (frei von Blättern etc.). Um dies zu erreichen gibt es mehrere Möglichkeiten.

1. *Manuelles „Puhlen“.* Dieser erste Schritt besteht darin, die Blütenstände mit den Fingern abzustreifen, darin gezielt Fremdkörper per Spitzgriff auzusortieren und das Saatgut z.B. durch Drehen aus der Samenkapsel zu streuen. Diese Methode reicht oftmals bei Tagetes, Bechermalven oder Stockrosen aus.
2. *Sieben.* Bei anderen Pflanzen mit sehr kleinen Samenkapseln, z.B. Löwenmäulchen, Ziertabak oder Lavendel, die mit in das Saatgut gelangen, ist das Reinigen mit Sieben verschiedener Größe erforderlich. Eine andere, körperlich weniger anstrengende mechanische Methode ist das Auskämmen auf dem Tisch.
3. *Pusten.* Sind anschließend noch sehr feine staubförmige Bestandteile im Saatgut, z.B. bei Lavendel, werden sie aus einer flachen Schale herausgepustet.

Mögliche Kontraindikationen

Probleme können mit der Staubbelastung auftreten. Diese ist insbesondere dann zu beachten, wenn deutliche Schimmelspuren an den getrockneten Fruchtständen festgestellt wurden. Hier ist besondere Vorsicht geboten.

ICF-Domänen

Person *sollte* *muss* können	Ohne Einschränkung (0) mit leichten Einschränkungen (1) mit Einschränkungen (2–3) nicht (4)	
d163	2	Denken
d177	2	Entscheidungen treffen
d210	2	Eine einfache Aufgabe übernehmen
d415	1	In einer Körperposition verbleiben
d440	1	Feinmotorischer Handgebrauch

Weitere mögliche Punkte wären u.a. zu finden im Bereich Probleme lösen, Hand- und Armgebrauch, Kommunikation, Schreiben.

Abbildung 10-12a-b: Aufbereiten von Saatgut. a) Eine Möglichkeit ist das Abstreifen von Samen. b) Gut sortiertes und beschriftetes Saatgut zur Aussaat (© Foto: A. Niepel)

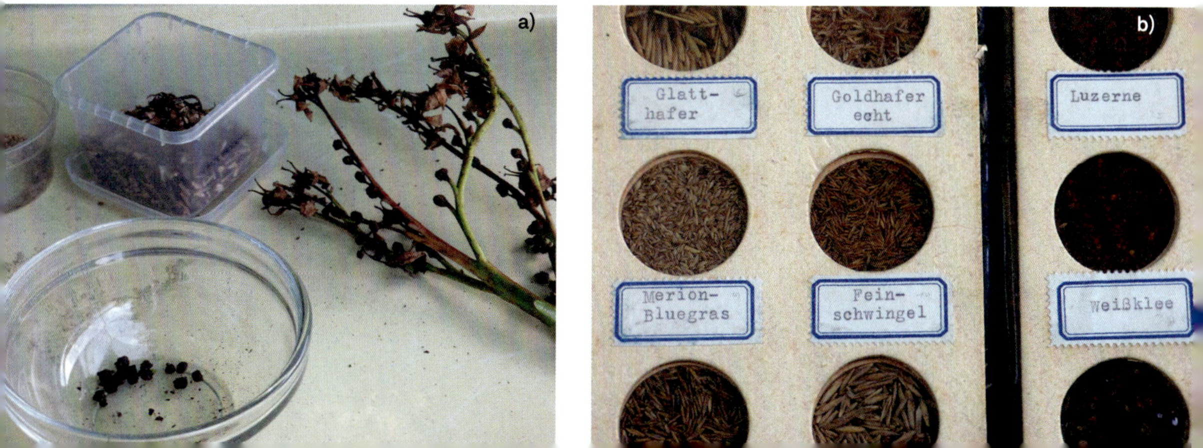

10.13 Grundpflege im Frühjahr

Kurzbeschreibung

Der Reiz eines Übungsgartens besteht darin, dass er immer wieder Aufmerksamkeit und Pflege erfordert. Um diese Aufgaben bewerkstelligen zu können, empfiehlt sich das regelmäßige Einplanen entsprechender Pflegetermine.

Setting

Gruppen: 3–6 Personen

Notwendige räumliche Gegebenheiten

- Übungsgarten

Material und Werkzeuge

- Stielgeräte wie Besen, Harken etc.
- Handgeräte wie Pflanzschaufeln, Scheren etc.
- Gießkannen
- Transportbehälter wie Eimer oder Schubkarren

Zeitaufwand

60–180 Minuten

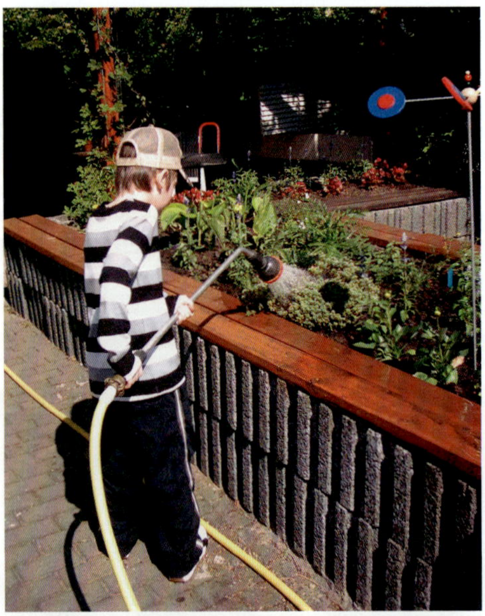

Abbildung 10-13: Grundpflege im Frühjahr. Dazu gehört das Gießen, auch eine schöne Aufgabe für Kinder (© Foto: A. Niepel)

Vorbereitungsarbeiten

Ein Teil der Vorbereitungsarbeiten besteht darin, die Werkzeuge und Materialien bereitzustellen. Zudem muss die Wetterlage Berücksichtigung finden: Ein warmer Frühlings- oder Sommertag bringt neben dem Genuss auch etliche Belastungen für viele Teilnehmende mit sich. Daher sollte unbedingt ausreichendes Sonnenschutzmaterial wie Kappen, vorhanden sein und Getränke für die Flüssigkeitsaufnahme bereitstehen; an letzteres anknüpfend ist die Toilettenfrage zu klären. Ist ein Transfer möglich und sind Personen für die Hilfestellung vorhanden?

Anforderungen

Kriterium	niedrig	gering	normal	hoch
Aufmerksamkeit, Antrieb, Konzentration	■	■	■	■
Mobilität, Beweglichkeit, Belastbarkeit	■	■	■	■
Handlungsplanung, Kognition, Kreativität	■	■	■	■
Kommunikation, Sprache, soziale Kompetenzen	■	■		
Gedächtnis, Orientierung, emotionale Beteil.	■	■		

Ablauf

Ein jeder Termin im Übungsgarten beginnt mit einer Bestandsaufnahme. Abgesehen von der Übersicht und Planung des Anleitenden sollte die Gruppe dies immer gemeinsam entdecken und festlegen. Eine gute Hilfe dafür ist das Anlegen eines Gartenbuches von Beginn an, in welchem die einzelnen Beete mit ihren Pflanzen eingetragen sind, in welchem die Arbeiten dokumentiert sind und vielleicht auch in der Kulturführung geplant werden. Dementsprechend können dann die einzelnen Aufgaben verteilt werden.

Gießen: Eine passende Wasserversorgung ist das A und O des Gartenerfolges. Schon aus diesem Grund ist es sinnvoll, diese Tätigkeit vielleicht in feste Hände zu vergeben, sich hierfür einen festen Teilnehmer auszusuchen. Dabei bedeutet „passend" nicht immer „viel". Gerade bei Stauden als Standortspezialisten gibt es viele Exemplare, die lieber weniger Wasser abbekommen. Alle kurzlebigen Pflanzen wie Sommerblumen oder auch Gemüse mögen einen ausreichend feucht gehaltenen Boden. Nach Möglichkeit sollte dabei jedoch nicht die Pflanze (und ihr Laub), sondern der Boden vorsichtig – ohne zu schwemmen – gegossen werden. Als kleines Hilfsmittel hat es sich bewährt, den gießenden Teilnehmer zählen zu lassen, also bei jedem Exemplar für „zwei, drei, vier, fünf, sechs" zu verbleiben, um dann zum nächsten Exemplar zu wechseln.

Hacken: „Einmal hacken ist so gut wie dreimal gießen" heißt eine alte Gärtnerweisheit und gemeint ist damit, dass durch das Hacken die oberste Bodenschicht gelockert wird. Das Wasser kann besser in die Erde eindringen und verdunstet nicht an der Oberfläche. Daher kann bei jeder Einheit die Tätigkeit vergeben werden, die Oberfläche zu lockern.

Ernten, Nachpflanzen und Nachsäen: Viele Pflanzen des Übungsgartens sollten nach ihrer Kulturzeit ausgewählt werden, sodass immer wieder genug Arbeiten durchgeführt werden können und auch ein regelmäßiges Ernteerlebnis gegeben ist. Dazu zählen z. B.:

- Radieschen und Möhren
- Kopfsalat und Pflücksalat
- Teepflanzen

Bei solchen Pflanzen können immer Aufgaben der eigenen Kulturplanung vergeben werden, wie Ernten oder das neue Säen.

Durchputzen und Unkraut hacken: Durchgehend wird die Aufgabe gegeben sein, die Beete und auch die Einzelpflanzen sauber vom Beiwuchs zu halten. Dieses Jäten ist somit eine der immer wieder zu vergebenden Einzelaufgaben, genau wie das Entfernen von Verblühtem. Dieses betrifft v. a. die Sommerblumen, Geranien, Petunien oder Begonien.

Reinigen: Eine nicht zu verachtende Tätigkeit ist auch das abschließende Reinigen. Gerade das Zusammenfegen oder der Abtransport von Pflanzenresten zum Kompost sind Tätigkeiten, die immer wieder gerne übernommen werden.

Und nicht zuletzt das Genießen* (Abb. 10-13)*: Schnell werden Teilnehmende zu Experten, die sich über die Saison durchgehend bestimmte Aufgabengebiete aneignen. Man sollte aber immer auch darauf achten, dass die gemeinsame Pause während der Einheit eingehalten wird, wie es auch von Bedeutung ist, neue oder schwächere Mitglieder einzubinden. So können diese ihr Wissen einbringen oder zunächst andere Aufgaben übernehmen wie die Versorgung mit Getränken etc. Aber es sollte auch akzeptiert werden, wenn jemand einfach nur den Aufenthalt im Garten genießen will. Gerade neue Teilnehmende schützen sich gerne aus Angst vor deutlichem Versagen durch Sätze wie „Das will ich auch nicht mehr". Hier ist es wichtig, jemanden langsam einzubinden, beispielsweise anfangs nur über das Beobachten oder das Geben von Ratschlägen.

Mögliche Kontraindikationen

Neben dem Einsatz spitzer und scharfer Geräte gilt die besondere Vorsicht in Bezug auf die Wetterlage.

ICF-Domänen

Person *sollte* *muss* können	Ohne Einschränkung (0) mit leichten Einschränkungen (1) mit Einschränkungen (2–3) nicht (4)	
d114	3	Funktionen der Orientierung
d175	2	Probleme lösen
d210	3	Eine einfache Aufgabe übernehmen
d460	2	Sich in verschiedenen Umgebungen fortbewegen
d510	2	Körperpflege

Weitere mögliche Punkte wären u. a. zu finden im Bereich sich Fertigkeiten aneignen, Kommunizieren, Hand- und Armgebrauch, Haushaltsgegenstände pflegen.

10.14
Werkzeugpflege

Kurzbeschreibung
Die Pflege der Gartenwerkzeuge ist insbesondere bei männlichen Teilnehmenden von besonderem Interesse und zudem ein gutes Winterprogramm.

Setting
Gruppen: 3–6 Personen

Notwendige räumliche Gegebenheiten
- Raum mit größerem Tisch
- Raum mit Werkstattcharakter

Material und Werkzeuge
- die zu pflegenden Gartenwerkzeuge
- Fette und Pinsel
- Schmirgelpapier
- Drahtbürste
- Hammer, Zangen, Schraubendreher
- Wassereimer, Schwämme
- Schürzen
- Tücher

Zeitaufwand
60–90 Minuten

Vorbereitungsarbeiten
Die vorbereitenden Arbeiten bestehen darin, alle Werkzeuge zu sammeln und gemeinsam mit den anderen Utensilien zum Arbeitsraum zu bringen. Sollte dieser Arbeitsraum nicht in der Art gestaltet sein, dass größere Schmutzmengen anfallen können, sollten die Werkzeuge zuvor zumindest grob gereinigt werden.

Anforderungen

Kriterium	niedrig	gering	normal	hoch
Aufmerksamkeit, Antrieb, Konzentration				
Mobilität, Beweglichkeit, Belastbarkeit				
Handlungsplanung, Kognition, Kreativität				
Kommunikation, Sprache, soziale Kompetenzen				
Gedächtnis, Orientierung, emotionale Beteil.				

Abbildung 10-14: Gartenwerkzeuge, wie Hacke, Besen, Spaten sind nahezu Ikonen der menschlichen Arbeit und somit nicht selten sogar Kunstobjekte (© Foto: A. Niepel)

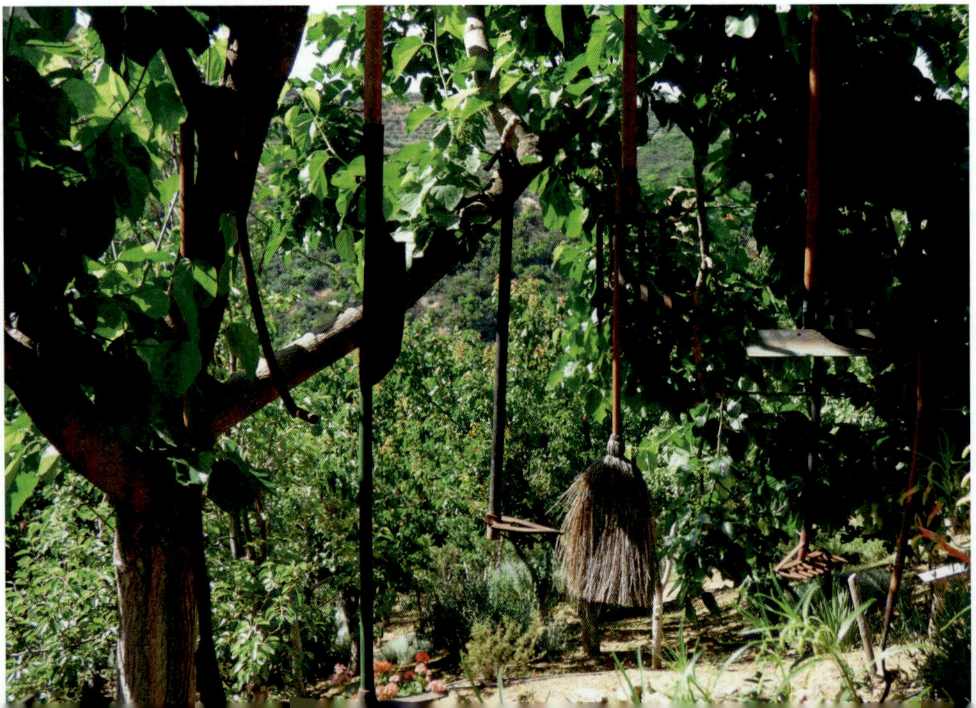

Ablauf

Gartengeräte sind eigentlich seit Jahrhunderten unverändert geblieben. Die Spaten und Schaufeln, mit denen die Fundamente für die Pyramiden gelegt wurden, sahen sicher nicht viel anders aus als die heutigen Gegenstücke. Dennoch gibt es kleine regionale Unterschiede: Mal ist der Spaten eher spitz, mal er herzförmig, dann wieder rechteckig. Mal ist er gerade oder hat einen leichten Winkel. Mit diesen Arbeitsgeräten sind sehr oft viele Erinnerungen verbunden, gerade mit den regional typischen, sodass auch darin ein guter Gesprächsansatz liegt und Ressourcen der Teilnehmenden eingebracht werden können. So werden im Vorgespräch häufig eigene Rezepturen zur Pflege und Vorgehensweise genannt. Werden diese übernommen, erlebt der Teilnehmende Kompetenzen und Kontrolle über die Situation.

Auch Äußerungen wie „Früher hielt das länger" oder „Wir haben darauf früher besser aufgepasst" lassen sich sehr gut einsetzen, denn richtig reagiert („Ja, früher war die Qualität besser") erhöhen sie oft den Selbstwert der Teimenden. Nachstehend sind grundsätzliche Arbeiten der Werkzeugpflege aufgeführt.

Grundreinigung: Zunächst muss natürlich der ganze grobe und später auch feine anhaftende Schmutz entfernt werden. Dafür werden mit Wasser gefüllt Eimer, Schwämme und Tücher sowie geeignete Geräte zum Abschaben benötigt (**Abb. 10-14**).

Entrosten: Der nächste Schritt ist das Entrosten. Dies geschieht zunächst mit Hilfe einer Drahtbürste und anschließend mit Schmirgelpapier.

Reparieren: Nicht alle Geräte überstehen die Saison schadlos und müssen repariert werden. Bei Harken beispielsweise neigen die Zinken dazu, sich zu verbiegen bzw. bei Holzharken dazu, dass sie abbrechen. Hier muss also gerade gebogen werden oder der passende Ersatz geschnitzt werden. Viele Stiele sind gelockert oder gebrochen, sodass auch hier ein Entstielen und Neustielen notwendig wird. Gibt es Absplitterungen, an denen man sich verletzen könnte, hilft das Abschmirgeln. Andere Geräte müssen neu geschärft werden. Dieses betrifft Unkrauthacken, Schuffeln, aber auch Spaten und Schaufeln. Auch bei vielen Kleingeräten wie Messern und Rosenscheren kann dieser Schritt notwendig sein.

Einfetten und Einlagern: Rosenscheren und andere Geräte mit beweglichen Teilen wie Kantenschneider müssen geölt und gängig gemacht werden. Andere Metallteile, z. B. Spatenblätter, werden dagegen für den Winter mit einem Pinsel eingefettet. Mitunter wünschen die Teilnehmer auch, dass Holzstiele mit einer Holzschutzlasur behandelt werden oder dass einige farbige Geräte nachgestrichen werden.

Es gibt also sehr viel Arbeit mit den entsprechenden Geräten, sodass diese Pflegetermine über mehrere Wochen gezogen werden können.

Mögliche Kontraindikationen

Probleme können in Zusammenhang mit den teilweise spitzen und scharfen Geräten entstehen, sowie mit Farben oder Lacken.

ICF-Domänen

Person *sollte* *muss* können	Ohne Einschränkung (0) mit leichten Einschränkungen (1) mit Einschränkungen (2–3) nicht (4)	
d110	3	Zuschauen
d130	2	Nachmachen, nachahmen
d210	2	Eine einfache Aufgabe übernehmen
d430	1	Gegenstände anheben und tragen
d415	2	In einer Körperposition verbleiben

Weitere mögliche Punkte wären u. a. zu finden im Bereich Kommunikation, elementare interpersonelle Fertigkeiten, Arm- und Handgebrauch, Erholung und Freizeit.

10.15 Vermehrung an der Leine

Kurzbeschreibung
Pflanzenvermehrung funktioniert oft nur unter den Bedingungen eines Gewächshauses. Mit diesem Programm wird dieses auch in anderen Räumen möglich.

Setting
Gruppen: 3–6 Personen

Notwendige räumliche Gegebenheiten
Raum mit größerem Tisch

Material und Werkzeuge
- Mutterpflanzen
- Messer
- Erde
- Tüten
- Leine und Klammern

Zeitaufwand
30–60 Minuten

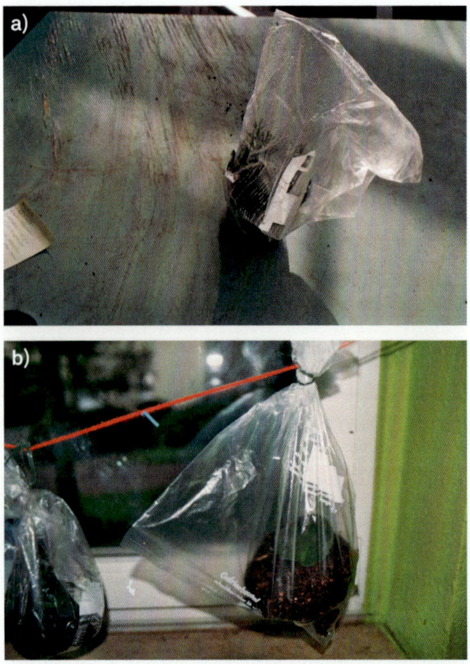

Abbildung 10-15a-b: Leinenstecklinge. a) Die Tüte mit dem vorbereiteten Steckling wird verschlossen und b) an einer Leine aufgehängt (© Foto: A. Niepel)

Vorbereitungsarbeiten
Raum und Arbeitstisch werden gegen den Schmutz abgedeckt. Zudem kann es nicht schaden, wenn man sich für das Vorgespräch vorbereitet: speziell zu den Pflanzen wie beispielsweise dem Usambaraveilchen. Dann geht es um die Vermehrung an sich und darum, warum und wie man Pflanzen per Stecklinge, auch Ableger genannt, vermehrt.

Anforderungen

Kriterium	niedrig	gering	normal	hoch
Aufmerksamkeit, Antrieb, Konzentration				
Mobilität, Beweglichkeit, Belastbarkeit				
Handlungsplanung, Kognition, Kreativität				
Kommunikation, Sprache, soziale Kompetenzen				
Gedächtnis, Orientierung, emotionale Beteil.				

Ablauf
Es beginnt mit einem Gespräch. Da sich für diese Art der Vermehrung besonders Usambaraveilchen eignen und sie altbekannte Pflanzen sind, gibt es hier sicher sehr viel, dass die Teilnehmenden einbringen können. Stichworte dazu sind: Die Pflanze stammt aus Südafrika aus dem Usambaragebirge. Oft hört man den Tipp, dass Antibabypillen in die Erde gesteckt, für eine ausgiebige Blüte sorgen. Besonders ist auch, dass man bei Usambaraveilchen eben nur einzelne Blätter und keine Triebspitzen benötigt, um neue Pflanzen heranzuziehen. Diese Besonderheit wird nun bei der Vermehrung genutzt, bei der eine durchsichtige Plastiktüte zugleich Topf wie auch Gewächshaus ist (**Abb. 10-15a-b**). Nachstehend die Durchführung.

1. Die Erde wird zerkleinert und zurechtgebröselt. Unter Umständen kann sie auch mit etwas Sand gemischt werden.
2. Die Tüte wird in die eine Hand genommen und mit der anderen eine Handvoll Erde in diese Tüte gefüllt, und zwar in eine der unteren Ecken. Anschließend wird die Erde ein wenig festgedrückt und die Tüte mit der Öffnung nach oben auf dem Tisch parat gestellt.
3. Von den Mutterpflanzen schneidet sich jeder Teilnehmende nun ein möglichst gesundes und großes Blatt mit einem Stiel ab. Dabei ist auf einen sauberen Schnitt zu achten.
4. Dieses Blatt wird mit dem Stiel in die Erde in der Tüte gesteckt und ein wenig angedrückt.
5. Nun wird die Tüte vorsichtig angehoben und so gehalten, dass das Blatt weiter gerade in der Erde steht.
6. Ein wenig Wasser kann nun eingefüllt werden, aber wirklich nur sehr wenig.
7. Nun wird die Tüte oben mit einem Bindfaden verschlossen. Zuvor kann sie ein wenig mit Luft aufgeblasen werden.
8. Der fertige Steckling wird an einer Leine, z. B. mit einer Klammer befestigt und ist nun ein „Leinensteckling".
9. Die Leine sollte an einem Fenster hängen, jedoch nicht zu sehr der prallen Sonne ausgesetzt sein. Wenn der Beutel gut abgeschlossen wurde, braucht das Ganze kein Wasser mehr, da dieses am Beutel immer wieder kondensiert und in die Erde zurückfließt.

Nach wenigen Wochen erkennt man an der Basis des Stiels die neu wachsende Pflanze. Nun kann dieser bewurzelte Steckling entnommen werden. Das ursprüngliche Blatt wird abgeschnitten und die kleine neue Pflanze eingetopft.

Variationen: ein Flaschengarten

In einem dicht verschlossenen Glasbehälter entsteht ein Ökosystem, das sich selbst reguliert. Was die Pflanzen verdunsten, schlägt sich an der Glaswand nieder und rinnt in die Erde zurück. Nicht nur der Wasserkreislauf, sondern auch der Gashaushalt funktioniert wie in der Natur. Halt nur im Kleinen.

1. Der Boden der Flasche wird mit einer Schicht Blähton bedeckt.
2. Eine etwas dickere Schicht Erde wird eingefüllt, die mit Aktivkohle (als Bodensäure) versetzt wurde.
3. Mit Löffelstiel oder Holzstäben (z. B. chinesische Essstäbchen) werden ein oder mehrere Pflanzen vorsichtig in die Erde gesetzt. Noch einfacher ist es, ein paar Samen in die Erde zu tun.
4. Mit einem Trichter wird vorsichtig Wasser eingefüllt, sodass die Erde gut durchfeuchtet ist.
5. Nun wird die Flasche luftdicht verschlossen und an einem hellen Standort aufgestellt.
6. In den folgenden Tagen bildet sich an der Flasche Kondenswasser. Die Flasche wird geöffnet, bis das Kondenswasser abgetrocknet ist.
7. Dieser Vorgang wird so lange fortgeführt, bis kein Kondenswasser mehr entsteht.
8. Nachher darf der Flaschengarten nicht mehr geöffnet werden und kann so über Jahre gedeihen.

ICF-Domänen

Person *sollte* *muss* können	Ohne Einschränkung (0) mit leichten Einschränkungen (1) mit Einschränkungen (2–3) nicht (4)	
d130	2	Nachmachen, Nachahmen
d163	2	Denken
d220	2	Eine Mehrfachaufgabe übernehmen
d415	2	In einer Körperposition verbleiben
d920	2	Erholung und Freizeit

Weitere mögliche Punkte wären u. a. zu finden im Bereich Kommunikation, Probleme lösen, feinmotorischer Handgebrauch.

10.16
Lavendelkuchen

Kurzbeschreibung
Mit getrockneten Lavendelblüten lässt sich auch im Herbst und Winter ein leckerer Sandkuchen mit Lavendelduft und -geschmack herstellen (**Abb. 10-16a**). Der Kuchen erinnert an den Lavendelduft im Sommer.

Setting
Gruppen: 3–8 Personen
Einzelsetting

Notwendige räumliche Gegebenheiten
Raum mit größerem Tisch
Backofen

Material und Werkzeuge
- 30 g getrocknete Lavendelblüten
- 500 g Butter
- 500 g Zucker
- 500 g Mehl
- 8–10 Eier
- 2 Teelöffel Backpulver
- 8 Esslöffel Milch
- Rührgerät und Rührschüssel
- Küchenwaage
- Backform
- Schüssel

Zeitaufwand
Zubereitung: ca 30 Minuten
Backen: ca. 60 Minuten

Abbildung 10-16a: Lavendelkuchen
(© Foto: A. Niepel)

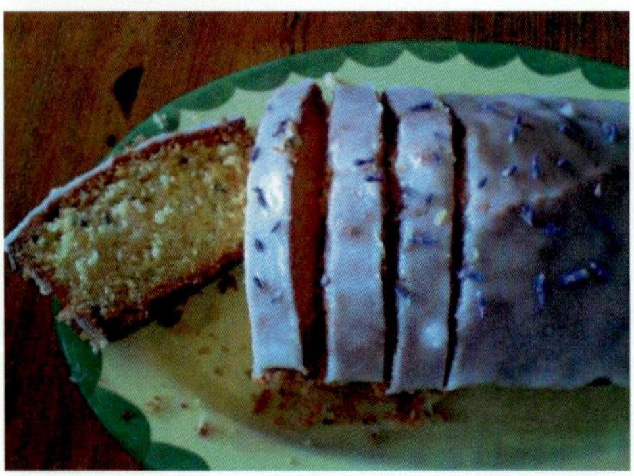

Vorbereitungsarbeiten
Lavendel ernten, Blüten abstreifen und trocknen. Das Rezept (Anleitung) in großer Schrift kopieren.

Anforderungen

Kriterium	niedrig	gering	normal	hoch
Aufmerksamkeit, Antrieb, Konzentration				
Mobilität, Beweglichkeit, Belastbarkeit				
Handlungsplanung, Kognition, Kreativität				
Kommunikation, Sprache, soziale Kompetenzen				
Gedächtnis, Orientierung, emotionale Beteil.				

Ablauf
Im einleitenden Gespräch erhalten die Teilnehmenden allgemeine Informationen zu Rühr- oder Sandkuchen, tauschen vorhandene Erfahrungen im Kuchenbacken aus und lesen das Rezept für den Lavendelkuchen. Die nächsten Backschritte erfolgen in der Reihenfolge:
- Backofen auf 180 °C vorheizen
- Backform mit etwas Butter einfetten
- Zucker abwiegen und mit Lavendelblüten vermischen
- Butter und Lavendelzucker im Rührwerk schaumig rühren
- Mehl, Backpulver und Milch in separater Schüssel abmessen und bereitstellen
- Langsames Beifügen der Zutaten zur Grundmischung
- Einfüllen der Kuchenmasse in die Backform
- Eine Stunde im Ofen bei 180 °C backen lassen
- Abkühlen lassen

Zusammen mit einem Kräutertee genießen die Teilnehmer den Kuchen. Dabei können Informationen und Geschichten zum Lavendel besprochen bzw. erzählt werden.

Mögliche Kontraindikationen

Wichtig ist, beim Abmessen und auch beim Rühren mit dem Rührgerät eine gute visuelle Kontrolle zu haben. Die Arbeit am Rührwerk darf nur durch erfahrene Person gemacht werden. Im Zweifelsfall übernimmt eine Leitungsperson diese Tätigkeit. Dasselbe gilt für die Bedienung des Backofens wegen der Gefahr von Verbrennungen. Wenn die Teilnehmenden keine Handlungsplanung mehr vornehmen können, müssen die einzelnen Handlungsschritte vorgegeben werden. Osteoporose in Hand- und Fingergelenken sowie rheumatoide Arthritis können zu Einschränkungen bzw. zu starken Schmerzen führen.

Variation und Anpassungen

Die Auswahl an weiteren Kuchen ist unendlich. Fast alle Früchte können zu Kuchen verarbeitet werden. Beliebt sind z.B. Rhabarber, Äpfel, Aprikosen oder Zwetschgen. Auch Gemüse wie Rüebli oder Zucchetti lassen sich gut für Kuchen verwenden. Rezepte sind in allen Kochbüchern oder im Internet verfügbar. Oft haben Teilnehmende ihre eigenen Rezepte und Vorlieben. Eine Variation ist der „Getränkte Zitronenmelissencake", hier vorgestellt für eine Cakeform von 25 cm Länge (**Abb. 10-16b**).

Getränkter Zitronenmelissencake

Die Zutaten:
200 g Zucker, 6 Zweige Zitronenmelisse,
250 g Mehl, 1 Teelöffel Backpulver,
200 g Butter, 1 Prise Salz, 1 Biozitrone, 3 Eier.
Die einzelnen Backschritte in Reihenfolge:

- Backofen auf 180 °C aufheizen
- 100 g Zucker mit 1.5 dl Wasser und 2 Melissenzweigen 10 Minuten köcheln lassen
- Sirup absieben und beiseitestellen
- Restliche Kräuterblättchen von Zweigen zupfen und fein hacken
- Gehackte Blättchen mit Mehl und Backpulver mischen
- Zucker, Butter und Salz mit Rührgerät schaumig schlagen – Zitronenschale fein dazu reiben
- Eier nach und nach beigeben
- 2 Esslöffel Kräutersirup dazu rühren
- Mehlmischung löffelweise unterrühren
- Cakeform mit Backpapier auslegen und Teig in die Form füllen
- Cake in der Ofenmitte 50–60 Minuten backen (Nadelprobe machen)
- Restlichen Kräutersirup langsam darüber gießen. Wenn aller Sirup aufgesogen ist, Cake aus der Form nehmen und abkühlen lassen.

ICF-Domänen

Person *sollte muss* können	Ohne Einschränkung (0) mit leichten Einschränkungen (1) mit Einschränkungen (2–3) nicht (4)	
d130	2	Nachmachen, nachahmen
d177	2	Entscheidungen treffen
d220	1	Eine Mehrfachaufgabe übernehmen
d415	2	In einer elementaren Körperposition verbleiben
d445	1	Hand- und Armgebrauch

Weitere mögliche Punkte wären u.a. zu finden im Bereich eine Einzelaufgabe übernehmen, Kommunizieren, Probleme lösen, Erholung und Freizeit, spezielle interpersonelle Fertigkeiten, Lesen.

Abbildung 10-16b: Zitronenmelissencake (© Foto: A. Niepel)

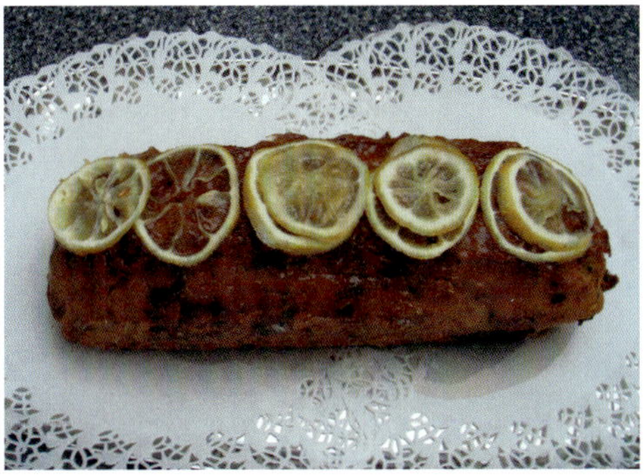

10.17 Seedbombs – Samenbomben herstellen

Kurzbeschreibung

Samenbomben sind kleine Erd-Ton-Samengemische, mit denen man später z. B. kleinere Brachflächen begrünen kann. Die Tätigkeit besteht v. a. aus dem Mischen der Bestandteile und den Formen der „Bomben“ (**Abb. 10-17**).

Setting

Gruppen: 3–6 Personen
Einzelsetting

Notwendige räumliche Gegebenheiten

Raum mit größerem Tisch
Bei guter Witterung auch im Freien möglich

Material und Werkzeuge

- verschiedene Erden, v. a. Ton
- Sämereien
- Möglichkeit zum Trocknen, z. B. kleine Siebe

Zeitaufwand

15 Minuten (Einzel) bis max. 60 Minuten in der Gruppe

Vorbereitungsarbeiten

Da bei dieser Aktivität mit sehr feuchten, matschigen Substraten gearbeitet wird, sollte man vorher Vorkehrungen treffen, damit am Ende der Arbeitsplatz wieder gut gereinigt werden kann. So können z. B. Tabletts und Unterlagen sowie Tücher und Lappen parat gelegt werden. Auch sollte man für die Teilnehmenden Schürzen zur Verfügung stellen.

Anforderungen

Kriterium	niedrig	gering	normal	hoch
Aufmerksamkeit, Antrieb, Konzentration				
Mobilität, Beweglichkeit, Belastbarkeit				
Handlungsplanung, Kognition, Kreativität				
Kommunikation, Sprache, soziale Kompetenzen				
Gedächtnis, Orientierung, emotionale Beteil.				

Abbildung 10-17: Seedbombs (© Foto: A. Niepel)

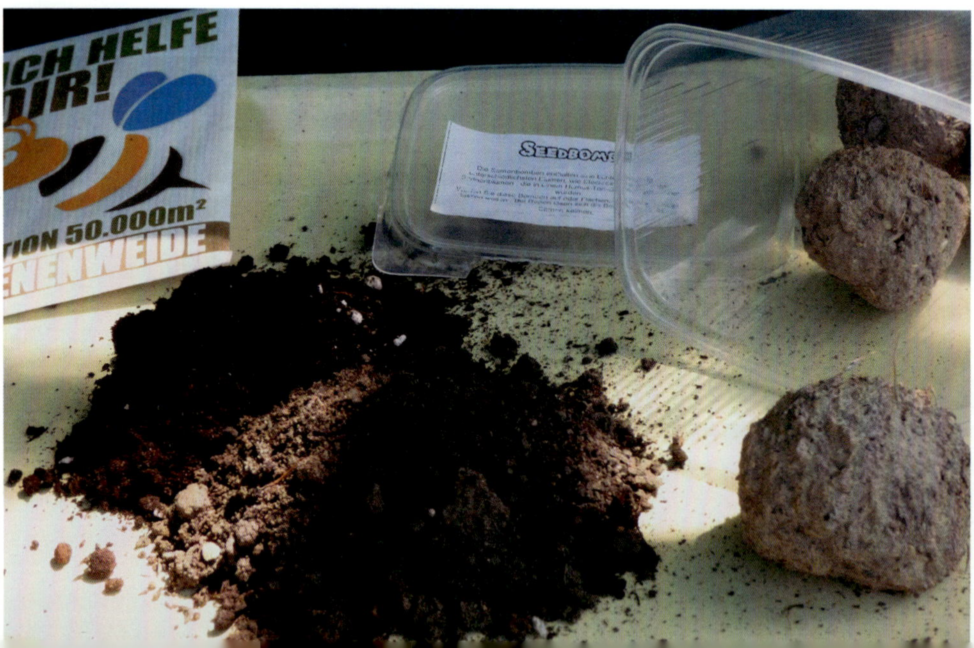

Anmerkung

Sinn der Samenbomben ist es, sie später auszubringen und da dieses oft nicht im üblichen Gartenbeet geschieht, sollten die Sämereien genau ausgewählt werden, damit sich nicht unkontrolliert fremde Arten verbreiten. Daher kann man gut auf fertige Mischungen zurückgreifen, z.B. für Bienen oder Schmetterlinge. Eine andere Möglichkeit ist, eher einjährige, nicht frostharte Sorten zu wählen.

Ablauf

Da diese Aktivität aus dem Bereich des Guerilla-Gardenings kommt, ist es immer gut zunächst ein wenig über diese Bewegung zu berichten. Speziell Jugendliche empfinden dadurch die nachfolgenden Tätigkeiten als eher „cool" und zeigen eine erhöhte Motivation. Der Anleitende kann in diesen Fällen eine komplette Einführung kreieren – mit HipHop-Musik, Graffitis etc.

Im nächsten Schritt stellt der Anleitende die verschiedenen Erden vor, vom Mutterboden über Blumenerden, die man gezielt auch anhand ihrer taktilen Reize auswählen kann, bis hin zum immer notwendigen Ton, der am Ende dafür sorgt, dass die Bomben auch zusammenhalten. Diese Erden werden gemischt und zerbröselt. Und die Sämereien hinzugefügt. Teilnehmende können die Mischungen selbst herstellen oder auf Fertigmischungen zurückgreifen.

In kleinen Dosierungen wird so lange Wasser hinzugefügt, bis eine gut formbare Masse entsteht. Die Teilnehmer formen mit den Händen kleine Kugeln, etwa in der Größe eines Golfballs. Diese werden einzeln so ausgelegt, am besten auf Erdsiebe, dass sie möglichst schnell und zügig durchtrocknen.

Mögliche Kontraindikationen

Da bei dieser Aktivität mit Erden gearbeitet wird, sind die Einschränkungen insbesondere aufgrund der hygienischen Situation gegeben. Somit sind v.a. offene Wunden und andere Infektionsquellen als Kontraindikation zu beachten.

Variation und Anpassungen

Die Aktivität an sich ist eine sehr einfache, sodass mögliche oder gewünschte Varianten darin liegen können, dass man unterschiedlichste Formen herstellt – Kugeln, Birnen, Männchen etc. Diese können dann vielleicht auch ein wenig ausdekoriert werden.

In einer zweiten Einheit werden die getrockneten Samenbomben eingepackt. Auch hier lassen sich wieder kreative Elemente einbauen, z.B. Papiertüten themengerecht bemalen (Thema Graffiti) oder mit der eingemischten Sorte beschriften.

ICF-Domänen

Person *sollte* *muss* können	Ohne Einschränkung (0) mit leichten Einschränkungen (1) mit Einschränkungen (2–3) nicht (4)	
d110	3	Zuschauen
d130	3	Nachmachen, nachahmen
d210	2	Eine einfache Aufgabe übernehmen
d415	3	In einer Körperposition verbleiben
d510	2	Sich waschen

Weitere mögliche Punkte wären u.a. zu finden im Bereich Kommunizieren, Arm- und Handgebrauch, Erholung und Freizeit.

10.18 Frühlingspflanzaktion

Kurzbeschreibung
Das Einsetzen und das Versorgen von Pflanzen ist das, was gemeinhin mit Gartentherapie verbunden wird. Ein Übungsgarten erfordert und bietet diese Erlebnisse.

Setting
Gruppen: 3–7 Personen

Notwendige räumliche Gegebenheiten
Garten mit Beeten
Arbeits- und Versammlungsflächen

Material und Werkzeuge
- Gartenwerkzeuge
- evtl. spezielle adaptierte Geräte
- Sonnenschutz (Mützen)
- Schmutzschutz (Schürzen und Handschuhe)
- Gelegenheit zum Händewaschen
- Pflanzen
- evtl. Gartenliteratur

Zeitaufwand
60–180 Minuten

Vorbereitungsarbeiten
Das Material sollte praktischerweise mitgebracht werden oder zuvor an Ort und Stelle platziert sein. Sitzmöbel, Arbeitsplätze und Geräte müssen ausreichend vorhanden sein. Da derartige Pflanzaktionen vorzugsweise bei gutem Wetter durchgeführt werden, ist vorab darauf zu achten, dass genügend Getränke für die Teilnehmer vorhanden sind. Liegt der Übungsgarten weit außerhalb, ist der Transport zu planen und auch sicherzustellen, dass Teilnehmende auch während der Einheit eine Toilette besuchen können. Auch ist dafür Sorge zu tragen, dass eine Notfallversorgung möglich ist.

Anforderungen

Kriterium	niedrig	gering	normal	hoch
Aufmerksamkeit, Antrieb, Konzentration	x	x	x	
Mobilität, Beweglichkeit, Belastbarkeit	x	x	x	x
Handlungsplanung, Kognition, Kreativität	x	x	x	
Kommunikation, Sprache, soziale Kompetenzen	x	x	x	
Gedächtnis, Orientierung, emotionale Beteil.	x	x		

Anmerkung
Nur selten ist es möglich, dass jeder alles macht, sodass eine zuvor geplante Arbeitsteilung notwendig ist. Diese Aufteilung kann auch jede Einzelhandlung an sich in einzelne Arbeitsschritte betreffen.

Ablauf
Vorbereitung des Pflanzenmaterials: Die ausgewählten Pflanzen, beispielsweise Sommerblumen, aber auch Gemüse oder Kräuter müssen zunächst begutachtet werden. Dieses bedeutet, beschädigte oder gelbe Blätter zu entfernen. Diese Arbeit kann auch von sitzenden Teilnehmern erledigt werden. Dieses gilt auch für die beiden nächsten Schritte: die Pflanzen in einem Eimer mit Wasser tauchen. Dieses Tauchen macht man so lange, bis keine Blasen mehr aufsteigen. Nach dem Ablaufen des überflüssigen

Abbildung 10-18a-b: Lustige Hinweise im Frühjahrsbeet begleiten hier einen Pflanzenversuch (© Foto: A. Niepel)

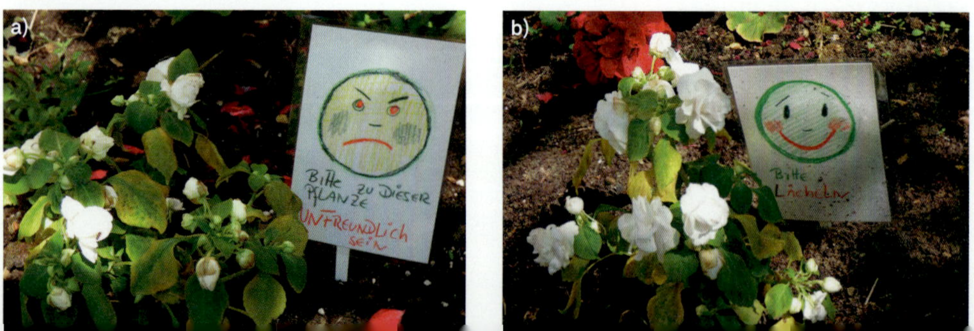

Wassers werden noch die Pflanzen aus den Töpfen oder Kisten genommen.

Vorbereitung der Beete: Alle Beete, ob Erd- oder Hochbeete müssen zunächst von Wildwuchs befreit werden. Dann werden die Flächen gelockert und es kann je nach Bedarf Humus oder Dünger (z. B. Hornspäne) eingearbeitet werden. Die Oberflächen werden noch geharkt und sind nun für das Bepflanzen fertig.

Einsetzen der Pflanzen: Dieser Arbeitsschritt ist der Kern der Aktivität, sodass er nach Möglichkeit allen Teilnehmern zugänglich gemacht werden sollte, auch den schwächeren Teilnehmern einer Gruppe. Gerade dafür ist es wichtig, dass die zuvor erwähnten Arbeitsschritte sorgfältig durchgeführt werden. Das Einsetzen selbst besteht aus zwei Teilen: dem eher gestalterischen und dem eigentlichen handwerklichen Teil des Pflanzens. Der gestalterische Teil - sofern es sich nicht um Gemüsepflanzen handelt, die absichtlich in „Reihe und Glied“ gesetzt werden“ - ist gut dadurch zu unterstützen, dass die Pflanzen zunächst auf der Fläche ausgestellt werden. Sie lassen sich verrücken, bis ein zufriedenstellendes Bild entsteht. Dazu eine kurze Checkliste:

- Sind die höheren Exemplare im Hintergrund?
- Passen die Farben zueinander?
- Wie ist das Verhältnis der Blütezeiten zueinander - wird es größere „Blühlöcher“ geben oder ergibt sich ein durchgehendes Blühbild?
- Vertragen sich die Pflanzen miteinander oder drohen schwächere Pflanzen von stärkeren benachbarten überwuchert zu werden?
- Ist der Abstand in Ordnung oder stehen die Einzelexemplare, gemessen an der zu erwartenden Endgröße, zu dicht?
- Stehen duftende Pflanzen, die man öfters berühren möchte oder solche, die man immer wieder ernten will, (Tees) auch gut erreichbar im Vordergrund?

Passt das Ergebnis der Überlegungen, kann gepflanzt werden. Man beginnt im Hintergrund und arbeitet sich nach vorne. Die gewählte Pflanze wird kurz an die Seite gerückt und das Loch exakt dort gemacht, wo sie zuvor stand. Beim Pflanzen wird die Pflanze genau so tief in die Erde eingesetzt, wie sie zuvor im Topf stand. Dann wird das Loch vorsichtig geschlossen.

Aufräumarbeiten: Nach dieser Aktivität oder bereits während muss der Übungsgarten aufgeräumt werden: herausgerissene Wildkräuter sowie Blätter und Erdreste zusammenfegen, Töpfe und Pflanzkisten sortieren und das nicht mehr benötigte Werkzeug reinigen und wegräumen. Diese Aufräumarbeiten sind wiederum Spezialaufgaben für solche Teilnehmenden, die aus den verschiedensten Gründen nicht in der Lage sind, beim Einpflanzen zu helfen.

Angießen der Pflanzen: Als abschließende Tätigkeit müssen nun die Pflanzen noch vorsichtig angegossen werden, damit sie Kontakt zur Erde bekommen. Je nach Vorgehensweise - ob mit einem Gartenschlauch oder mit der Gießkanne - ist eine gute Vorplanung sinnvoll, je nachdem, wie schwer die Kannen sind. Das Angießen ist eine beliebte Tätigkeit. Es ist das Kernbild des versorgenden Gärtners, welches hier hineinspielt, wie auch die Freude im Umgang mit dem Element Wasser.

Lustige Tafeln können abschließend ein Frühjahrsbeet verzieren (**Abb. 10-18a-b**).

ICF-Domänen

Person *sollte* *muss* können	Ohne Einschränkung (0) mit leichten Einschränkungen (1) mit Einschränkungen (2–3) nicht (4)	
d177	3	Entscheidungen treffen
d210	1	Eine Mehrfachaufgabe übernehmen
d355	2	Diskussion
d410	1	Eine elementare Körperposition wechseln
d445	1	Hand- und Armgebrauch

Weitere mögliche Punkte wären u. a. zu finden im Bereich Kommunizieren, Probleme lösen, gehen auf verschiedenen Untergründen, Freizeit.

11 Programme Pflanzenverarbeitung und Hauswirtschaft

Andreas Niepel und Gabriele Vef-Georg

Die folgenden Programme beschäftigen sich mit der Verarbeitung der gärtnerischen Produkte. Es werden hauswirtschaftlich geprägte Inhalte dargestellt, aber auch Aktionen mit einer traditionellen Verbindung zu den Heilpflanzen und deren Verarbeitung.

11.1 Futterglocken mit Serviettentechnik

Andreas Niepel

Kurzbeschreibung

Tontöpfe werden mit Serviettentechnik beklebt. Anschließend werden (selbst gemachte) Meisenknödel eingehängt und den Vögeln als Winterfutter in Zweige gehängt (Rezept **Kap. 11.2**).

Setting

Gruppen von 3–8 Personen

Notwendige räumliche Gegebenheiten

- Raum mit größerem Tisch
- Sitzgelegenheit für jeden Teilnehmer
- Bei schönem Wetter auch im Freien möglich

Material und Werkzeuge

- je Teilnehmer einen Tontopf, Gr. 10 cm
- je Teilnehmer eine Papierserviette mit Motiv
- Scheren
- Acryl-Mattfarbe, Wassermalfarben oder Dispersionsfarbe
- weicher, etwas breiterer Pinsel für jede Person
- Serviettenkleber oder Tapetenkleister
- Klar- oder Mattlack
- evtl. Fön zum schnelleren Trocknen

Zeitaufwand

1–2 Stunden

Vorbereitungsarbeiten

Den Tontopf für jede Person bereitstellen, ausreichend Servietten vorhalten, Farben und Kleber, sowie Lack bereitstellen, Scheren und Pinsel für jede/n Teilnehmende/n vorhalten und evtl. eine Plastik-Tischdecke zum Schutz des Tisches.

Anforderungen

Kriterium	niedrig	gering	normal	erhöht	hoch
Aufmerksamkeit, Antrieb, Konzentration	■	■	■	■	
Mobilität, Beweglichkeit, Belastbarkeit	■	■	■		
Handlungsplanung, Kognition, Kreativität	■	■	■		
Kommunikation, Sprache, soziale Kompetenzen	■	■			
Gedächtnis, Orientierung, emotionale Beteil.	■	■	■		

Anmerkung

Sowohl das „Ausrupfen" des Motivs aus der Serviette als auch das Aufkleben auf den Topf erfordert Genauigkeit und Sorgfalt, evtl. ist Hilfestellung notwendig.

Als Motive geeignet sind natürlich Vögel aller Art, aber auch andere Tiere wie das Eichhörnchen oder Pflanzenmotive, z. B. Hagebutten oder Wintermotive (**Abb. 11-1**).

Die Farbe muss so gewählt sein, dass das Motiv absticht und zur Geltung kommt. Hat man also sehr unterschiedliche Motive, so benötigt man auch mehrere Farben. Mit einer hellen Farbe können aber die meisten Motive hervorgehoben werden – außer Schneemotive.

Ablauf

Sinnvollerweise ergibt sich ein Einstieg über das Thema Winterfütterung von Vögeln. Dabei werden eigene Erfahrungen und Wissen aktiviert.

Jede/r Teilnehmer/in erhält einen Tontopf, der mit der großen Öffnung nach unten aufgestellt, mit einem Pinsel mit Farbe von außen zu bemalen ist. Während der Trocknungsphase sucht sich jede Person seine Motivserviette. Das Motiv wird nun grob mit einer Schere ausgeschnitten. Dabei wird ein Rand um das Motiv von etwa 1 cm belassen. Jetzt wird die unterste Lage der Papierserviette entfernt, damit das Motiv leichter ausgerissen werden kann. Die Übergänge sind dadurch weicher und weniger sichtbar. Danach die andere Lage von der Serviette abziehen und nur die oberste bedruckte Lage weiterverwenden. Die Stelle, die mit dem Motiv beklebt werden soll, leicht mit Kleber einstreichen, etwas antrocknen lassen (damit das Motiv nicht mehr verrutscht). Der/die Teilnehmer/in legt das Serviettenmotiv richtig positioniert auf die Klebefläche.

Mit einem weichen Pinsel wird der Serviettenkleber von der Mitte aus nach außen vorsichtig aufgetragen und ausgestrichen, damit das Motiv nicht zerstört wird. Dieser Arbeitsgang wird solange wiederholt, bis die Serviette über deren Rand hinaus vollständig bestrichen ist. Gut trocknen lassen, dafür evtl. einen Fön verwenden. Nach dem Trocknen wird der Topf mit Lack bestrichen, damit er auch sicher wetterfest ist.

Mögliche Kontraindikationen

Die Teilnehmenden müssen eine gewisse Fingerfertigkeit und Ruhe mitbringen, denn Ton ist bruchempfindlich. Zu bedenken ist auch, dass Klebstoffe und Farben nicht für den Verzehr geeignet sind. Deshalb muss gewährleistet sein, dass kein/e Teilnehmer/in die Materialien in den Mund nimmt. Ferner wird mit spitzen Scheren oder auch heißen Geräten gearbeitet. Hier ist der Aspekt der Eigen- bzw. Fremdgefährdung zu berücksichtigen.

Alternative Verwendung von Tontöpfen in Serviettentechnik

- als Blumentopf bzw. Blumenübertopf, bepflanzt mit selbst gezogenen Pflanzen; in diesem Fall wird der Topf für das Bemalen auf die kleinere Fläche mit dem Loch gestellt,
- als Kerzenständer; dann evtl. kleinere Tontöpfe benutzen; auch hier den Topf auf die Fläche mit dem Loch stellen,

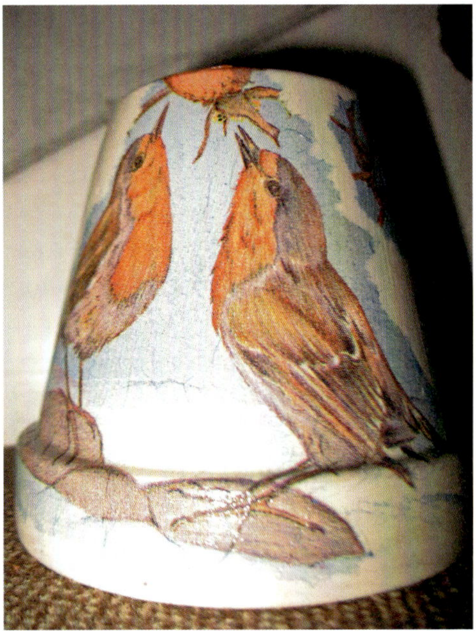

Abbildung 11-1: Bemalte Futterglocke (© Foto: A. Niepel)

- als Windspiel mit Klangstäben,
- als Topf für Stecker aus Ton mit verschiedenen Motiven, z.B. Weihnachtssterne oder Tiere.

ICF-Domänen

Person *sollte* *muss* können	Ohne Einschränkung (0) mit leichten Einschränkungen (1) mit Einschränkungen (2–3) nicht (4)	
d130	2	Nachmachen, nachahmen
d177	2	Entscheidungen treffen
d220	1	Eine Mehrfachaufgabe übernehmen
d415	2	In einer elementaren Körperposition verbleiben
d445	1	Hand- und Armgebrauch

Weitere mögliche Punkte wären u.a. zu finden im Bereich eine Einzelaufgabe übernehmen, Kommunizieren, Probleme lösen, Erholung und Freizeit, Lesen.

11.2 Meisenknödel

Andreas Niepel

Kurzbeschreibung
Verschiedene Körner werden mit Fett vermischt und entweder zu Knödeln geformt oder direkt in Tontöpfe gestrichen und den Vögeln als Winterfutter gereicht.

Setting
Gruppen von 3–8 Personen

Notwendige räumliche Gegebenheiten
- Raum mit größerem Tisch
- Sitzgelegenheit für jeden Teilnehmer
- Bei schönem Wetter auch im Freien möglich.

Zeitaufwand
1,5 bis 2 Stunden

Vorbereitungsarbeiten
Wenn möglich, die Körner selbst sammeln bzw. ernten. Kleine Äste können auch von einem Spaziergang mitgebracht werden. Tontöpfe für jede Person bereitstellen. Kochplatte und Kochtopf, Kochlöffel, Löffel, Brett, Messer und Kordel bereitstellen.

Mögliche Körnermischung
Sonnenblumenkerne, Hanf, gehackte Nüsse, Haferflocken, Weizenschrot, Lein, Hirse etc.

Material und Werkzeuge
- je 150 Gramm Körnermischung (selbst gemischt oder zugekauft)
- 150 Gramm Rinder- oder Kokosfett pro Futterglocke
- 1 EL Sonnenblumenöl pro Topf (damit die Mischung geschmeidiger wird)
- Kordel oder fester Bindfaden
- ein Tontopf pro Person – siehe spezielles Angebot
- ein gegabeltes Ästchen ca. 30 cm, Durchmesser etwas kleiner als das Loch im Topf
- Kochtopf und Herdplatte
- 1 Kochlöffel und ein Esslöffel zum Unterrühren und Befüllen der Töpfe für jede Person
- Messer und Brett zum Kleinschneiden des Fettes
- ein Zweig, der mindestens 10 cm aus der Fett-Körner-Mischung ragt

Anforderungen

Kriterium	niedrig	gering	normal	erhöht	hoch
Aufmerksamkeit, Antrieb, Konzentration	x	x	x		
Mobilität, Beweglichkeit, Belastbarkeit	x	x			
Handlungsplanung, Kognition, Kreativität	x	x			
Kommunikation, Sprache, soziale Kompetenzen	x				
Gedächtnis, Orientierung, emotionale Beteil.	x	x	x		

Ablauf
Ein guter Einstieg für diese Stunde ist ein Gespräch über den Sinn von Winterfütterung von Tieren und die Meinung der Teilnehmer darüber.

Begonnen wird mit dem Kleinschneiden des Fettes, was am besten von einer Person, die sicher mit einem Messer umgehen kann, erledigt wird. Anschließend wird das Fett langsam erwärmt, gerade so viel, dass das Fett schmilzt. Nun kann die Körnermischung untergemischt werden, während ein anderer Teilnehmer weiter rührt. In der Zwischenzeit bereitet eine weitere Person die benötigte Menge Sonnenblumenöl vor und gießt sie unter die Masse, damit das Fett nach dem Erkalten nicht so bröselig wird.

Während die Masse nun leicht abkühlt, wird die Kordel zum Aufhängen des Topfes von jedem Teilnehmer in die richtige Länge, etwa 40 cm geschnitten. Jeder Anwesende knotet nun die Kordel in einem Abstand von etwa 10 cm vom Ende der nicht gegabelten Seite des Ästchens.

Anschließend steckt man sowohl die Kordel als auch das Hölzchen durch das Topfinnere durch das Loch des Topfbodens, sodass es etwa 5 cm nach außen ragt. (Das Stöckchen ragt nun etwa 10–15 cm aus dem aufgehängten Tontopf und dient den Vögeln als Anflugstelle). Wenn die Masse fest zu werden beginnt, kann jeder Teilnehmer mit dem Löffel so viel Futtergemisch in den Topf streichen, bis der Topf gefüllt ist. Ist die Masse völlig ausgekühlt, können die Futtertöpfe draußen aufgehängt werden.

Mögliche Kontraindikationen

Eine gewisse Vorsicht ist geboten, da mit heißer Herdplatte und erhitztem Fett gearbeitet werden muss. Es muss gewährleistet sein, dass Eigen- und Fremdgefährdung auszuschließen ist.

Variation dieses Rezeptes

Alternativ zum Einstreichen der Futtermasse in den Topf könnten auch Meisenknödel aus der halbfesten Masse geformt werden. Sodann sind sie in kleine Netzchen einzufüllen, welche dann im Tontopf an der Kordel befestigt werden (**Abb. 11-2**).

Es lassen sich auch andere Gefäße mit der Masse füllen, wie etwa halbe Kokosnussschalen oder Joghurtbecher.

ICF-Domänen

Person *sollte* *muss* können	Ohne Einschränkung (0) mit leichten Einschränkungen (1) mit Einschränkungen (2–3) nicht (4)	
d130	2	Nachmachen, nachahmen
d177	2	Entscheidungen treffen
d220	1	Eine Mehrfachaufgabe übernehmen
d415	2	In einer elementaren Körperposition verbleiben
d445	1	Hand- und Armgebrauch

Weitere mögliche Punkte wären u. a. zu finden im Bereich eine Einzelaufgabe übernehmen, Kommunizieren, Probleme lösen, Erholung und Freizeit, Haushaltsgegenstände pflegen.

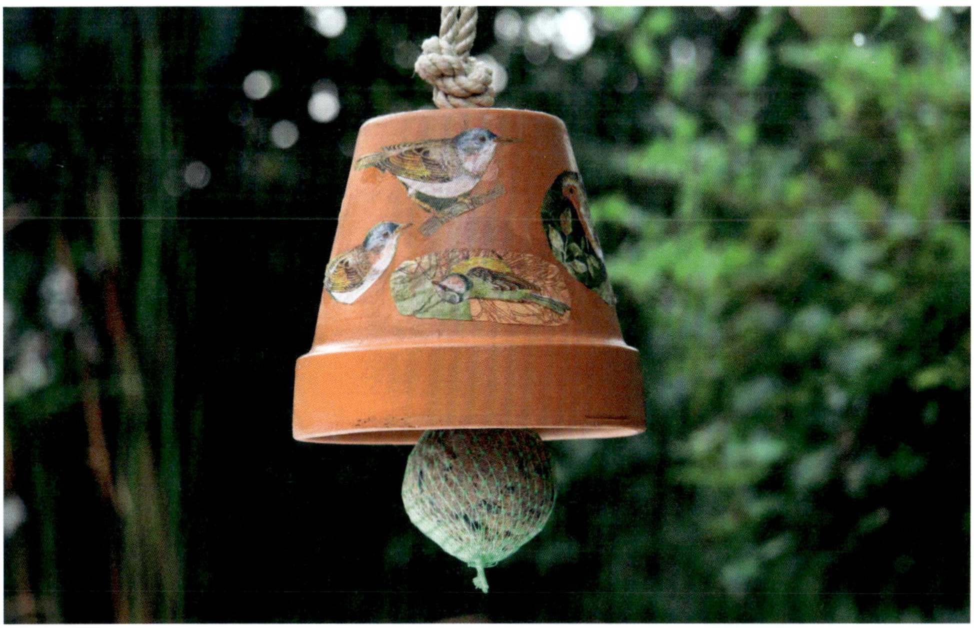

Abbildung 11-2: Der Meisenknödel unter der Futterglocke wird gut angenommen (© Foto: A. Niepel)

11.3 Insektenhotels

Andreas Niepel

Kurzbeschreibung

Abgetrocknete Baumscheiben oder Holzklötze werden mithilfe einer Bohrmaschine mit Holzbohrern zu Nistgelegenheiten für Wildbienen und Mauerbienen (**Abb. 11-3a-c**). Andere Solitärbienen können sich dann das passende Loch als Wohnraum aussuchen.

Setting

Einzelsetting
Gruppen: 2–5 Personen

Notwendige räumliche Gegebenheiten

Raum mit Werkbank oder Tisch zum Bohren

Material und Werkzeuge

- abgetrocknete Baumscheiben oder Klötze aus Laubbaumholz (z. B. Buche, Birke, Apfel)
- (Ständer-)Bohrmaschine mit verschiedenen Holzbohrern
- Hammer, Schraubenöse bzw. Draht mit Nägeln zur Befestigung
- grobes Schmirgelpapier

Zeitaufwand

2–3 Stunden, je nach Größe des Holzstücks und Anzahl der Löcher sowie Fähigkeiten der Teilnehmenden

Vorbereitungsarbeiten

Die Hölzer mit der Mindestgröße eines Ziegelsteines müssen vorher getrocknet werden. Nadelhölzer eignen sich nicht, da sie zu grobfaserig sind und dadurch die Bohrlöcher schnell bei Feuchtigkeit zu quellen. Ein geeigneter Ort zum Bohren muss vorbereitet werden. Sodann sind Hölzer, Draht, Nägel bereitzustellen.

Anforderungen

Kriterium	niedrig	gering	normal	hoch
Aufmerksamkeit, Antrieb, Konzentration	■	■	■	
Mobilität, Beweglichkeit, Belastbarkeit	■	■	■	
Handlungsplanung, Kognition, Kreativität	■	■		
Kommunikation, Sprache, soziale Kompetenzen	■			
Gedächtnis, Orientierung, emotionale Beteil.	■	■		

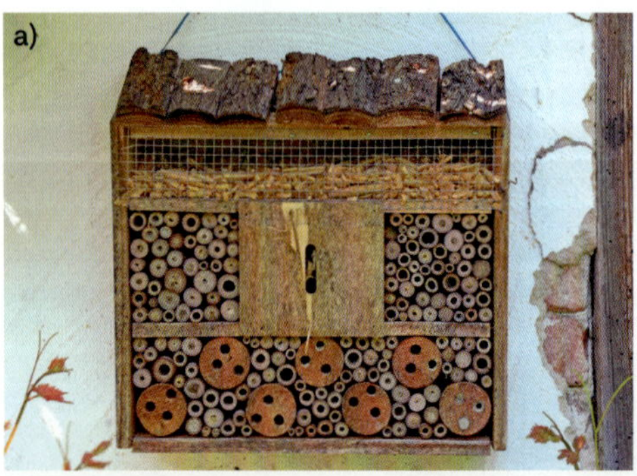

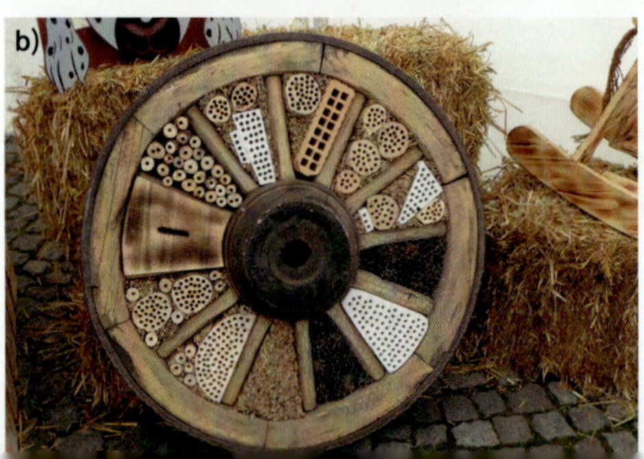

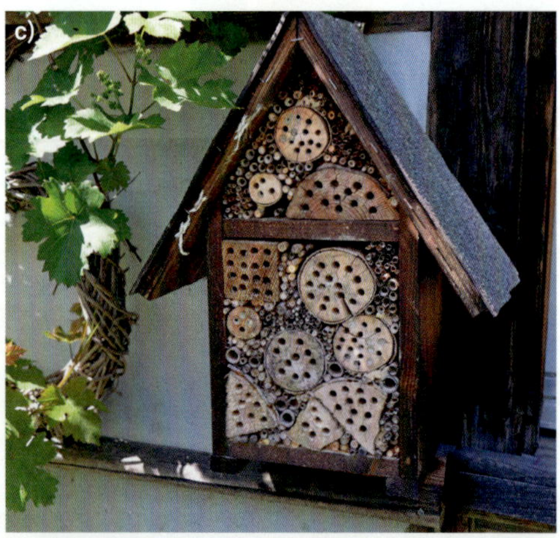

Abbildung 11-3: Insektenhotels (a–c) in unterscheidlicher Form und mit Füllmaterial aus Bambus, Holz, Stroh und Stein mit Bohrungen (© Foto: J. Georg)

Anmerkungen

Es gibt Handbohrmaschinen, welche ohne Strom angetrieben werden können und die Bewegungskoordination sehr gut schulen. Die Anschaffung einer seilbetriebenen Perzeptions-Bohrmaschine lohnt sich bei häufigerem Bohreinsatz bei Menschen, welche durch Ziehen und Nachgeben ihre Arme und den Oberkörper bewegen sollen (z.B. Menschen mit Spastiken).

Ablauf

Ein einleitendes Gespräch über Wildbienen und ihre Lebensräume ist sinnvoll, damit der Nutzen der Insektenhotels verstanden werden kann (Informationen sind z.B. über www.wildbienen.de erhältlich). Der Gebrauch einer Bohrmaschine sollte bei Bedarf erläutert werden.

Die abgetrockneten Baumscheiben aus Laubholz geben weiteren Gesprächsstoff: Welche Holzart ist das? Warum eignen sich Laubhölzer besser?

Bei starken Koordinationsschwierigkeiten oder einarmiger Arbeit wird zum Arbeitsbeginn das Holzstück auf der Werkbank unter der Ständerbohrmaschine fixiert. Ansonsten kann mit einer Hand das Holz gehalten und mit der anderen Hand die Bohrmaschine bedient werden.

In das Werkstück werden mit der ganzen Bohrerlänge Löcher gebohrt. Hierbei sollte zwischen den einzelnen Löchern ein Abstand von mindestens 0,5 cm sein, damit das Holz später nicht reißt.

Die Holzbohrer werden mehrmals gewechselt, damit verschiedene Durchmesser der Löcher resultieren. Durch unterschiedlich große Löcher können sich Mauerbienen, Maskenbienen oder andere Hautflügler das jeweils für sie passende Loch als Behausung auswählen. Die Oberfläche wird mit grobem Schmirgelpapier etwas angeglättet.

Jetzt wird die Befestigung angebracht: Drahtöse oben einschrauben oder zwischen zwei kleinen Nägeln einen dünnen Draht als Aufhängung spannen. Die Nisthilfe wird an einem sonnigen, regen- und windgeschützten Platz in südöstlicher Richtung angebracht. Dies sollte möglichst im zeitigen Frühjahr erfolgen, damit die Insekten es im selben Jahr besiedeln können.

Tipp für nach dem Einzug der Insekten: Belegte, d.h. verschlossene Löcher, dürfen nicht geöffnet werden. Viele Wildbienen sind in der Lage, Reste alter Nester selbst auszuräumen.

Mögliche Kontraindikationen

Abzuklären sind im Bewegungsbereich Fähigkeiten der Schulterpartie und die Augen-Hand-Koordination. Zu bedenken ist bei einer elektrischen Bohrmaschine die potenzielle Selbstgefährdung und die akustische Beeinträchtigung.

Variation und Anpassungen

Niststeine: Lochziegel eignen sich ebenfalls für manche Wildbienen als Insektenhotel. Die Löcher in den Mauersteinen werden mit markhaltigen bzw. hohlen Pflanzenröhrchen z.B. Holunder, Schilf usw. befüllt und mit einem dicken Lehmbrei in den Löchern befestigt. Dabei sollen sich die Öffnungen der Röhrchen leicht nach unten neigen, damit kein Regenwasser hineinfließen kann.

ICF-Domänen

Person *sollte muss* können	Ohne Einschränkung (0) mit leichten Einschränkungen (1) mit Einschränkungen (2–3) nicht (4)	
d130	2	Nachahmen, nachmachen
d177	2	Entscheidungen treffen
d220	1	Eine Mehrfachaufgabe übernehmen
d410	1	Eine elementare Körperposition wechseln
d440	1	Feinmotorischer Handgebrauch

Weitere mögliche Punkte wären u.a. zu finden im Bereich Kommunikation, Probleme lösen, Gegenstände anheben, Arm- und Handgebrauch, Erholung und Freizeit.

11.4 Lavendelzucker

Andreas Niepel

Kurzbeschreibung

Lavendelzucker war früher beliebt, v. a. zum Süßen von Tees. Obwohl die Herstellung ganz einfach ist, lässt sie sich auch in viele Teilschritte gliedern, je nach Bedarf.

Setting

Einzelsetting, auch am Bett möglich
Gruppen: 3–6 Personen

Notwendige räumliche Gegebenheiten

- Raum mit größerem Tisch
- Bei guter Witterung auch im Freien möglich

Material und Werkzeuge

- frisch geschnittener Lavendel oder
- getrocknete Lavendelrispen auf einem Tablett oder
- Lavendel aus der Apotheke, ca. 20 g/P.
- feiner Kristallzucker, 300 g/P.
- verschließbare Gläser, 300–500 ml
- große Löffel
- weißes Leintuch als Tischunterlage (Kontrast)
- einige tiefe Teller
- großes Sieb/Schüssel
- Stifte und Klebeetiketten

Zeitaufwand

30–60 Minuten, zwei Termine

Vorbereitungsarbeiten

Das Schneiden von frischem Lavendel kann bereits in den Ablauf integriert werden oder vorher stattfinden. Alle Materialien werden griffbereit vorbereitet, stehen jedoch nicht auf dem Arbeitstisch.

Anforderungen

Kriterium	niedrig	gering	normal	hoch
Aufmerksamkeit, Antrieb, Konzentration	■	■		
Mobilität, Beweglichkeit, Belastbarkeit	■	■		
Handlungsplanung, Kognition, Kreativität	■	■		
Kommunikation, Sprache, soziale Kompetenzen	■			
Gedächtnis, Orientierung, emotionale Beteil.	■	■		

Anmerkung

Eine aufgesteckte Griffverdickung kann das Arbeiten mit dem Löffel erleichtern.

Ablauf

Alle Materialien befinden sich auf einer Ablage seitlich, der Tisch wird gemeinsam mit einem weißen Leintuch abgedeckt. Das Tablett mit den Lavendelrispen wird in die Mitte gestellt – die Teilnehmer rebeln den Lavendel ab. Die Stängel und Blätter werden eingesammelt und entsorgt. Das weiße Tuch wird am Rand von allen Teilnehmern hochgehoben, die Lavendelblüten sammeln sich in der Mitte, sie werden in einen tiefen Teller für je 2 Teilnehmer gefüllt.

Jeder Teilnehmer erhält ein Glas, das er nun befüllt: abwechselnd mit einer Lage Zucker (ca. 2–3 cm) und einer Lage Lavendel (ca. ½ cm) (**Abb. 11-4a**). Das Glas wird abgedeckt. Jeder Teilnehmer kennzeichnet sein Glas mit einem Namensschild, auch das aktuelle Datum wird darauf vermerkt. Die Gläser sollen nun mindestens drei Wochen stehen bleiben, damit der Zucker vom Lavendelduft durchzogen wird. Um die Lavendelblüten wieder zu entfernen, wird der Inhalt des Glases durch das Sieb in einen tiefen Teller gesiebt.

Je nach Belieben kann der so aromatisierte Zucker nun in Säckchen abgefüllt werden, die mit einer lavendelfarbenen Schleife zugebunden werden (**Abb. 11-4b**). Bei einhändigem Arbeiten einfach das Säckchen zum Füllen in eine Tasse stellen.

Jederzeit kann bei passender Gelegenheit auf das bereitliegende Infomaterial zurückgegriffen werden, um die Auseinandersetzung mit dem Thema Lavendel „mit allen Sinnen" zu vertiefen.

Mögliche Kontraindikationen

Vereinzelt kann eine Abneigung gegen Lavendelduft bestehen.

Variation und Anpassungen

Ebenso lässt sich Minzenzucker (Blätter) herstellen, der gut in kühlende Sommergetränke passt.

ICF-Domänen

Person *sollte* *muss* können	Ohne Einschränkung (0) mit leichten Einschränkungen (1) mit Einschränkungen (2–3) nicht (4)	
d110	3	Zuschauen
d130	2	Nachmachen, nachahmen
d210	1	Eine einfache Aufgabe übernehmen
d160	2	Die Aufmerksamkeit fokussieren
d440	1	Feinmotorischer Handgebrauch

Weitere mögliche Punkte wären u.a. zu finden im Bereich Kommunizieren, Hand- und Armgebrauch, Erholung und Freizeit, Mahlzeiten vorbereiten, Fertigkeiten aneignen.

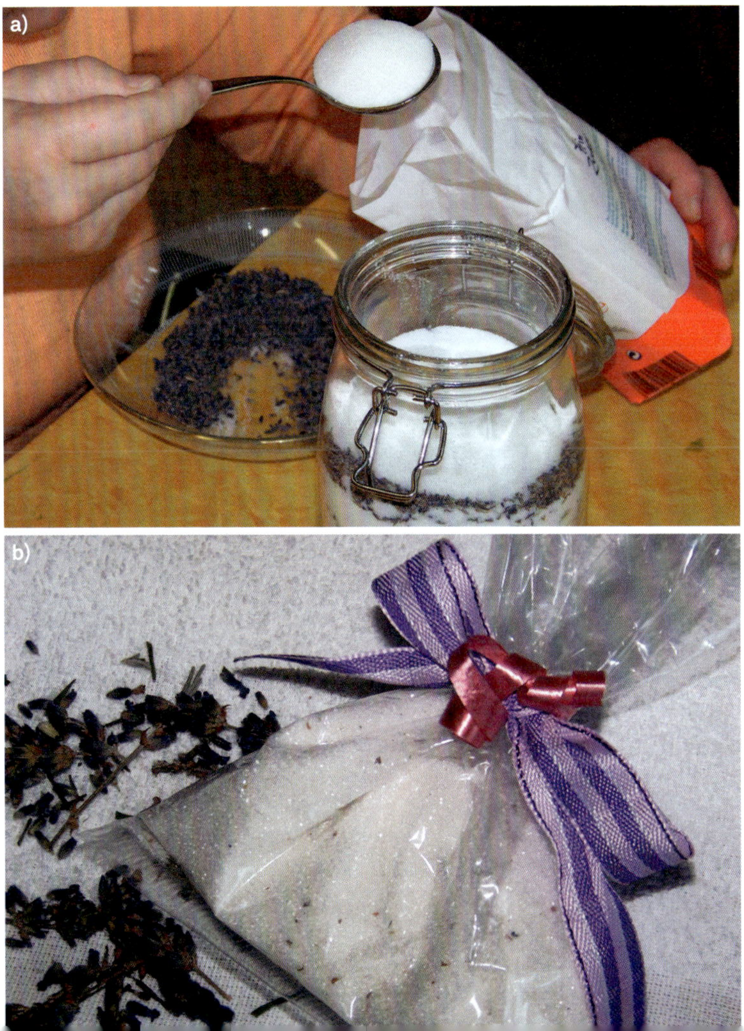

Abbildung 11–4a-b: Lavendelzucker. a) Das Glas wird abwechselnd mit einer Lage Lavendel und einer Lage Zucker gefüllt. b) Lavendelzucker als Geschenk verpackt (© Foto: A. Niepel)

11.5 Guacamole und wo unsere Lebensmittel herkommen

Andreas Niepel

Kurzbeschreibung
Dieses Programm ist besonders für Kinder gut geeignet, weil es die Verwendung und den Genuss von Pflanzen verbindet mit der Frage, wie denn diese Pflanzen aussehen, die unsere Lebensmittel bieten.

Setting
Gruppen: 5–9 Personen

Notwendige räumliche Gegebenheiten
Raum mit größerem Tisch
Bei guter Witterung auch im Freien möglich

Material und Werkzeuge
- Avocado
- Tomaten
- Zitronen
- Schalen
- Messer, Löffel und Gabeln
- Blumenerde
- evtl. Töpfe
- Tortilla Chips
- Salz, Pfeffer
- Koriander
- Küchenpapier

Zeitaufwand
ca. 60 Minuten

Vorbereitungsarbeiten
Die Vorbereitung besteht darin, sämtliches Material bereitzustellen. Sollte das Thema Lebensmittel insgesamt thematisiert werden, kann es nützlich sein, weitere Beispiele mitzubringen, z. B. Kartoffeln, Orangen oder Kohl. Es kann auch von Reiz sein, diverse andere mexikanische Gegenstände mitzubringen, z. B. Sombreros oder Kakteen.

Anforderungen

Kriterium	niedrig	gering	normal	hoch
Aufmerksamkeit, Antrieb, Konzentration	■	■		
Mobilität, Beweglichkeit, Belastbarkeit	■	■		
Handlungsplanung, Kognition, Kreativität	■			
Kommunikation, Sprache, soziale Kompetenzen	■			
Gedächtnis, Orientierung, emotionale Beteil.	■			

Ablauf
Am Anfang steht das Gespräch, entweder über Mexiko oder über Lebensmittel. Man kann dabei entweder Stichpunkte sammeln lassen, ein kleines Quiz (zu Mexiko) veranstalten oder raten lassen, von welcher Pflanze welches Lebensmittel stammt. Hierzu kann man entweder Blätter oder aber auch Fotografien mitbringen. Dann werden sinnvollerweise kleine Gruppen, bzw. Paare gebildet.

Materialien verteilen
Jede Gruppe/jedes Paar erhält eine Avocado, eine kleine Tomate, eine halbe Zitrone, etwas Korianderkraut sowie ein Brettchen oder einen kleinen Teller. Dazu gibt es Messer, Löffel und Gabeln. Bei den folgenden Schritten wird jede Pflanze vorgestellt und darüber gesprochen, ob sie riecht, wie sich die Oberfläche anfühlt usw.

Die Avocado: Die Avocado wird mit dem Messer in der Mitte geteilt, der Kern entnommen und beiseitegelegt. Mit einem Löffel wird das Fruchtfleisch herausgeschält und mit einem Löffel zermatscht.

Die Zitrone: Aus der Zitrone werden die Kerne entfernt und beiseitegelegt. Dann wird sie über dem Avocadomus zerquetscht.

Die Tomate: Auch die Tomate wird zerschnitten und die Kerne zum Teil entnommen und gelagert. Dann wird die Tomate möglichst klein geschnitten und zum Mus hinzugegeben.

Das Korianderkraut: Dieses wird sehr klein geschnitten und dem Mus hinzugefügt.

Nun wird alles kräftig vermengt und noch mit Salz und Pfeffer abgeschmeckt (**Abb. 11-5**).

Anschließend wird eine Esspause eingelegt, wobei die Guacamole mit einem Tortillachip gedippt wird. Zu viel vorhandene Guacamole kann abgepackt werden, ist aber für den schnellen Verbrauch bestimmt.

Die Aussaat

Als zweiter Schritt werden die beiseitegelegten Sämereien genommen und zunächst einmal mit Küchenpapier gereinigt. Danach werden die Sämereien ausgesät. Besonders nett ist in diesem Zusammenhang, wenn beispielsweise dafür die Behälter der Lebensmittel verwendet werden. Gerade Tomaten kommen häufig in kleinen Blisterpackungen in den Handel, die wie kleine Gewächshäuser verwendet werden können. Alternativ eignen sich Töpfe. Der Avocadokern wird dabei nur leicht in die Erde eingedrückt, wobei darauf zu achten ist, dass auch die Spitze nach oben zeigt.

Mögliche Kontraindikationen

Zu achten ist auf Lebensmittelallergien und Unverträglichkeiten. Ebenso ist Vorsicht beim Umgang mit den Messern geboten.

ICF-Domänen

Person *sollte* *muss* können	Ohne Einschränkung (0) mit leichten Einschränkungen (1) mit Einschränkungen (2–3) nicht (4)	
d110	2	Zuschauen
d130	2	Nachmachen, nachahmen
d210	3	Eine einfache Aufgabe übernehmen
d310	3	Kommunizieren als Empfänger
d630	1	Mahlzeiten vorbereiten

Weitere mögliche Punkte wären u.a. zu finden im Bereich sich Fertigkeiten aneignen, Denken, Hand- und Armgebrauch, Haushaltsgegenstände pflegen.

Abbildung 11-5: Guacamole: Die Zutaten müssen kräftig vermengt werden (© Foto: A. Niepel)

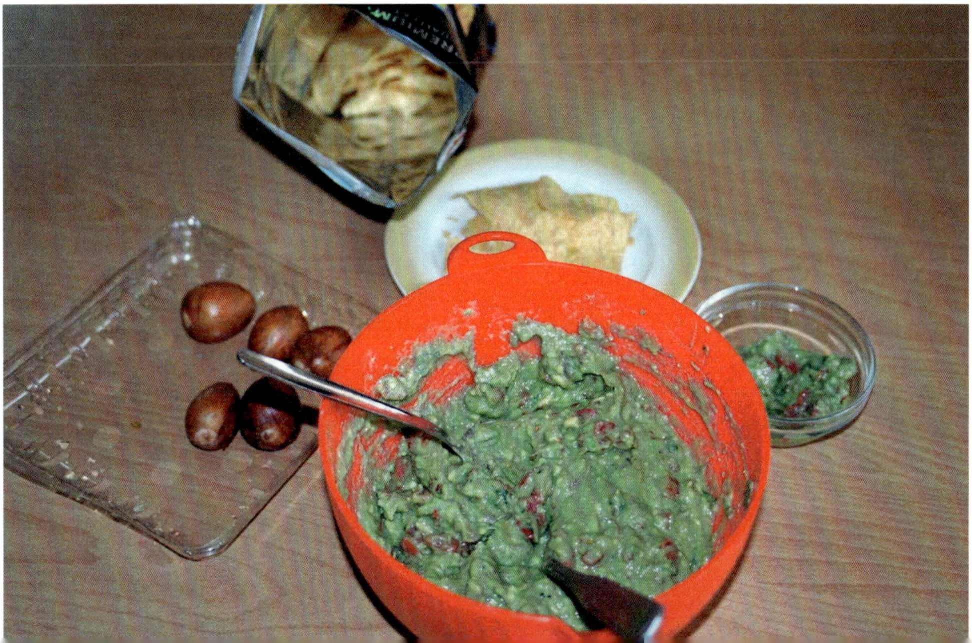

11.6 Blüten-Gästeseife

Andreas Niepel

Kurzbeschreibung

Als kleines Geschenk verpackt, sind die Blütenseifen beliebte Mitbringsel. Der relativ hohe Materialpreis für die Gießseife kommt durch die Menge an kleinen Seifen nicht so stark zum Tragen.

Setting

Einzelsetting
Gruppen: 3–6 Personen

Notwendige räumliche Gegebenheiten

Raum mit größerem Tisch
Bei guter Witterung auch im Freien möglich, erreichbare Steckdose notwendig

Material und Werkzeuge

- Gießseife 1 kg
- einige Tropfen ätherisches Öl (Lavendel, Zitrone, Rose, ...)
- Gießformen (Pralinenformen, Eiswürfel)
- gepresste Blüten
- je ein Kännchen (Küche) pro Teilnehmer
- je ein Teelöffel pro Teilnehmer
- eine kleine weiße Untertasse
- eine Herdplatte, Verlängerungskabel
- ein passender Topf für das Wasserbad
- ein Schöpflöffel
- helle, einfärbige Tischunterlage zum Schutz
- kleine durchsichtige Kunststofftüten
- diverse Schleifen zur Auswahl
- Scheren
- Infomaterial zu Seife, Öl, Blüten

Zeitaufwand

- 60 Minuten
- zwei Termine

Vorbereitungsarbeiten

Die Blüten mit kräftigen Farben pressen, das Bereitstellen aller Materialien und Werkzeuge in erreichbarer Nähe. Da das Erwärmen der Seife längere Zeit in Anspruch nimmt, kann dies auch schon vorher begonnen werden.

Anforderungen

Kriterium	niedrig	gering	normal	hoch
Aufmerksamkeit, Antrieb, Konzentration	X	X	X	
Mobilität, Beweglichkeit, Belastbarkeit	X	X		
Handlungsplanung, Kognition, Kreativität	X	X		
Kommunikation, Sprache, soziale Kompetenzen	X	X		
Gedächtnis, Orientierung, emotionale Beteil.	X	X		

Anmerkung

Größere Formen erleichtern ein Einfüllen und Platzieren der Blüten.

Ablauf

Der Tisch wird gemeinsam abgedeckt. Die Gießseife (in der Kunststoffverpackung) wird im Wasserbad erwärmt und flüssig gemacht. Inzwischen werden die Materialien Schritt für Schritt den Teilnehmern vorgestellt und verteilt: Jeder erhält eine Gießform, die Blüten werden ausgewählt und auf die Untertassen griffbereit gelegt. Je nach Wunsch kann der Seife ein Duft zugefügt werden: einige Tropfen des Öls unterrühren.

Die Kännchen werden zum Einfüllen der Seife verwendet: halb gefüllt erhält jeder Teilnehmer ein Kännchen.

Anleitung: die Formen halb füllen – je eine Blüte in die Mitte auflegen – die Formen ganz füllen (**Abb. 11-6**). Zum eventuellen Zurechtrücken der Blüten kann der Kaffeelöffelstiel verwendet werden. Die Seifen erkalten und fest werden lassen. Bei einem weiteren Termin könne sie vorsichtig den Formen entnommen und verpackt werden. Bei passender Gelegenheit wird anhand des Infomaterials auf die Pflanzen, die Seife und das Öl eingegangen.

Mögliche Kontraindikationen
Allergien

Variation und Anpassungen
Seifen können auch mit Formen ausgestochen werden: Ein Backblech wird mit Seife 1 cm dick ausgegossen, feine getrocknete Blütenblätter (Ringelblume, Gänseblümchen, kleine Rosenblätter) werden darauf gestreut und mit Seife bedeckt. Nach dem Festwerden kann mit passenden Ausstechfomen gearbeitet werden.

ICF-Domänen

Person *sollte* *muss* können	Ohne Einschränkung (0) mit leichten Einschränkungen (1) mit Einschränkungen (2–3) nicht (4)	
d220	1	Eine Mehrfachaufgabe übernehmen
d177	2	Entscheidungen treffen
d310	1	Kommunizieren als Empfänger
d415	1	In einer Körperposition verbleiben
d610	2	Sich waschen

Weitere mögliche Punkte wären u. a. zu finden im Bereich feinmotorischer Handgebrauch, Sprechen, Konversation, Erholung und Freizeit.

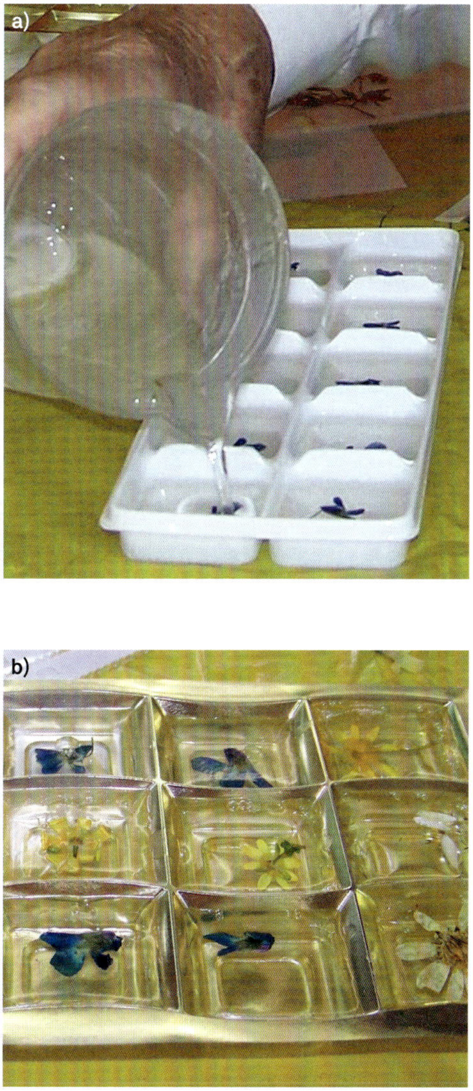

Abbildung 11-6: Blütenseife. a) Die Formen werden mit der Gießseife gefüllt. b) Blütenseifen sind ein schönes Geschenk (© Foto: A. Niepel)

11.7 Gestalten durch Laminieren mit gepressten Pflanzen

Andreas Niepel

Kurzbeschreibung

Die Bandbreite von Kunstwerken mit Blüten, Blättern, Gräsern und Pflanzenteilen bis zu ganz einfach gestalteten Lesezeichen ist gross. Da die Farbe und Struktur der Pflanzen in jedem Fall wirken, ist der Erfolg vorprogrammiert. Durch das Zerlegen (Zuschneiden) in Teile kann ebenfalls variiert werden.

Setting

Einzelsetting, auch am Bett
Gruppen: 3–6 Personen

Notwendige räumliche Gegebenheiten

Raum mit größerem Tisch
Bei guter Witterung auch im Freien möglich, wenn eine Steckdose und ein Verlängerungskabel vorhanden sind.

Material und Werkzeuge

- gepresste Pflanzen
- ein weißes Tablett pro Teilnehmer
- Laminierfolie (A6, A4, A3)
- Laminierapparat mit Verlängerungskabel
- Scheren, Lineal, Messer
- helles, einfarbiges Papier A3 als Arbeitsunterlage
- Infomaterial zu den gepressten Pflanzen

Zeitaufwand

30–60 Minuten

Vorbereitungsarbeiten

Pflanzen, Blüten, Blätter sammeln, pressen – möglichst mehrmals pro Jahr, um eine große Bandbreite von Struktur und Farben zu erhalten (**Abb. 11-7**). Bei der Vorbereitung des Arbeitsplatzes darauf achten, dass das Verlängerungskabel keine Stolperfalle wird.

Anforderungen

Kriterium	niedrig	gering	normal	hoch
Aufmerksamkeit, Antrieb, Konzentration				
Mobilität, Beweglichkeit, Belastbarkeit				
Handlungsplanung, Kognition, Kreativität				
Kommunikation, Sprache, soziale Kompetenzen				
Gedächtnis, Orientierung, emotionale Beteil.				

Anmerkung

Wenngleich der Aktionsradius sehr klein sein kann, so stellt dieses Angebot relativ hohe Anforderungen an die Feinmotorik (greifen und platzieren der empfindlichen, feinen Pflanzen).

Ablauf

Bei der Einzel- wie auch bei der Gruppenarbeit kann gewählt werden:

- Schrittweises, aufbauendes Anleiten mit genauen Vorgaben. Das ermöglicht ein Herausfordern ganz bestimmter Bewegungen, Haltungen und Bewegungsabläufe. Zusätzlich werden dosiert kognitive Leistungen verlangt, die unmittelbar ihren Sinn im Ergebnis erkennen lassen.
- Anbieten von Möglichkeiten, die der eigenen Kreativität breiten Spielraum lassen. Die Unterstützung durch die Anleitung erfolgt im Hintergrund, so viel wie notwendig, so gering wie möglich.

Ob Lesezeichen, Platzset oder Mobile – der Ablauf ist der gleiche, unterschiedlich ist die Wahl der Foliengröße und die weitere Verarbeitung der Folien.

Jeder Teilnehmer erhält ein weißes Tablett für seine gewählten Pflanzen und ein weißes Papier A3 als Arbeitsunterlage. Der Laminierapparat wird eingeschaltet, er braucht einige Minuten zum Aufwärmen, bevor er betriebsbereit ist.

Gepresste Pflanzen werden sortiert zur Auswahl gegeben, eventuell auf Tabletts, die durchgegeben werden. Die Teilnehmenden legen sie jeweils auf ihr eigenes Tablett. Jeder erhält eine Laminierfolie, die geöffnet werden soll. Sie besteht aus zwei, an der Schmalseite verbundenen Folien. Sie wird auf die weiße Unterlage gelegt. Nun können die Pflanzen angeordnet werden, sie sollen nirgends über den Rand hinausragen. Die Folie wird wieder geschlossen: behutsam und langsam, damit sich der Inhalt nicht verschiebt.

Laminieren: Die Folie wird mit dem verschweißten Rand zuerst in den Schlitz geschoben, bis sie automatisch weitertransportiert wird. Dann soll sie flach gelagert werden, abkühlen. Nachdem jeder Teilnehmer zumindest eine fertige Folie vor sich liegen hat, kann sie weiterverarbeitet werden.

Lesezeichen: Sie wird zu Streifen geschnitten, eventuell an der Schmalseite ein Loch gestanzt, durch dieses kann z. B. ein Band gezogen werden.

Platzset: Die A4 (evtl. wenn möglich auch A3) Folie ist nach dem Laminieren fertig. Sie kann auch als Wandschmuck verwendet werden.

Mobile: Mobileteile werden aus der Folie herausgeschnitten und weiterverarbeitet.

Variation und Anpassungen

Der Fantasie sind keine Grenzen gesetzt, die Pflanzen mit interessanten Papieren zu kombinieren. Sie werden als Zuschnitte ebenfalls mit einlaminiert, sollten aber nicht zu dick sein! Sind milchig-weiße Stellen (Lufteinschlüsse) entstanden, so kann die Folie ein zweites Mal durch den Laminierapparat „geschickt" werden.

ICF-Domänen

Person *sollte* *muss* können	Ohne Einschränkung (0) mit leichten Einschränkungen (1) mit Einschränkungen (2–3) nicht (4)	
d110	2	Zuschauen
d130	1	Nachmachen, nachahmen
d220	1	Eine Mehrfachaufgabe übernehmen
d177	2	Entscheidungen treffen
d440	1	Feinmotorischer Handgebrauch

Weitere mögliche Punkte wären u. a. zu finden im Bereich Kommunikation, in einer Körperposition verbleiben, Probleme lösen, Erholung und Freizeit.

Abbildung 11-7: Gepresste Pflanzenteile zum Gestalten (© Foto: A. Niepel)

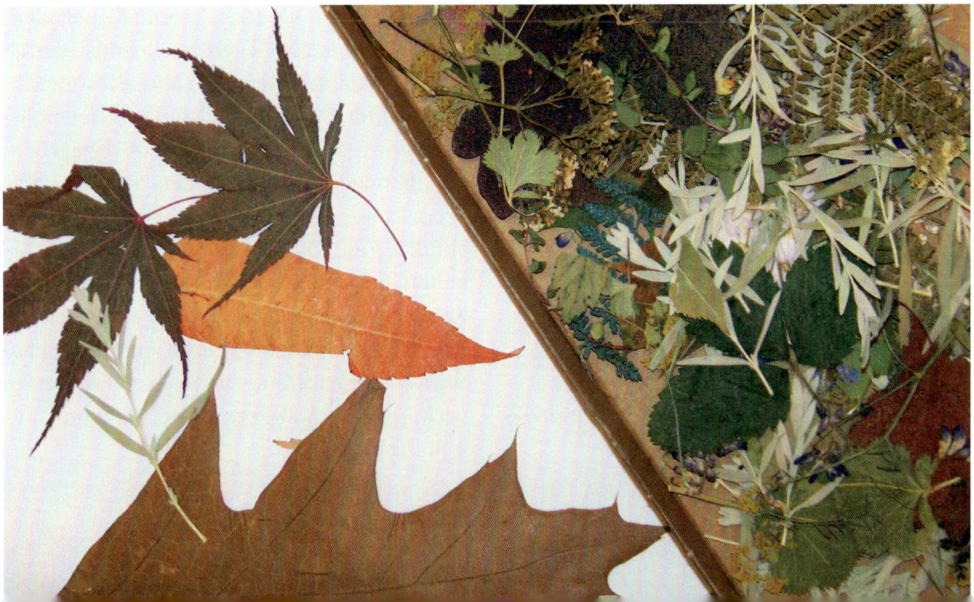

11.8
Ringelblumen-Salbe

Gabriele Vef-Georg

Kurzbeschreibung
Aus verschiedenen Heilpflanzen lassen sich sehr gut und einfach Salben selbst herstellen. Ein Beispiel ist eine Salbe aus Ringelblumen, die zudem im Garten mit schönen Blüten und Farbe erfreuen (**Abb. 11-8a-d**).

Setting
3–6 Personen

Notwendige räumliche Gegebenheiten
- Raum mit einem großen Tisch, einem Stromanschluss, einem Herd oder einer Herdplatte und einem Waschbecken
- Stühle für die Teilnehmenden

Material und Werkzeuge
- zwei Hände voll getrockneter Ringelblumenblüten (ca. 100 g)
- 200 ml kaltgepresstes Sonnenblumenöl
- ein feines Sieb mit Tuch
- ein 1,5 l Kochtopf
- ein Kochlöffel
- eine Herdplatte
- ein Gefäß zum Ausgießen
- 30–40 g gereinigtes Bienenwachs
- ½ TL Propolistinktur
- reines Melissenöl
- 20 ml Salbendöschen oder kleine Gläschen mit Schraubverschluss
- Klebeetiketten
- Stifte zum Beschriften

Zeitaufwand
ca. 1–2 Std.

Vorbereitungsarbeiten
Alle benötigten Materialien auf dem Tisch parat stellen. Die Herdplatte anheizen.

Anforderungen

Kriterium	niedrig	gering	normal	hoch
Aufmerksamkeit, Antrieb, Konzentration	■	■	■	
Mobilität, Beweglichkeit, Belastbarkeit	■			
Handlungsplanung, Kognition, Kreativität	■	■		
Kommunikation, Sprache, soziale Kompetenzen	■	■		
Gedächtnis, Orientierung, emotionale Beteil.	■			

Anmerkung
Es muss gewährleistet werden, dass sich niemand an der heißen Herdplatte und dem heißen Öl verbrennt.

Ablauf
Zwei Hände voll getrockneter Ringelblumenblüten in 200 ml kaltgepresstem Sonnenblumenöl für 20 Min. vorsichtig im Kochtopf erhitzen (nicht kochen lassen, sonst gehen die Wirkstoffe der Ringelblumenblüten kaputt). Anschließend das so vorbereitete Öl durch ein feines Sieb oder Tuch in ein Ausgießgefäß abfiltrieren. Nun 30–40 g gereinigtes Bienenwachs in das heiße Öl geben und unter Rühren schmelzen lassen. Bevor die Masse fest zu werden beginnt, ½ TL Propolistinktur oder einige Tropfen (5–7) reines Melissenöl dazugeben, dies dient der Haltbarmachung der Salbe. Das Produkt nun in die 20 ml Kruken (Gläschen) abfüllen, die Deckel erst nach völligem Erkalten der Masse schließen, da sich sonst Kondenswasser bilden könnte. Nun noch die Kruken mit Inhalt und Datum auf den Klebeetiketten beschriften. Hierbei ist das Datum wichtig, da die Salbe etwa für ein Jahr im Kühlschrank haltbar ist.

Variation und Anpassungen

Es ist sinnvoll, noch ein paar kleine Gläser in Reserve zu haben, falls nach dem Befüllen etwas von der fertigen Salbe übrig sein sollte.

ICF-Domänen

Person *sollte* *muss* können	Ohne Einschränkung (0) mit leichten Einschränkungen (1) mit Einschränkungen (2–3) nicht (4)	
d130	2	Nachmachen, nachahmen
d177	2	Entscheidungen treffen
d220	1	Eine Mehrfachaufgabe übernehmen
d415	2	In einer elementaren Körperposition verbleiben
d445	1	Hand- und Armgebrauch

Weitere mögliche Punkte wären u. a. zu finden im Bereich Nachahmen, Kommunizieren, Probleme lösen, Hand- und Armgebrauch, Erholung und Freizeit.

Indikationen

Die Salbe kann verwendet werden bei Entzündungen der Haut, trockener Haut, Hautläsionen, zur Wundrand-Pflege, bei Schnittwunden und Ekzemen.

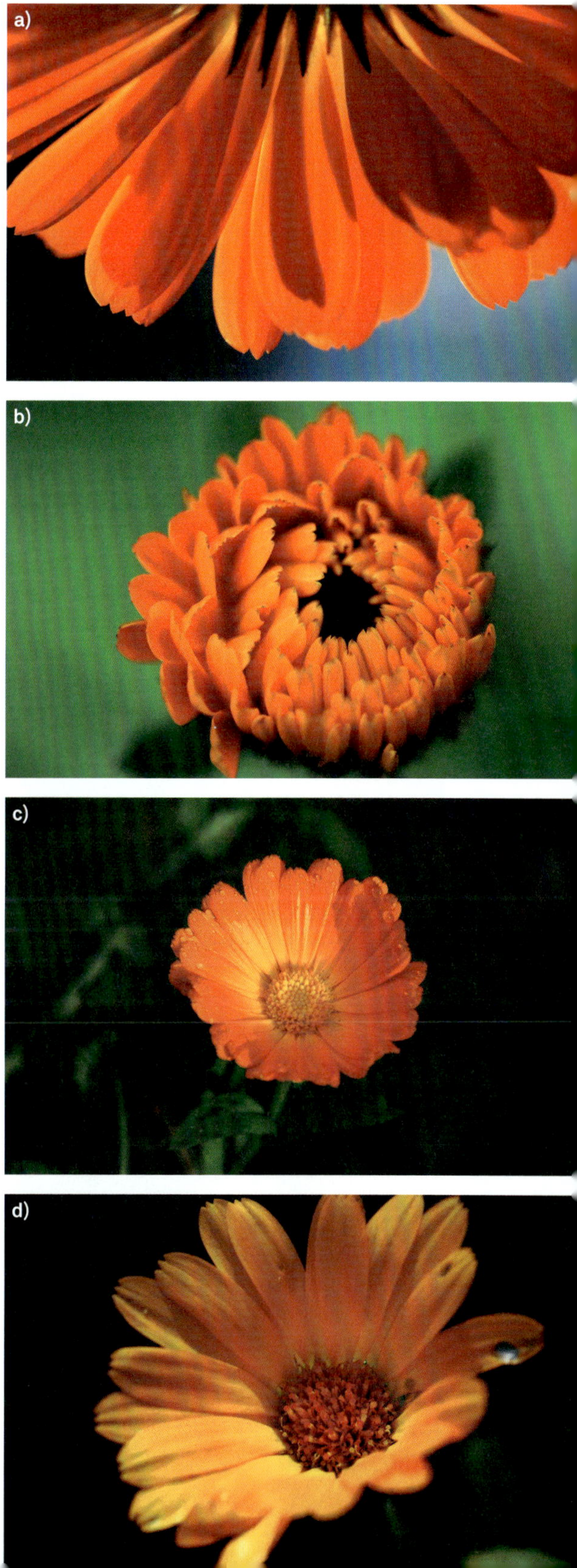

Abbildung 11-8a-d: Die Ringelblume in verschiedenen Blütenphasen und Farben (© Foto: J. Georg)

11.9 Majoran-Schnupfen-Salbe

Gabriele Vef-Georg

Kurzbeschreibung

Aus Majoran (**Abb. 11-9a;** hier die frische Pflanze) und Butter kann man sich einfach selbst eine sehr wirksame Schnupfensalbe herstellen. Es sollten jedoch kleine Mengen davon produziert werden, da die Salbe im Kühlschrank nur kurze Zeit haltbar ist, so etwa 2–3 Wochen. Die Salbe kann in jeder Apotheke auch fertig gekauft werden.

Setting

3–6 Personen

Notwendige räumliche Gegebenheiten

- Raum mit einem großen Tisch, einem Stromanschluss, einem Herd oder einer Herdplatte und einem Waschbecken
- Stühle für die Teilnehmenden

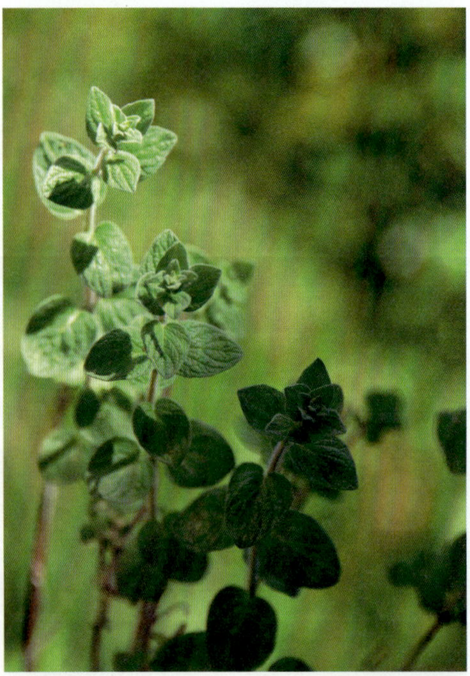

Abbildung 11-9a: Majoran (© Foto: J. Georg)

Material und Werkzeuge

- getrockneter, pulverisierter Majoran, pro Person 3 TL
- 95%iger Weingeist aus der Apotheke, pro Person 1 Esslöffel
- ungesalzene Butter, pro Person 2 Esslöffel
- ein Mörser oder elektrischer Cutter
- ein 2,0 l Kochtopf mit heißem Wasser
- 6 Esslöffel
- eine Herdplatte
- 6 Marmeladengläser als Schmelzgefäße im Wasserbad
- Teefilterpapier
- 12 ml Kruken oder kleine Gläschen mit Schraubverschluss
- Klebeetiketten
- Stifte zum Beschriften

Zeitaufwand

etwa 1–2 Std.

Vorbereitungsarbeiten

Alle benötigten Materialien auf dem Tisch parat stellen. Den Majoran im Mörser oder mit dem elektrischen Cutter pulverisieren. Je 3 TL davon in die Marmeladengläser füllen und mit 1 EL Weingeist übergießen, umrühren und 2 Std. bedeckt ziehen lassen.

Anforderungen

Kriterium	niedrig	gering	normal	hoch
Aufmerksamkeit, Antrieb, Konzentration	■	■	■	
Mobilität, Beweglichkeit, Belastbarkeit	■			
Handlungsplanung, Kognition, Kreativität	■	■		
Kommunikation, Sprache, soziale Kompetenzen	■	■		
Gedächtnis, Orientierung, emotionale Beteil.	■			

Anmerkung

Vorsicht beim Umgang mit heißem Wasser, es besteht Verbrennungsgefahr!

Falls man keinen Weingeist bekommen kann, geht es auch mit Doppelkorn, dieser verbindet sich jedoch nicht so gut mit der Butter und man muss länger rühren.

Ablauf

In die mit Majoranpulver und Weingeist vorbereiteten Gläser werden nun je 2 EL Butter hinzugefügt und alles im Wasserbad solange erhitzt, bis die Butter geschmolzen ist. Alles muss sehr gut umgerührt werden, damit sich die Zutaten gut verbinden (**Abb. 11-9b**). Die Mischung wird nun im noch warmen Zustand durch ein Teefilterpapier in die Salbendöschen eingegossen. Wenn die Masse durch das Filterpapier durchgelaufen ist, drückt man den Filter noch kräftig aus. Es entsteht eine dunkelgrüne Salbe. Diese lässt man nun abkühlen bis sie fest geworden ist, verschließt sie dann mit dem Deckel und beschriftet sie mit Inhalt und Datum. Die Salbe muss im Kühlschrank gelagert werden und vor jedem Gebrauch überprüft werden, ob sie noch gut ist oder z. B. ranzig riecht, dann kann man sie nicht mehr verwenden.

Variation und Anpassungen

Jede Person sollte ihr eigenes Salbentöpfchen haben, damit gewährleistet ist, dass der Schnupfen nicht von einer auf die andere Person übertragen wird.

ICF-Domänen

Person *sollte* *muss* können	Ohne Einschränkung (0) mit leichten Einschränkungen (1) mit Einschränkungen (2–3) nicht (4)	
d130	2	Nachmachen, nachahmen
d177	2	Entscheidungen treffen
d220	1	Eine Mehrfachaufgabe übernehmen
d415	2	In einer elementaren Körperposition verbleiben
d445	1	Hand- und Armgebrauch

Weitere mögliche Punkte wären u. a. zu finden im Bereich Nachahmen, Kommunizieren, Probleme lösen, Hand- und Armgebrauch, Erholung und Freizeit.

Indikationen

Die Salbe wird bei Schnupfen zur Pflege der gereizten Haut um die Nase herum in kleinen Mengen auch in die Nase eingerieben.

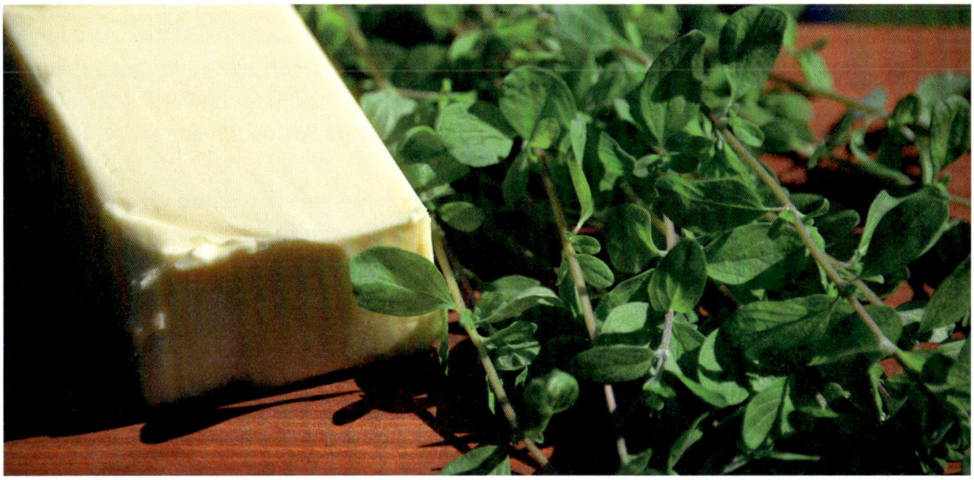

Abbildung 11-9b: Zutaten für Majoran-Schnupfen-Salbe (© Foto: J. Georg)

11.10
Tees mischen

Gabriele Vef-Georg

Beschäftigt man sich mit Tee, dessen Herstellung, Zubereitung und Mischung, ist es wichtig, vorab ein paar grundsätzliche Dinge über Tee zu erfahren und zu klären. So spielt es eine wichtige Rolle, welche Pflanzenteile man zu Tee verarbeiten möchte, denn daraus ergibt sich dann auch die spezielle Zubereitungsform (siehe Exkurs).

Exkurs: Arten der Teezubereitung

Es gibt drei Arten der Teezubereitung, den **Infus**, das **Mazerat** und das **Dekokt.**

Von diesen Dreien ist der **Infus**, ein *heißer Aufguss*, die häufigste Form der Zubereitung. Es handelt sich hierbei um zarte Pflanzenteile, wie Blüten, Blätter oder gemörserte Samen. In der Regel werden 1 TL getrocknetes Kraut oder 1 EL frisches Kraut mit 150 ml kochendem Wasser übergossen und 3–10 min bedeckt ziehen gelassen. Wichtig ist dabei, den Tee bedeckt ziehen zu lassen, da sich flüchtige Substanzen, wie z. B. ätherische Öle, am Deckel als Kondenstropfen niederschlagen. Diese werden vor dem Genuss in das Trinkgefäß abgeklopft und sind wertvolle Inhaltsstoffe, welche sonst verloren gingen. Verwendet man Ganzblattware, so wird diese erst direkt vor dem Aufguss zerkleinert, an den Bruchstellen können die Inhaltsstoffe direkt ins heiße Wasser austreten und stehen als wichtige Wirkstoffe zur Verfügung. Von einer Sekundenüberbrühung (20–30 Sek.) spricht man bei frischen Blüten, welche bei längerer Ziehzeit zerstört würden.

Beim **Mazerat** handelt es sich um einen Kaltwasserauszug. Bei dieser Form der Zubereitung geht es darum, empfindliche Pflanzeninhaltsstoffe wie Schleime zu schonen und nicht zu zerstören (z. B. Malve blau). Ebenso werden unerwünschte Inhaltsstoffe so nicht gelöst (z. B. Harze/Sennesblätter, Gerbstoffe/Bärentraubenblättern). Die Pflanzenteile werden in kaltem Wasser angesetzt und über mehrere Stunden (1–5) ausgezogen. Dabei ist zu beachten, dass die Pflanzenteile gut zerkleinert und kalt angesetzt werden. Nach dem Abseihen und kurz vor Gebrauch wird der Tee im Wasserbad leicht angewärmt. Bei diesem Verfahren ist die Verkeimungsgefahr hoch und schnelle Schimmelbildung ist möglich, deshalb sollten nur kleine Mengen zubereitet werden.

Als **Dekokt** wird die *Abkochung* von Pflanzenteilen bezeichnet. Ein Dekokt wird aus sehr harten Pflanzenteilen, wie Wurzeln, Rinden und Hölzern hergestellt. Diese geben ihre Inhaltsstoffe nur unter Einwirkung von starker Hitze frei, da sie harte Zellwände enthalten. Die Droge wird mit einem Messer stark zerkleinert in kaltem Wasser angesetzt und zum Kochen gebracht. Die Kochzeit beträgt 10–15 Minuten. Bei dieser Zubereitungsform ist die Keimreduzierung am größten, allerdings können auch einige Inhaltsstoffe durch die starke Hitze zerstört werden.

Kurzbeschreibung

Im Sommer, wenn die Teepflanzen üppig gewachsen sind, ist die richtige Zeit für die Ernte. Dabei sollte man sich gleich zu Beginn mit einem frischen, grünen Aufguss von etwa Pfefferminze oder Zitronenmelisse beglücken, dann geht die Arbeit gleich viel besser. Hierbei gilt es, immer die doppelte Menge frische Blätter anstelle der getrockneten Tee Menge zu nehmen. Für eine Tasse (150 ml) einen gut gehäuften Esslöffel frische Blätter im Vergleich zu einem Teelöffel getrockneter Ware.

Tee gemeinsam ernten und verarbeiten

Die Teepflanzen, z. B. Minze oder Zitronenmelisse, werden im Garten bodennah abgeschnitten und in großen Sträußen oder Bündeln in den Raum gebracht. Dort werden die Blätter von den Stielen abgestreift, sodass man möglichst eine Ganzblattware erhält, so ist gewährleistet, dass die Aromastoffe geschont und diese erst bei der Zubereitung des Tees freigesetzt werden. Die Stiele können auf den Kompost gebracht werden. Die Blätter – und dies gilt auch für Blüten – werden liegend auf Tüchern oder Sieben in einem gut durchlüfteten Raum, nicht in praller Sonne, getrocknet. Blüten werden immer an der Pflanze gepflückt, sodass die Pflanze weiter besteht und ggf. erneut blühen kann. Ist dies alles bereits getan, macht man eine zweite Sitzung, um Teemischungen herzustellen. Dabei werden verschiedene Pflanzen zu wohlschmeckenden und auch heilsamen Tees gemischt. Bei vielen Tees werden immer auch sogenannte Schmuckdrogen mit verwendet. Dies sind meist Blüten, welche die Farbe und den Geschmack des Tees verbessern. Hat man diese nicht im Garten, können sie in kleinen Mengen immer auch in der Apotheke oder Drogerie zugekauft werden.

Füll- und Aromapflanzen

Für eine gute Heilteemischung sollten höchstens neun verschiedene Pflanzen gleichzeitig verwendet werden. Dabei ist es wichtig, dass die verwendeten Pflanzen alle eine ähnliche Wirkung haben, also z.B. beruhigend, belebend, Hustenreiz mildernd, entspannend, schweißtreibend usw., sind. Dies gilt auch für Genusstees, aber nicht in so strengen Maßen. Es werden zwei Basispflanzen benötigt, die dem Tee die Hauptwirkung oder Geschmacksrichtung geben, diese machen etwa 50 % der Mischung aus. Nun braucht es noch sogenannte Füllpflanzen, die die Mischung zusammenhalten. Verwendet man in der Mischung etwa Samen oder Wurzeln, Rinde und Hölzer (Fenchel, Baldrianwurzel, Süssholz), würden diese sonst nach unten fallen und die Mischung bliebe nicht stabil. Füllpflanzen haben die Aufgabe, dem Tee das nötige Volumen zu verleihen. Nun fehlen noch die Aromapflanzen, die mit ihren ätherischen Ölen dem Tee die Wirkung und den Geschmack verleihen. Zu guter Letzt gibt man noch die Schmuckdrogen in Form von Blüten bei, um dem Tee eine schönere Farbe zu geben. Auch die Auswahl der Blüten sollte auf die Basispflanzen abgestimmt sein. Viele Pflanzen erfüllen gleichzeitig mehrere Funktionen, so können sie sowohl Basis- oder Füllpflanze als auch Aromapflanze in einem sein.

Tee lässt sich nicht nur gemeinsam zubereiten, sondern auch in Gesellschaft genießen, besonders dann, wenn er ansprechend angeboten wird (**Abb. 11-10a u. b**).

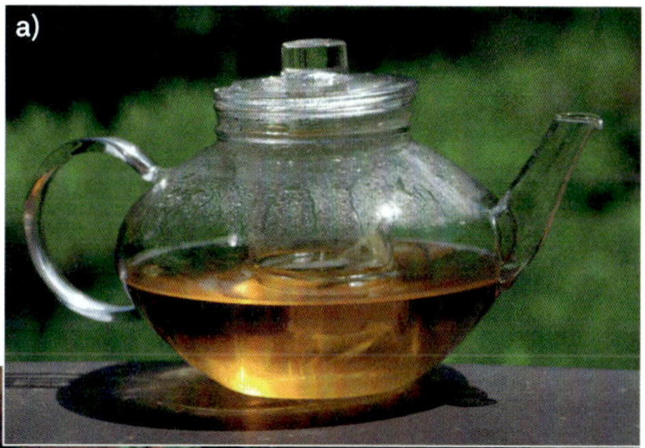

Abbildung 11-10: Tee. a) Kräutertee b) ansprechend präsentiert (© Foto: J. Georg)

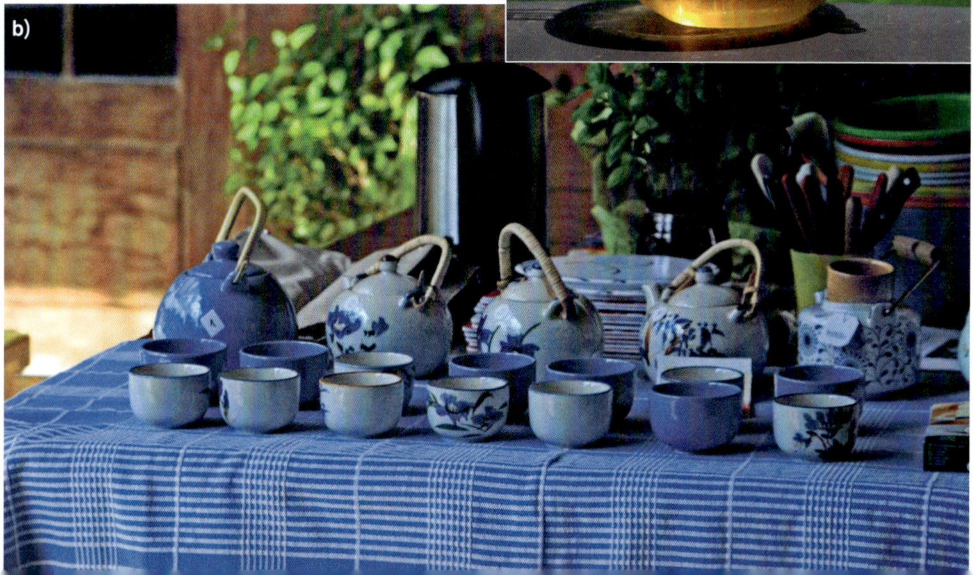

Setting

Gruppen: 3–6 Personen

Notwendige räumliche Gegebenheiten

- Raum mit einem großen Tisch und einem Waschbecken
- Stühle für die Teilnehmenden

Material und Werkzeuge

Für Teemischungen

- 1 große Schüssel
- 6 große Löffel
- 1 Digitalwaage
- Aromaschonende Tüten, dunkle Gläser oder Blechdosen
- Etiketten zum Beschriften
- Stifte

Für die Teeernte

- Siebe oder Tücher je nach Pflanzenmenge
- Gartenschere

Zeitaufwand

1–1,5 Stunden

Vorbereitungsarbeiten

Die Materialien alle im Raum bereitstellen, die Teepflanzen im Garten schneiden, die Schmuckdrogen besorgen oder an der Pflanze vorab pflücken.

Anforderungen

Kriterium	niedrig	gering	normal	hoch
Aufmerksamkeit, Antrieb, Konzentration				
Mobilität, Beweglichkeit, Belastbarkeit				
Handlungsplanung, Kognition, Kreativität				
Kommunikation, Sprache, soziale Kompetenzen				
Gedächtnis, Orientierung, emotionale Beteil.				

Anmerkung

In der Fachsprache spricht man bei den Teerohstoffen von *Teedrogen*, dies hat nichts mit Drogen im herkömmlichen Sinne zu tun, sondern beschreibt lediglich die Pflanzenteile, welche zu Tee verarbeitet werden. Eine Übersicht häufig verwendeter Teedrogen und ihre Anwendungsbereiche finden Sie in **Tabelle 11-1**. Die aufgeführten Teedrogen und viele andere Teemischungen erhalten Sie in Ihrer Apotheke.

Ablauf

Bei der *Ernte* werden die Stängel der Pflanzen abgestreift und die Blätter auf den Tüchern oder Sieben locker und nicht übereinander liegend verteilt und zum Trocknen ausgelegt.

Bei den *Teemischungen* werden die einzelnen bereits getrockneten Pflanzenteile in der vorgegebenen Menge in einer großen Schüssel gemischt und dann in die Aromatüten, Gläser oder Dosen abgefüllt. Zum Schluss werden noch die Etiketten beschriftet und aufgeklebt.

Hier nun zwei beliebte Teemischungen nach Rudi Beiser:

Hustentee

- 30 g Spitzwegerich-Blätter
- 20 g Thymianzweige
- 15 g Dost
- 15 g Lindenblüten
- 10 g Malvenblüten
- 10 g Königskerzenblüten

Von diesem Tee werden 3–4 g auf 1 l Wasser angesetzt und als probater Hustentee getrunken.

Frauen-Wohlfühltee

- 30 g Frauenmantel
- 20 g Schafgarbe
- 15 g Zitronenmelisse
- 15 g Kamille
- 10 g Rosenblüte
- 10 g Gänsefingerkraut

Von diesem Tee werden ebenfalls 3–4 g auf 1 l Wasser angesetzt.

Tabelle 11-1: Kleine Teekunde in Stichworten (G. Vef-Georg)

Teesorte	Anwendungsgebiete
Anis	Magen-/Verdauungsbeschwerden
Bärentraubenblätter	Blasen-, Nierenbecken-Katarrhe
Baldrianwurzel	Unruhe, Schlafstörungen
Birke	Verbesserung der Nierenausscheidung
Brennnesselkraut	Beschwerden beim Wasserlassen
Engelwurz	Appetitlosigkeit, Völlegefühl, Magen-Darmkrämpfe
Faulbaumrinde	Verstopfung
Frauenmantelkraut	Durchfallerkrankungen
Fenchel	Bauchschmerzen, Blähungen
Holunderblüten	Fieber, Erkältung
Huflattichblätter	Bronchialkatarrh
Isländisches Moos	Katarrhe der oberen Luftwege
Kamillenblüten	Magen-, Darmbeschwerden
Leinsamen	Verstopfung, Magen-, Darmerkrankungen
Lindenblüten	Fieber, Erkältung
Malve	Erkältung, Reizhusten
Melissenblätter	Nervosität, Appetitlosigkeit
Pfefferminzblätter	Magen-, Darm-, Gallebeschwerden
Salbeiblätter	Magen-, Darmkatarrh, Zahnfleisch- und Mundschleimhautentzündungen
Schafgarbenkraut	Magen-, Darm-, Gallebeschwerden
Sennesblätter	Verstopfung zur Darmentleerung
Tausendgüldenkraut	Appetitlosigkeit
Wacholderbeeren	Völlegefühl, Sodbrennen
Weiße Taubnessel	Völlegefühl, Blähungen, Gastritis
Wermutkraut	Appetitlosigkeit, Magenbeschwerden

Die angegebenen Mengen ergeben jeweils 100 g fertige Teemischung. Für die Herstellung größerer Mengen kann man die Angaben verdoppeln oder verdreifachen.

Variation und Anpassungen

Tipp: Trocknungssiebe für Teepflanzen lassen sich leicht selbst bauen. Vier gleich lange Dachlatten zu einem Quadrat zusammengeschraubt, hochkant und an der Unterseite mit Fliegengittern (aus Kunststoff) bespannt. Diese Siebe lassen sich dann mit den Pflanzenteilen darauf gut stapeln und nehmen wenig Platz ein, sodass man eine größere Menge Pflanzen gleichzeitig trocknen kann.

ICF-Domänen

Person *sollte* *muss* können	Ohne Einschränkung (0) mit leichten Einschränkungen (1) mit Einschränkungen (2–3) nicht (4)	
d110	3	Zuschauen
d130	2	Nachmachen, nachahmen
d210	1	Eine einfache Aufgabe übernehmen
d160	2	Die Aufmerksamkeit fokussieren
d440	1	Feinmotorischer Handgebrauch

Weitere mögliche Punkte wären u. a. zu finden im Bereich Kommunizieren, Hand- und Armgebrauch, Erholung und Freizeit, Mahlzeiten vorbereiten, Fertigkeiten aneignen.

11.11 Kräutersalzherstellung

Gabriele Vef-Georg

Kurzbeschreibung

Aus vielen unserer Gartenkräuter und auch aus vielen wildwachsenden Pflanzen im Garten lässt sich sehr gut ein feines Kräutersalz herstellen. Es ist eine beliebte und wohlschmeckende Form der Kräuterkonservierung. Es gibt zwei Herstellungsformen: die *nasse* und die *trockene* Variante. Bei der *nassen* Variante werden die Kräuter frisch zerkleinert **(Abb. 11-11a)** und in das Salz eingelegt, bei der trockenen werden die bereits getrockneten Kräuter (oder essbaren Blüten, **Abb. 11-11b**) gemörsert und mit dem Salz vermischt (**Abb. 11-11c**). Ich präferiere die nasse Variante, da das Salz dann viel aromatischer schmeckt. Der Grund dafür ist, dass das Salz hygroskopisch ist und die gesamte Feuchtigkeit mit allen Aromastoffen aus den Pflanzen an sich bindet. Es dauert dann eine gewisse Zeit, bis das Salz getrocknet ist und zum Schluss dann auch gemörsert oder gecuttert wird. Eines gilt jedoch für beide Varianten: Je höher der Kräuteranteil, desto aromatischer das Salz. In **Tabelle 11-2** finden Sie Beispiele geeigneter Pflanzen für die Kräutersalzherstellung.

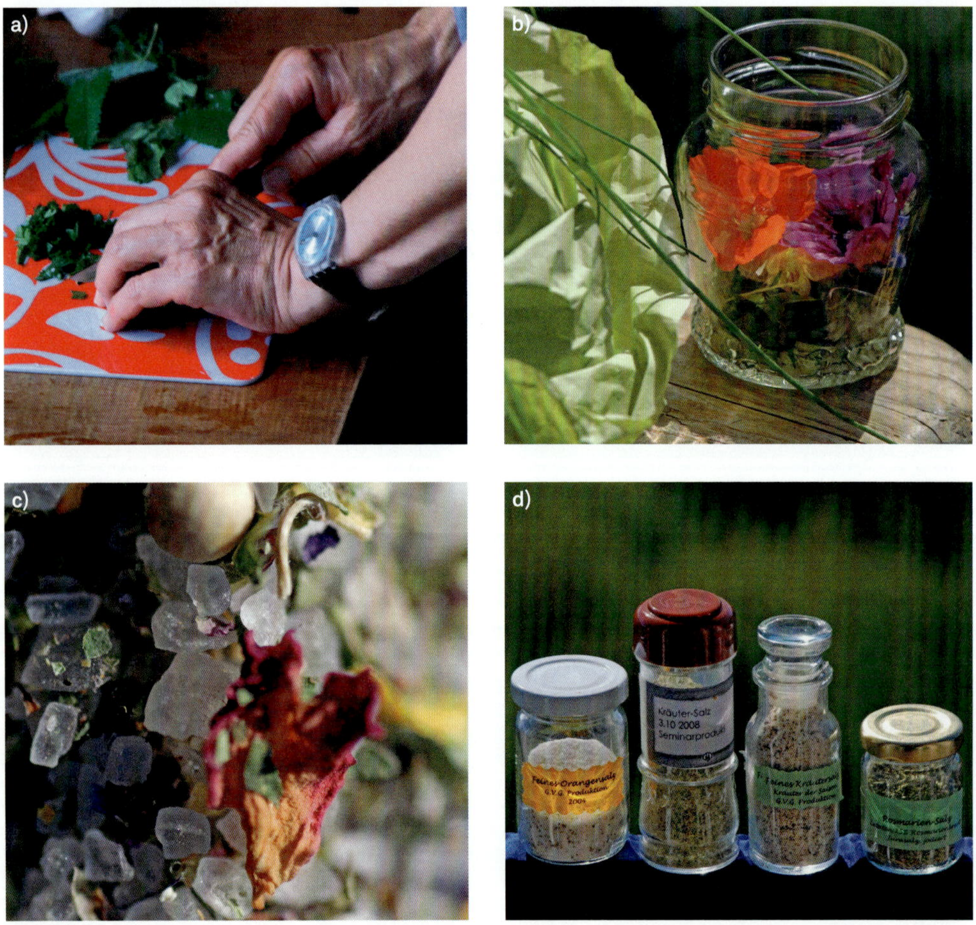

Abbildung 11a–d: Kräutersalzherstellung. a) Frische Kräuter schneiden. b) Essbare Blüten. c) Blütensalz. d) Verschiedene Kräutersalze (© Foto: J. Georg)

Tabelle 11-2: Geeignete Pflanzen für Kräutersalz (G. Vef-Georg)

Pflanze	Heil-pflanze	Küchen-kraut	Wild-pflanze
Basilikum	×	×	
Bärlauch		×	×
Beifuss			×
Beinwell	×		
Bohnenkraut		×	
Borretsch	×	×	
Chili	×	×	
Currykraut		×	
Dill		×	
Dost			×
Estragon		×	
Fenchel	×	×	
Frauenmantel	×		×
Gänsefingerkraut	×		×
Giersch	×		×
Gundermann			×
Kerbel		×	
Knoblauchsrauke			×
Korianderkraut		×	
Liebstöckel		×	
Majoran		×	
Oregano		×	
Petersilie		×	
Pimpinelle		×	×
Rosmarin	×	×	
Salbei	×	×	
Schafgarbe	×		×
Schnittlauch		×	
Spitzwegerich	×		×
Thymian	×	×	
Wilde Möhre			×
Ysop	×	×	
Zitronenmelisse	×	×	

Aus den in der Tabelle aufgeführten Kräutern kann man sich nun eine Auswahl von 5–10 oder mehr Pflanzen zusammenstellen und dem Kräutersalz somit eine bestimmte Note verleihen: z.B. asiatisch, mediterran oder als Wildkräutersalz **(Abb. 11-11d)**. Auch frischer Ingwer und/oder Knoblauch können dem Salz noch beigefügt werden.

Setting

Gruppen: 6 Personen

Notwendige räumliche Gegebenheiten

- Raum mit größerem Tisch
- Sitzgelegenheit für jeden Teilnehmer
- Bei guter Witterung auch im Freien möglich.
- Waschbecken muss vorhanden sein.

Material und Werkzeuge

- 6 Schneidebrettchen
- 6 kl. Spitz-/Rüstmesser
- 6 Twist-off-Gläser 200–300 ml
- 1 Schüssel für den Abwurf
- 1 große Schüssel mit Wasser zum Kräuter waschen
- 1 Salatschleuder oder Küchentücher zum trocken Tupfen der Kräuter
- ca. 1–2 kg Salz
- Etiketten zum Beschriften
- Stifte

Zeitaufwand

1–2 Stunden

Vorbereitungsarbeiten

Die Kräuter frisch im Garten schneiden oder gemeinsam pflücken. Dabei ist zu beachten, dass jedes Kraut separat bleibt, damit sich die Kräuter im Arbeitsprozess noch gut unterscheiden lassen und nicht alle Arten durcheinander geraten. Falls kein Garten vorhanden ist, kann man die Kräuter in Töpfen besorgen und sie direkt im Raum abschneiden. Die Werkzeuge und restlichen Materialien parat stellen, die Schüssel mit Wasser füllen.

Anforderungen

Kriterium	niedrig	gering	normal	hoch
Aufmerksamkeit, Antrieb, Konzentration				
Mobilität, Beweglichkeit, Belastbarkeit				
Handlungsplanung, Kognition, Kreativität				
Kommunikation, Sprache, soziale Kompetenzen				
Gedächtnis, Orientierung, emotionale Beteil.				

Anmerkung

Vorsicht beim Umgang mit scharfen Küchenmessern, es besteht Verletzungsgefahr! Pflaster bereithalten.

Ablauf

Die nasse Kräutersalz Variante

Die ausgewählten Kräuter werden gewaschen, trocken getupft oder geschleudert, dann sehr fein geschnitten und in das Twist-Off-Glas gefüllt. Das Feinschneiden ist sehr wichtig, da hierbei an den Schnittstellen die Zellstruktur der Pflanze zerstört wird und alle Inhaltsstoffe und Aromen so sehr gut austreten und vom Salz aufgenommen werden können. Das Glas wird zu zwei Dritteln mit Kräutern gefüllt und dann mit einem Drittel Salz aufgefüllt. Der Deckel wird nun auf das Glas geschraubt und alles kräftig geschüttelt, eventuell kann anschließend nochmals etwas Salz nachgefüllt werden. Das Glas bleibt nun verschlossen für 10–14 Tage stehen. Damit in dieser Zeit die überschüssige Feuchtigkeit entweichen kann, sollte zwischendurch immer wieder geschüttelt werden und das Glas für ein paar Stunden offen stehen. Wenn das Salz getrocknet ist und alle Aromastoffe der Kräuter aufgenommen hat, kann es etwas hart und klumpig sein. Das macht nichts, weil das Salz nun noch gemörsert oder gecuttert wird. Danach sind Kräuter und Salz zu einer homogenen Mischung geworden und dürfen sich Kräutersalz nennen. Nun wird das Glas noch mit Namen der verwendeten Kräuter und dem Datum beschriftet. Ein solches Salz ist nahezu unbegrenzt haltbar, es kann jedoch nach sehr langer Lagerzeit (mehr als 2 Jahre) an Aroma verlieren.

Variation und Anpassungen

Die trockene Kräutersalz Variante

Für diese Variante benötigt man für 1 kg fertiges Kräutersalz 200 g getrocknete Kräuter und 800 g Salz. Die getrockneten Kräuter werden zusammen mit dem Salz gemörsert oder gecuttert, damit sie eine gute Verbindung eingehen.

ICF-Domänen

Person *sollte* *muss* können	Ohne Einschränkung (0) mit leichten Einschränkungen (1) mit Einschränkungen (2–3) nicht (4)	
d110	3	Zuschauen
d130	2	Nachmachen, nachahmen
d210	1	Eine einfache Aufgabe übernehmen
d160	2	Die Aufmerksamkeit fokussieren
d440	1	Feinmotorischer Handgebrauch

Weitere mögliche Punkte wären u. a. zu finden im Bereich Kommunizieren, Hand- und Armgebrauch, Erholung und Freizeit, Mahlzeiten vorbereiten, Fertigkeiten aneignen.

11.12 Kräuter- und Beerenessig

Gabriele Vef-Georg

Kurzbeschreibung

Gartenkräuter, Heil- und Wildpflanzen sowie Beeren eignen sich sehr gut, um damit Essige zu aromatisieren. Der Essig kann aufgrund seiner Säure sehr gut die Aromen aus den Kräutern und Beeren herauslösen und sie für längere Zeit konservieren. Einiges ist dabei jedoch zu beachten. Ich empfehle frische Kräuter und Beeren zu verwenden, weil sie sehr viele Aromastoffe enthalten. Aber auch getrocknete Kräuter sind möglich. Als Basis eignet sich Wein-, Branntwein- oder guter Apfelessig. Wichtig ist dabei, dass der verwendete Essig möglichst wenig Eigengeschmack hat, also relativ neutral ist, sodass die Aromen der Kräuter und Beeren gut zum Ausdruck kommen. Die Kräuter können zerkleinert oder im Ganzen in Flaschen gefüllt und mit Essig übergossen werden. Bei der Zerkleinerung wird der Essig aromareicher, bei der Verwendung im Ganzen dauert der Prozess des Ausziehens etwas länger. Der Essig kann nun mit Kräutern angesetzt werden, je nach Vorlieben und Geschmack. Bei Beerenessigen rate ich dazu, nur eine Beerensorte auszusuchen, etwa zu einem Himbeeren- oder Heidelbeeren-Essig.

Setting

3–6 Personen

Notwendige räumliche Gegebenheiten

- Raum mit größerem Tisch
- Sitzgelegenheit für jeden Teilnehmer
- Bei schönem Wetter auch im Freien möglich

Material und Werkzeuge

- pro Teilnehmer je 1 Flasche à 300–500 ml
- pro Teilnehmer ca. 500 ml Essig
- Kräuter frisch geschnitten oder auf der Wiese gepflückt
- pro Teilnehmer 1 Rüstmesser und 1 Schneidebrettchen
- Etiketten zum Beschriften
- Stifte
- Empfehlung: Sammeln von dekorativen Getränke Flaschen über das Jahr

Zeitaufwand

60 Minuten

Vorbereitungsarbeiten

Alle Materialien müssen auf dem Tisch bereitgestellt werden. Die Kräuter sollten frisch geschnitten oder gepflückt werden oder in Töpfen bereitgestellt sein.

Anforderungen

Kriterium	niedrig	gering	normal	hoch
Aufmerksamkeit, Antrieb, Konzentration	■	■	■	
Mobilität, Beweglichkeit, Belastbarkeit	■			
Handlungsplanung, Kognition, Kreativität	■	■		
Kommunikation, Sprache, soziale Kompetenzen	■	■		
Gedächtnis, Orientierung, emotionale Beteil.	■			

Ablauf

Die Kräuter müssen gewaschen und trockengetupft werden. Die so vorbereiteten Kräuter werden in die dafür vorgesehenen Flaschen gefüllt, ganz oder zerkleinert und dann gleich mit dem Essig übergossen. Der Essig muss die Kräuter gut bedecken, damit keine Schimmelbildung entstehen kann. Der Essig ist nach drei bis vier Wochen gebrauchsfertig. Er sollte in dieser Zeit ab und zu mal geschüttelt werden. Zur Dekoration können noch einige essbare Blüten in die Flasche getan werden, z. B. Malven, Ringelblumen, Gänseblümchen, Rosenblätter, Wegwarte, Lavendel oder Löwenzahn. Die Blüten sehen in der Flasche sehr gut aus und so dekoriert ist die Essigflasche ein schönes, selbstgemachtes Geschenk. Die Flaschen müssen mit Datum und Inhalt beschriftet werden, damit man ein gutes Produkt reproduzieren und ein Haltbarkeitsdatum angeben kann. Ein so zubereiteter Essig ist, vorausgesetzt, es wurde sehr sauber gearbeitet, mindestens zwei Jahre haltbar.

Zutaten für Kräuteressig

Sie benötigen für 1 l Kräuteressig: Wein-, Branntwein- oder Apfelessig mit mindestens 6 % Säuregehalt und eine Kräuterauswahl aus 7–10 verschiedenen Kräutern – etwa 30–50 g – sowie geeignete Kräuter für einen feinen Wildkräuter-Essig (**Tab. 11-3; Abb. 11-12a**).

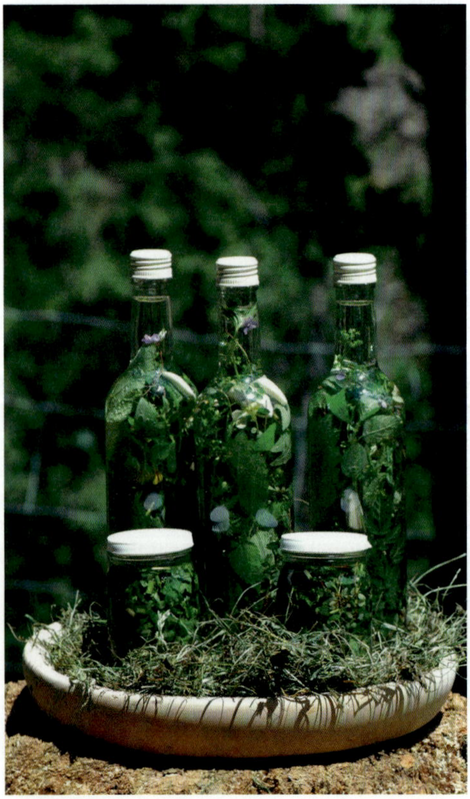

Abbildung 11-12a: Wildkräuteressig (© Foto: J. Georg)

Tabelle 11-3: Geeignete Pflanzen für einen Wildkräuteressig (G. Vef-Georg)

Pflanze	Heilpflanze	Küchenkraut	Wildpflanze
Basilikum	×	×	
Bärlauch		×	×
Beifuss			×
Beinwell	×		
Bohnenkraut		×	
Borretsch	×	×	
Chili	×	×	
Currykraut		×	
Dill		×	
Dost			×
Estragon		×	
Fenchel	×	×	
Frauenmantel	×		×
Gänsefingerkraut	×		×
Giersch	×		×
Gundermann			×
Kerbel		×	
Knoblauchsrauke			×
Korianderkraut		×	
Liebstöckel		×	
Majoran		×	
Oregano		×	
Petersilie		×	
Pimpinelle		×	×
Rosmarin	×	×	
Salbei	×	×	
Schafgarbe	×		×
Schnittlauch		×	
Spitzwegerich	×		×
Thymian	×	×	
Wilde Möhre mit Blütenstand			×
Ysop	×	×	
Zitronenmelisse	×	×	

Geeignete Pflanzen für einen Wildkräuteressig sind in der Tabelle fett markiert und die Menge beträgt je einen Zweig.

Zutaten für Beerenessig

Sie benötigen für 1 l Beerenessig: Apfelessig oder Weinessig mit mindestens 6 % Säuregehalt und Beeren der Saison, z. B. Himbeeren, Erdbeeren, Heidelbeeren, schwarze Johannisbeeren.

Die Flasche wird zu einem Drittel mit Beeren gefüllt, je nach Flaschengröße sind das 100–200 g Beeren. Dann wird das Ganze mit dem Essig aufgegossen. Bei Beerenessig füge ich gerne noch einige Kristalle von braunem Kandiszucker hinzu, der Essig erhält damit eine schöne Färbung und einen feinen süß-sauren Geschmack (**Abb. 11-12b**).

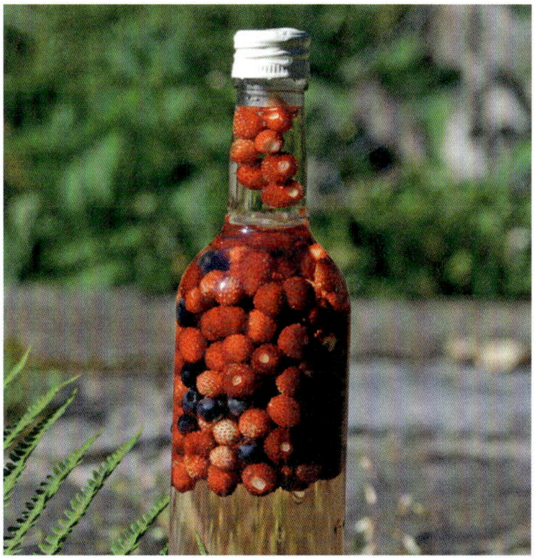

Abbildung 11-12b: Waldbeerenessig (© Foto: J. Georg)

Anmerkung

Es können auf diese Weise auch Blütenessige hergestellt werden. Hierfür eignen sich Holunderblüten, Duftrosenblüten, Malvenblüten, Lavendelblüten, Löwenzahnblüten, Gänseblümchen, Duftveilchen. Diese können einzeln oder als Potpourri verwendet werden (**Abb. 11-12c und d**).

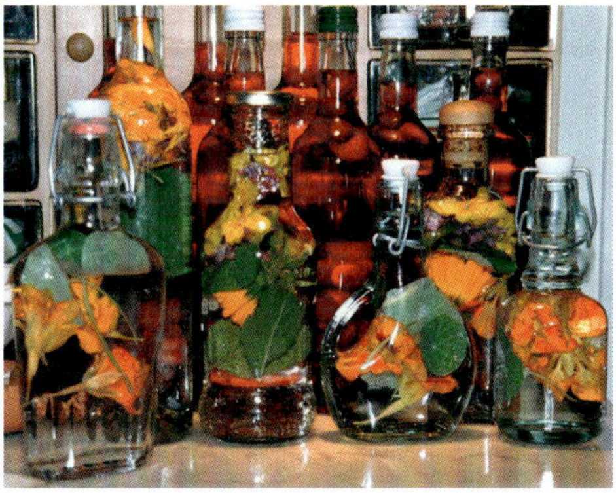

Abbildung 11-12c: Kapuzinerblütenessig (© Foto: J. Georg)

ICF-Domänen

Person *sollte* *muss* können	Ohne Einschränkung (0) mit leichten Einschränkungen (1) mit Einschränkungen (2–3) nicht (4)	
d130	2	Nachmachen, nachahmen
d177	2	Entscheidungen treffen
d220	1	Eine Mehrfachaufgabe übernehmen
d415	2	In einer elementaren Körperposition verbleiben
d445	1	Hand- und Armgebrauch

Weitere mögliche Punkte wären u. a. zu finden im Bereich Nachahmen, Kommunizieren, Probleme lösen, Hand- und Armgebrauch, Erholung und Freizeit.

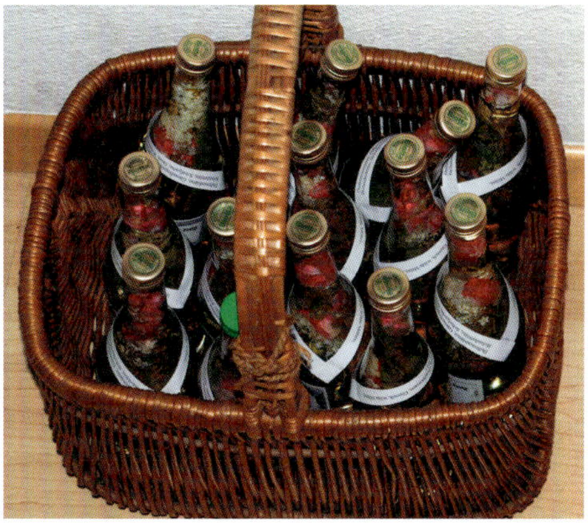

Abbildung 11-12d: Wildkräuter-Rosenessig (© Foto: J. Georg)

11.13 Kräuter- und Gewürzöl

Gabriele Vef-Georg

Kurzbeschreibung
Unsere Gartenkräuter, Heil- und Wildpflanzen enthalten sehr gute Aromen für die Herstellung besonderer Öle. Das Öl eignet sich hervorragend, um die Aromen der Kräuter aufzunehmen, sie auszuziehen und für eine längere Zeit zu konservieren. Einiges ist dabei jedoch zu beachten. Kräuter, die man in Öl einlegt, sollten gut trocken sein. Es können frische Kräuter verwendet werden, aber eben gut trocken getupft oder geschleudert. Auch getrocknete Kräuter aromatisieren, ich empfehle jedoch frische Kräuter zu nehmen, da sie meist aromatischer sind als die getrockneten. Als Basis verwendet man ein gutes, kaltgepresstes Olivenöl, dieses kann nun mit Kräutern und/oder Gewürzen angesetzt werden, je nach Vorlieben und Geschmack.

Setting
3–6 Personen

Notwendige räumliche Gegebenheiten
- Raum mit größerem Tisch
- Sitzgelegenheit für jeden Teilnehmer
- Bei schönem Wetter auch im Freien möglich.

Material und Werkzeuge
- pro Teilnehmer je 1 Flasche à 300–500 ml
- pro Teilnehmer ca. 500 ml kaltgepresstes Olivenöl
- Ansatzgläser mit großer Öffnung und Schraubverschluss
- Kräuter frisch geschnitten
- pro Teilnehmer 1 Rüstmesser und 1 Schneidebrettchen
- Küchentücher zum trocken Tupfen der Kräuter oder Salatschleuder
- Etiketten zum Beschriften
- Stifte

Zeitaufwand
60 Minuten

Vorbereitungsarbeiten
Alle Materialien müssen auf dem Tisch bereitgestellt werden. Die Kräuter sollten frisch geschnitten werden oder in Töpfen bereitgestellt sein.

Anforderungen

Kriterium	niedrig	gering	normal	hoch
Aufmerksamkeit, Antrieb, Konzentration	■	■	■	
Mobilität, Beweglichkeit, Belastbarkeit	■			
Handlungsplanung, Kognition, Kreativität	■	■		
Kommunikation, Sprache, soziale Kompetenzen	■	■		
Gedächtnis, Orientierung, emotionale Beteil.	■			

Ablauf
Die Kräuter müssen gewaschen und gut trocken getupft werden. Damit das Öl die Inhalts- und Aromastoffe gut aufnehmen kann, sollten sie zerkleinert werden. Überall an den Schnittstellen können die Aromen gut austreten. Die so vorbereiteten Kräuter werden in die Ansatzgläser gefüllt und dann gleich mit dem Öl übergossen. Das Öl muss die Kräuter gut bedecken, etwa ein Fingerbreit, damit keine Oxidationsprozesse ablaufen. Das Öl kann nun 3–4 Wochen stehen bleiben, von Zeit zu Zeit sollte es mal geschüttelt werden, und wird dann abgeseiht, dies geht am besten durch ein Gazetuch. Das fertige Öl wird nun in schöne Flaschen gefüllt. Zur Dekoration können noch einige Zweige der verwendeten Kräuter im Ganzen in die

Flasche getan werden, das sieht sehr schön aus und eignet sich auch als kleines, selbstgemachtes Geschenk. Die Flaschen müssen mit Datum und Inhalt beschriftet werden, damit man ein gutes Produkt reproduzieren und ein ungefähres Haltbarkeitsdatum angeben kann. Ein gutes Olivenöl ist zwischen 10 Monaten und einem Jahr haltbar. Für ein aromatisches Öl empfehle ich 5–10 Kräuter nach Geschmack und Vorliebe.

Zutaten für Kräuteröl

Sie benötigen für 1 l Kräuteröl: kaltgepresstes Olivenöl guter Qualität und 50–100 g frische Kräuter, z. B. Rosmarin, Thymian, Salbei, Oregano, Bohnenkraut, Estragon, Majoran, Currykraut, Pimpernelle, Giersch. Knoblauch, Ingwer und eine kleine getrocknete Chilischote sind ebenfalls noch gute Beigaben für ein würziges Kräuteröl.

Zutaten für Gewürzöl

Verwenden Sie für 1 l Gewürzöl auch das kaltgepresste Olivenöl. Eine Auswahl von 5–12 geeigneten Gewürzen sind in der **Tabelle 11-4** aufgeführt.

Ein Gewürzöl kann direkt in der endgültigen Flasche angesetzt und aufgegossen werden, es braucht dafür kein Ansatzglas. Zur Dekoration kann noch ein Zweig von Rosmarin, Salbei oder Thymian hinzugefügt werden.

Variation

Jedes selbstgemachte Kräuter- und Gewürzöl kann je nach Geschmacksvorlieben auch jeweils nur mit einem bestimmten Kraut oder Gewürz angesetzt werden, z. B. als Rosmarin, Thymian- oder Salbeiöl.

Sehr gut gelingt es auch, ein Zitronen- oder Limonenöl selbst herzustellen. Verwenden Sie unbehandelte Zitronen oder Limonen. Für 500 ml Öl nimmt man die Zesten von 1–2 Früchten.

Tabelle 11-4: Gewürze für die Herstellung von Gewürzöl (G. Vef-Georg)

Gewürz	Empfohlene Menge	Bevorzugte Kombination
Anissamen	¼ Teelöffel	×
Bockshornkleesamen		
Chilischote	1 kleine Schote	×
Dillsamen	¼ Teelöffel	
Fenchelfrüchte		×
Gewürznelken	2–4 Stück	×
Ingwerwurzel	1 Stück 1–2 cm	
Kardamonfrüchte	1–3 Stück	×
Knoblauch	1 Zehe	×
Korianderfrüchte	¼ Teelöffel	×
Kümmel	¼ Teelöffel	
Lorbeerblätter	1 Stück	×
Pimentfrüchte	2–4 Stück	×
Schwarzkümmel	¼ Teelöffel	×
Senfsamen	¼ Teelöffel	×
Sesamsamen	¼ Teelöffel	
Wacholderbeeren	4–6 Stück	×
Zitronengras	1 Teelöffel	

ICF-Domänen

Person *sollte* *muss* können	Ohne Einschränkung (0) mit leichten Einschränkungen (1) mit Einschränkungen (2–3) nicht (4)	
d130	2	Nachmachen, nachahmen
d177	2	Entscheidungen treffen
d220	1	Eine Mehrfachaufgabe übernehmen
d415	2	In einer elementaren Körperposition verbleiben
d445	1	Hand- und Armgebrauch

Weitere mögliche Punkte wären u. a. zu finden im Bereich Nachahmen, Kommunizieren, Probleme lösen, Hand- und Armgebrauch, Erholung und Freizeit.

11.14 Duft- und Schlafkissen

Gabriele Vef-Georg

Kurzbeschreibung

Aus vielen verschiedenen Duft- und ätherischen Ölpflanzen lassen sich gut nach der Ernte Duft- und Schlafsäckchen herstellen. Auf dem Kopfkissen im Bett deponiert sind sie durch ihren Duft eine leichte Einschlafhilfe. Sie eignen sich auch bei Schmerzen zur kurzfristigen Ablenkung vom Schmerz. Wichtig ist bei der Herstellung, dass die Pflanzen sehr gut getrocknet sein müssen, damit sie in den Säckchen nicht schimmeln (**Abb. 11-14**). Säckchen können vorab aus Stoffresten oder Stofftaschentüchern genäht werden, eventuell auch von Angehörigen. Eine optimale Größe für diese Säckchen ist 13 × 13 cm. Es geht natürlich auch jedes andere Format. Die Säckchen sollten an drei Seiten bereits zugenäht sein, sodass sie nach dem Befüllen von den Teilnehmenden nur noch an einer Seite von Hand zugenäht werden müssen.

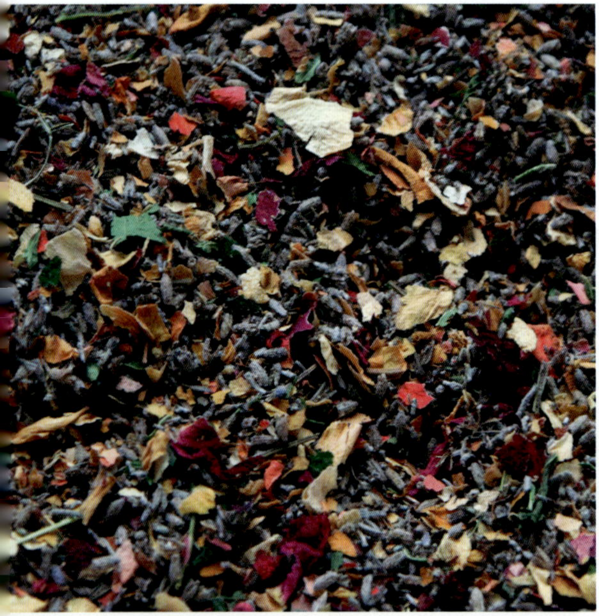

Abbildung 11-14: Duftkissenmischung mit Lavendel, Rose und Melisse (© Foto: J. Georg)

Im Idealfall sollten zwei Settings vorab durchgeführt werden: ein Setting mit dem Thema **Pflanzen ernten und trocknen** und ein zweites mit dem Thema **Säckchen nähen**. Der große Vorteil liegt einfach darin, dass alle Materialien für das Setting **Schlaf und Duftkissen** damit gut vorbereitet sind.

In Tabelle **11-5** sind Pflanzen aufgeführt, die sich sehr gut einzeln oder als Mischung eignen – je nach Vorliebe und bevorzugtem Duft.

Tabelle 11-5: Pflanzen für Duft- und Schlafkissen und ihre Wirkung (G. Vef-Georg)

Pflanze	Wirkung
Hopfen	beruhigend, schlaffördernd
Kamillenblüten	beruhigend, krampflindernd
Lavendelblüten	beruhigend
Melisse	beruhigend
Orangenblüten	beruhigend, tonisierend
Pfefferminze	krampflösend
Rosenblätter	beruhigend, harmonisierend

Setting

5–8 Personen

Notwendige räumliche Gegebenheiten

- Raum mit größerem Tisch
- Sitzgelegenheit für jeden Teilnehmer
- Bei schönem Wetter auch im Freien möglich

Material und Werkzeuge

- pro Person 1 Stoffsäckchen
- Nadel und Faden
- Schere
- Einfädelhilfe
- mehrere Schüsseln für die Kräuter
- Pappteller oder Suppenteller
- Löffel
- Kräuterauswahl
- Karten/Papier
- Stifte

Zeitaufwand

Ca. 60 Minuten

Vorbereitungsarbeiten

Auf dem Tisch müssen alle Materialien platziert sein, die Kräuter, die Nähsachen und pro Teilnehmer ein Pappteller/Suppenteller oder eine kleine Schüssel, ein Löffel und ein vorgenähtes Säckchen.

Anforderungen

Kriterium	niedrig	gering	normal	hoch
Aufmerksamkeit, Antrieb, Konzentration	■	■		
Mobilität, Beweglichkeit, Belastbarkeit	■	■		
Handlungsplanung, Kognition, Kreativität	■	■		
Kommunikation, Sprache, soziale Kompetenzen	■			
Gedächtnis, Orientierung, emotionale Beteil.	■	■		

Ablauf

Die getrockneten Kräuter werden in den Schüsseln auf dem Tisch platziert, jeder Teilnehmer kann sich auf seinem Teller nun eine Mischung aus den verschiedenen Kräutern zusammenstellen oder auch nur eine Sorte auswählen. Die Kräuterauswahl wird dann mit einem Löffel in das vorgenähte Säckchen eingefüllt. Die Säckchen sollten nicht zu sehr vollgestopft werden, damit noch genügend Luft bleibt, um diese etwas drücken oder kneten zu können. Dies tut man von Zeit zu Zeit, wenn die Kräuter in ihrem Aroma nachlassen. Anschließend werden die befüllten Säckchen per Hand oder ggf. auch mit der Nähmaschine zugenäht. Zu jedem Säckchen sollte eine kleine Karte mit Datum und den darin verwendeten Kräutern geschrieben werden. Sollte es in der Institution einen Bazar oder ein Jahreszeitenfest geben, können diese Säckchen auch sehr gut dafür produziert und dort verkauft oder verschenkt werden.

Variation und Anpassungen

Häufig liest man in der Literatur, dass Baldrianwurzel oder -kraut für diese Säckchen seiner beruhigenden Wirkung wegen verwendet wird. Ich rate davon ab, da Baldrian mit seinem Geruch von vielen Menschen als unangenehm empfunden wird – um nicht zu sagen als „stinkend". Es gibt jedoch eine schöne Variante, den Baldrian trotzdem verwenden zu können. Man kann damit Säckchen für Katzen befüllen. Baldrian wird im Volksmund auch „Katzentoll" genannt, weil Katzen Baldrian lieben. In Verbindung mit Katzenminze bereitet man jeder Katze eine große Freude mit einem solchen Baldrian-Katzenminze-Säckchen. Die Menschen sollten zur Beruhigung den Baldrian besser innerlich als Fertigpräparat einnehmen.

ICF-Domänen

Person *sollte* *muss* können	Ohne Einschränkung (0) mit leichten Einschränkungen (1) mit Einschränkungen (2–3) nicht (4)	
d110	3	Zuschauen
d130	2	Nachmachen, nachahmen
d210	1	Eine einfache Aufgabe übernehmen
d160	2	Die Aufmerksamkeit fokussieren
d440	1	Feinmotorischer Handgebrauch

Weitere mögliche Punkte wären u.a. zu finden im Bereich Kommunizieren, Hand- und Armgebrauch, Erholung und Freizeit, Mahlzeiten vorbereiten, Fertigkeiten aneignen.

11.15 Badezusätze

Gabriele Vef-Georg

Kurzbeschreibung

Körperpflege muss nicht nur der Reinigung des Körpers dienen, sie sollte vielmehr auch Entspannung und Genuss beinhalten. Sich selbst oder anderen Menschen mit natürlichen Mitteln einen Badezusatz herzustellen, macht Spaß, ist kreativ, kann entspannen, beruhigen und ein genussvolles Erlebnis sein. Aus vielen Pflanzen mit ätherischen Ölen lassen sich leicht und einfach wohlriechende Badezusätze herstellen. Sie können mit getrockneten oder frischen Pflanzen angesetzt werden.

Mögliche Varianten sind:
- Salzbad
- Teebad
- Honigbad
- Sahnebad
- Schaumbad

Salzbad

Salzbäder und Schaumbäder lassen sich gut auf Vorrat herstellen, während Tee-, Honig- und Sahnebäder eher dazu geeignet sind, direkt frisch vor dem Baden zubereitet zu werden.

Badesalz lässt sich gut als:
- Melissenbadesalz (beruhigend)
- Salbeibadesalz (schweißreduzierend)
- Lavendelbadesalz (beruhigend)
- Rosenbadesalz (tonisierend, ausgleichend) herstellen.

Grundrezept für ein Badesalz:

500 g Badesalz/Meersalz/Totes Meersalz werden mit einer bis zwei Handvoll getrockneten oder frischen Pflanzenteilen gut vermischt (bei frischen Pflanzen immer die doppelte Menge nehmen). Anschließend werden 10 ml 70 %iger Alkohol hinzugefügt und ebenfalls gut vermischt.

Es können noch einige Tropfen (3–5) reines, ätherisches Öl der betreffenden Pflanze beigegeben werden. Auch Schmuckpflanzen, welche das Badesalz optisch und farblich verschönern, können verwendet werden. Für eine Blaufärbung eignen sich Malvenblüten, für eine Rotfärbung Hibiskusblüten.

Setting: Herstellen von Badesalz

3–6 Personen

Notwendige räumliche Gegebenheiten

- Raum mit größerem Tisch
- Sitzgelegenheit für jeden Teilnehmer
- Bei schönem Wetter auch im Freien möglich.

Material und Werkzeuge

- 2 kg Badesalz, Meer- oder Totes Meersalz, 250–300 g pro Teilnehmer
- Schüsseln für die Pflanzen
- 50 ml 70 %iger Alkohol aus der Apotheke
- pro Teilnehmer 1 Twist-Off-Glas 250–300 ml
- pro Teilnehmer ein Schneidebrettchen und ein Rüstmesser
- pro Teilnehmer 1 Löffel
- Schüsseln für die Badesalzmischungen
- Kochlöffel zum Umrühren
- Etiketten und Stifte zum Beschriften
- Pflanzen, frisch geschnitten oder getrocknet
- evtl. reines 100 %iges ätherisches Öl

Zeitaufwand

60 Minuten

Vorbereitungsarbeiten

Alle Materialien müssen auf dem Tisch bereitstehen. Die Pflanzen können im Garten frisch geschnitten oder getrocknet besorgt werden.

Anforderungen

Kriterium	niedrig	gering	normal	hoch
Aufmerksamkeit, Antrieb, Konzentration	■	■	■	
Mobilität, Beweglichkeit, Belastbarkeit	■	■		
Handlungsplanung, Kognition, Kreativität	■	■		
Kommunikation, Sprache, soziale Kompetenzen	■	■		
Gedächtnis, Orientierung, emotionale Beteil.	■	■		

Ablauf

Jede Person bekommt ein Schneidebrettchen und ein Messer, dazu Pflanzen zum Kleinschneiden. Bei der Verwendung von frischer Zitronenmelisse müssen die Stängel abgestreift werden, denn es werden nur die Blätter genommen und klein geschnitten. Das Gleiche gilt für die Verwendung von frischem Lavendel oder Salbei. Bei Rosen werden nur die Blütenblätter genommen. Das Salz wird in eine Schüssel gegeben und die zerkleinerten Pflanzen werden untergemischt (**Abb. 11-15**). Danach gibt man den 70 %igen Alkohol dazu und vermischt alles gut mit den restlichen Bestandteilen. Der Alkohol dient dazu, die Inhalts- und Aromastoffe aus den Pflanzen auszuziehen. Nun lässt man alles etwa eine halbe Stunde offenstehen und rührt immer wieder um. So kann der Alkohol ein wenig verfliegen. Anschließend wird das Gemisch in die Schraubgläser abgefüllt und mit dem Deckel verschlossen. Nun wird das Glas noch mit dem Namen, dem Datum und den Inhaltsstoffen beschriftet. Das verschlossene Glas kann von Zeit zu Zeit immer mal wieder geschüttelt werden. Nach 3–4 Wochen ist das Badesalz gebrauchsfertig. Für ein Vollbad reichen 4–6 gehäufte Esslöffel von dem Badesalz. Möchte man die Pflanzenteile nicht im Badewasser haben, so füllt man das Badesalz in ein Gaze Tuch oder

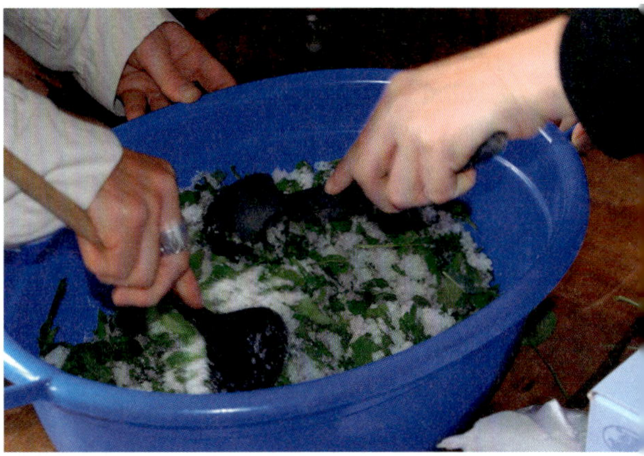

Abbildung 11-15: Mischen eines Melissenbadesalzes (© Foto: J. Georg)

einen Waschhandschuh, die man oben mit einer Schnur zubindet. Das Salz löst sich im Wasser dennoch auf und die Pflanzenteile bleiben im Tuch oder Waschhandschuh zurück und können leicht entsorgt werden.

Variation und Anpassungen

Teebäder

Die Tees stellen die einfachste Form eines selbst hergestellten Badezusatzes dar, weil sie wässrige Pflanzenauszüge sind und lediglich ein Aufguss davon zubereitet werden muss. Im Folgenden wird beschrieben, welche Pflanzen sich gut für ein Teebad eignen, wie sie wirken und dosiert werden.

Für einen **beruhigenden** Badezusatz eignen sich:

- **Melissenblätter:** 60 Gramm mit 2 Liter kochendem Wasser übergießen, 15 Minuten bedeckt ziehen lassen, abseihen und den Aufguss dem Vollbad zufügen.
- **Hopfenzapfen:** 50 Gramm mit 2 Liter kochendem Wasser übergießen, 15 Minuten bedeckt ziehen lassen, abseihen und den Aufguss dem Vollbad zufügen.
- **Lavendelblüten:** 50 Gramm mit 1 Liter kochendem Wasser übergießen, 15 Minuten bedeckt ziehen lassen, abseihen und den Aufguss dem Vollbad zufügen.

Zur Förderung der Durchblutung und Anregung des Stoffwechsels:

- **Lindenblüten:** 50 Gramm mit 2 Liter kochendem Wasser übergießen, 15 Minuten bedeckt ziehen lassen, abseihen und den Aufguss dem Vollbad zufügen.
- **Rosmarinkraut:** 50 Gramm mit 1 Liter kochendem Wasser übergießen, 15 Minuten bedeckt ziehen lassen, abseihen und den Aufguss dem Vollbad zufügen.
- **Basilikum:** 50 Gramm mit 1 Liter kochendem Wasser übergießen, 15 Minuten bedeckt ziehen lassen, abseihen und den Aufguss dem Vollbad zufügen.

Zur Stabilisierung des Bindegewebes:

- **Ackerschachtelhalmkraut:** 100 Gramm in 2 Liter Wasser 20 Minuten leicht kochen lassen, damit sich die Kieselsäure löst, danach abseihen und dem Badewasser zugeben.

Grundsätzlich ist bei einem Wannenbad darauf zu achten, dass die meisten Menschen eine Badetemperatur zwischen 35° und 38° als angenehm empfinden. Die Badedauer sollte 20 min nicht überschreiten, da es sonst zu kreislaufbelastend ist.

Die beruhigenden Bäder sollten am Abend gemacht werden, die anregenden eher am Morgen.

Bäder mit ätherischen Ölen

Öl löst sich nicht im Wasser auf und schwimmt in Tropfen auf der Wasseroberfläche. Um das zu verhindern, benötigt man für ein Bad mit ätherischen Ölen einen passenden Emulgator. Zu den natürlichen Emulgatoren gehören z. B. Honig und Sahne.

Das Honigbad

In 3–4 Löffel flüssigen Honig tropft man 10–15 Tropfen eines 100 %igen natürlichen ätherischen Öls ein, z. B. Lavendel- oder Orangenöl. Dieses wird gut verrührt und dem einlaufenden Badewasser zugegeben. Der Honig pflegt die Haut und löst das ätherische Öl im Wasser auf.

Das Sahnebad

Sahne ist eine natürliche Öl-in-Wasser-Emulsion. Auch Sahne eignet sich gut, um ätherische Öle damit zu emulgieren. Das weitere Vorgehen ist wie bei dem Honigbad: 10–15 Tropfen eines ätherischen Öls – je nach Vorlieben – werden mit 4 Esslöffel flüssiger Sahne vermischt. Das Gemisch wird dem einlaufenden Badewasser hinzugegeben. Die Sahne gilt gleichzeitig als rückfettend und verhindert somit das Austrocknen der Haut.

Das Schaumbad

Um sich selbst ein Schaumbad herstellen zu können, braucht man eine flüssige Seifengrundlage, die nicht duftet und einen hautfreundlichen pH-Wert hat. Diese Seifengrundlage ist in Reformhäusern oder Naturkostläden erhältlich. 4–5 Esslöffel dieser flüssigen Seife werden mit 10 Tropfen eines bevorzugten ätherischen Öls verschüttelt und das Gemisch dem Badewasser zugesetzt.

Das selbst gemachte Schaumbad kann mit Hibiskusblüten rot oder mit Malveblüten blau eingefärbt werden. In einer schönen Flasche abgefüllt mit entsprechender Beschriftung hat man ein dekoratives Geschenk oder Mitbringsel.

ICF-Domänen

Person *sollte* *muss* können	Ohne Einschränkung (0) mit leichten Einschränkungen (1) mit Einschränkungen (2–3) nicht (4)	
d220	1	Eine Mehrfachaufgabe übernehmen
d177	2	Entscheidungen treffen
d310	1	Kommunizieren als Empfänger
d415	1	In einer Körperposition verbleiben
d610	2	Sich waschen

Weitere mögliche Punkte wären u. a. zu finden im Bereich feinmotorischer Handgebrauch, Sprechen, Konversation, Erholung und Freizeit.

11.16
Marmeladen und Chutneys

Gabriele Vef-Georg

Kurzbeschreibung

Der Sommer ist die Zeit, in der die Beeren (z. B. Himbeeren, Brombeeren, **Abb. 11-16a-b**) in unseren Gärten reifen. Eine schöne, wohlschmeckende und lang haltbare Methode diese zu verarbeiten und zu konservieren, ist die Herstellung von Marmeladen, Saft, Gelees und Chutneys. Im Herbst kommen noch das Steinobst und Kernobst dazu. So hat man auch im Winter noch etwas von diesen reichen Gaben der Natur. Die Begriffe für diese süßen Brotaufstriche gehen von Marmelade, die eigentlich nur aus Zitrusfrüchten bestehen darf, über Konfitüre bis hin zu Fruchtaufstrichen. Wie sich genau welche nennen dürfen, ist im EU-Recht genauestens geregelt. Meist unterscheiden sie sich in der Menge des Fruchtanteils, des Zuckers und des Verdickungsmittels. In Deutschland wird allgemein bei dieser Form der Verarbeitung der Früchte von Marmeladen gesprochen, in der Schweiz eher von Konfitüren. Nennen wir sie einfach Marmeladen/Konfitüren. Bei Chutneys werden noch andere Früchte als Beeren verarbeitet wie auch Stein- und Kernobst und verschiedene Gemüse, z. B. Zwiebeln, Zucchetti und Kürbis. Vor allem kommen neben Zucker noch Essig und Gewürze zum Einsatz, die den Chutneys ihren besonderen süß-sauren und würzigen Geschmack verleihen und sie damit zur feinen Beilage auch zu pikanten Speisen machen. In **Tabelle 11-6** sind die einheimischen Früchte aufgelistet, die sich zur Herstellung von Marmelade/Konfitüre, Saft, Gelee oder Chutneys eignen.

Setting: Herstellen von Himbeermarmelade/Konfitüre

4–6 Teilnehmer

Notwendige räumliche Gegebenheiten

- Raum mit größerem Tisch
- Sitzgelegenheit für jeden Teilnehmer
- Bei guter Witterung auch im Freien möglich, wenn eine Steckdose und ein Verlängerungskabel vorhanden sind.
- Raum mit Herdplatten und Waschbecken

Material und Werkzeuge

- großer Kochtopf mind. 3–4 l
- ca. 10 Twist-off-Gläser 230–250 g
- 1 kg Himbeeren
- 1 Sieb
- 2 Küchenhandtücher
- 500 g Gelierzucker 2:1

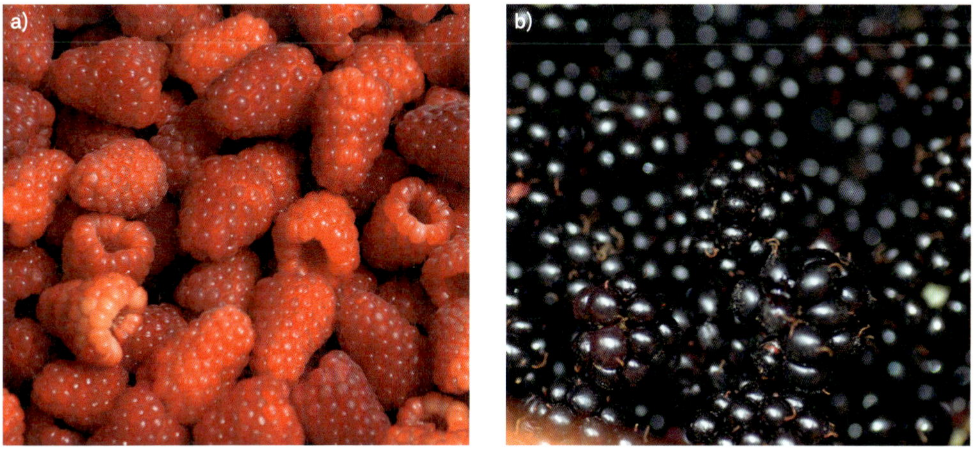

Abbildung 11-16: Beeren. a) Himbeeren. b) Brombeeren (© Foto: J. Georg)

Tabelle 11-6: Einheimische Früchte und ihre mögliche Verarbeitungsform (G. Vef-Georg)

Geeignet für / Früchte	Marmelade/ Konfitüre	Saft	Gelee	Chutney
Äpfel		×	×	×
Aprikosen	×			×
Birnen	×	×	×	×
Brombeeren	×	×	×	
Erdbeeren	×	×		
Heidelbeeren	×		×	
Himbeeren	×	×	×	
Holunderbeeren		×	×	
Johannisbeeren rot	×	×	×	
Johannisbeeren schwarz	×	×	×	
Kirschen	×	×		
Mirabellen	×			
Pfirsiche	×			
Pflaumen	×	×		×
Quitten		×	×	×
Rhabarber	×	×	×	×
Sauerkirschen	×	×	×	
Stachelbeeren	×		×	×
Zwetschen	×	×		×

- 1 Kochlöffel
- 1 Schöpflöffel
- Topflappen
- 1 Marmeladentrichter
- 1 kleiner Teller
- Klebeetiketten zum Beschriften
- Wasserfester Stift

Zeitaufwand
60–90 Minuten

Vorbereitungsarbeiten
Die Himbeeren im Garten pflücken oder kaufen und Gelierzucker besorgen. Die bereitgestellten Gläser müssen vorab gespült werden.

Anforderungen

Kriterium	niedrig	gering	normal	hoch
Aufmerksamkeit, Antrieb, Konzentration	■	■	■	
Mobilität, Beweglichkeit, Belastbarkeit	■	■		
Handlungsplanung, Kognition, Kreativität	■	■		
Kommunikation, Sprache, soziale Kompetenzen	■			
Gedächtnis, Orientierung, emotionale Beteil.	■	■	■	

Anmerkung

Vorsicht beim Umgang mit heißen Herdplatten und Flüssigkeiten, es besteht Verbrennungsgefahr!

Ablauf

Die Himbeeren müssen gewaschen werden. Ich empfehle, sie nur im Sieb abzubrausen und auf keinen Fall ins Wasser zu legen – sie werden im Wasserbad zerdrückt, saugen sich voll Wasser und verlieren eine Menge an Saft. Die Himbeeren im Sieb gut abtropfen lassen und dann in den Kochtopf geben. Den Topf auf die Herdplatte stellen und auf kleiner Stufe erhitzen. Erst, wenn die Himbeeren etwas Saft gezogen haben, die Hitze erhöhen, sonst können die Himbeeren anbrennen. Wenn die Früchte zerfallen sind und ihren ganzen Saft abgegeben haben, kommt erst der Gelierzucker hinzu. Das Gemisch sollte immer mal umgerührt werden (**Abb. 11-16c**). Auf der Gelierzuckerpackung steht genau, wie lange die Frucht-Zucker-Masse sprudelnd kochen muss, bevor sie abgefüllt werden kann. Meist sind dies nur einige Minuten. Vor dem Abfüllen der Marmelade/Konfitüre in Gläser zeigt eine Gelierprobe, ob die Masse abfüllfertig ist. Das bedeutet: Ein Esslöffel der Masse auf einen kleinen Teller geben, erkalten lassen und dann den Teller bewegen. Haftet die Masse fest am Teller an und fließt nicht mehr, kann abgefüllt werden. Beim Abfüllen in die Gläser muss sehr sauber gearbeitet werden, sonst kann die Marmelade schnell schimmeln oder schlecht werden. Ich empfehle, die Gläser und Deckel direkt vor dem Abfüllen nochmals heiß auszuspülen und auf einem sauberen Küchenhandtuch abtropfen zu lassen. Beim Abfüllen sollte man die Innenseite der Gläser nie mit den Händen berühren und darauf achten, dass kein Staub, Haare, Fusseln oder Ähnliches in die Gläser kommt. Nach dem Verschließen der Gläser muss alles abkühlen. Abschließend werden sie mit Inhalt und Datum beschriftet (**Abb. 11-16d**). Auch aus Kornelkirschen kann eine gut schmeckende Marmelade hergestellt werden (**Abb. 11-16e**).

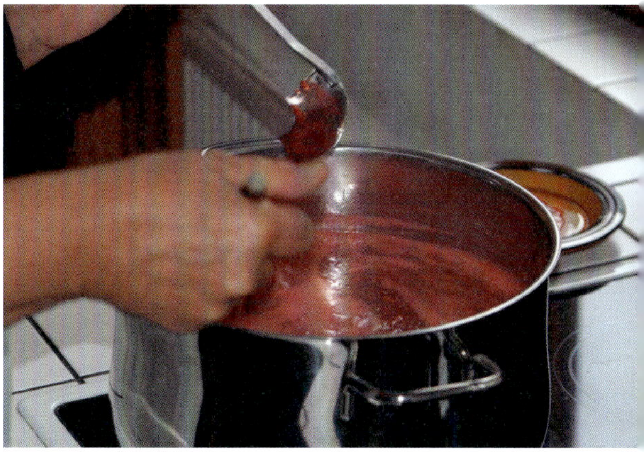

Abbildung 11-16c: Himbeermarmelade kochen (© Foto: J. Georg)

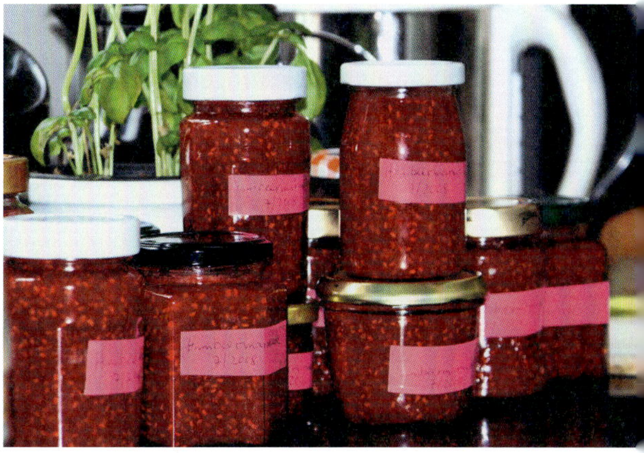

Abbildung 11-16d: Himbeermarmelade abfüllen und beschriften (© Foto: J. Georg)

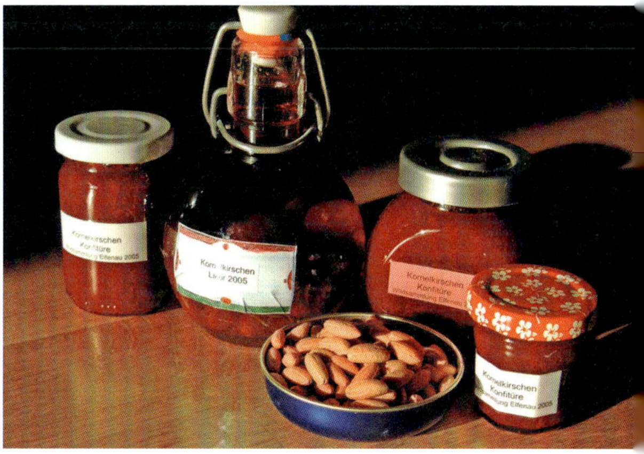

Abbildung 11-16e: Kornelkirschen-Marmelade (© Foto: J. Georg)

Nun noch ein paar Worte zum Gelierzucker. Früher kochte man die Marmeladen/Konfitüren immer 1:1, das heißt mit der gleichen Menge an Früchten und Zucker. Der Grund war die Haltbarmachung, hatte aber den Nachteil, dass die Marmeladen sehr süß wurden und dementsprechend auch sehr kalorienreich. Heute liegt das Verhältnis bei 2:1, 3:1 und sogar 4:1 Gelierzucker. Man kann also die zwei-, drei- oder sogar vierfache Menge an Früchten im Verhältnis zum Zucker nehmen. Möglich ist das, weil dem Gelierzucker eine höhere Menge an Pektin und Zitronensäure zur Haltbarmachung zugefügt wird. Die besten Ergebnisse erhält man nach meiner Erfahrung mit 2:1 Gelierzucker.

Variation und Anpassungen

Herstellen von Chutneys

Beim Herstellen von Chutneys sind die Vorgehensweise und das benötigte Material sehr ähnlich wie bei den Konfitüren. Hinzu kommen noch Gewürze, verschiedene Gemüse und Essig. Die Früchte und das Gemüse müssen klein geschnitten werden. Falls man die Gewürze nicht im Chutney haben, aber auf den Geschmack nicht verzichten möchte, füllt man sie in ein Tee-Ei oder ein Gazesäckchen. So lassen sie sich am Ende wieder gut aus der Masse entfernen. Bei Chutneys ist es nicht zwingend notwendig, Gelierzucker zu verwenden. Es geht auch mit Kandis- oder Rohrzucker, weil das Chutney so lange eingekocht wird, bis es die gewünschte Konsistenz erreicht hat.

Rezept für ein feines Zwetschen-Chutney

- 1 kg Zwetschen
- 1 Zimtstange
- 400 g brauner Rohrzucker
- 100 ml Rotwein
- 4 Pimentkörner
- 6 Pfefferkörner schwarz
- 1 TL Senfkörner
- ¼ TL Koriander Körner
- 1 Stück frischer Ingwer 1–2 cm
- 150 ml Apfelessig
- 8 kleine rote Zwiebeln
- 1 kleine Chilischote

Die Zwetschen entsteinen und zusammen mit den Zwiebeln klein schneiden, in einen Topf geben und auf kleiner Hitze etwas Saft ziehen lassen, dann die Gewürze dazugeben (evtl. im Gazesäckchen), den Rotwein und den Essig dazugeben und 10 min weiter köcheln. Nun den Zucker hinzufügen, immer mal wieder umrühren und alles auf die gewünschte Konsistenz einkochen lassen. Dies kann eine halbe Stunde dauern. Zu große Stücke lassen sich mit einem Pürierstab etwas zerkleinern. Vor der Abfüllung die Gelierprobe machen, in gut gespülte Gläser abfüllen, beschriften, fertig!

Dieses Chutney kann man auch wahlweise mit Aprikosen, Äpfeln oder Quitten statt der Zwetschen herstellen.

ICF-Domänen

Person *sollte muss* können	Ohne Einschränkung (0) mit leichten Einschränkungen (1) mit Einschränkungen (2–3) nicht (4)	
d130	2	Nachmachen, nachahmen
d177	2	Entscheidungen treffen
d220	1	Eine Mehrfachaufgabe übernehmen
d415	2	In einer elementaren Körperposition verbleiben
d445	1	Hand- und Armgebrauch

Weitere mögliche Punkte wären u.a. zu finden im Bereich eine Einzelaufgabe übernehmen, Kommunizieren, Probleme lösen, Erholung und Freizeit, Haushaltsgegenstände pflegen.

11.17 Pestos

Gabriele Vef-Georg

Kurzbeschreibung

Pestos sind beliebte, kalt gerührte Soßen, die gerne zu Pasta-Gerichten gegessen werden. Sie kamen aus der italienischen Küche zu uns. Die berühmteste ist das Pesto alla Genovese, das aus Basilikum, Knoblauch, Pinienkernen, Parmesankäse und Olivenöl hergestellt wird. Der italiensiche Begriff „Pesto" leitet sich vom Wort „pestare – zerstampfen" ab. Für die eigene Herstellung von Pestos eignen sich viele verschiedene Kräuter, der Fantasie und dem Geschmack sind dabei kaum Grenzen gesetzt.

Basisrezept für Pestos

100–200 g Kräuter (Basiszutat), 50–100 g Nüsse, 70–100 g Käse, 2–3 Knoblauchzehen, Saft und Zesten einer halben Zitrone (kann auch weggelassen werden), 150 ml Öl, Salz, Pfeffer, evtl. Würzkräuter.

Die Pestos sind länger haltbar, wenn man den Käse und die Nüsse erst kurz vor dem Verzehr dazugibt. An Nüssen kann man Mandeln, Haselnüsse oder Wallnüsse nehmen, diese sind preiswerter als Pinienkerne, schmecken aber genauso gut und sind einheimisch. Als Käse eignen sich Parmesan oder Pecorino. Auch beim Öl kann man variieren, z.B. Oliven-, Raps-, Sonnenblumen- oder Distelöl. Mögliche Variationen der Zutaten sind in **Tabelle 11-7** aufgeführt. Den Pestos können noch verschiedene Würzkräuter und Gewürze hinzugefügt werden. Beispiele sind Fenchelgrün, Currykraut, Liebstöckel, Oregano, Rosmarin, Salbei, Schnittlauch, Thymian, wilde Möhre, ferner Chili, Korianderkörner, Piment oder Ingwer. Eine interessante Variante ist das Pesto mit Beinwell, Minze und Dost (**Abb. 11-17a**). Eine schöne Variante und dekorativ: Verschiedene Kräuter-Blüten-Buttern (**Abb. 11-17b**).

Tabelle 11-7: Zutatenvarianten für Pestos (G. Vef-Georg)

Pesto	Basiszutat 100–200 g	Nüsse 50–100 g	Käse 70–100 g	Knoblauch 2–3 Zehen	Öl 150 ml	Salz, Pfeffer	Zitronensaft und Zesten
Bärlauch	Bärlauch	Wallnüsse	Parmesan		Olivenöl	×	×
Brennnessel	Brennnessel	Mandeln	Parmesan	×	Sonnenblumenöl	×	
Genovese	Basilikum	Pinienkerne	Parmesan	×	Olivenöl	×	
Giersch	Giersch	Haselnüsse	Pecorino	×	Rapsöl	×	×
Petersilie	Petersilie	Wallnüsse		×	Sonnenblumenöl	×	×
Rotes Pesto	Getrocknete Tomaten		Pecorino	×	Olivenöl	×	
Rucola	Rucola	Mandeln	Parmesan	×	Olivenöl	×	×

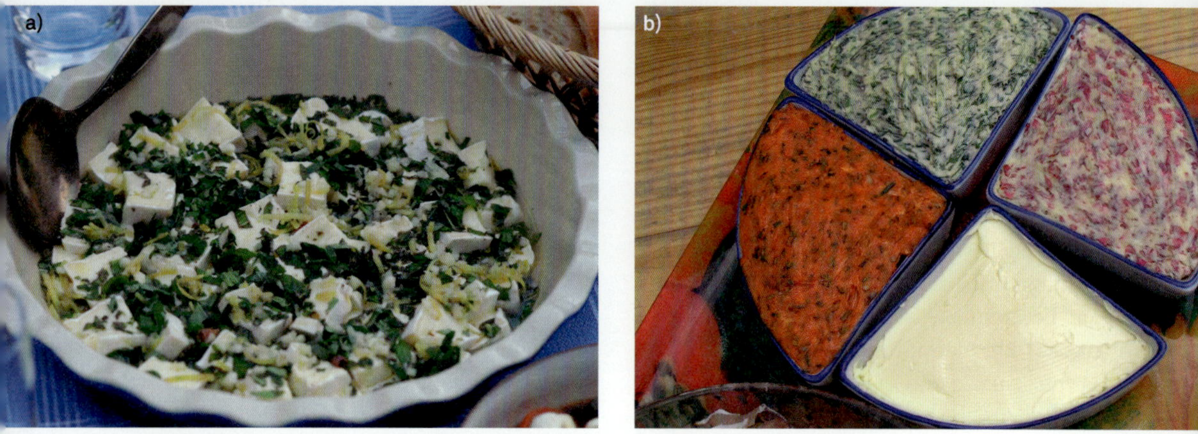

Abbildung 11-17: Pestos: a) Eingelegter Brie mit Beinwell, Minze und Dost. b) Verschiedene Kräuter-Blüten-Buttern (© Foto: J. Georg)

Setting

Einzelsetting
oder Gruppen mit 4–6 Personen

Notwendige räumliche Gegebenheiten

- Raum mit größerem Tisch, Stromanschluss und Waschbecken
- Sitzgelegenheit für jeden Teilnehmer
- Bei schönem Wetter auch im Freien möglich, falls Stromanschluss vorhanden.

Material

- pro Teilnehmer 1 Schneidebrettchen und 1 Rüstmesser
- Gläser für das Pesto
- 1 Schüssel für das Pesto
- 1 Schüssel für das Kräuter waschen
- 1 Pürierstab
- Salatschleuder
- Küchenhandtücher
- Knoblauchpresse
- Zestenreißer
- 1 Küchenwaage
- 1 Messbecher für das Öl
- 1 Cutter für die Nüsse und den Käse
- frische Kräuter und Gewürze
- Käse
- Knoblauch
- Nüsse
- Biozitronen
- 1 l Öl
- Etiketten
- Stifte

Zeitaufwand

30–60 Minuten

Vorbereitungsarbeiten

Alle Materialien müssen auf dem Tisch bereitgestellt werden. Die Kräuter sollten frisch geschnitten oder besorgt werden.

Anforderungen

Kriterium	niedrig	gering	normal	erhöht	hoch
Aufmerksamkeit, Antrieb, Konzentration	X	X	X		
Mobilität, Beweglichkeit, Belastbarkeit	X	X			
Handlungsplanung, Kognition, Kreativität	X	X			
Kommunikation, Sprache, soziale Kompetenzen	X				
Gedächtnis, Orientierung, emotionale Beteil.	X	X	X		

Anmerkung
Vorsicht beim Umgang mit scharfen Messern, es besteht Verletzungsgefahr, Pflaster bereithalten!

Ablauf
Die Basiskräuter müssen gewaschen und gut trocken geschleudert oder mit den Küchenhandtüchern trocken getupft werden. Trockene Basiskräuter sind wichtig, weil das Pesto sonst leicht verdirbt.

Dann werden die Kräuter grob zerkleinert und in die Schüssel gegeben. Nach und nach werden alle Zutaten vorbereitet, die Nüsse und der Käse werden gecuttert, die Zitrone ausgepresst und die Zesten gerissen und der Knoblauch gepresst. Alle Zutaten werden den Basiskräutern beigegeben und das Öl hinzugefügt. Das Gemisch wird mit einem Pürierstab fein zerkleinert. Das Zerkleinern mit dem Pürierstab sollte eine erfahrene Person übernehmen, da es leicht spritzen kann und man dann viel Arbeit mit verunreinigten Flächen hätte. Zum Schluss wird mit den Gewürzen abgeschmeckt.

Ich empfehle, jedem Teilnehmer eine bestimmte Aufgabe zu geben: Zwei Teilnehmer machen die Kräuter, einer die Zitronen, einer die Gewürze, ein- bis zwei den Käse und die Nüsse, einer den Knoblauch usw. Wenn jeder Teilnehmer an allen Arbeitsschritten beteiligt ist, gibt es Chaos und man verliert dadurch leicht den Überblick.

Ist der Geschmack gut getroffen, kann das Pesto in saubere, trockene Gläser abgefüllt werden. Dabei ist darauf zu achten, dass keine Lufteinschlüsse im Pesto sind. Sie könnten dafür sorgen, dass das Pesto leichter verdirbt. Werden die Gläser leicht auf einem Tuch auf dem Tisch aufgestoßen, kann man die Lufteinschlüsse entfernen. Vor dem Verschließen der Gläser mit einem Deckel gießt man noch etwas Öl obenauf, das sorgt für den Luftabschluss und verhindert Oxidationsprozesse. Nun die Gläser noch mit Inhalt, Datum und Haltbarkeit beschriften. Das Pesto ist so etwa gut 6 Monate haltbar, ohne Zusatz von Käse und Nüssen und im Kühlschrank auch länger (bis zu 8 Monaten).

Ich empfehle als abschließenden Genuss, mit allen Teilnehmern noch eine kleine Verkostung vorzunehmen. Dazu braucht es für jeden Teilnehmer ein gutes, frisches Brot zum gerade fertiggestellten Pesto und ein Glas Wiesenbowle (**Kap. 11.19**).

Variation und Anpassungen
Denkbar wäre auch ein Setting: **Herstellen eines Pestos** mit einem Pasta-Essen gleich im Anschluss. Dafür müsste allerdings noch ein Herd vorhanden sein sowie für Geschirr, Bestecke und Servietten gesorgt werden.

ICF-Domänen

Person *sollte muss* können	Ohne Einschränkung (0) mit leichten Einschränkungen (1) mit Einschränkungen (2–3) nicht (4)	
d130	2	Nachmachen, nachahmen
d177	2	Entscheidungen treffen
d220	1	Eine Mehrfachaufgabe übernehmen
d415	2	In einer elementaren Körperposition verbleiben
d445	1	Hand- und Armgebrauch

Weitere mögliche Punkte wären u.a. zu finden im Bereich eine Einzelaufgabe übernehmen, Kommunizieren, Probleme lösen, Erholung und Freizeit, Haushaltsgegenstände pflegen.

11.18 Sirup

Gabriele Vef-Georg

Kurzbeschreibung
Die Herstellung von Sirupen ist eine gute Methode, den Geschmack von aromareichen Pflanzen einzufangen und für einige Zeit (mind. 1 Jahr) zu konservieren. Dazu eignen sich viele Pflanzen, die reich an ätherischen Ölen sind. Man unterscheidet zwischen gesundheitswirksamen Sirupen und Sirupe für den Genuss (**Tab. 11-8**).

Natürlich lässt sich Sirup auch aus vielen verschiedenen Beeren herstellen, das finde ich dann eher schade, weil man viel Verlust an den Beeren hat und ein sehr süßes, mit Wasser verdünntes Produkt erhält. Bei den Beeren empfehle ich deshalb eher, einen Saft daraus zu machen, welcher auch lange haltbar ist und keinen oder nicht so viel Zucker enthält. Am besten geht das im Entsafter oder im Schnellkochtopf. Der Saft lässt sich ebenso gut wie Sirup mit Mineralwasser verdünnen und als frisches, fruchtiges Getränk genießen. Bei der Herstellung eines aromatischen Sirups geht man wie folgt vor: Pflanzenteile, z. B. Holunderblüten, Rosenblüten oder Pfefferminze, werden über Nacht in Wasser bzw. Saft angesetzt, abgeseiht und danach etwas ausgedrückt. Dann fügt man die vorgegebene Zuckermenge hinzu und kocht die Mischung – ähnlich wie bei der Geleezubereitung – nur einige Minuten sprudelnd. Der fertige Sirup wird danach in sauberen Flaschen heiß abgefüllt und die Flaschen gut verschlossen. Sauberes Arbeiten ist hierbei sehr wichtig, da sonst die Flüssigkeit gären könnte und im Extremfall die Flaschen sogar explodieren. Falls man das Aroma der Pflanzen nicht so stark haben möchte, verringert man die Ansetzzeit, so z. B. beim Waldmeister, für diesen reichen oft 3–4 Stunden.

Setting Herstellen von Holunderblütensirup
Gruppen: 3–6 Personen

Notwendige räumliche Gegebenheiten
- ein Raum mit einem großen Tisch, einem Waschbecken und einer Herdplatte
- Sitzgelegenheit für jeden Teilnehmer
- Bei schönem Wetter auch im Freien möglich.

Material und Werkzeuge
- 1 großer Kochtopf 4–5 Liter
- pro Teilnehmer 1 Schneidebrettchen und 1 Rüstmesser

Tabelle 11-8: Geeignete Pflanzen für die Herstellung von Sirup (G. Vef-Georg)

Pflanze	angesetzt mit Wasser	angesetzt mit Apfelsaft	gekocht mit 2:1 Gelierzucker	kalt mit Rohrzucker	konserviert mit Zitrone (bzw. Zitronensäure)
Duftrosenblätter ☺		×	×		×
Fliederblüten ☺	×		×		×
Goldmelisse ☺	×		×		×
Holunderblüten ☺	×		×		×
Lavendelblüten ☺		×	×		×
Löwenzahnblüten ☺	×		×		×
Melisse ☺		×	×		×
Pfefferminze ☺		×	×		×
Spitzwegerich❁				×	
Waldmeister ☺		×	×		×
Zitronenthymian❁	×			×	×

❁Sirup sehr wirksam gegen Husten, ☺ Sirup zum Genießen

- 3 Scheren
- 1 kleine Küchenwaage
- 1 Kochlöffel
- 1 Messbecher mit Literangabe
- 1 Sieb
- 1 Küchenhandtuch
- 1 Trichter
- 1 Schöpflöffel
- ca. 10 Flaschen 300–500 ml
- pro 1 l Wasser 500 g (2:1) Gelierzucker
- pro 1 l Wasser 10–12 Holunderblütendolden
- 2 Biozitronen oder 10 g Zitronensäure pro 1 l Wasser
- 1 Zitronenpresse
- 1 große Schüssel
- Küchenpapier
- Etiketten und Stifte

Zeitaufwand

60–90 Minuten

Vorbereitungsarbeiten

Die Holunderblüten müssen frisch geschnitten und über Nacht in Wasser angesetzt werden. Diese Vorbereitungsarbeiten eignen sich auch für ein Vorab-Setting, denn die Blüten müssen von den Teilnehmern ja auch noch vorbereitet werden (siehe Anmerkung).

Anforderungen

Kriterium	niedrig	gering	normal	erhöht	hoch
Aufmerksamkeit, Antrieb, Konzentration	■	■	■		
Mobilität, Beweglichkeit, Belastbarkeit	■	■			
Handlungsplanung, Kognition, Kreativität	■	■			
Kommunikation, Sprache, soziale Kompetenzen	■				
Gedächtnis, Orientierung, emotionale Beteil.	■	■	■		

Anmerkung

Die Holunderblüten möglichst nicht waschen, da sie sonst sehr viel Aroma und einzelne kleine Blüten verlieren. Man sollte sie vor dem Ansetzen auf Küchenpapier ausschütteln, so kann man kleine Käfer und Insekten gut sichtbar entfernen. Die grünen Stängel an den Blütendolden sollten sorgfältig entfernt werden, da sie sehr bitter schmecken.

Ablauf

Die eingeweichten Blüten sollten vor dem Abseihen mit einem Schöpflöffel im Wasser nochmals gut angedrückt werden, damit sie den Rest ihres Aromas noch an das Wasser abgeben können. Dann wird durch ein Sieb, evtl. mit einem Tuch im Sieb, abgeseiht, die Flüssigkeit im Literblech abgemessen, in den Kochtopf gegeben und unter Hinzugabe der benötigten Zuckermenge und der Zitronensäure/Zitronensaft erhitzt. Sobald sich der Zucker gelöst hat, wird der Sirup aufgekocht und einige Minuten sprudelnd kochen gelassen. Danach wird der heiße Sirup in die vorbereiteten, sehr sauberen Flaschen mit einem Trichter abgefüllt und verschlossen. Hierbei ist Vorsicht angebracht wegen der Verbrennungsgefahr! Nach dem Abkühlen der Flaschen, wenn man sie gut anfassen kann, wird noch beschriftet (**Abb. 11-18**). Der Sirup ist gut bis zu einem Jahr haltbar, sollte aber nach dem Anbrechen im Kühlschrank aufbewahrt werden.

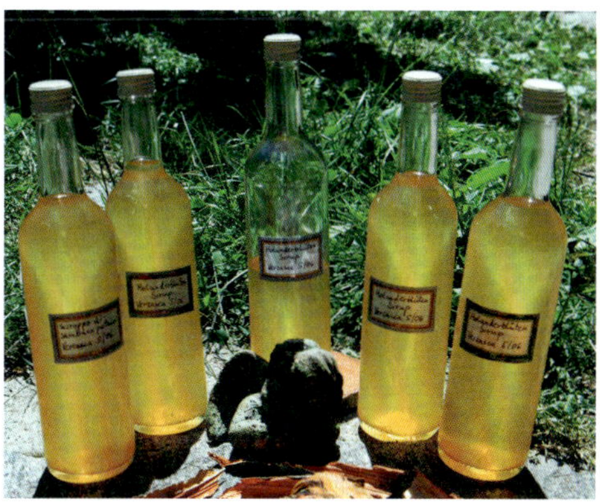

Abbildung 11-18: Holunderblütensirup (© Foto: J. Georg)

Variation und Anpassungen: Selbstgemachter Hustensirup

Spitzwegerich-Hustensirup

Man füllt ein 250–300 ml Twist-Off-Glas zu drei Viertel mit frisch geernteten Spitzwegerichblättern, welche sehr fein klein geschnitten sein müssen, und drückt sie etwas in das Glas. Nun gibt man ein Viertel Rohrzucker dazu und verschließt das Glas mit dem Deckel. Das so bestückte Glas kräftig schütteln, damit sich der Rohrzucker gut mit dem Spitzwegerichkraut vermischt. Diese Mischung lässt man 2–3 Wochen stehen, schüttelt sie von Zeit zu Zeit und filtriert sie dann ab. Die Lösung ist inzwischen sehr dunkel geworden, dunkelbraun. Das ist normal, da sich der Zucker mit dem Spitzwegerich verbunden und alle Inhaltsstoffe ausgezogen hat. Der abfiltrierte Sirup sollte im Kühlschrank in einer kleinen sauberen Flasche aufbewahrt werden. Da er keinerlei Konservierungsstoffe enthält, ist er nicht sehr lange haltbar (**Abb. 11-19**). Bei Reizhusten nehmen Erwachsene 1 EL 3 × tgl. und Kinder 3 × tgl. 1 TL. Diesen Hustensirup gibt es auch als Fertigpräparat und kann in Drogerien oder Apotheken bezogen werden (Lindol®).

Thymian-Hustensirup

Man pflückt zwei Handvoll (Sträußchen) Thymian oder Zitronenthymian (**Abb. 11-20**) frisch mit Stängel und übergießt sie mit 500 ml Wasser und dem Saft einer Zitrone. Diese Mischung wird mit geschlossenem Topfdeckel kurz aufgekocht (etwa 5 Minuten). Dann den Herd ausschalten und alles abkühlen lassen. Inzwischen kocht man 1 l Wasser mit 1 kg Rohrzucker auf und lässt dies etwas reduzieren. Anschließend wird der Thymian abgefiltert und etwas ausgedrückt. Die Kondenstropfen, welche sich am Topfdeckel niedergeschlagen haben, sollten in die Flüssigkeit abgeklopft werden, sie enthalten wertvolle Inhaltsstoffe. Nun fügt man die Thymianlösung zur Wasser-Zucker-Lösung und kocht diese gemeinsam nochmals kurz auf, nicht zu lange, da sonst die Wirkstoffe vom Thymian zerstört werden. Der fertige Sirup wird in saubere Flaschen abgefüllt und beschriftet. Hiervon nehmen Erwachsene 3–5 × tgl. 1 EL und Kinder 3–5 × tgl. 1 TL bei starkem Husten ein.

Zwiebelhustensaft-Rezept

Zutaten: 1 gehackte Zwiebel, 3 EL Rohrzucker, 125 ml Wasser, einige Tropfen Thymian Öl (3–10 %).

Die Zutaten zusammen kurz erhitzen, nicht aufkochen, abkühlen lassen, durch ein Tuch ausdrücken und abseihen. Drei bis zehn Tropfen reines ätherisches Thymianöl in den fertigen Saft geben und den Saft in einem verschlossenen Gefäß im Kühlschrank lagern. Einnahme: 3–5 × täglich 1–2 TL tgl.

ICF-Domänen

Person *sollte* *muss* können	„Ohne Einschränkung (0) „mit leichten Einschränkungen (1) „mit Einschränkungen (2-3) „nicht (4)	
d130	2	Nachmachen, nachahmen
d177	2	Entscheidungen treffen
d220	1	Eine Mehrfachaufgabe übernehmen
d415	2	In einer elementaren Körperposition verbleiben
d445	1	Hand- und Armgebrauch

Weitere mögliche Punkte wären u. a. zu finden im Bereich eine Einzelaufgabe übernehmen, Kommunizieren, Probleme lösen, Erholung und Freizeit, Haushaltsgegenstände pflegen.

Abbildung 11-19: Spitzwegerich-Sirup (© Foto: J. Georg)

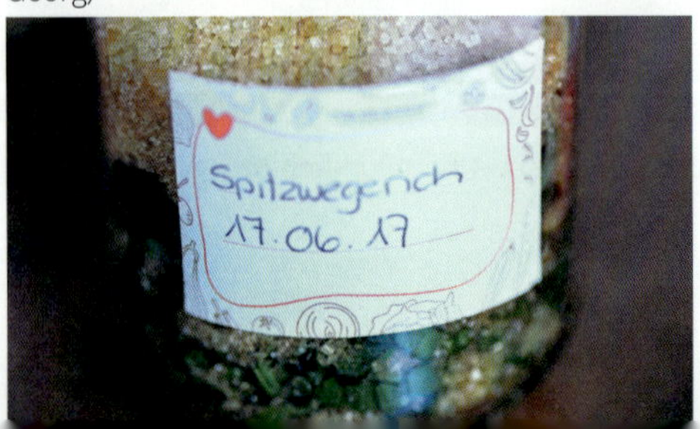

Abbildung 11-20: Zitronenthymian (© Foto: J. Georg)

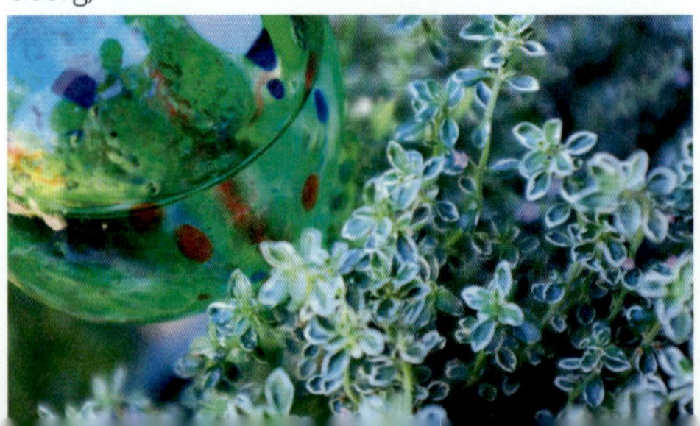

11.19 Wiesenbowle

Gabriele Vef Georg

Kurzbeschreibung

Wiesenbowle ist ein erfrischendes, leichtes Getränk, welches direkt, wie der Name schon sagt, von der Wiese kommt und mit essbaren Blüten sehr ansprechend aussieht und schmeckt. Diese Bowle ist einfach und schnell herzustellen und schmeckt köstlich.

Setting

Einzelsetting oder
2–3 Personen

Notwendige räumliche Gegebenheiten

- Raum mit größerem Tisch
- Sitzgelegenheit für jeden Teilnehmer
- Bei schönem Wetter auch im Freien möglich.
- Raum mit Wasseranschluss

Material und Werkzeuge

- 1 Bowle Gefäß
- 1 Schöpflöffel
- 1 l Apfelsaft
- 1 Biozitrone
- 1 l Mineralwasser
- 1 Kräuterstrauß
- Drinkglässer

Zeitaufwand

30–45 Minuten

Vorbereitungsarbeiten

- Die Materialien müssen auf dem Tisch platziert werden.
- Der Kräuterstrauß und die Blüten müssen gepflückt werden.

Anforderungen

Kriterium	niedrig	gering	normal	erhöht	hoch
Aufmerksamkeit, Antrieb, Konzentration	■	■	■		
Mobilität, Beweglichkeit, Belastbarkeit	■	■			
Handlungsplanung, Kognition, Kreativität	■	■			
Kommunikation, Sprache, soziale Kompetenzen	■				
Gedächtnis, Orientierung, emotionale Beteil.	■	■	■		

Ablauf

Wiesenbowle oder Giersch-Limonade

Gemeinsam wird ein Kräuterstrauß gepflückt. Er besteht aus 10 Stängeln vom Giersch (nur die Blätter verwenden), 1 Ranke Gundermann und 1 Stängel Pfefferminze. Als geschmackliche und optische Aufwertung des Getränks können noch Blüten von Duftrosen und/oder Holunderblüten zugefügt werden. Der Kräuterstrauß wird nur kurz abgebraust, dann in das Bowlegefäß gegeben, die Kräuter mit dem Saft einer Zitrone beträufelt und mit dem Schöpflöffel etwas angedrückt. Dieser Ansatz muss etwa eine Viertelstunde lang ziehen. Dann wird mit dem Apfelsaft aufgegossen und die Kräuter werden nochmals kräftig angedrückt, damit sie ihr Aroma gut an die Flüssigkeit abgeben. Nun werden die Blüten eingestreut (**Abb. 11-21**) und alles wird kühl gestellt.

Gut wäre es, wenn das Bowlegefäss einen Deckel hat, damit nicht so viel vom Aroma verfliegt. Die Bowle sollte zwei bis drei Stunden gut durchziehen. Erst dann kann der Kräuterstrauß entfernt und die Bowle mit Mineralwasser aufgegossen werden. Die essbaren

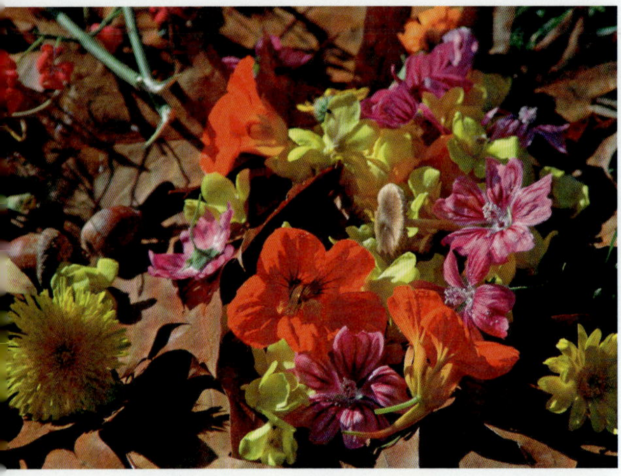

Abbildung 11-21: Essbare Blüten für die Wiesenbowle (© Foto: J. Georg)

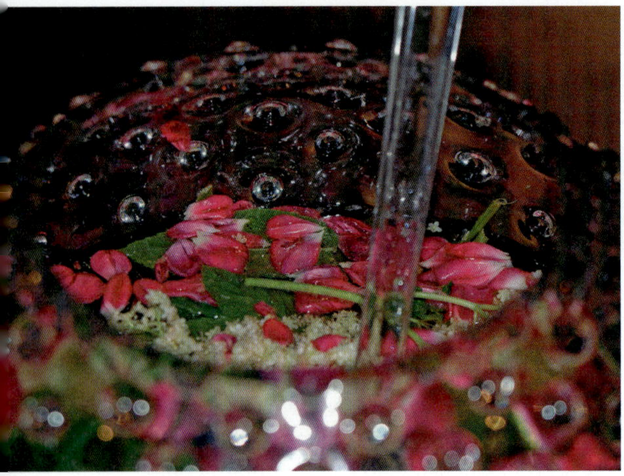

Abbildung 11-22: Wiesenbowle mit eingestreuten Blüten (© Foto: J. Georg)

Blüten können in der Bowle bleiben, sie sehen im Glas schön aus. Alternativ zu einem Bowlegefäss eignet sich auch eine Schüssel oder Suppenterrine.

Variation und Anpassungen

Wird die Wiesenbowle anstatt mit Mineralwasser mit Sekt oder Prosecco aufgegossen, ist sie ein feiner Aperitif vor dem Essen.

ICF-Domänen

Person *sollte* *muss* können	Ohne Einschränkung (0) mit leichten Einschränkungen (1) mit Einschränkungen (2–3) nicht (4)	
d130	2	Nachmachen, nachahmen
d177	2	Entscheidungen treffen
d220	1	Eine Mehrfachaufgabe übernehmen
d415	2	In einer elementaren Körperposition verbleiben
d445	1	Hand- und Armgebrauch

Weitere mögliche Punkte wären u.a. zu finden im Bereich eine Einzelaufgabe übernehmen, Kommunizieren, Probleme lösen, Erholung und Freizeit, Haushaltsgegenstände pflegen.

11.20
Kräuteröl mit Johanniskraut

Gabriele Vef-Georg

Kurzbeschreibung

Johanniskraut ist eine sehr alte Heilpflanze. Sie ist aufgrund ihrer Heilkraft bereits seit der Antike bekannt. In der Phytotherapie ist sie eine der meistuntersuchten Pflanzen. Innerlich wird Johanniskraut zur Behandlung von depressiven Verstimmungen eingesetzt. Zur äußeren Anwendung kann man aus der Pflanze ein sogenanntes „Rotöl" herstellen. Das Johanniskraut enthält unter vielen anderen Wirkstoffen den roten Farbstoff Hypericin, dieser verleiht dem Öl seine leuchtend rote Farbe. Das Öl wirkt bei Hautabschürfungen und kleinen Hautläsionen entzündungshemmend und wundheilungsfördernd, es kann bei Sonnenbrand eingesetzt werden. Zudem lindert es Gelenk- und Nervenschmerzen.

Setting

Einzelsetting ist möglich
Gruppen: 3–6 Personen

Notwendige räumliche Gegebenheiten

- Raum mit größerem Tisch
- Sitzgelegenheit für jeden Teilnehmer
- Bei schönem Wetter auch im Freien möglich.

Material und Werkzeuge

- 1,5–2,0 l Glaskrug oder Flasche mit großer Öffnung, möglichst braunes Glas
- 1 Korb für das Johanniskraut
- 1 Küchenwaage
- 1 Schneidebrettchen und 1 Rüstmesser pro Teilnehmer
- 1 l kaltgepresstes Olivenöl
- 1 großer Löffel zum Rühren
- 1 Mullkompresse
- 1 Gummiring
- 150–200 g Johanniskraut

Zeitaufwand

60 Minuten

Vorbereitungsarbeiten

- Das Material muss im Raum parat gestellt werden.
- Das Johanniskraut muss gemeinsam oder vorab geerntet werden.

Anforderungen

Kriterium	niedrig	gering	normal	hoch
Aufmerksamkeit, Antrieb, Konzentration	■	■	■	
Mobilität, Beweglichkeit, Belastbarkeit	■			
Handlungsplanung, Kognition, Kreativität	■	■		
Kommunikation, Sprache, soziale Kompetenzen	■	■		
Gedächtnis, Orientierung, emotionale Beteil.	■			

Anmerkung

Das Johanniskraut **(Abb. 11-23)** wird um die Sommersonnenwende herum an einem sonnigen Tag in der Mittagszeit geerntet, dann ist der Wirkstoffgehalt in der Pflanze am höchsten. Geerntet werden die Knospen, die Blüten **(Abb. 11-24)**, die Blätter **(Abb. 11-25)** und die grünen Samenkapseln vom oberen Drittel der Pflanze. So ist im späteren Rotöl das gesamte Wirkstoffspektrum der Pflanze enthalten.

Ablauf

Das Johanniskraut kann bei einem Rundgang durch den Garten gemeinsam am Stängel gepflückt oder geschnitten werden. Danach sitzen alle Teilnehmenden an einem Tisch, zupfen das obere Drittel der Pflanze ab und zerkleinern es mit einem Rüstmesser auf dem Schneidebrett. Die so vorbereiteten Pflanzenteile werden dann in das dafür vorgesehene Glas eingefüllt und mit dem Olivenöl übergossen. Durch kräftiges Umrühren werden alle Pflanzenteile gut mit dem Öl überzogen. Das Glas wird nun mit einer

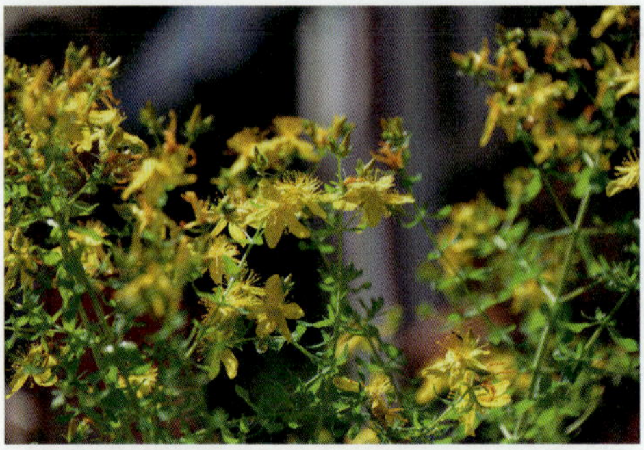

Abbildung 11-23: Johanniskraut (© Foto: J. Georg)

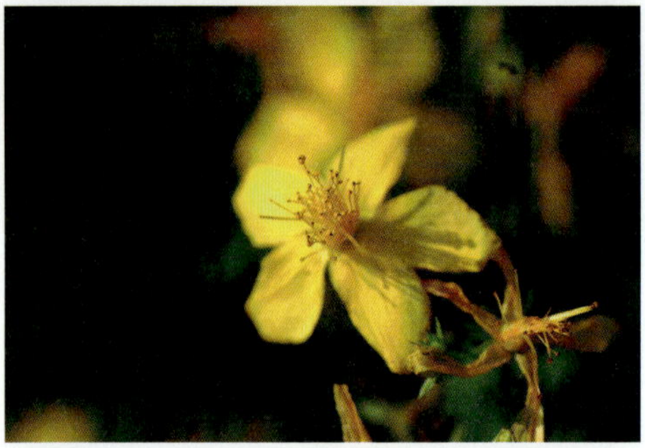

Abbildung 11-24: Johanniskrautblüte (© Foto: J. Georg)

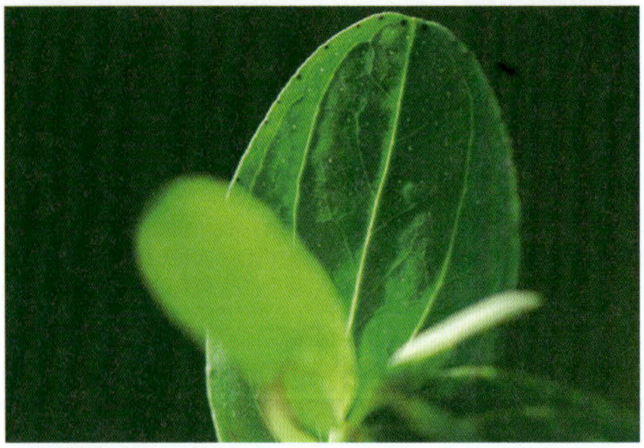

Abbildung 11-25: Perforiertes Johanniskrautblatt (© Foto: J. Georg)

aufgefalteten Mullkompresse bedeckt und die Kompresse mit einem Gummiring fixiert. Anschließend wird das Glas für drei Tage an die Sonne gestellt, die restlichen Tage an einem warmen Platz im Freien deponiert. Die Mullkompresse verhindert, dass Insekten in das Öl fliegen können und gewährleistet gleichzeitig, dass eventuell noch vorhandene Feuchtigkeit in den Pflanzenteilen verdunsten und entweichen kann. Das Öl sollte täglich einmal umgerührt oder geschüttelt und natürlich bei Regen hereingeholt werden. Nach 10–14 Tagen ist das Rotöl fertig, das heißt die Inhaltsstoffe der Pflanze sind nun vom Öl herausgelöst worden. Das Öl muss jetzt noch abgesiebt werden, am besten durch ein sauberes Leinentuch oder ein sehr feines Sieb. Das fertige Öl wird in kleine dunkle Fläschchen abgefüllt und mit Datum beschriftet. Ein so hergestelltes Öl ist 6–12 Monate haltbar und sollte kühl und dunkel gelagert werden. Für diesen Ölauszug benötigt man 1 l sehr gutes Olivenöl und 150–200 g Johanniskraut.

Variation und Anpassungen

Die wundheilende Wirkung lässt sich verstärken, wenn ein Teil des Johanniskrauts durch frische Lavendelblüten ersetzt wird. Auch Lavendel besitzt wundheilungsfördernde Eigenschaften. Für ein Johanniskraut-Lavendelöl benötigt man: 1 l sehr gutes Olivenöl, 150 g Johanniskraut, 50 g Lavendelblüten

Merke: Die Anwendung von Johanniskrautpräparaten kann die Lichtempfindlichkeit erhöhen. Deshalb sollten Personen während sie Johanniskrautpräparate anwenden, direkte Sonneneinstrahlung vermeiden.

ICF-Domänen

Person *sollte* *muss* können	Ohne Einschränkung (0) mit leichten Einschränkungen (1) mit Einschränkungen (2–3) nicht (4)	
d130	2	Nachmachen, nachahmen
d177	2	Entscheidungen treffen
d220	1	Eine Mehrfachaufgabe übernehmen
d415	2	In einer elementaren Körperposition verbleiben
d445	1	Hand- und Armgebrauch

Weitere mögliche Punkte wären u. a. zu finden im Bereich eine Einzelaufgabe übernehmen, Kommunizieren, Probleme lösen, Erholung und Freizeit, Haushaltsgegenstände pflegen.

12
Programmformular zum Kopieren und Ausdrucken

Das Programmformular steht auch als Download zur Verfügung:
https://www.hogrefe.ch/downloads/praxishandbuch-gartentherapie

Programmformular

Name des Programms ______________________________

Kurzbeschreibung:

____

____

____

____

Setting:

____

____

Notwendige räumliche Gegebenheiten:

____

____

Material und Werkzeuge:

____

____

____

____

Kosten:

____

Zeitaufwand:

____

Vorbereitungsarbeiten:

____

____

____

Programmformular

Seite 2 von 2

Anforderungen:

Kriterium	niedrig	gering	normal	hoch
Aufmerksamkeit, Antrieb, Konzentration				
Mobilität, Beweglichkeit, Belastbarkeit				
Handlungsplanung, Kognition, Kreativität				
Kommunikation, Sprache, soziale Kompetenzen				
Gedächtnis, Orientierung, emotionale Beteiligung				

Anmerkung:

Ablauf:

Mögliche Kontraindikationen:

Variation und Anpassungen:

ICF-Domänen:

Person *sollte* *muss* können	Ohne Einschränkung (0) mit leichten Einschränkungen (1) mit Einschränkungen (2–3) nicht (4)	

Weitere mögliche Punkte wären u.a. zu finden im Bereich ____________

Teil III

Materialien und Heilpflanzen

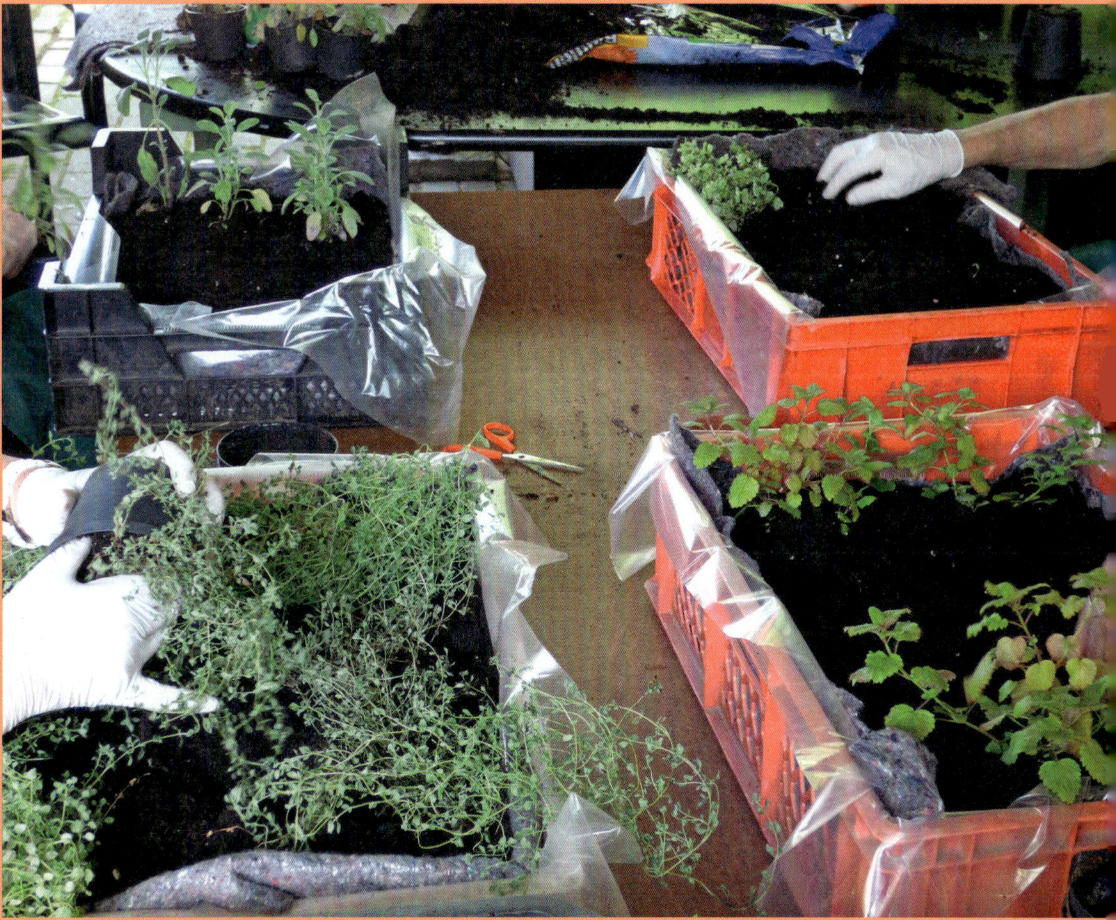

13 Materialien, Heilpflanzen und Hausmittel

Andreas Niepel und Gabriele Vef-Georg

13.1 Gartentagebücher

Andreas Niepel

Bereits im ersten Kapitel wurde aufgeführt, dass Gartentherapie immer ein Prozess ist, sich nie ausschließlich auf die einzelne Tätigkeit bezieht, sondern immer versucht, die Teilnehmenden in den Prozess einzubinden. Wie so oft geht es auch hier darum, in Kontakt zu bleiben; in diesem Fall in Kontakt mit dem Verlauf des Jahres. Aus diesen Gründen erscheint es sinnvoll, die verschiedenen Gartenangebote mit Gartentagebüchern zu begleiten. Dem Kleingärtner und der Hobbygärtnerin vergangener Tage war dieses nichts Unbekanntes.

Die Rhythmen des Gartens sind breit gefächert und spielen sich im Jahresverlauf ab. Da so manche Feststellung wie „Die Astern müssen aber nächstes Jahr eher raus“ im Laufe eines Jahres verloren gehen, bietet das Gartentagebuch eine geeignete Gedächtnishilfe. Die Erinnerungshilfe ist auch wichtig für Teilnehmende, die aufgrund von Gedächtnisstörungen oder aufgrund des Alters Probleme mit der Erinnerungsfähigkeit haben. Ihnen fällt die Vorausplanung schwer.

Ein solches Gartentagebuch dient im Grunde zwei Zwecken. Einmal ist es eine Hilfe bei der Vorausplanung. Das setzt aber voraus, dass die Planungen innerhalb der Gruppe durchgeführt werden: Wann wird was erledigt, was ist vorrangig erforderlich und wo sieht die Gruppe die wichtigsten Aufgaben? Diese Aspekte werden in einer Sparte „*Planung*“ im Gartentagebuch berücksichtigt. Zu Beginn einer Einheit im Gartentagebuch gelesen, ergeben sich daraus die anstehenden Tätigkeiten. Ein solches Vorgehen entspricht sehr dem Bedürfnis der Teilnehmenden nach Kontrolle.

Ein weiterer Bereich des Gartentagebuches ist vorgesehen für „*Gartenbeobachtungen*“. Hier wird dokumentiert, was besonders gut gelang, wann die Ernte begann, welcher Schädlingsbefall beobachtet wurde oder auch, welche Blütenfarbe wann und wo fehlte.

Letztlich sollte in einem solchen Gartentagebuch aber auch noch genügend Platz für Kreativität bleiben: Ein Bereich, in dem gepresste Blätter eingeklebt werden können oder auch Fotografien aus dem Garten.

Ein derartig angelegtes Buch gibt am Ende des Jahres ein hervorragendes Jahresbuch ab. Alle Aktivitäten des Jahres werden zusammengefügt und stehen für das kommende Jahr genau beschrieben wieder zur Verfügung.

Ganz praktisch gesehen bietet der Buchhandel mittlerweile eine gute Auswahl schöner Bücher mit leeren Seiten für die eigene Dokumentation. Jedoch ist bei gekauften Büchern darauf zu achten, dass dafür ausreichender Platz vorhanden ist.

Nutzt man eine Doppelseite pro Woche – und das ist das Mindeste – so kommt man also schon auf mindestens 100 Seiten.

13.2 Wetter als Thema

Andreas Niepel

Neben der gärtnerischen Planung und Dokumentation des Jahresverlaufs ist das Gartentagebuch aber auch bei der Dokumentation der Wetterlagen sinnvoll.

Daher sollte dieses Buch zunächst auf jeden Fall eine Spalte für *Wetterbeobachtungen* haben, um wichtige Stichpunkte einzutragen: Wie viel Regen ist gefallen? Was war die Höchst-, was die Tiefsttemperatur? Gab es besondere Wetterereignisse? Aber natürlich kann auch ein eigenes Wetterbuch angelegt werden. Speziell bei einer vorhandenen Wetterstation kann so ein regelmäßiger Gang zu dieser dokumentiert werden. Auch ein einzelnes großes Thermometer eignet sich gut, um über das Wetter zu reden. Erfahrungsgemäß ist ja gerade das Wetter ein beliebtes Gesprächsthema und bietet somit immer die Möglichkeit, in Kontakt zu kommen.

Wetterlagen und Temperaturen eignen sich auch für kleinere Spielchen. Es ist immer wieder spannend und interessant, eine Gruppe die momentane Temperatur schätzen zu lassen. Gerade bei Menschen mit einer gestörten Körperwahrnehmung ergibt dies spannende Ergebnisse. Zudem kann man dazu ein wenig gemeinsam quizzen: So kann die Gruppe – speziell an besonders heißen oder kalten Tagen – mal schätzen, welche Rekorde es so gab. Für den Ablauf werden sowohl die Daten wie auch die Orte auf kleine Zettel kopiert, um diese anschließend gemeinsam in eine passende Reihe zu bringen **(Tab. 13-1, 13-2)**.

Tabelle 13-1: Hitzerekorde (A. Niepel)

Temperatur	Land	Erläuterung
40,3	Deutschland	Am 8. August 2003 im Saarland gemessen
41,5	Schweiz	Am 11. August in Grono gemessen
46,5	Griechenland	Gemessen im Ort Lamia
48,5	Italien	Am 11. August 1999 in Catenanuova gemessen
50	Spanien	1881 in Sevilla gemessen
58	Libyen	Am 13. September 1922 in Al Azizyah gemessen
70,7	Iran	2007 als Hitzeweltrekord in der iranischen Wüste gemessen

Tabelle 13-2: Kälterekorde (A. Niepel)

Temperatur	Land	Erläuterung
0,2	Griechenland	„Kälterekord" in Heraklion auf der Insel Kreta
-52,6	Österreich	Februar 1923 in Grünloch bei Lunz am See
-41,8	Schweiz	Gemessen 1987 in La Brevine im Jura
-45,8	Deutschland	Weihnachten 2001 gemessen am Funtensee
-59	Schweden	Januar 1954 in Jämtland
-72,1	Russland	Gemessen 1926 in Omjakon
-89,2	Antarktis	Kälteweltrekord 1983 an der Wostok-Station gemessen

13.3 Heilpflanzen in der Gartentherapie

Gabriele Vef-Georg

Heilpflanzen eignen sich nach meiner Einschätzung besonders gut, um sie in der Gartentherapie sinnvoll und nützlich einzusetzen und zu verwenden. So kann man sie von der Aussaat bis zur Ernte betreuen und auch gemeinsam gesundheitswirksame Produkte aus ihnen herstellen. Viele Heilpflanzen sind gleichzeitig auch gute Küchenkräuter und von unserem Speiseplan nicht mehr wegzudenken. Sie sind meist imposante außergewöhnliche Pflanzen mit sehr unterschiedlichen Erscheinungsbildern im Aussehen, den Wuchsbedingungen und ihren Bedürfnissen (**Abb. 13-3 bis 13-28**). Einige gehören heute schon zu den sehr selten gewordenen Pflanzen, die man nicht mehr so einfach in Gärten oder auch Gartencentern findet. Um so wichtiger ist ihr Anbau, um sie für Mensch und Tier bereitzuhalten und sie weiterhin zu kultivieren. Heilpflanzen sind so vielfältig und außergewöhnlich, dass sie auch von Insekten sehr geliebt und benötigt werden **(Abb. 13-1)**.

Bienen werden heutzutage oft in Monokulturen zur Bestäubung eingesetzt, doch Bienen hassen Monokulturen, viele von ihnen sterben und überleben diesen Einsatz nicht. Ein bisschen ist das so, als würden wir Menschen immer nur Brot, Kartoffeln oder Reis zu essen bekommen, irgendwann würden wir sicher auch Mangelerscheinungen bekommen und daran sterben. Das Leben braucht die Vielfalt. Auch Bienen sind auf diese Vielfalt angewiesen. Wiesenblumen **(Abb. 13-2)** und der Anbau von Heilpflanzen bietet ihnen einen adäquaten Lebensraum. Denken wir doch auch daran, dass wir ohne die Bestäubungsinsekten irgendwann kein Obst und keine Feldfrüchte mehr hätten. Viele der Heilpflanzen verfügen eben neben ihrer heilkräftigen Wirkung auch noch über ausgesprochen gute Eigenschaften für Insekten. Damit ist der Anbau von Heilpflanzen nützlich für Mensch und Tier und leistet einen wichtigen Beitrag zur Biodiversität.

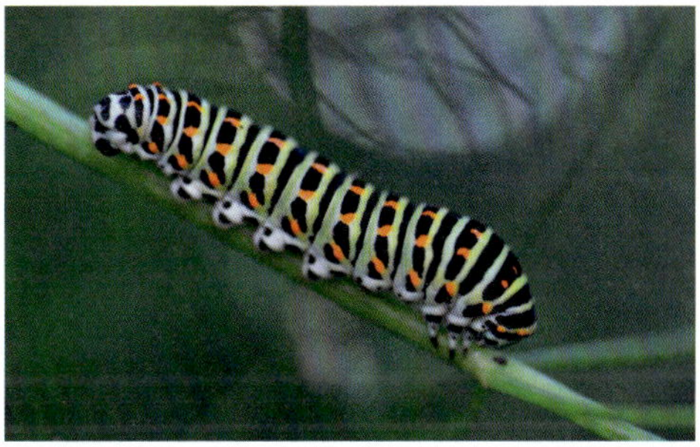

Abbildung 13-1: Raupe des Schwalbenschwanzschmetterlings. Sie benötigt Doldengewächse als Wirtspflanze, z. B. Fenchel auf dem Insektenpflanzen-Hochbeet (© Foto: J. Georg)

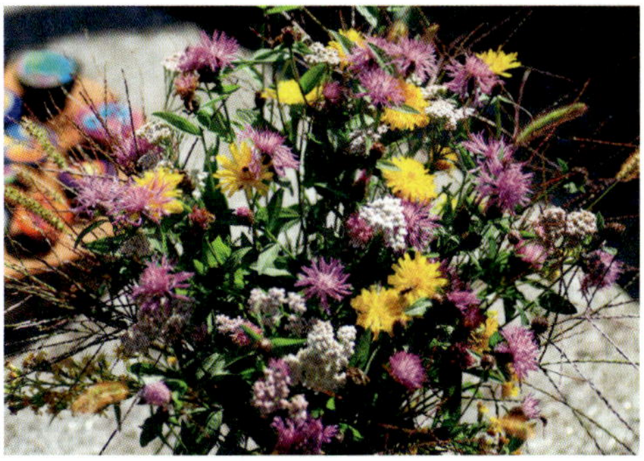

Abbildung 13-2: Bienen liebe die Vielfalt der Wiesenblumen (© Foto: J. Georg)

In der **Tabelle 13-3** finden Sie wirksame Heilpflanzen, ihre Namen, ihre Indikationen, ihre Eigenschaften und ihre Anwendungsformen. Zum besseren Verständnis der lateinischen Pflanzennamen, welche die zu verwendenden Arzneidrogen angeben: **Herba** = das blühende Kraut, **Folium** = das Blatt, **Flos** = die Blüte, **Fructus** = die Früchte, **Radix** = die Wurzel, **Semen** = die Samen. Das lateinische cum bedeutet: **mit**, et bedeutet: **und**.

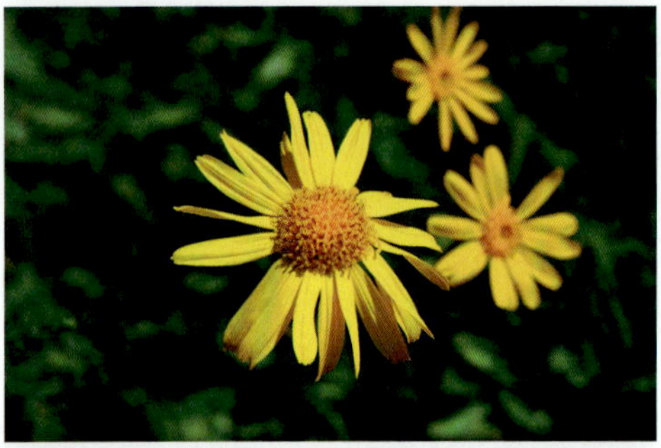

Abbildung 13-3: Arnika (© Foto: J. Georg)

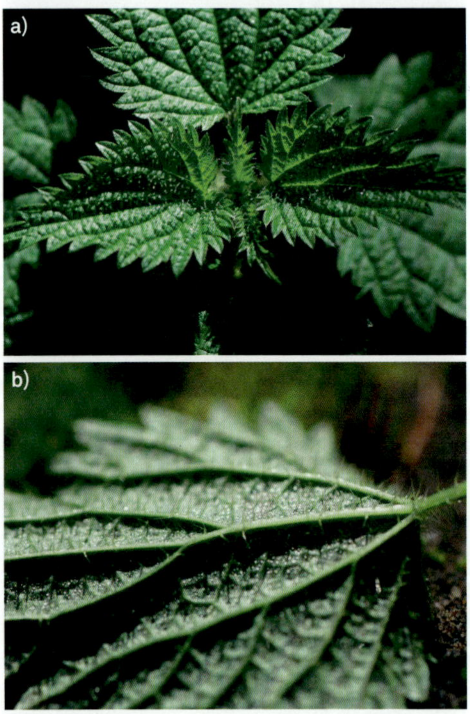

Abbildung 13-4: a) Brennnessel. b) Blattunterseite mit Brennhaaren (© Foto: J. Georg)

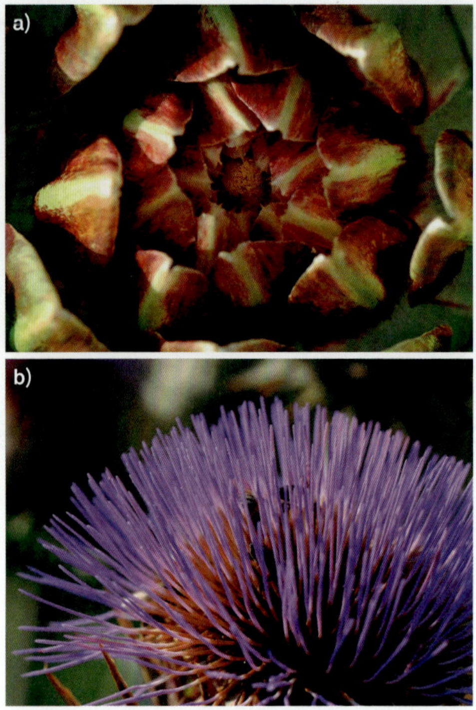

Abbildung 13-5: a) Artischocke. b) Artischockenblüte (© Foto: J. Georg)

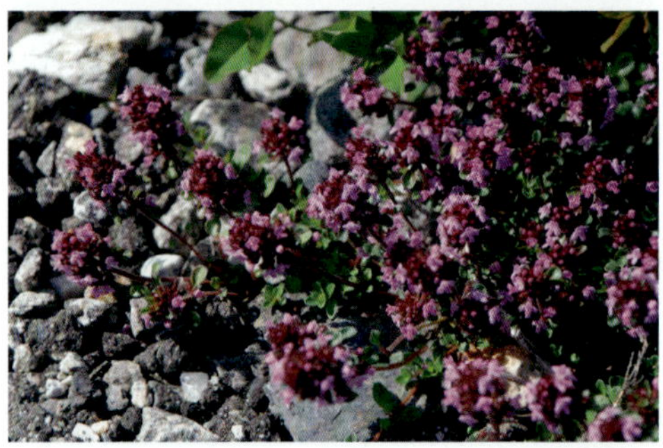

Abbildung 13-6: Thymian (© Foto: J. Georg)

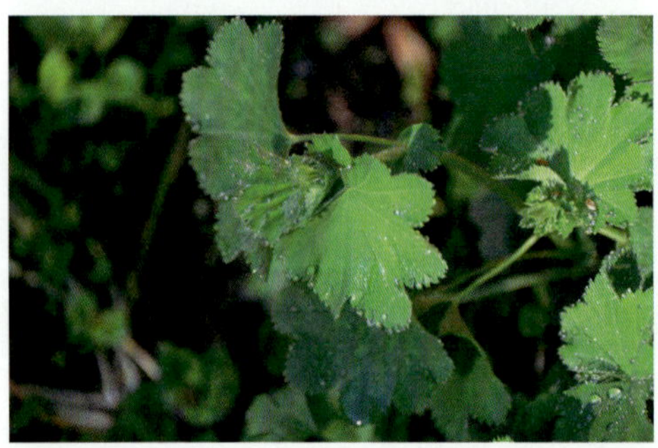

Abbildung 13-7: Frauenmantel (© Foto: J. Georg)

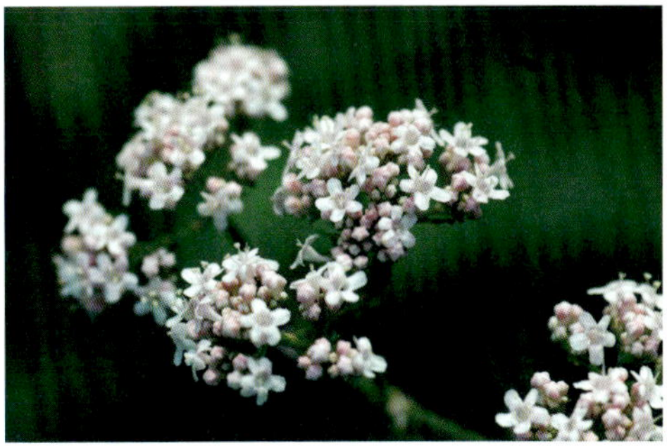

Abbildung 13-8: Baldrian (© Foto: J. Georg)

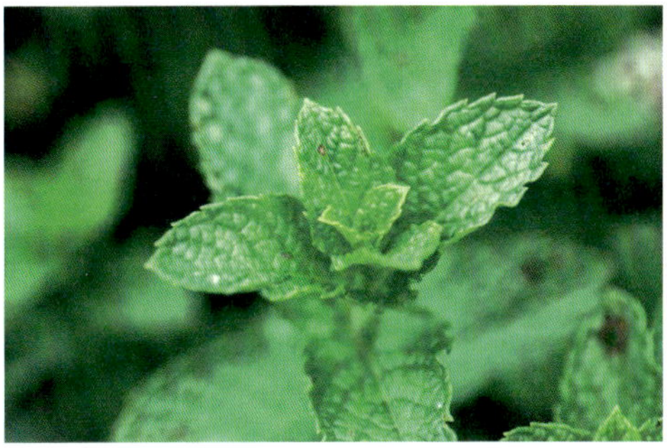

Abbildung 13-9: Pfefferminze (© Foto: J. Georg)

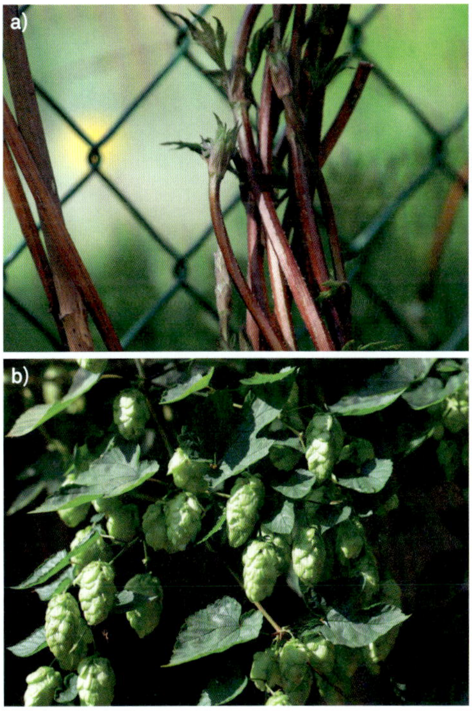

Abbildung 13-10: a) Hopfen. b) Hopfenzapfen (© Foto: J. Georg)

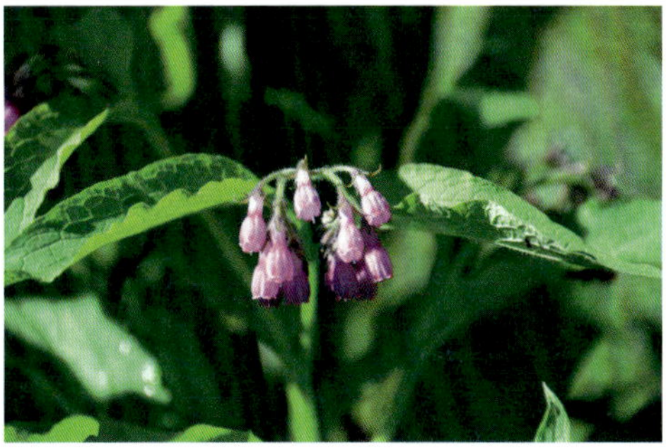

Abbildung 13-11: Beinwell (© Foto: J. Georg)

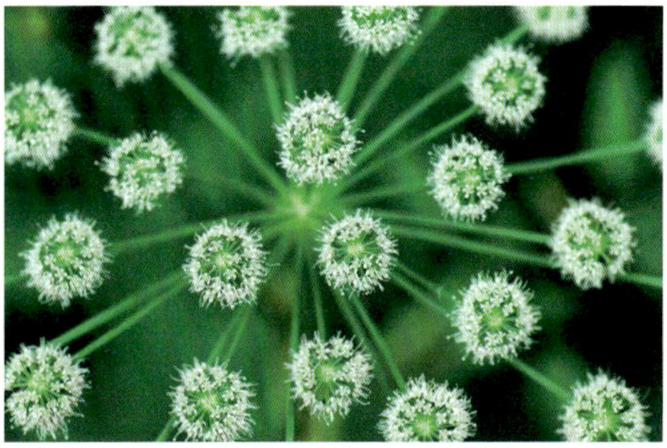

Abbildung 13-12: Engelwurz (© Foto: J. Georg)

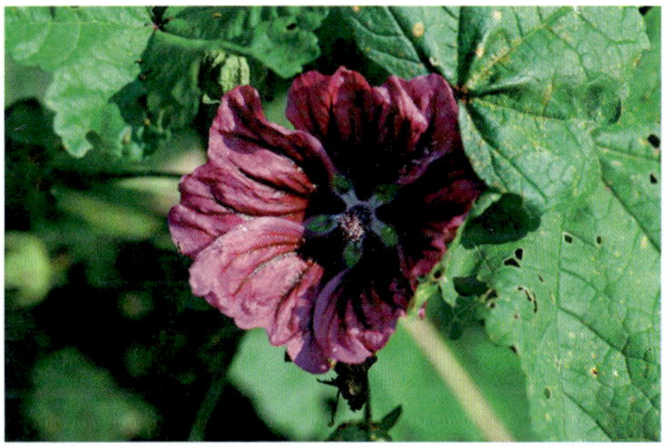

Abbildung 13-13: Malve (© Foto: J. Georg)

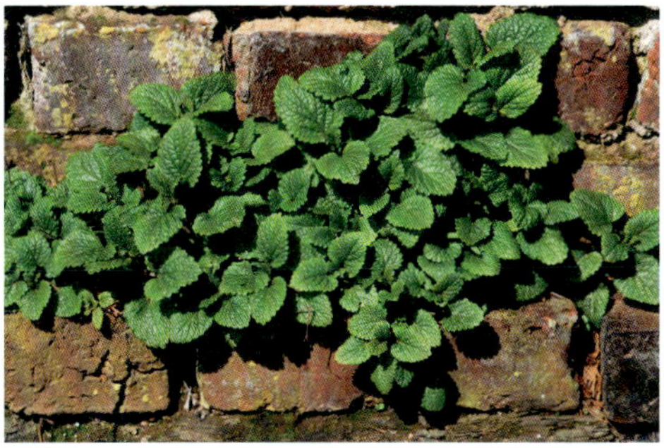

Abbildung 13-14: Melisse (© Foto: J. Georg)

Tabelle 13-3: Wirksame Heilpflanzen (G. Vef-Georg)

Name	Indikation	Wirkung	Anwendungsform	In der Küche beliebt
Anis *Anisi fructus*	Unterstützung der Magenfunktion, Magen-Darm-Krämpfe, Atemwegskatarrhe	entblähend, schleimlösend, auswurffördernd	Tee	×
Arnika *Arnicae flos*	Hämatome, Quetschungen, Distorsionen, Prellungen, rheumatische Muskel- und Gelenkbeschwerden	entzündungshemmend	Tinktur (äußerlich), Salbe, homöopathische Anwendungen vor und nach Operationen	
Artischocken *Cynarae folium*	Verdauungsbeschwerden, Störung im ableitenden Gallensystem	gallesekretionsfördernd, lipidsenkend	Tee, Fertigpräparate und als Gemüse	×
Baldrian *Valerianae radix*	Nervöse Beschwerden, Unruhe, Schlafstörungen	leicht einschlaffördernd, entspannend, beruhigend	Tee, Tropfen, Bad, Fertigpräparate	
Bärentraubenblätter *Uvae ursi folium*	Blasenentzündung	antibakteriell	Tee	
Bärlauch *Allii ursini herba*	Unterstützung der Verdauung, bakterizid im Darm	antibakteriell, leicht abführend	das frische grüne Kraut, Tinktur	×
Basilikum *Basilici herba*	Unterstützung der Verdauung, bei Appetitlosigkeit, Blähungen	appetitanregend, verdauungsfördernd, entblähend	Tee, das frische grüne Kraut	×
Beinwell *Symphyti radix*	Prellungen, Zerrungen, Verstauchungen	entzündungshemmend, fördert die Kallusbildung	Tee und als Umschlag (Kataplasma) zur äußeren Anwendung, Tinktur, Salbe	
Brennnessel *Urticae folium herba fructus et radix*	Durchspülung des ableitenden Harnsystems, Vorbeugung und Behandlung von Nierengries, bei gutartiger Vergrößerung der Prostata, unterstützende Behandlung bei rheumatischen Beschwerden	diuretisch, entzündungshemmend	Tee, Tinktur, Tropfen, Frischpflanzenpresssaft, Fertigpräparate und das frische grüne Kraut als Gemüse	×
Curcumawurzelstock *Curcumae longae rhizoma*	Verdauungsbeschwerden, Störungen im ableitenden Gallensystem	gallenflussfördernd, antioxidativ, entzündungshemmend	Fertigpräparate, Curcuma ist häufig Bestandteil von Currymischungen	×
Eibisch *Altheae folium et radix*	Schleimhautreizungen im Mund- und Rachenraum, Reizhusten	hustenreizlindernd, schleimlösend	Tee, Sirup	

Tabelle 13-3: *(Fortsetzung)*

Name	Indikation	Wirkung	Anwendungsform	In der Küche beliebt
Engelwurz *Angelica archangelica*	Appetitlosigkeit, Verdauungsbeschwerden, Blähungen, Magen-Darm-Krämpfe	krampflösend, gallenflussfördernd	Tee, Tropfen, Fertigpräparate	×
Fenchel *Foeniculi fructus*	Krampfartige Magen-Darm-beschwerden, Völlegefühl, Blähungen, Katarrhe der oberen Luftwege	verdauungsfördernd, krampflindernd, schleimverflüssigend, auswurffördernd, blähungswidrig	Tee, Sirup, Honig, ein paar Früchte gekaut, vertreiben schlechten Atem	×
Frauenmantel *Alchemillae herba*	Leichte Durchfallerkrankungen, Menstruationsbeschwerden, Klimakterium, Entzündungen im Mund, Hautausschläge	adstringierend, entkrampfend	Tee, Bad, Gurgellösung	
Goldrute *Solidaginis virgaureae herba*	Durchspülung bei entzündlichen Erkrankungen der ableitenden Harnwege, bei Harnsteinen und Nierengries auch zur Vorbeugung von diesen	diuretisch	Tee	
Herzgespann *Leonuri cardiacae herba*	Nervöse Herzbeschwerden, bei Schilddrüsenüberfunktion, als Adjuvans	herzstärkend, den Kreislauf tonisierend und unterstützend	Tee, Fertigpräparate, Tropfen, Dragees	
Holunderblüten *Sambuci flos*	Bei Erkältungskrankheiten und Fieber zur Schwitzkur	schweißtreibend, schleimlösend	Tee, Sirup, Fertigpräparate	×
Hopfen *Lupuli flos*	Unruhe, Angstzustände, Schlafstörungen	beruhigend, schlaffördernd	Tee, Trockensäckchen, Fertigpräparate, Bäder	
Huflattich *Tussilago Farfare folium*	Katarrhe der Atemwege, Husten, Heiserkeit, Entzündungen der Mund- und Rachenschleimhaut	hustenreizlindernd, entzündungshemmend	Tee, Frischpflanzenpresssaft	
Ingwerwurzelstock *Zingiberis rhizoma*	Schwindel, Übelkeit, Erbrechen, Reisekrankheit, Verdauungsprobleme, Appetitlosigkeit	brechreizlindernd	Fertigpräparate, Pulver in Kapseln	×
Johanniskraut *Hyperici herba*	Depressive Verstimmungszustände, Angst, nervöse Unruhe, stumpfe Verletzungen, Sonnenbrand, Nervenschmerzen	antidepressiv (innerlich), entzündungshemmend (äußerlich)	Tee, Fertigpräparate, Rotöl	
Kamillenblüten *Chamomillae Matricariae flos*	Haut- und Schleimhautentzündungen, Magen-Darm-Krämpfe, Erkrankungen im Anal- und Genitalbereich	entzündungshemmend, entkrampfend, desinfizierend, beruhigend, schmerzlindernd	Tee, zur Rollkur, Bäder und Spülungen	

Tabelle 13-3: *(Fortsetzung)*

Name	Indikation	Wirkung	Anwendungsform	In der Küche beliebt
Königskerzenblüten *Verbasci flos*	Chronischer Husten, Katarrhe der Atemwege	reizlindernd, auswurffördernd, schleimlösend	Tee, Hustensaft	
Koriander *Coriandri fructus*	Magen-Darm-Beschwerden, Appetitlosigkeit	krampflösend, verdauungsfördernd, blähungswidrig	Tee, Tropfen, Gewürz	×
Kümmel *Carvi fructus*	Krampfartige Magen-Darm-Beschwerden, Völlegefühl, Blähungen	krampflösend, verdauungsfördernd, entblähend, antibakteriell	Tee, Öl, Tropfen, Gewürz	×
Lavendelblüten *Lavendulae flos*	Unruhezustände, Nervosität, Einschlafstörungen, nervöser Reizmagen, Roemheld-Syndrom, Blähungen, nervöse Darmbeschwerden	beruhigend, entkrampfend, einschlaffördernd, antibakteriell, antikonvulsiv (auf das zentrale Nervensystem wirkend)	Tee, Öl, Fertigpräparate, Bäder, Trockensäckchen	×
Leinsamen *Lini semen*	Obstipation, Reizdarm, Magenschleimhautentzündung	stuhlregulierend durch Quellstoffe, magenschleimhautauskleidend, schonend	1 EL zerstoßene Samen mit 150 ml Wasser 3x tgl. einnehmen. Äußerlich als Breiumschlag bei Muskelverspannungen (Kap. 13.4)	×
Liebstöckelwurzel *Levistici radix*	Entzündliche Erkrankungen der ableitenden Harwege, Vorbeugung von Nierengries	diuretisch, krampflösend	Tee, das grüne Kraut als Gewürz	×
Lindenblüten *Tiliae flos*	Atemwegserkrankungen, Erkältung, Reizhusten, für Schwitzkuren	hustenreizlindernd, schleimlösend, schweißtreibend	Tee	
Löwenzahn *Taraxaci radix cum herba*	Störungen des Gallenflusses, Appetitlosigkeit, Völlegefühl, Blähungen, Förderung der Urinausscheidung	diuretisch, galleflussfördernd, appetitanregend, stoffwechselanregend	Tee, Frischpflanzenpresssaft, das frische grüne Kraut	×
Malvenblüten *Malvae flos*	Schleimhautentzündungen im Mund- und Rachenraum, Reizhusten	bakteriostatisch, schleimlösend, hustenreizlindernd	Tee, Gurgellösung	
Mariendistelfrüchte *Silybi mariani fructus*	Toxische Leberschäden, chronisch-entzündliche Lebererkrankungen, Leberzirrhose	fördert die Leberregeneration	Fertigpräparate	

Tabelle 13-3: *(Fortsetzung)*

Name	Indikation	Wirkung	Anwendungs-form	In der Küche beliebt
Melisse *Melissae folium*	Nervös bedingte Einschlafstörungen, funktionelle Magen-Darm-Beschwerden, Herpes labialis (äußerlich)	beruhigend, krampflösend, verdauungsfördernd, antiviral	Tee, Bäder, Trockensäckchen, Melissengeist, Melissen-Salbe	X
Odermennig-kraut *Agrimoniae herba*	Entzündungen im Mund- und Rachenbereich, leichte Durchfallerkrankungen	antibakteriell, antiviral	Tee, Tinktur	
Passions-blumenkraut *Passiflorae herba*	Nervöse Unruhezustände	beruhigend	Tee, Fertigpräparat	
Pfefferminze *Menthae piperitae folium*	Magen-Darm-Krämpfe, Blähungen, Gallenbeschwerden, Juckreiz (äußerlich)	verdauungsfördernd, krampflösend, blähungswidrig, juckreizlindernd (äußerlich)	Tee, ätherisches Öl (äußerlich), Teebad, -waschung Trockensäckchen	X
Ringelblumen-blüten *Calendulae flos*	Entzündungen der Mund- und Rachenschleimhaut, schlecht heilende Wunden (äußerlich)	antibakteriell, antimykotisch, antiviral, entzündungshemmend, wundheilungs-fördernd	Tee, Tinktur, Bäder, Salbe, Öl	
Rosmarin *Rosmarini folium*	Magen-Darm-Galle-Beschwerden, Kreislaufbeschwerden, zur Konzentrationsförderung, rheumatische Erkrankungen (äußerlich)	krampflösend, verdauungsfördernd, durchblutungs-fördernd, steigert die Kontraktionskraft des Herzmuskels	Tee, Bäder, ätherisches Öl, Salbe, Tropfen	X
Salbei *Salviac officinalis folium*	Entzündungen im Mund- und Rachenraum, Verdauungs-beschwerden, bei vermehrtem Schwitzen (Klimakterium, Schweißfüße)	antibakteriell, adstringierend, verdauungsfördernd, schweißhemmend	Tee, Bäder, Tinktur, Pastillen, Bonbons, Hustensaft, Tropfen	X
Schachtelhalm *Equiseti herba*	Entzündliche Erkrankungen der ableitenden Harnwege, Nierengries, posttraumatische Ödeme, schlecht heilende Wunden, dünne Kortison geschädigte Haut	diuretisch zur Durch-spülungstherapie, bindegewebs-stärkend (äußerlich)	Tee, Tinktur, Bäder, Salbe, Kapseln	
Schafgarbe *Millefolii herba*	Appetitlosigkeit, Magen-Darmbeschwerden, Krämpfe im kleinen Becken der Frau	verdauungsfördernd, galleflussfördernd, krampflösend, adstringierend, antibakteriell	Tee, Bäder, Tinktur, Frischpflanzen-presssaft	

Tabelle 13-3: *(Fortsetzung)*

Name	Indikation	Wirkung	Anwendungs-form	In der Küche beliebt
Sonnenhut *Echinaceae purpureae herba*	Behandlung und Unterstützung immer wiederkehrender Infektionen der Atem- und Harnwege, zur allgemeinen Stärkung des Immunsystems	abwehrstärkend	Fertigpräparate, Lutschpastillen, Frischpflanzen-presssaft, Tinktur, Tropfen	
Spitzwegerich-blätter *Plantaginis lanceolatae folium*	Katarrhe der Atemwege, Entzündungen des Mund- und rachenraumes, Reizhusten,	antibakteriell, hustenreizmildernd, adstringierend	Tee, Hustensaft, Sirup, Pastillen, Tropfen, Bronchial-balsam (äußerlich)	
Thymian *Thymi herba*	Bronchitis, Keuchhusten, Katarrhe der Atemwege	auswurffördernd, hustenreizlindernd, antibakteriell, antiviral	Tee, Hustensaft, ätherisches Öl, Lutschpastillen, Tropfen, Trocken-säckchen	×
Weißdorn *Crataegi folium cum flore et fructus*	Nachlassende Leistungsfähigkeit des Herzens	herzstärkend, den Herzrhytmus regulierend	Fertigpräparate, Tropfen, Tee, Herzwein	
Wermut *Absinthii herba*	Appetitlosigkeit, Magen-Darm-Galle-Beschwerden, Völlegefühl, Blähungen, Bauchkrämpfe	appetitanregend, galleflussfördernd, verbesserte Fettverdauung	Tee, Fertigpräparate, Tinktur, Tropfen,	

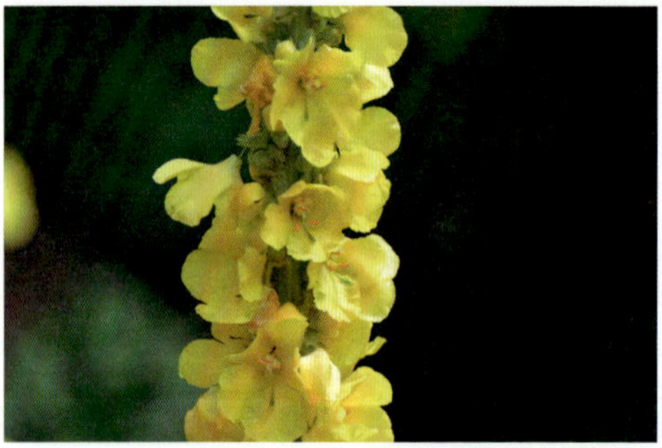

Abbildung 13-15: Königskerze (© Foto: J. Georg)

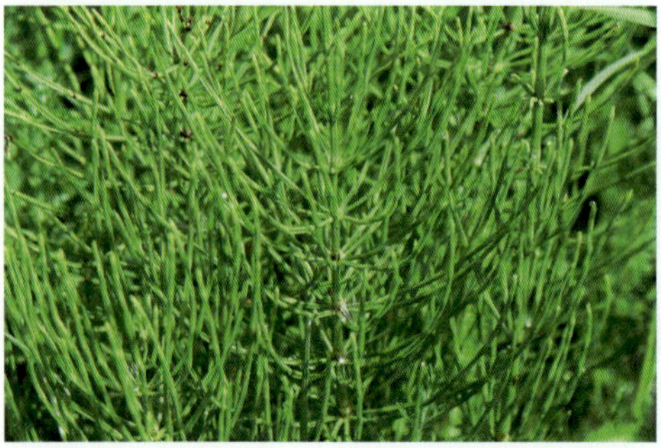

Abbildung 13-16: Schachtelhalm (© Foto: J. Georg)

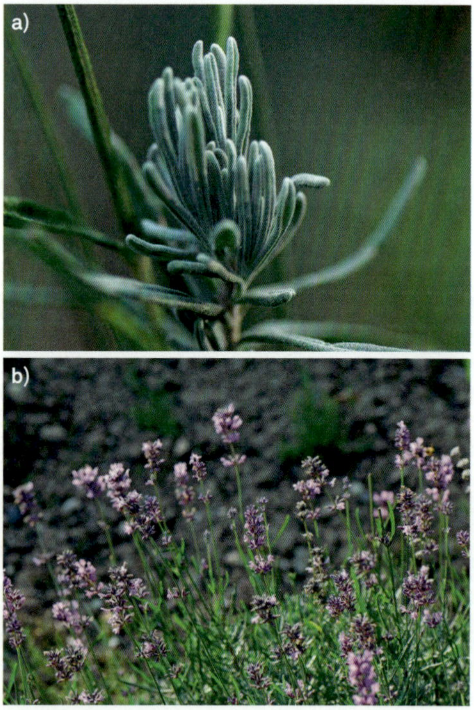

Abbildung 13-17: a) Lavendel. b) Lavendel in voller Blüte (© Foto: J. Georg)

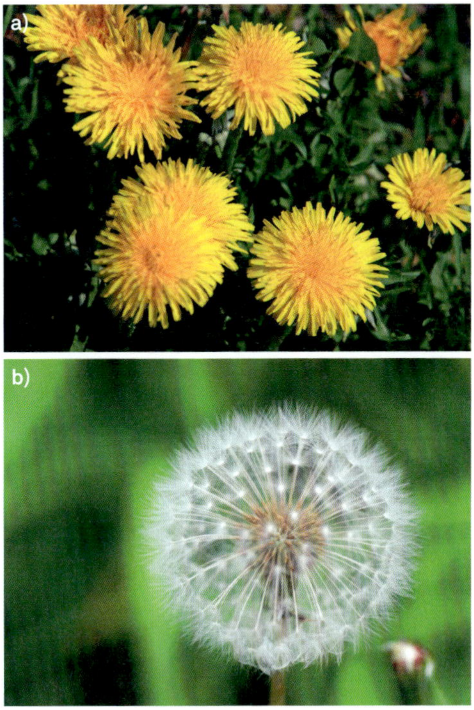

Abbildung 13-18: a) Löwenzahn. b) Löwenzahnsamen (© Foto: J. Georg)

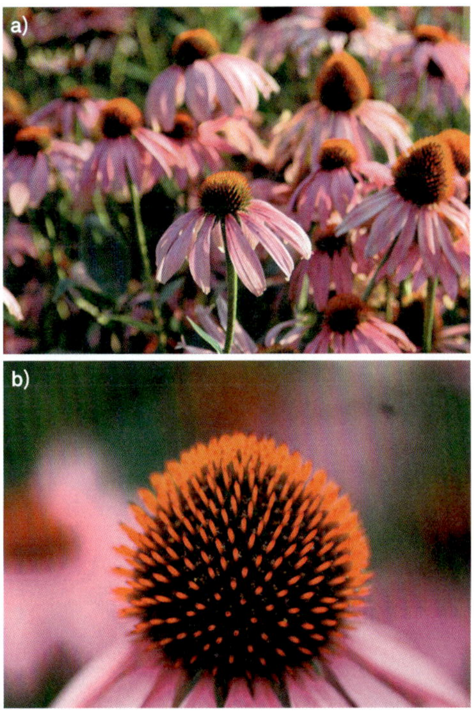

Abbildung 13-19: a) Roter Sonnenhut. b) Blüte (© Foto: J. Georg)

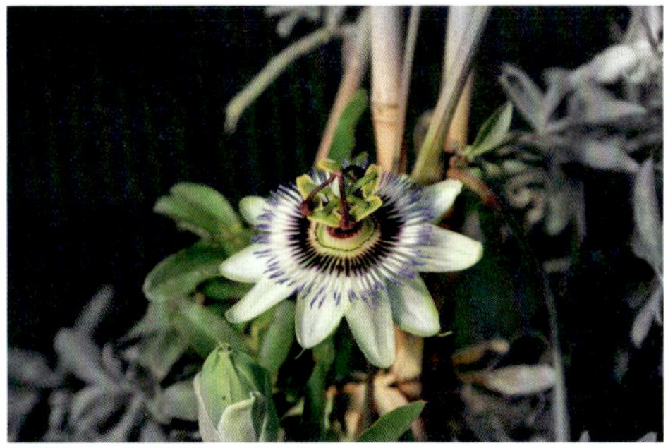

Abbildung 13-20: Passionsblume (© Foto: J. Georg)

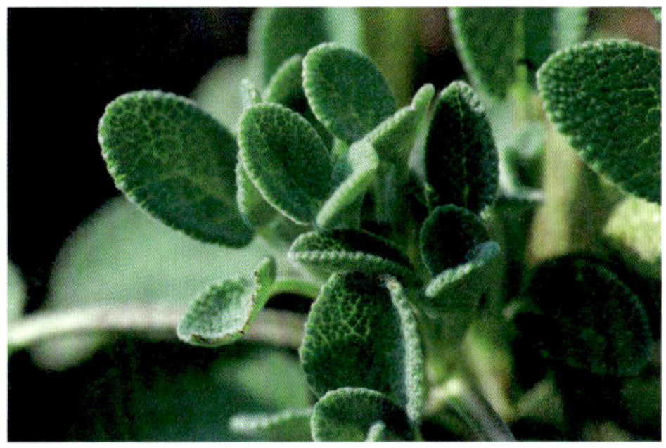

Abbildung 13-21: Salbei (© Foto: J. Georg)

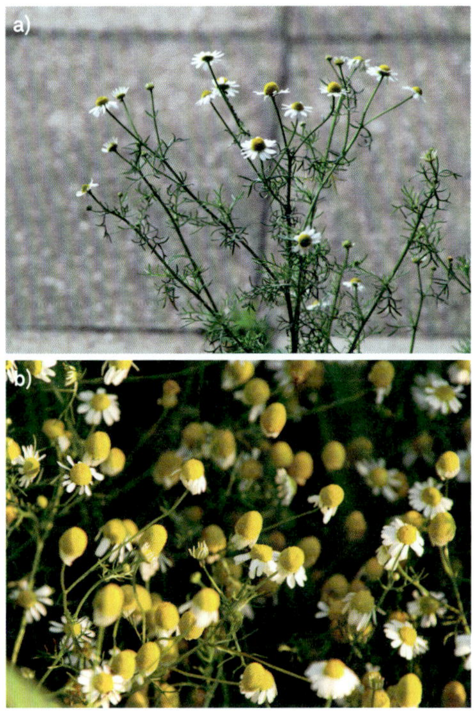

Abbildung 13-22: a) Kamille. b) Dekorative Blütenkapseln der Kamille (© Foto: J. Georg)

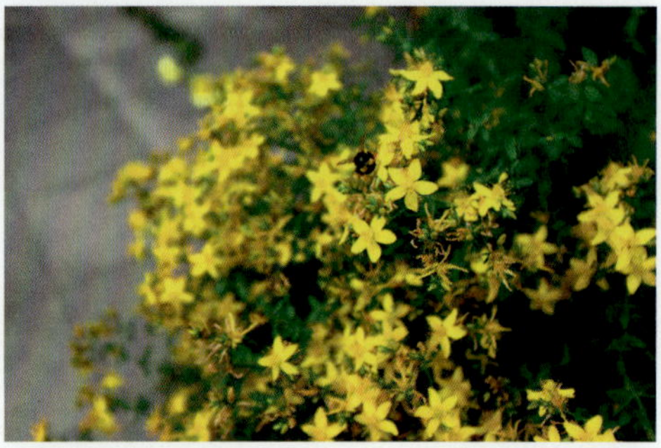

Abbildung 13-23: Johanniskraut (© Foto: J. Georg)

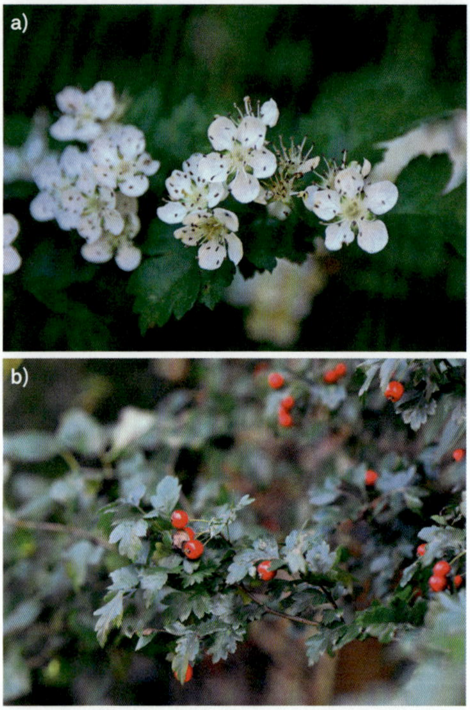

Abbildung 13-24: a) Weißdorn-Blüte. b) Weißdorn-Früchte (© Foto: J. Georg)

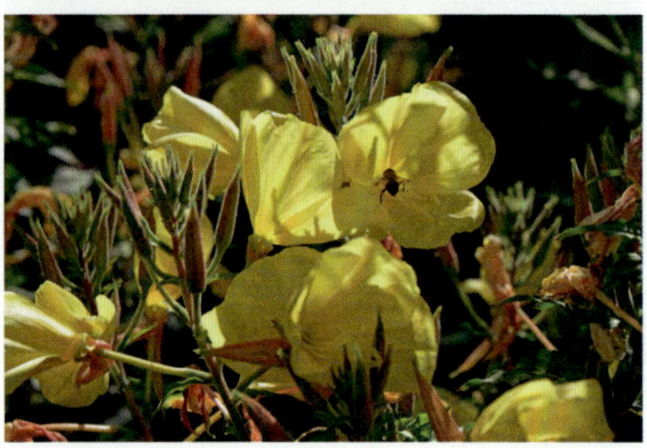

Abbildung 13-25: Nachtkerze (© Foto: J. Georg)

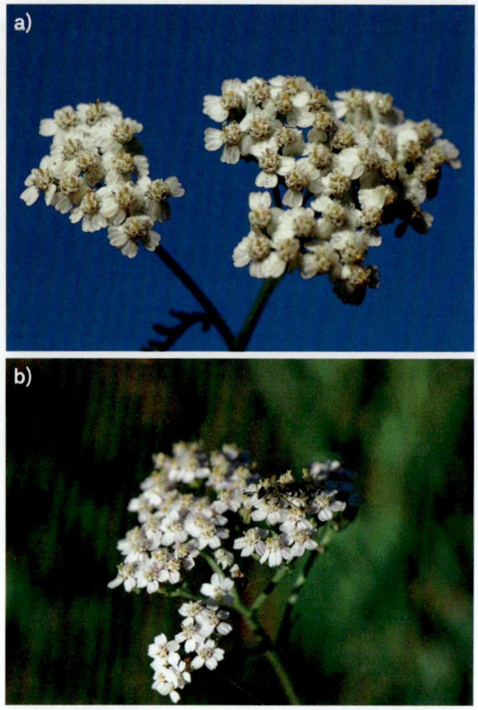

Abbildung 13-26: a) Schafgarbe. b) Schafgarbe mit Insekt (© Foto: J. Georg)

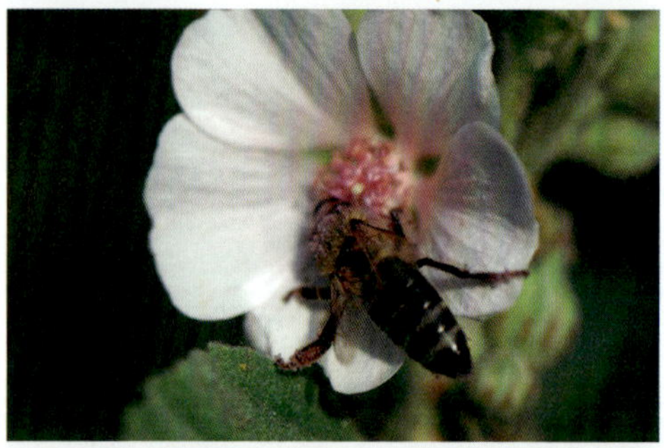

Abbildung 13-27: Eibisch. Auch diese Blüten ziehen Insekten an (© Foto: J. Georg)

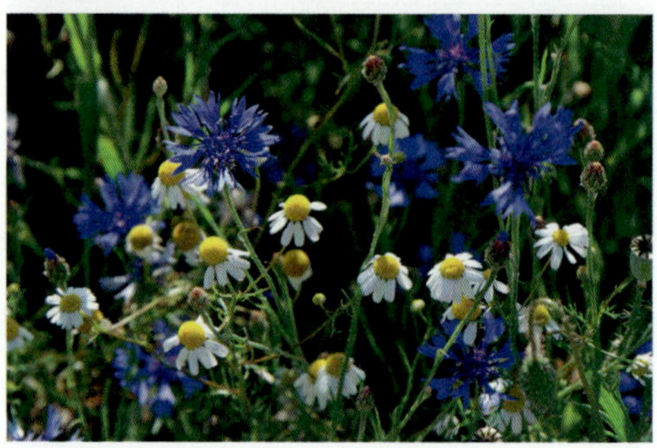

Abbildung 13-28: Kamille und Kornblume – eine schöne Farbenkomposition der Natur (© Foto: J. Georg)

13.4 Hausmittel

Gabriele Vef-Georg und Jürgen Georg

Als Hausmittel werden Lebensmittel wie Obst, Gemüse, Milchprodukte oder Wasser bezeichnet, die sich in jedem Haushalt befinden. Sie werden zu äußeren Anwendungen in Form von Wickel und Auflagen, Einreibungen, Waschungen oder Bädern eingesetzt. Meist stammen diese Anwendungen aus altem, von unseren Eltern und Großeltern überliefertem Wissen. Es ist sinnvoll, dieses Wissen zu bewahren und weiterzugeben, denn diese Anwendungen eignen sich dafür, sich selbst zu behandeln und somit aktiv etwas für die eigene Gesundheit zu tun. Hausmittel können gesundheitliche Beschwerden lindern, lösen oder verhindern. Wichtig ist zu wissen, wie ein Hausmittel wirkt, wofür es angewendet werden kann und in welcher Form (**Tab. 13-4**).

Tabelle 13-4: Eine Auswahl von Hausmitteln und ihre Wirkung, Indikation und Applikationsform (G. Vef-Georg in Anlehnung an Uhlemayr, 2001)

Zusatz	Wirkung	Indikation	Anwendungsform/-tipps
Was?	**Warum?**	**Wofür?**	**Wie?**
Essig	kühlend, juckreizmildernd, durchblutungsfördernd, Säureschutzmantel stabilisierend	Hautpflege bei Insektenstichen, Juckreiz u. Diabetes (Haut-pH-Wert stabilisierend)	Kompresse, Wadenwickel 1 Teil Obstessig auf 2 bis 3 Teile Wasser
Kartoffel	durchblutungsfördernd, muskelentspannend, schmerzlindernd	Rücken-/Kopfschmerzen, b/d Muskelverspannungen; Husten, Bronchitis	Kompresse (Nacken, Rücken, Brust) Verbrennungsgefahr! Verletzungsgefahr bei Sensibilitätsstörungen. Alternative: Leinsamen
Knoblauch	hautreizend, viruzid	Hautwarzen	Pflaster Umliegende Haut schützen!
Kohl	entzündungshemmend, schmerzlindernd, abschwellend	entzündliche Gelenkschmerzen	Gelenkwickel. Frische Blätter walken u. dachziegelartig auf intakte Haut auflegen
Leinsamen	muskelentspannend, schleimlösend, ziliäre Clearance anregend, entzündungshemmend, schmerzlindernd	Nebenhöhlenentzündung, Entspannung der Augenmuskeln, Husten, Bronchitis, oberflächliche Furunkel	Kompresse (Nacken, Rücken, Brust, NNH, Augen) Geschroteten Leinsamen verwenden. Milder als Kartoffel
Meerettich	hautreizend (Senföl), entzündungshemmend	Nebenhöhlen-, Blasenentzündung	Kompresse (Nacken, Blase). Einwirkzeit: 20 sec (Nacken); bis 2 min (Blase) Hautreizungsgefahr. Neutralisieren: Hautöl

Tabelle 13-4: *(Fortsetzung)*

Zusatz	Wirkung	Indikation	Anwendungsform/-tipps
Was?	**Warum?**	**Wofür?**	**Wie?**
Obststeine (Kirschen, Trauben-kerne) **u. Getreide-körner, Erbsen**	durchblutungsfördernd, krampflösend, kühlend	Muskelverspannungen, krampfartige Unter-/Bauchschmerzen, Kopfschmerz	Trockensäckchen im Backofen oder in Mikro-welle erwärmen. Erbsen im Kühlfach einfrieren u. auf schmerzende oder verspannte Körperstelle auflegen. Verletzungs-gefahr bei Sensibilitäts-störungen
Quark	abschwellend, kühlend, schmerzlindernd, entzündungshemmend, schleim- und krampf-lösend	Entzündung (Brust, Gelenk, Venen, Sehnenscheide), Sonnenbrand, Insekten-stich	Kompresse (Brust, Unterschenkel), Wickel (Gelenk) Magerquark (o. Zusätze) verwenden. Nicht direkt auf die Haut auftragen! Kein Woll-Außentuch (verfilzt!)
Salz	hautreizend, kühlend	Entzündung (Hals)	Wickel (Hals)
Zitrone	entzündungshemmend, abschwellend, kühlend, konzentrationsfördernd	Halsentzündung, Husten, Fieber, Konzentrations-störungen	Wickel (Brust, Hals, Wade) Nur ungespritzte Zitronen verwenden! **Vorsicht:** leicht hautreizend
Zwiebel	desinfizierend, schmerzlin-dernd, entzündungshem-mend, schleimlösend, antiasthmatisch, antikello-id, abschwellend	Entzündung (Gelenk, Sehnenscheide) Erkältung, spastischer Husten, Insektenstich, Narbenpflege/-prophylaxe	Kompresse (Ohr, Gelenk, Brust, Fusssohle, Haut) Salbe (Narbenprophylaxe) Bei Insektenstich direkt auf Haut auflegen.
Knoblauch	antimykotisch, antibakteriell, viruzid	Warzen und Fußpilz	Bei Warzen eine Knob-lauchscheibe auflegen. Bei Fußpilz mit Flüssigkeit aus Knoblauchkapseln beträufeln.

13.4.1 Grundausstattung zur Anwendung von Hausmitteln

Was brauchen Sie als Grundausstattung?

Wenn Sie in Ihrer Einrichtung eine Grundausstattung zur äußeren und inneren Anwendung von Hausmitteln planen, empfehlen wir die in **Tabelle 13-5** aufgeführten Materialien.

Tabelle 13-5: Grundausstattung für die innere und äußere Anwendung von Hausmitteln (G. Vef-Georg)

Applikation	Zugehöriges Material
Wickel-Materialien	– Außen-, Innen-, Wringtücher – Wickelschüsseln – Heißwasserbereiter – Haushaltspapierrolle – Stofftaschentücher – Wärmflaschen – Mullwindeln – Kältepacks – Teefilter – Rohwolle/Watte – Halstuch/ Schal
Wickel-Zusätze	– Kartoffeln – Geschroteter Leinsamen – Quark – Ingwer-, Senfmehlpulver – Meerrettich – Kirchensteine
Befestigungsmaterial	– Strumpfhose/Schlafhose/Mütze – Stirnband, elastische Binde – Sicherheitsnadeln/Klettverschlüsse
Arbeitsunterlagen	– Tablett – Holzbrett
Tees	– Kamillenblüten – Lavendelblüten – Baldrianwurzel – Hopfenzapfen – Passionsblumenkraut – Johanniskraut – Melissenblätter – Pfefferminzblätter – Fenchelfrüchte – Salbeiblätter – Schachtelhalmkraut – Stiefmütterchenkraut
Ätherische Öle	– Ölmischungen 2–10 % z. B. aus: Eukalyptus-, Johanniskraut-, Lavendel-, Rosen-, Kümmel-, Pfefferminz-, Thymian- oder Zitronenöl
Trägeröle	– Olivenöl – Mandelöl – Jojobawachsöl
Salben	– Bronchialsalbe – Capsaicinsalbe® – Kupfersalbe – Symphytumsalbe (Beinwell) – Contratubex compositum® (Narbensalbe)
Essenzen	– Arnika-, Calendula-, Kamillenessenz

13.4.2 Kataplasmen

Ein Ansatz für den Einsatz von Hausmitteln ist es, einen Pflanzenbrei (Kataplasma) als Wärmeträger für Wärmeanwendungen zu nutzen. Prinzipiell eignen sich für diese sogenannten Kataplasmen alle kohlenhydrat- oder stärkehaltigen (klebrigen) Lebensmittel, die meist noch Schleimstoffe und Pflanzenöle enthalten und sich durch Wasserzusatz und Wärmezufuhr zu einem Brei verarbeiten lassen. Beispiele dafür sind Bockshornklee, Bulgur, Couscous, Gries, Hirse, Kartoffeln, Kochbananen, Leinsamen, Maniok, Reis, Süßkartoffeln, Teigwaren oder Yamswurzel. Im deutschsprachigen Raum werden dazu meist Kartoffeln oder Leinsamen verwendet. In erster Linie sind diese Wärmeträger durchblutungsfördernd und muskelentspannend, wobei eine Tiefenwirkung reflektorisch über die Head'schen Zonen vermittelt wird. Die Erkrankung des betreffenden Organs führt zu Schmerzen im korrespondierenden Hautgebiet. Zur Linderung peripherer nozizeptiver Schmerzen nutzt man den Umstand, dass intensive Wärmereize kompetitiv langsame, durch marklose C-Fasern übermittelte nozizeptive Schmerzreize hemmen können. In der häuslichen und stationären Pflege lassen sich Kompressen oder Auflagen aus geschroteten Leinsamen besonders einfach, flexibel, hautschonend, hygienisch und schnell anwenden (**Kap. 13.4.3; 13.4.4**).

13.4.3 Leinsamenkompresse

Material für eine **A4-formatige Größe**

- 300–400 g geschrotete Leinsamen
- 2 × 3 Blatt Küchenpapier
- 1 Küchenhandtuch
- 1 wollenes, wärmendes Außentuch
- 300–400 ml kochendes Wasser
- 1 Schüssel und einen Löffel.

Durchführung

Die geschroteten Leinsamen werden in die Schüssel gegeben, mit 300–400 ml kochend heißem Wasser übergossen und zu einem geschmeidigen Brei angerührt. Dieser wird auf das zuvor kreuzförmig auf das Küchenhandtuch gelegte Küchenpapier 1 cm dick ausgestrichen und eingeschlagen. Wenn die Hitze der bis zu 60 °C heißen Kompresse gut toleriert wird, kann sie auf die betreffende Körperstelle aufgelegt und gut anmodelliert werden. Mit einem Außentuch abgedeckt kann die Kompresse 30–60 min anliegen. Nach dem Abnehmen der Kompresse wird die Hautpartie noch eine weitere Stunde mit einem Außentuch bedeckt und gewärmt.

13.4.4 Leinsamennackenauflage zur Beruhigung und Entspannung

Unruhige Menschen haben häufig Angst; diese sitzt ihnen buchstäblich „im Nacken". Das führt meist zu Schulter- und Nackenverspannungen. Eine warme Leinsamenauflage im Schulter-Nackenbereich löst und lindert die muskulären Verspannungen. Da die Head'schen Zonen (**Kap. 13.4.2**) des Schulter-Nackenbereichs reflektorisch mit dem Zwerchfell verbunden sind, führen Wärmeanwendungen an Schulter und Nacken über eine Entspannung des Zwerchfells zu einer nachfolgenden vertieften Atmung. Eine tiefe Atmung fördert die Entspannung und hat insgesamt eine beruhigende Wirkung auf unruhige Menschen.

Material

- 300 g geschroteter Leinsamen
- Küchenpapier
- 1 Küchenhandtuch
- 1 Wollaußentuch
- 300 ml kochendes Wasser
- 1 Schüssel
- 1 Löffel

Durchführung

Den geschroteten Leinsamen in die Schüssel geben, etwa mit der gleichen Menge heißem Wasser übergießen und umrühren. Es soll dabei ein gut streichfähiger Brei entstehen, der 1–2 cm dick auf ein Küchenpapier ausgestrichen wird. Dieses wird in ein Küchentuch etwa 20 × 30 cm als Packung eingeschlagen und auf den Schulter-Nackenbereich aufgelegt. Fixiert und bedeckt wird diese Auflage mit einem Woll- oder Moltonaußentuch. Die Auflage kann 30 Minuten belassen werden oder solange sie als angenehm empfunden wird. Nach der Abnahme wird der Schulter-Nackenbereich noch einige Zeit mit einem Außentuch bedeckt.

Alternativ eignen sich auch gekochte Kartoffeln als Auflage. Hierbei ist jedoch die erhöhte Verbrennungsgefahr zu beachten: Eine gekochte Kartoffel kann bis zu 80 °C heiß sein!

13.4.5 Alternativen für trockene und feucht-heiße Anwendungen

Statt Leinsamen können auch trockene Wärmeanwendungen in Form von Wärmflaschen, Kirschkern- oder Traubenkernsäckchen verwendet werden. Zur feuchten Wärmeanwendung eignen sich feucht-heiße (Dampf-)Kompressen, Kartoffelauflagen oder ein Heublumensack. Grundsätzlich gilt, dass feuchte Wärmeanwendungen intensiver wirken als trockene, da sie tiefer in die Haut eindringen.

Nahrungsmittel als Hausmittel für Wickel und Auflagen

- Wasser
- Leinsamen
- Kartoffeln
- Zitrone
- Kohl
- Ingwer
- Meerrettich
- Senf
- Zwiebel
- Knoblauch
- Quark

Diese Hausmittel unterliegen nicht dem Arzneimittelgesetz, sondern dem Nahrungsmittelgesetz und sollten dementsprechend frisch und frei von schädlichen Zusatzstoffen sein. Auch Phytotherapeutika und ätherische Öle sind Alternativen.

13.4.6 Beruhigende Waschungen und Einreibungen

Für eine beruhigende Waschung werden unruhige Patienten mit einer Lavendel-Waschemulsionslösung (10 ml auf 2 l) mit weichen Waschlappen mit der Haarwuchsrichtung gewaschen. Mit dieser Lavendelbademilch-Emulsion kann ebenfalls ein sogenannter Blitzwickel durchgeführt werden. Die Lösung besteht aus der fertigen Bademilch und heißem Wasser. In die Lösung wird ein Frotteewaschlappen eingetaucht, gut ausgewrungen, auf den Nackenbereich aufgelegt und mit einem Wollschal fixiert. Nach etwa 5–10 Minuten ist der Blitzwickel abgekühlt und wird abgenommen. Der wärmende Wollschal verbleibt im Nacken zum Nachruhen.

Lavendel kann auch als Bestandteil in einem Trockensäckchen verwendet werden.

Analog dazu beruhigen auch Einreibungen am Rücken oder Ganzkörpereinreibungen mit einem wärmenden Körperöl, z. B. mit Solum oliginosum®.

13.4.7 Feucht-heiße Dampfkompresse

Die puristischste Form der Hausmittelnutzung besteht wohl darin, Wasser mit Wickelinnentüchern anzuwenden als feucht heiße oder kalte Kompresse sowie Wickel als heiße Rolle oder Dampfkompresse. Diese Kompressen, Wickel oder Rollen können ergänzt werden durch Zusätze in Form von:

- Emulsionen (mit Eukalyptus, Fichtennadel, Lavendel, Rosmarin oder Wildrosen)
- Essenzen (aus Arnika, Calendula, Essig, Kamille)
- Pflanzensäften (Zitrone)
- Salzen (aus Kochsalz, Natriumbicarbonat)
- Tee (aus Augentrost, Heublumen, Kamille, Stiefmütterchen)

Exemplarisch wird im Folgenden eine Dampfkompresse beschrieben und bildlich dargestellt. Für eine Dampfkompresse faltet man ein

80 × 80 cm großes Gaze-Tuch (**Abb. 13-29**) achtfach zu einem Format DIN A5, schlägt es in ein Wringtuch ein, übergießt es mit kochendem Wasser (**Abb. 13-30**, wringt das Innentuch fest aus (**Abb. 13-31**) und schlägt es dann in das bereitgelegte zweite Geschirrtuch ein (**Abb. 13-32**). Die fertig vorbereitete Dampfkompresse (**Abb. 13-33**) kann nun – nach vorheriger Testung der Wärmetoleranz – auf den Oberbauch des Patienten für etwa 15–20 Minuten aufgelegt werden (**Abb. 13-34**). Mit einer gleichzeitig aufgelegten Wärmeflasche lässt sich die Anwendung auf 30 Minuten verlängern. Anschließend ruht der Patient noch 30 Minuten.

Eine solche Dampfkompresse als Bauchauflage wirkt entspannend und beruhigend, da die Wärme in diesem Bereich einen vagotropen Reiz über das enterische Nervensystem setzt.

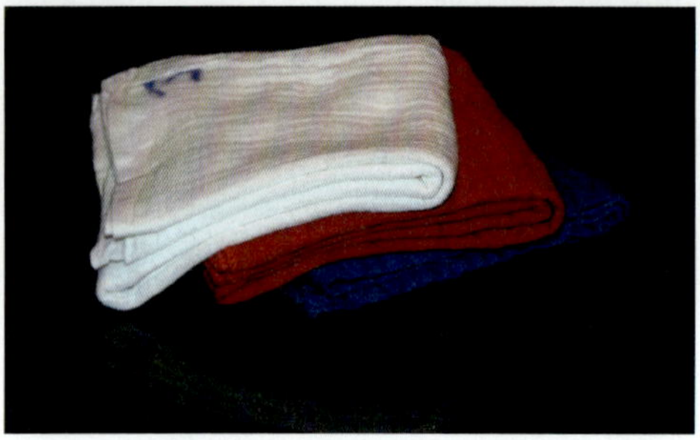

Abbildung 13-29: Feucht-heiße Dampfkompresse: Tücher (© Foto: J. Georg)

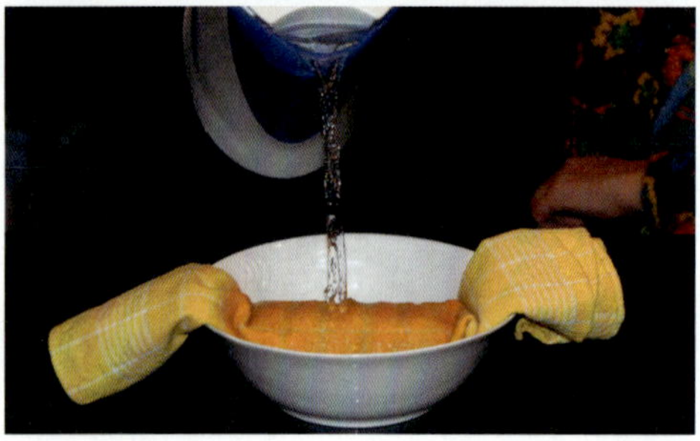

Abbildung 13-30: Feucht-heiße Dampfkompresse: Übergießen des Wringtuches mit kochendem Wasser (© Foto: J. Georg)

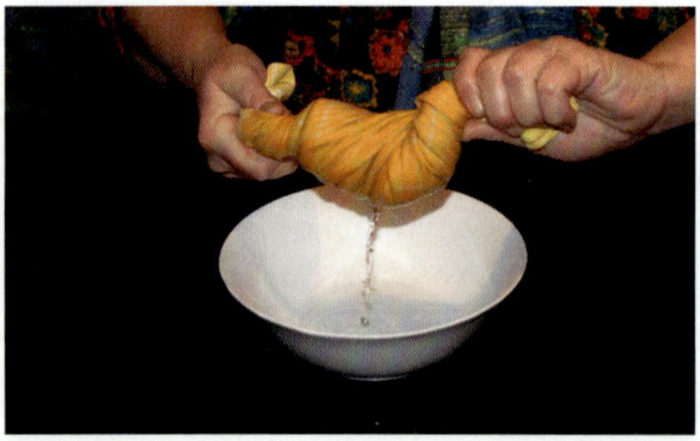

Abb. 13-31: Feucht-heiße Dampfkompresse: Auswringen des Innentuches (© Foto: J. Georg)

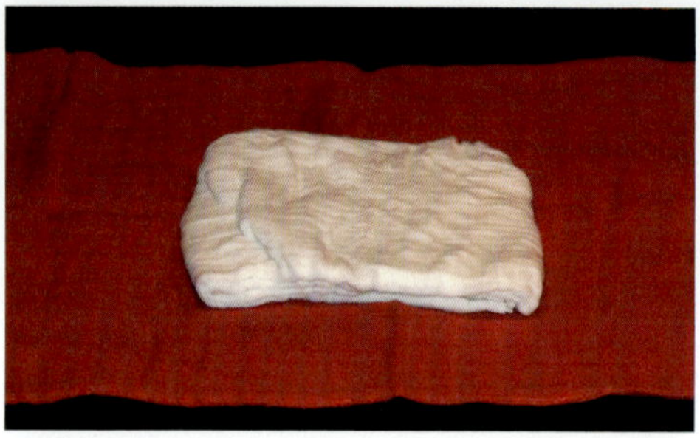

Abb 13-32: Feucht-heiße Dampfkompresse: Legen des heißen, gefalteten und ausgewrungenen Innentuchs auf ein breiteres Außentuch (© Foto: J. Georg)

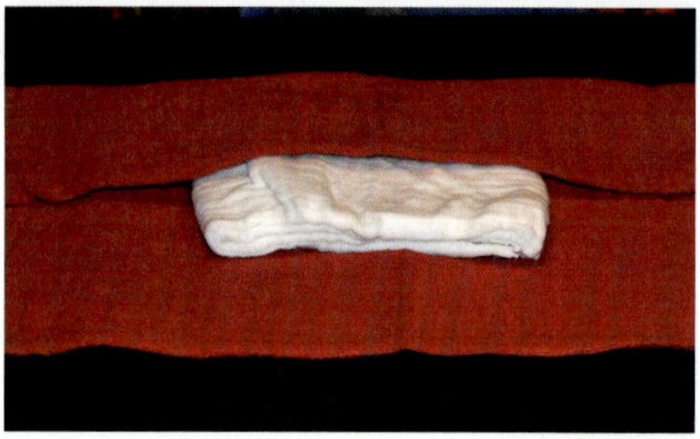

Abbildung 13-33: Feucht-heiße Dampfkompresse: Einschlagen des heißen Innentuchs in das Außentuch (© Foto: J. Georg)

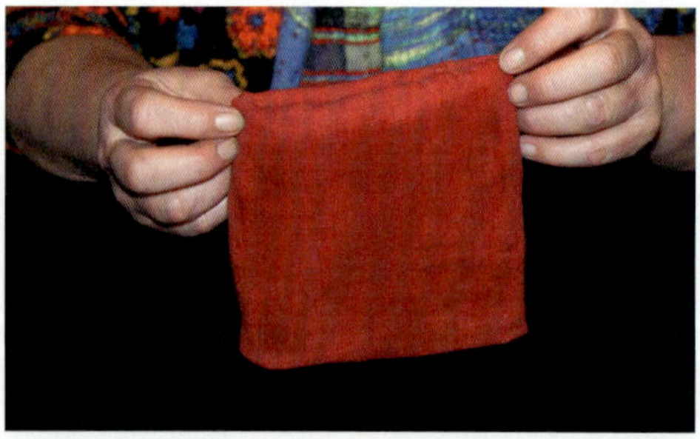

Abbildung 13-34: Feucht-heiße Dampfkompresse: Auflegen des fertigen Tuchpäckchens auf den zu behandelnden Körperbereich (© Foto: J. Georg)

13.4.8 Lavendelölauflage

Lavendelöl kann als Ölbrustauflage eingesetzt werden, in dieser Form wirkt es beruhigend. Für eine *Ölbrustauflage* wird ein 10 × 20 cm großes Herrentaschentuch zu einem Drittel mit dem 2–5 %tigen ätherischen Lavendelöl beträufelt, sodass das Tuch benetzt, aber nicht triefend ist. Das beträufelte Tuch wird dann direkt oberhalb des Sternums auf die Haut aufgelegt und mit einem 20 × 30 cm großen Stück Rohwolle oder einer Wattepackung abgedeckt. Diese Kompresse kann über Nacht auf der Brust belassen werden. Kurioserweise hat eine Studie zur Wirkung von Lavendelölkompressen im Vergleich mit der Anwendung von Ölkompressen ohne Zusätze ergeben, dass die Ölkompressen ohne Zusätze ebenso gut wirken. In **Tabelle 13-6** sind Öle mit beruhigender und anregender Wirkung aufgeführt.

Grundsätzlich gilt für die Anwendung von ätherischen Ölen, dass sie – mit Ausnahme von Lavendelöl – *nie* pur angewendet werden, sondern in einem Trägeröl verdünnt. Je nach Öl können diese Lösungen 2-, 5- oder 10 prozentig sein.

Tabelle 13-6: Wirkung ätherischer Öle im CNV-Test (Carle, 1993, S. 224)

Anregende Wirkung (Referenz: Coffein)	Beruhigende Wirkung (Referenz: Nitrazepam)
Basilikumöl	Bergamottöl
Jasminöl	Kamille
Nelkenöl	Geranium
Neroliöl	Majoran
Pfefferminzöl	Sandelholz
Rosenöl	Zitrone
Ylang-Ylang	
weder beruhigend noch anregend: Baldrianöl	

Andere Hausmittel nutzen hautreizende Substanzen wie Allylsenföl, welches in Meerrettich, Kohl oder Senfkörnern enthalten ist oder Scharfstoffe, die in Ingwer enthalten sind. Das hautreizende Capsaicin ist ein Wirkstoff in Paprika und Chili. Auch Knoblauch zählt zu den hautreizenden Substanzen, in seinem Saft sind Substanzen, welche viru-fungi-bakterizid wirken.

13.4.9 Meerrettichauflagen

Der Meerrettich ist eine ausdauernde Pflanze, die Blätter können bis zu 1,50 m hoch werden. Er bildet eine dicke, gelblich-weiße Pfahlwurzel aus. Meerrettich wird in den „R"-Monaten geerntet, also von September bis April. Er wird in großen Kulturen angebaut, da er auch ein beliebtes Gemüse und Gewürz ist. Zur äußeren Anwendung verwendet man die frisch geraspelte Wurzel.

Die Inhaltsstoffe, die man sich bei der äußeren Anwendung zu Nutze macht, werden erst beim Raspeln der Wurzel frei. Sie sind stark flüchtig, das erklärt, warum einem beim Raspeln der Wurzel die Augen brennen und die Nase läuft. Meerrettich äußerlich angewendet ist stark hautreizend und wirkt lokal aufgelegt hyperämisierend, also durchblutungsfördernd.

Indikationen für eine Meerrettichauflage

- Stirn- und Kieferhöhlenentzündungen
- Hartnäckiger Schnupfen
- Kopfschmerzen
- Migräne
- Blasenentzündung

Kontraindikationen für eine Meerrettichauflage

- Unverträglichkeit von Senföl
- Bewusstlosigkeit
- Verwirrtheit
- Sensibilitätsstörungen

Material

- 1 EL frisch geraspelte Meerrettichwurzel
- 1 Stofftaschentuch oder Gazekompresse
- Heftpflaster
- Pflanzliches Öl

Durchführung

1 EL der frisch geraspelten Wurzel in die Mitte des Stofftaschentuches legen und den restlichen Stoff von allen Seiten nach oben schlagen, sodass ein kleines Päckchen entsteht. Die Stoffenden mit Heftpflaster so zukleben, dass nichts herausfallen kann. Dann das Päckchen etwas drücken und mit der nur mit einer Stoffschicht bedeckten Seite auf die Haut auflegen.

Anwendungsort und -dauer

Meerrettichauflagen dürfen nicht im Gesicht angewendet werden, da die Gefahr einer Augenreizung zu groß ist. Ferner eignen sie sich nicht für die Behandlung von Kindern.

Zur Linderung einer Stirn- und Nasennebenhöhlenentzündung legt man die Kompresse in den Nacken direkt über den hervorstehenden 7. Halswirbel. Dort befindet sich eine reflektorische Zone für den Nasen-Rachenraum. Auch bei Kopfschmerzen und Migräne wird die Meerrettichauflage im Nacken aufgelegt. Die Auflagedauer beträgt dort 20 Sekunden bis 1 Minute. Wenn das schnell einsetzende Brennen von dem Patienten nicht als zu unangenehm empfunden wird, kann die Anwendungsdauer bis auf 2 Minuten ausgeweitet werden. Der Patient sollte das Meerrettichpäckchen selbst festhalten, damit er es bei zu starkem Brennen gleich selbst wieder entfernen kann. Am Nacken sollte eine blasse Hautrötung entstehen. Anschließend wird die Haut mit Hautöl gepflegt, z. B. mit Olivenöl. Die Anwendung erzeugt ein bis zu einer Stunde anhaltendes Wärmegefühl. Wichtig ist es zu wissen, dass man die auf der Haut wirkenden Meerrettichinhaltsstoffe nicht mit Wasser entfernen kann. Es handelt sich um Allylsenföl, welches in die Haut eindringt und dessen Wirkung durch den Kontakt mit Wasser noch verstärkt wird.

Merke

Diesen „Brand" kann man nur mit Öl löschen!

13.4.10 Anwendungen mit Zwiebel

Die Zwiebel ist eine Wirkstoffbombe. Äußerlich angewendet gehört sie zu den hautreizenden Substanzen. Sie enthält viele wirksame Inhaltsstoffe. Ihre Wirkungen und Inhalststoffe sind:

- entzündungshemmend (antiphlogistisch) durch die Inhaltsstoffe Sulfinyldisulfide und Cepaene
- schmerzlindernd (analgetisch)
- verringert die Bildung von überschießendem Narbengewebe (antikeloid)
- verringert Atemnot (antiasthmatisch) durch die Inhaltsstoffe Thiosulfinate (innerlich)
- schleimlösend (sekretolytisch) durch Thiopropionaldehyd. Dies ist auch der Stoff, welcher uns beim Zwiebel Schneiden zu Tränen rührt und die Nase laufen lässt.

Indikationen zu äußeren Anwendungen:

- adjuvante Therapie bei Mittelohrentzündungen
- Erste Hilfe und Schwellungsprophylaxe nach Insektenstichen
- Narbenprophylaxe
- spastische Bronchitis, Husten

Anwendungsformen:

- Zwiebel-Ohr-Auflage
- Erste Hilfe nach Insektenstichen
- Salben-Okklusionsverband (Contratubex compositum®, Keli med®)
- Zwiebelbrustkompresse

Zwiebel-Ohr-Auflage

Material:

- 1 Zwiebel
- 1 Herrentaschentuch, 10–20 cm
- tg-Schlauchverband 1–1,5 cm breit, 10–12 cm lang

- 1 Wärmflasche
- 1 Mütze oder Stirnband oder Schal

Merke

Utensilien für Zwiebelwickel immer separat halten, da sie stark riechen!

Durchführung:
Die Zwiebel schälen und sehr fein hacken, etwa ein Drittel des Materials zurückbehalten. Den Rest der gehackten Zwiebel in das Herrentaschentuch einschlagen, sodass ein Päckchen von etwa 10 × 10 cm Größe entsteht. Das fertige Päckchen auf eine Wärmflasche legen und leicht anwärmen. In der Zwischenzeit den Rest der Zwiebel mit einem Teelöffel in den tg-Schlauchverband einfüllen, nun das Päckchen mit der Seite, die nur eine Stoffschicht enthält und auf der der Zwiebelsaft bereits im Tuch ist, auf das Ohr legen und den Schlauchverband hinter das Ohr. Der Knochen hinter dem Ohr heißt Mastoid-Knochen und nimmt Wirkstoffe besonders gut und schnell auf, deshalb wird er auch häufig für andere, sogenannte transdermale Anwendungen, benutzt (z.B. Schmerz-, Hormon- oder Nikotinpflaster). Anschließend wird alles mit einer Mütze oder einem Stirnband fixiert und eine halbe Stunde bis Stunde auf dem Ohr belassen. Danach die Auflage und den Schlauchverband abnehmen und das Ohr gut mit der Mütze oder dem Stirnband warmhalten. Eine Konsultation vom Ohrenarzt sollte auf alle Fälle in den nächsten 24 Stunden erfolgen.

Erste Hilfe nach Insektenstichen
Material
1 Zwiebel

Durchführung
Nach einem Insektenstich eine Zwiebel durchschneiden und mit der Schnittfläche etwa 10 Minuten direkt auf den Insektenstich halten. Zwischendurch die Zwiebel immer mal wieder frisch anschneiden, sodass wieder frischer Zwiebelsaft austreten kann. Die Zwiebelanwendung kann mehrmals täglich wiederholt werden. Im Anschluß kühlt eine Quarkauflage.

Merke

Sollte es sich bei dem Stich um einen Bienenstich handeln, muss unbedingt der Stachel zuerst aus der Haut entfernt werden.

Narbenprophylaxe
Material

- Contratubex compositum® oder Keli med® Salbe
- Mullkompresse
- elastische Binde

Durchführung
Man trägt einen Salbenstrang auf die gesamte Länge der Narbe auf, bedeckt den Narbenbereich mit einer Kompresse und fixiert diese mit einer elastischen Binde. Dieser Verband wird über Nacht auf der Narbe belassen. Am nächsten Morgen nimmt man den Verband ab und massiert noch vorhandene Salbenreste in die Narbe ein. Das Einmassieren hat den Vorteil, dass die Narbe gleichzeitig mobilisiert wird und dadurch auch weicher wird. Je nach Lage und Größe der Narbe kann man auch andere Materialien zum Fixieren des Verbandes verwenden, etwa ein enges T-Shirt oder einen Nierenwärmer. Alte, sehr verhärtete Narben lassen sich so gut behandeln, aber es dauert sehr lang, in manchen Fällen bis zu einem halben Jahr. Bei frischen, unter vier Wochen alten Narben verhindert diese Vorgehensweise die Bildung von überschiessendem Narbengewebe und sie verhärten nicht. Hierbei sollte die Narbe mindestens zwei Wochen behandelt werden.

Merke

Eine Narbe sollte immer erst auf diese Weise behandelt werden, wenn sie vollkommen geheilt und schorffrei ist.

Zwiebelbrustkompresse

Material

- 1 Herrentaschentuch
- 1 Zwiebel
- Pflasterstreifen
- Wolltuch/Rohwolle oder Wattepackung

Durchführung

Für eine Zwiebelbrustkompresse bei spastischer Bronchitis breitet man das Herrentaschentuch aus und belegt es mit Zwiebelscheiben (2–5 mm dick) auf einer Fläche von 10 × 15 cm. Das Taschentuch wird an den Rändern eingeschlagen und mit Pflasterstreifen zugeklebt. Nun drückt man die Zwiebelscheiben solange im Tuch an, bis der Saft austritt und das Tuch befeuchtet. Dieses Päckchen legt man nun der Person auf den Brustkorb oberhalb des Sternums auf. Das Päckchen wird mit einem Wolltuch, einem Stück Rohwolle oder einer Wattepackung bedeckt und mit einem eng anliegenden T-Shirt fixiert. Es kann so 30–45 Minuten belassen werden. Anschließend das Päckchen abnehmen und den Brustkorb weiterhin mit dem warmen Tuch bedecken. Sollte die Haut gereizt sein, besänftigt ein pflegendes Öl. Die Person kann zusätzlich zu dieser Anwendung noch einen Hustensaft einnehmen, der sich auch gut selbst aus Zwiebel herstellen lässt.

Zwiebelhustensaft-Rezept

Material

- 1 gehackte Zwiebel
- 3 EL Zucker/Rohrzucker oder Honig
- 125 ml Wasser
- einige Tropfen Thymianöl (3–10%)

Herstellung

Die Zutaten ohne das Thymianöl zusammen kurz erhitzen, nicht aufkochen, abkühlen lassen, ausdrücken und abseihen. Dann drei bis zehn Tropfen Thymianöl in den fertigen Saft geben und den Saft in einem verschlossenen Gefäß im Kühlschrank lagern. 3–5 mal täglich 1–2 TL einnehmen.

13.4.11 Anwendung mit Knoblauch

Der Knoblauch gehört zu den hautreizenden Substanzen in der äußeren Anwendung. Er enthält Stoffe, die gegen Pilze, Bakterien und Viren wirksam sind. Er ist der kleinste aller Wickel und kann sehr gut gegen Warzen eingesetzt werden.

Wirkungen bei äusserer Anwendung

- antimykotisch
- antibiotisch
- viruzid

Wirkungen bei innerer Anwendung

- lipidsenkend (senkt den Blutfettspiegel)
- thrombozytenaggregations-hemmend (verhindert das Verkleben von Blutplättchen)

Indikationen

- Warzen (virenbedingt)
- Fußpilz

Der Knoblauchwickel

Material

1 Knoblauchzehe, Pflaster

Durchführung

Man schneidet ein kleines Loch in das Pflaster und klebt die Stelle mit der Warze so ab, dass nur die Warze durch das Loch herausschaut. Dieses Vorgehen ist nötig, weil die intakte Haut um die Warze herum unbedingt vor dem aggressiven Knoblauchsaft geschützt werden muss. Nun schneidet man eine 2 mm dicke Scheibe vom Knoblauch ab, legt sie auf die Warze und fixiert sie mit Pflaster. Der Wickel kann über Nacht belassen werden. Die Warze weicht unter dieser Behandlung stark auf und die abgeschilferte Haut kann dann bereits abgetragen werden. Vorsicht: Die Haut darf dabei nicht so verletzt werden, dass sie blutet: Die virenbedingte Warze könnte sich dann weiterverbreiten! Die Behandlung muss zunächst eine Woche so durchgeführt werden: tagsüber Entfernung des Knoblauchpflasters und nachts erneuern. Danach pausiert man mit der Behandlung für eine Woche und beobachtet, wie sich die Warze entwickelt und verändert hat. Sollte die Warze noch vorhanden sein, kann die Behandlung wiederholt werden. Bei Fußpilz empfiehlt es sich, Knoblauchkapseln zu besorgen, diese aufzustechen und auf den Fußpilz aufzutragen. Und auch hier ist Vorsicht geboten: Die Flüssigkeit nicht auf offene Stellen zwischen den Zehen auftragen, dies würde sehr stark brennen und wäre kontraproduktiv.

Besonderheit
Warzen sprechen auch sehr gut auf eine Behandlung mit Tesafilm an. Dazu klebt man die Warze komplett mit Tesafilm ab und oftmals verschwindet sie darunter. Einen Versuch ist es wert.

13.4.12 Erkältungskrankheiten vorbeugen und behandeln

Was kann man tun, wenn sich Schnupfen, Husten, Heiserkeit und Halsweh eingestellt haben?

Zunächst stellt sich die Frage: Was ist eigentlich eine Erkältung? Viele Menschen verwechseln den Begriff Grippe mit Erkältung und umgekehrt. Hier braucht es eine genaue Begriffserklärung, weil die Folgen doch extrem unterschiedlich und gefährlich sein können (**Tab. 13-7**).

Eine **Grippe** (Influenza) ist eine schwere Infektionskrankheit mit Influenzaviren, an der jährlich immer wieder Menschen sterben, besonders abwehrgeschwächte und ältere Menschen oder Kinder. Grippe kann endemisch, epidemisch oder pandemisch auftreten und betrifft den Respirationstrakt des Menschen,

Tabelle 13-7: Abgrenzung von Erkältung und Grippe (Influenza; vgl. Sitzmann, 2012, Hygiene kompakt)

Kriterien	Erkältung (common cold)	Grippe (Influenza)
Mikroorganismen	Mehr als 200 verschiedene Mikroben, z. B. Rhino-, Corona-, RS- und Enteroviren	Influenza-Viren der Typen A, B und C
Übertragung	Große Tröpfchen, Handkontakt	Große Tröpfchen, Handkontakt
Inkubationszeit	Stunden bis 3 Tage	1 bis 3 Tage
Klinische Zeichen	Schnupfen, Husten, Heiserkeit, Kopf- und Gliederschmerzen	Schnupfen, Husten, Heiserkeit, Kopf- und Gliederschmerzen, hohes Fieber
Krankheitsverlauf	Leicht	Akutes schweres Krankheitsempfinden mit Abgeschlagenheit, Schwäche, Benommenheit, starke Kopf-, Gelenk- und Gliederschmerzen Beginn mit Schüttelfrost, dann rascher Anstieg der Körpertemperatur bis 40 °C
Immunität	Keine	Keine
Vorbeugung	Stärkung des Immunsystems	Stärkung des Immunsystems, Impfung
Arztbesuch	Nur bei Komplikationen	Unbedingt sinnvoll, Labornachweis ist meldepflichtig
Therapie	Symptomatisch	Symptomatisch
Letalität	Nur bei Komplikationen	Hoch

sie wird meist durch Tröpfcheninfektion übertragen. Virale Infekte können nicht kausal medikamentös behandelt werden, sondern nur symptomatisch oder vorbeugend durch Impfungen.

Eine **Erkältung** oder ein **grippaler Infekt** ist eine leichtere Infektion der Atemwege mit Viren oder Bakterien. Auch Husten, Schnupfen, Heiserkeit und Halsschmerzen werden als Erkältungskrankheiten bezeichnet. Der Körper muss weitestgehend selbst damit fertig werden, aber durch viele gesundheitsfördernde und abwehrstärkende Maßnahmen kann der Körper dabei unterstützt werden.

13.4.13 Erkältungskrankheiten natürlich vorbeugen

Eine gesunde Abwehr ist die beste Voraussetzung, sich vor Erkältungskrankheiten zu schützen. Dafür ist es wichtig, sich warm gekleidet täglich mindestens eine halbe Stunde an der frischen Luft zu bewegen (spazieren gehen, Walken, Radfahren). Dabei bekommt der Organismus Sonne und Licht, was auch die Abwehrkräfte stärkt. Empfehlenswert ist auch, 30 ml Flüssigkeit pro Kg Körpergewicht pro Tag zu trinken, ausreichend Vitamin C haltige Früchte zu essen und 6–8 Stunden in der Nacht zu schlafen. Nahrungsergänzungsmittel sind in der Regel nicht nötig, da eine abwechslungsreiche ausgewogene Ernährung mit viel Obst und Gemüse den täglichen Mineralstoff- und Vitamingehalt deckt. Hierbei gibt es zwei Ausnahmen, zum einen ist es das Vitamin C und zum anderen das Zink: Beide können zusätzlich eingenommen werden, da sie die Abwehrkräfte des Körpers nachweislich stärken und verbessern. Saunagänge, Wechselduschen und Kaltwassergüsse fördern die Durchblutung der Schleimhäute und stärken somit ihre Abwehrfunktion. Auch regen sie den Kreislauf an und verbessern dadurch das körperliche Wohlbefinden. Menschen, die diese einfachen Regeln befolgen und regelmäßig durchführen, kommen meist gut und erkältungsfrei durch den Winter.

Wenn sich noch nicht die volle Erkältungssymptomatik ausgebildet hat, können die folgenden Tipps hilfreich sein:

- Sorgen Sie für ausreichenden Schlaf
- Erhöhen Sie die Vitamin C-Zufuhr (1 g Vit-C; Zitrusfrüchte, u.a.)
- Nehmen Sie genügend Vitamin A zu sich. Vorsicht: Überdosierung
- Essen Sie Knoblauch und/oder Ingwer
- Nehmen Sie Zinkpräparate ein
- Gurgeln Sie mit Salzwasser und machen Sie Nasenspülungen
- Trinken Sie viel (30 ml/kg/KG), vor allem Warmes (z.B. Tees)
- Nehmen Sie ein warmes Vollbad (Vorsicht bei Fieber)

13.4.14 Maßnahmen bei Husten

Bei Husten gilt es zu unterscheiden zwischen trockenem Reizhusten und Husten mit zähem Schleim. Bei trockenem Husten sind Pflanzenpräparate, die den Hustenreiz stillen oder lindern und gleichzeitig schleimlösend wirken, zu empfehlen. Hier wirken Pflanzenextrakte aus Sonnentau und Efeu reizmildernd. Auch Pflanzen, die Schleimstoffe enthalten, sind gut geeignet, da sich die Pflanzenschleime wie ein Film auf die Rachenschleimhaut legen und somit eine wohltuende reizmildernde Wirkung erzielen. Zum Einsatz dabei kommen Malve, Eibisch, Spitzwegerich und Isländisches Moos. Sie werden in einem Kaltwasserauszug hergestellt, da heißes Überbrühen die zarten Pflanzenschleime zerstören würde. Der Tee wird dann vor dem Trinken lediglich leicht erwärmt. Es gibt aus diesen Pflanzen auch viele Fertigpräparate wie Pastillen, Sirupe oder Bonbons.

Bei Husten mit Auswurf (produktiver Husten) und zähem Schleim helfen Wirkstoffe, die den zähen Schleim verflüssigen und das Abhusten erleichtern (expektorierend, sekretomotorisch). Hier kommen Hustenlöser mit Acetylcystein oder Ambroxol zum Einsatz.

Inhalationen in Form eines *Kopfdampfbades* mit Thymianöl, Eukalyptusöl, Kamillenlösung oder Salbeitee sind hier gut wirksam, da sie desinfizierend, schleimlösend, auswurffördend und reizmildernd wirken. Generell ist es wichtig, bei Husten die ziliäre Clearance zu verbessern. Zilien sind kleine Flimmerhärchen, die sich auf der Nasen- und Bronchialschleimhaut befinden. Sie haben die Aufgabe, Schmutzpartikel und Schleim abzutransportieren. Die Zilien arbeiten besonders gut bei Wärme und ausreichender Flüssigkeitszufuhr. Deshalb ist es wichtig, genügend zu trinken und eventuell einen warmen *Brustwickel* mit Kartoffeln oder Leinsamen anzulegen. Heilend und lindernd ist auch eine *Einreibung* mit Bronchialbalsam. Anschließend sollte die Brust mit einem Stück Rohwolle bedeckt werden, um die Wärme noch etwas länger zu konservieren.

13.4.15 Wohltuendes für Hals und Rachen

Gurgellösungen mit desinfizierender Wirkung haben sich besonders bewährt. Diese können in Form von Salbei- oder Kamillentee schon sehr gut vorbeugend eingesetzt werden. Auch sind für Hals und Rachen die erwähnten Schleimstoff-Pflanzen wirksam und lindernd (**Kap. 13.4.14**).

Eine besondere Pflanze sei hier noch genannt: das Odermennigkraut. Es entfaltet besonders bei Heiserkeit und stark beanspruchter Stimme als Tee seine lindernde Wirkung. Beim ersten Kratzen im Hals wirkt ein warmer Zitronenhalswickel oft schon so gut, dass sich eine Halsentzündung gar nicht erst einstellt.

Ist bereits eine Entzündung entstanden, werden kalte Umschläge mit Quark gut vertragen (**Kap. 13.4.18**), sie wirken abschwellend und leicht anästhesierend.

13.4.16 Schnupfen vorbeugen und bekämpfen

Das beste Mittel zur Schnupfenvorbeugung und -behandlung ist in der kalten Jahreszeit, immer ein Meerwasser-Nasenspray zu benutzen. Diese Sprays sind sehr preiswert und mittlerweile in jedem Supermarkt erhältlich. Sie befeuchten die Nasenschleimhaut und spülen sie, sodass Erreger erst gar keine Möglichkeit haben, sich in der Nase und den Nasennebenhöhlen anzusiedeln. Die natürliche Salzlösung schafft in der Nasenschleimhaut ein Milieu, in welchem Erreger sich nicht gut einnisten und vermehren können.

Ein weiterer Aspekt ist eine wirkungsvolle Nasenputztechnik, bei der immer nur ein Nasenloch zugehalten und das andere ausgeblasen wird. Diese Technik verhindert, dass Keime in die Nasennebenhöhlen gelangen.

Erkältungsbäder mit ätherischen Ölen, wie Latschenkiefer oder Eukalyptus, können im Frühstadium gut helfen, eine Erkältung abzuwenden. Die ätherischen Öle werden über die Haut und die Atemwege aufgenommen, wirken desinfizierend und atemerleichternd. Ein solches Bad sollte nur 15 Minuten in 38 °C warmem Wasser durchgeführt werden, um den Kreislauf nicht unnötig zu belasten.

Vorsicht mit Erkältungsbalsamen
Sie dürfen nicht im Mund-Nasenbereich angewendet werden, sondern nur auf Brust und Rücken, andernfalls besteht die Gefahr, kleinste Fetttröpfchen zu inhalieren, die den pulmonalen Gasaustausch beeinträchtigen könnten.

Nasenspülungen
Wie wirken Salzwasserspülungen?

- Verbesserung der mukoziliären Clearance
- Verflüssigung zähen Sekretes
- Reinigung von Krusten und eingedicktem Sekret
- Ausspülung von Entzündungsfaktoren

- Ausspülen von Pollen und Allergenen
- Beruhigung der irritierten Schleimhaut
- Erleichterung des Abschnäuzens
- Verbesserung der Nasenatmung

Rezept Salzlösung
1 Tasse stilles Mineralwasser + ½ TL NaCl + 1 Msp. Soda (Backpulver)

13.4.17 Abwehrstärkende Pflanzen

Die folgenden Pflanzen gelten als natürliche Infektionsabwehr wie der Rote Sonnenhut, die Kapland-Pelargonie, Kapuzinerkresse und mit ihr verwandte Pflanzen wie der Meerrettich. Eine Kur mit Rotem Sonnenhut als Fertigpräparat ein bis zwei Mal jährlich stärkt die Körperabwehr, er soll jedoch nicht dauerhaft angewendet werden. Die Senfölglykosidpflanzen, wie Kapuzinerkresse, Meerrettich, Rüben, Retticharten und Kohl sollten im Winter feste Bestandteile des Speiseplans sein, damit man gesund durch den Winter kommt.

13.4.18 Kalte Quarkkompresse

Quark eignet sich sehr gut für kalte, äußere Anwendungen. Er ist sehr kühl und feucht und wird von Menschen mit entsprechenden Indikationen als sehr angenehm empfunden.

Indikationen
- oberflächliche Venenentzündungen
- Krampfadern
- Insektenstiche
- Halsweh und Heiserkeit
- Brustdrüsenentzündung
- Akne
- Sehnenscheidenentzündung
- Blutergüsse und Prellungen nach Verstauchungen

Material
- 250 g Quark
- Küchenpapier
- Herrentaschentuch oder dünnes Küchenhandtuch
- dickes Frotteetuch

Durchführung
Die Größe des verwendeten Tuches muss immer der zu behandelnden Körperfläche angepasst werden. Man breitet das Tuch aus, legt eine Lage Küchenpapier darauf, bestreicht dieses fingerdick mit dem Quark und schlägt anschließend das Küchenpapier und dann das Tuch zu einem Päckchen ein. Dieses Päckchen wird auf die entsprechende Körperstelle aufgelegt. Da der Quark sehr feucht ist, sollte man das Bett mit einem dicken Frotteetuch vor Feuchtigkeit schützen. Die Auflage bleibt nur solange angelegt, wie sie noch kühl ist. Sobald sie warm wird, muss sie gewechselt werden. Dies kann je nach Temperatur des zu behandelnden Körperbereichs sehr schnell gehen.

Merke
Quark niemals direkt auf die Haut auftragen, da er sehr stark eintrocknet und man ihn dann nicht mehr gut und schmerzfrei von der Haut abbekommt.
Bei Anwendungen mit Quark keine Wolltücher verwenden, Quark verfilzt die Wolle.

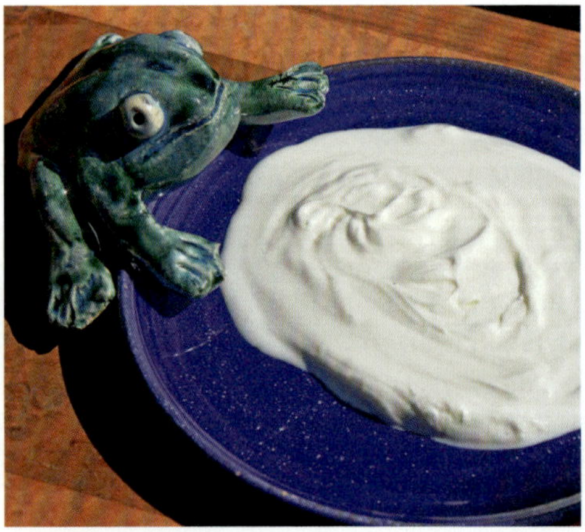

Abbildung 13-35: Quark ist kein Qua(r)k (© Foto Jürgen Georg)

13.5
Pflanzeninformationsblätter

Andreas Niepel

Das wichtigste Arbeitsmaterial in der Gartentherapie ist die Pflanze. Auch wenn es sicher den einen oder anderen Gartenmuffel gibt, so hat wohl jeder Mensch eine besondere Beziehung zur Pflanze. Sie stehen als Symbole für die Liebe oder die Treue; wir versorgen und kultivieren sie mit Inbrunst und Geduld oft über Jahre. Sie liefern uns als Heilpflanze Linderung (das Wort stammt von der Linde) und nicht zuletzt haben wir zu den Pflanzen ein innigstes Verhältnis: Wir ernähren uns von ihnen, verleiben sie uns somit ein. So ist es auch nicht verwunderlich, dass Pflanzen an den unterschiedlichsten Stellen unseres Lebens immer wieder auftauchen. Im wahrsten Sinne: von der Wiege, begonnen mit einem Blumenstrauß für die junge Mutter, bis zur Bahre mit einem Blumenkranz. Blumen als Grabbeigaben sind fast in allen Kulturen bekannt und waren bereits bei den Neandertalern üblich.

Alle diese Spuren, die Pflanzen im Leben sowohl der Menschheit an sich wie auch in den individuellen Biografien der Teilnehmenden unserer Programme hinterlassen haben, nutzt die Gartentherapie. Sie erfordert ein besonderes Wissen der Anleitenden über Pflanzen und Natur.

Nur so ist eine gute Auswahl an Pflanzen für die jeweiligen Aktivitäten möglich; nur so gelingt es, gezielt die Kompetenzen und Erfahrungen der Teilnehmenden zu aktivieren. Dazu kommt, dass es immer wieder notwendig ist, Handlungen, Teilnahme oder auch Interesse zu initiieren. Da ist es von Vorteil, wenn Anleitende etwas über diese oder jene Pflanze berichten können.

Damit Informationen über Pflanzen nicht immer wieder neu gesucht werden müssen, ist es sinnvoll, sich einen Sammelordner anzulegen mit Informationen über die gebräuchlichsten Pflanzen im Garten und im Topf. Der folgende Vordruckbogen zum Thema „Pflanzeninformationsblätter“ kann als Kopiervorlage dienen, sodass im Laufe der Zeit kleine Pflanzenbüchlein entstehen.

Diese Informationen können auch genutzt werden, um z.B. jede Woche auf der Station oder in der Einrichtung eine „Pflanze der Woche“ zusammen mit den entsprechenden Informationen auszustellen. Nimmt man dabei saisonal typische Pflanzen, ist dies eine gute Ergänzung eines realitätsorientierten Trainings.

Die Pflanzeninformationsblätter können auch im Zusammenhang mit einem Gartenangebot eingesetzt werden, wie dieses in den Programmen „Zimmerpflanzenpflege 1 und 2“ beschrieben wurde.

Im Übrigen soll an dieser Stelle an die Pflanzendatenbank GarThePedia der IGGT verwiesen werden. Diese online zu nutzende Gartenpflanzendatenbank liefert nicht nur wichtige gärtnerische Informationen zu vielen Pflanzen, sondern darüber hinaus auch Gedichte, Geschichten oder weitere Hintergrundinformationen. Zudem gibt es hier die Möglichkeit die Pflanzen auch nach einem Schema suchen zu lassen, dass sich an der therapeutischen Nutzung orientiert. Das eigene Pflanzenbuch und die Datenbank der IGGT schließen sich daher nicht aus, sondern ergänzen sich hervorragend.

Pflanzeninformationsblatt Nr. ______

Deutscher Name der Pflanze: ____________________

Botanischer Name: ____________________

Bekannte Verwandte: ____________________

Herkunft der Pflanze: ____________________

Foto oder Zeichnung der Pflanze:

Ansprüche an:

Licht: ____________________

Wasser: ____________________

Temperatur: ____________________

Boden: ____________________

Standort der Pflanze: ____________________

Wird gepflegt von: ____________________

Pflegedurchgänge am: ____________________

Zuletzt gedüngt am: ____________________

Vermehrung möglich durch/Pflegebesonderheiten: ____________________

____

____

____

Zusatzinfos (Verwendung, Kulturgeschichte etc.): ____________________

____

____

____

____

13.6
Sprichwörter und Sinnsprüche

Andreas Niepel

Der Garten und das Gärtnern sind Begleiter des Menschen über seine gesamte kulturelle Entwicklung. Dementsprechend sind viele Beobachtungen und Erfahrungen, die Menschen dort gemacht haben, über Sprichwörter und Sinnsprüche in unseren Alltag eingekehrt.

Das Arbeiten mit diesen Sprichwörtern ist auch in der Gartentherapie ein probates Mittel.

Auf dem Weg, den viele gehen, wächst kein Gras.

Auf Regen folgt Sonnenschein.

Aufgewärmter Kohl war niemals gut.

Das schönste Grün wird auch Heu.

Das Gras wachsen hören.

Den Baum erkennt man an den Früchten.

Der Apfel fällt nicht weit vom Stamm.

Die dümmsten Bauern haben die dicksten Kartoffeln.

Die Sonne bringt es ans Licht.

Die Wahrheit ist ein selten Kraut, noch seltener, wer es gut verdaut.

Dorn und Disteln stechen sehr, scharfe Zungen noch viel mehr.

Dornen bringen keine Trauben.

Durch die Blume gesagt.

Ein fauler Apfel steckt hundert gesunde an.

Eine Binsenweisheit.

Es geht ein wie eine Primel.

Es ist dafür gesorgt, dass die Bäume nicht in den Himmel wachsen.

Es ist kein Baum, der nicht zuvor ein Sträuchlein gewesen.

Es wächst mehr im Garten als man gesät hat.

Geduld bringt Rosen.

Gegen den Tod ist kein Kraut gewachsen.

Gott hat die Nüsse gegeben, aber er knackt sie nicht.

In den sauren Apfel beißen.

Je höher der Baum, desto schwerer sein Fall.

Keine Rosen ohne Dornen.

Kein Blatt vor den Mund nehmen.

Mit großen Herren ist nicht gut Kirschen essen.

Rein inne Kartoffeln, raus ausse Kartoffeln.

Unkraut vergeht nicht.

Was ein Dorn werden will, spitzt sich früh.

Wenn der Baum gefallen ist, so macht ein jeder Holz.

Wie der Baum, so die Frucht.

Wie die Saat, so die Ernte.

Wer einen Tag lang glücklich sein will, der betrinke sich.

Wer einen Monat lang glücklich sein will, der schlachte ein Schwein und esse es auf.

Wer ein Jahr glücklich sein will, der heirate.

Wer ein Leben lang glücklich sein will, der werde Gärtner/in.

Nur die Harten kommen in den Garten.

13.7
Gartengedichte

Andreas Niepel

Pflanzen stehen immer wieder im Mittelpunkt von Gedichten, die bei einigen Programmen sehr gut als Einleitung verwendet werden können. Das Kapitel stellt eine kleine Auswahl kurzer klassischer Gedichte vor. Weitere Gedichte finden sich im Internet unter www.garten-literatur.de.

Jasmin

Aus des Jasmin's bescheid'nen Blüten,
die tags den Duft so sorglich hüten,
dass erst, wenn entschwand das Sonnenlicht,
aus zarten Kelchen köstliches Geheimnis
bricht.

Wiliam Shakespeare

Blaue Hortensie

So wie das letzte Grün in Farbentiegeln
sind diese Blätter, trocken, stumpf und rauh,
hinter den Blütendolden, die ein Blau
nicht auf sich tragen, nur von ferne spiegeln.
Sie spiegeln es verweint und ungenau,
als wollten sie es wiederum verlieren,
und wie in alten blauen Briefpapieren
ist Gelb in ihnen, Violett und Grau;
Verwaschenes wie an einer Kinderschürze,
Nichtmehrgetragenes, dem nichts mehr
geschieht:
wie fühlt man eines kleinen Lebens Kürze.
Doch plötzlich scheint das Blau sich zu
verneuen
in einer von den Dolden, und man sieht
ein rührend Blaues sich vor Grünem freuen.

Rainer Maria Rilke

Flieder

Der blaue und der weisse Flieder
Umduftet unsere Laubenbucht,
Goldregen pendelt auf uns nieder
Der blütenschweren Zweige Wucht.
Viele weisse Schmetterlinge fliegen,
Der Spötter singt im Rosendorn,
Ganz langsam sich die Zweige wiegen.
Ein warmer Wind geht über das Korn.
Die Sonne spielt auf deinen Händen,
Die lässig ruhn auf deinem Kleid,
Mein Blick will sich davon nicht wenden,
Mein Herz denkt lauter Zärtlichkeit.

Hermann Löns (Zärtlichkeit)

Hyazinthe

Aus dem Zaubertal dort nieden,
Das der Regen still umtrübt,
Aus dem Taumel der Gewässer
Sendet Blume, Gruss und Frieden,
Der dich immer treu und besser,
Als du glauben magst, geliebt.
Diese Blume, die ich pflücke,
Neben mir vom Tau genährt,
Lässt die Mutter still zurücke,
Die sich in sich selbst vermehrt.
Lang entblättert und verborgen,
Mit den Kindern an der Brust,
Wird am neuen Frühlingsmorgen
Vielfach sie des Gärtners Lust.

Johann Wolfgang von Goethe

Lilie

Die Lilie blüht, ich bin die fromme Biene,
Die in der Blätter keuschen Busen sinkt,
Und süßen Tau und milden Honig trinkt,
Doch lebt ihr Glanz, und bleibet ewig grüne
So dann selig mein Gemüt
Weil meine Lilie blüht!

Clemens Brentano

Lorbeer

Den blut`gen Lorbeer
geb ich hin
mit Freuden
für das erste Veilchen,
das der März uns bringt!

Friedrich Schiller

Malve

Wieder hab ich dich gesehen
blasse Malve! Blühst du schon?
Ja, mich traf ein schaurig Wehen
All mein Frühling welkt davon
Bist du doch des Herbstes Rose
der gesunkenen Sonne Kind
bist du starre, düftelose
deren Blüten keine sind.

Ludwig Uhland

Nelke

Ich wand ein Sträusschen morgens früh,
Das ich der Liebsten schickte;
Nicht liess ich sagen ihr, von wem
Und wer die Blumen pflückte.
Doch als ich abends kam zum Tanz
Und tat verstohlen und sachte,
Da trug sie die Nelken am Busenlatz
Und schaute mich an und lachte.

Theodor Storm

Christrose

Auf eine Christblume
Die Schönste bist du,
Kind des Mondes,
nicht der Sonne.
Dir wäre tödlich
andrer Blumen Wonne.
Dich nährt,
den keuschen Leib
voll Reif und Duft,
himmlischer Kälte
balsamsüsse Luft.

Eduard Mörike

Rose

Als Allerschönste bist du anerkannt,
bist Königin des Blumenreichs genannt;
Unwidersprechlich allgemeines Zeugnis,
Streitsucht verbannend, wundersam Ereignis!
Du bist es also, bist kein blosser Schein,
In dir trifft Schaun und Glauben überein;
Doch Forschung strebt und ringt, ermüdend nie,
Nach dem Gesetz, dem Grund Warum und Wie.

Johann Wolfgang von Goethe

13.8 Gedichte im Jahresablauf

Andreas Niepel

Gedichte und zusammengestellte Ausschnitte aus den Originalgedichten aus dem Gartenkalender auf www.garten-literatur.de.

Januar

Verschneit liegt rings die ganze Welt,
Ich hab nichts, was mich freuet,
Verlassen steht ein Baum im Feld,
Hat längst sein Laub verstreuet.
Der Wind nur geht bei stiller Nacht
und rüttelt an dem Baume,
Da rührt er seine Wipfel sacht
Und redet wie im Traume.
Er träumt von künftger Frühlingszeit,
Von Grün und Quellenrauschen,
Wo er im neuen Blütenkleid
Zu Gottes Lob wird rauschen.

Joseph Freiherr von Eichendorff (1788-1857)

Wie die Samen, die unter der Schneedecke träumen,
träumen eure Herzen vom Frühling.
Vertraut diesen Träumen,
denn in ihnen verbirgt sich das Tor zur Unendlichkeit.

Khalil Gibran (1883-1931)

Die hohen Tannen atmen heiser
im Winterschnee, und bauschiger
schmiegt sich sein Glanz um alle Reiser.
Die weissen Wege werden leiser,
die trauten Stuben lauschiger.

Rainer Maria Rilke (1875-1926)

Die Freundschaft
und die Liebe
schenken Blumen.

Franz Grillparzer (1791-1872)

Wenn ich im Garten spazierengehe,
bemerk ich schon dies und das,
was sich langsam anschickt zu blühen,
z. B. die Christrose und der Seidelbast.
Noch immer,
so alt ich auch wurde,
erscheint mir dergleichen doch neu und
spaßhaft,
wie vor 10 000 Jahren.

Wilhelm Busch (1832–1908)

Februar

Es ist ganz gleich,
ob ein Garten klein oder gross ist.
Was die Möglichkeiten
seiner Schönheit betrifft,
so ist seine Ausdehnung so gleichgültig,
wie es gleichgültig ist,
ob ein Bild gross oder klein,
ob ein Gedicht
zehn oder hundert Zeilen lang ist.

Hugo von Hofmannsthal (1874–1929)

Send' mir Rosen, send' mir Grüsse!
Frische Rosen, Worte süsse,
Dass ich an den Mund sie drücke
Und mein Krankenlager schmücke!
Dass mich in der holden Gabe
Deines Herzens Grüssen labe!
Lass mich glauben: in den Rosen
Deine Lippen mit mir kosen!

Sidonie Grünwald-Zerkowitz (1852–1907)

Rosmarin und Salbeiblättlein
Schenk ich dir zum Abschiedsgruss,
Und dies sei mein letzt Gedenken,
Weil ich dich verlassen muss.
Was mich drückt, ich darf‘s nicht sagen,
Muss verschweigen meine Bei‘n,
Darf mein Elend niemand klagen,
Muss dabei noch fröhlich sein.
Warst mir treu so viele Jahre,
Hast mir viel zu lieb getan,
Meine Äugelein, die fliessen,
Dass ich nichts mehr sagen kann.

Friedrich Silcher (1789–1860)

In der schweigenden Welt,
Die der Winter umfangen hält,
Hebt sie einsam ihr weisses Haupt;
Selber geht sie dahin und schwindet
Eh' der Lenz kommt und sie findet,
Aber sie hat ihn doch verkündet,
Als noch keiner an ihn geglaubt.

Johannes Trojan (1837–1915)

Die Schönste bist du,
Kind des Mondes,
nicht der Sonne.
Dir wäre tödlich
andrer Blumen Wonne.
Dich nährt,
den keuschen Leib
voll Reif und Duft,
himmlischer Kälte
balsamsüsse Luft.

Eduard Mörike (1804–1875)

März

Veilchen bring ich dir,
getragen junge Blüten zu dir
dass dein moosig Haupt
ringsum bekränze
ringsum dich weihe
Felsen des Tals.

Johann Wolfgang von Goethe (1749–1832)

's war doch wie ein leises Singen
In dem Garten heute nacht,
Wie wenn laue Lüfte gingen:
„Süsse Glöcklein, nun erwacht,
Denn die warme Zeit wir bringen,
Eh‘s noch jemand hat gedacht.

Joseph Freiherr von Eichendorff (1788–1857)

Im Lenz, im Lenz
Wenn Veilchen blühn zuhauf,
gib acht, gib acht,
Da wachen die Tränen auf!
Im Herbst, im Herbst,
Fiel alles Laub vom Baum.
Ach, Lieb' und Glück

Vergangen wie im Traum!
Gib acht, gib acht,
So ist der Dinge Lauf:
Blumen und Wunden
Brechen im Frühling auf.

Paul Heyse (1830–1914)

Der Himmel wölbt sich rein und blau,
der Reif stellt Blumen aus zur Schau
Am Fenster prangt ein flimmernder Flor,
ein Jüngling steht betrachtend davor.
Und hinter den Blumen blühet noch gar,
ein blaues, ein lächelndes Augenpaar.
Märzveilchen, wie jener noch keine gesehn!
Der Reif wird angehaucht zergehn.
Eisblumen fangen zu schmelzen an,
und Gott sei gnädig dem jungem Mann!

Adalbert von Chamisso (1781–1838)

Rosa Wölkchen überm Wald
wissen noch vom Abendrot dahinter –
überwunden ist der Winter,
Frühling kommt nun bald.
Unterm Monde silberweiss,
zwischen Wipfeln schwarz und kraus
flügelt eine Fledermaus
ihren ersten Kreis...
Rosa Wölkchen überm Wald
wissen noch vom Abendrot dahinter –
überwunden ist der Winter,
Frühling kommt nun bald.

Christian Morgenstern (1871–1914)

April

Blumen sind
die Liebesgedanken
der Natur.

Bettina von Arnim (1785–1859)

Nun ist er endlich kommen doch
In grünem Knospenschuh;
„Er kam, er kam ja immer noch"
Die Bäume nicken sich's zu.
Sie konnten ihn all erwarten kaum,
Nun treiben sie Schuss auf Schuss;
Im Garten der alte Apfelbaum,
Er sträubt sich, aber er muss.
Wohl zögert auch das alte Herz
Und atmet noch nicht frei,
Es bangt und sorgt; „Es ist erst März,
Und März ist noch nicht Mai."
O schüttle ab den schweren Traum
Und die lange Winterruh:
Es wagt es der alte Apfelbaum,
Herze, wag's auch du.

Theodor Fontane (1819–1898)

Jetzt in dichtbelaubten Hecken,
Wo es still verborgen blieb,
Rüstet sich das Volk der Schnecken
Für den nächtlichen Betrieb.

Wilhelm Busch (1832–1908)

Liebliche Blume,
Bist du so früh schon
Wiedergekommen?
Sei mir gegrüßt,
Primula veris!

Niklaus Lenau (1802–1850)

Dicke, gelbe Butterblumen!
Der Rasen blinkt, die Götter glänzen.
Eine nackte Venus untersucht ihr Knie, ein
steinerner Hercules schlägt die Leyer.
Die Wasser stürzen, die Wolken eilen,
die Welt voll Sonne.
Frühling!
In meinem Herzen
träumt das Bild eines kleinen Mädchens
mit geöffneten Lippen und lachenden Augen.

Arno Holz (1863–1929)

Mai

Es färbte sich die Wiese grün
Und um die Hecken sah ich blühn,
Tagtäglich sah ich neue Kräuter,
Mild war die Luft, der Himmel heiter.
Ich wusste nicht, wie mir geschah,
Und wie das wurde, was ich sah.

Novalis (1772–1801)

Sei mir gegrüsst, du lieber Mai,
mit Laub und Blüten mancherlei!
Seid mir gegrüsst, ihr lieben Bienen,
vom Morgensonnenstrahl beschienen!
Wie fliegt ihr munter ein und aus
in Imker Dralles Bienenhaus
und seid zu dieser Morgenzeit
so früh schon voller Tätigkeit.
Für Diebe ist hier nichts zu machen,
denn vor dem Tore stehn die Wachen.
Und all' die wacker'n Handwerksleute
die hauen, messen stillvergnügt,
bis dass die Seite sich zur Seite
schön sechsgeeckt zusammenfügt.
Schau! Bienenlieschen in der Frühe
bringt Staub und Kehricht vor die Tür;
Ja! Reinlichkeit macht viele Mühe,
doch später macht sie auch Pläsier.

Wilhelm Busch (1832–1908)

Den Rosenzweig benagt ein Lämmchen auf der Weide,
Es tuts nur sich zur Lust, es tuts nicht ihm zuleide.
Dafür hat Rosendorn dem Lämmchen abgezwackt
Ein Flöckchen Wolle nur; es ward davon nicht nackt.
Das Flöckchen hielt der Dorn in scharfen Fingern fest;
Da kam die Nachtigall und wollte baun ihr Nest.
Sie sprach: „Tu auf die Hand und gib das Flöckchen mir,
Und ist mein Nest gebaut, sing ich zum Danke Dir".
Er gab, sie nahm und baut, und als sie nun gesungen,
Da ist am Rosendorn vor Lust die Ros entsprungen!

Friedrich Rückert (1788–1866)

Da gab es doch ein Sehnen,
ein Hoffen und ein Glüh'n,
als noch der Mond durch Tränen,
in Fliederlauben schien.
Als man dem milden Sterne
gesellte, was da lieb,
und Lieder in die Ferne
auf sieben Meilen schrieb.

Annette von Droste-Hülshoff (1797–1848)

Juni

Der Juni kam.
Lind weht die Luft
Geschoren ist der Rasen.
Eine Wonne voller Rosenduft
dringt tief in unsere Nasen.

Wilhelm Busch (1832–1908)

Schön ist die Rose, schöner scheint sie noch
Durch jenen süssen Duft, der in ihr lebt.
Wildrosen haben gleicher Farben Glut,
Die gleichen Dornen wie die duft'gen Rosen,
Sie spielen mit dem gleichen Übermut,
Wenn Winde sie enthüllen und umkosen.
Doch ihre Tugend ist nur ihr Gesicht,
Sie leben ungeliebt, verblühn am Strauch
Und sterben zwecklos – das tun Rosen nicht,
Aus ihrem süßen Tod strömt süsser Hauch.
So, schöner Liebling, wenn die Jugend flieht,
Strömt deiner Treue Duft aus meinem Lied.

William Shakespeare (1564–1616)

Mitten im Garten ist
Ein schönes Paradies,
Ist so schön anzusehn,
Dass ich möcht' drinnen gehn.
Als ich im Gärtlein war,
Nahm ich der Blümlein wahr,
Brach mir ein Röselein,
Das sollt mein eigen sein.

Clemens Brentano (1778–1842)

Schenkt man sich Rosen im Tirol,
Weisst du, was das bedeutet wohl?
Man schenkt die Rosen nicht allein
Man gibt sich selber mit auch drein!
Meinst du es so? Verstehst du mich?
Meinst du es so, dann Liebste, sprich!
Meinst du es so, dann tröste mich,
Gib mit der Rose mir auch dich!

Carl Zeller (1842–1898); vertont in „der Vogelhändler"

Wenn im Sommer der rote Mohn
wieder glüht im gelben Korn,
wenn des Finken süsser Ton
wieder lockt im Hagedorn,
wenn es wieder weit und breit
feierklar und fruchtstill ist,
dann erfüllt sich uns die Zeit,
die mit vollen Massen misst.

Otto Bierbaum (1865–1910)

Juli

Das macht, es hat die Nachtigall
Die ganze Nacht gesungen;
Da sind von ihrem süssen Schall,
Da sind in Hall und Widerhall
Die Rosen aufgesprungen.
Sie war doch sonst ein wildes Kind;
Nun geht sie tief in Sinnen,
Trägt in der Hand den Sommerhut
Und duldet still der Sonne Glut
Und weiß nicht, was beginnen.
Das macht, es hat die Nachtigall
Die ganze Nacht gesungen;
Da sind von ihrem süssen Schall,
Da sind in Hall und Widerhall
Die Rosen aufgesprungen.

Theodor Storm (1817–1888)

Teufelszwirn, Sonnenblume, Mariengras
Goldrute, Zaunrübe und ich weiss nicht was,
Platterbsen, Judasschilling, Gaensefingerkraut
Haben grüßend meinen Zaun geschaut.
Einst lobte jeder sie,
Wer hätt sie nicht gekannt.
Doch heute werden als Unkraut sie
Vom Gartenbeet verbannt.

John Clare (1793–1864)

Um gute Früchte zu tragen
muss man zum Spalierbaum werden.
So bleibt man sein ganzes Leben lang stehen,
mit ausgestreckten Armen,
mit geöffnetem Mund, das,
was des Weges kommt,
was sich ringsumher befindet,
in sich aufzunehmen
und sich davon zu nähren.

Edgar Degas (1834–1917)

Auf den Apfelbäumen ist ein rosiges Gedränge,
Die Blüten sind weich wie dein Nacken
Und rund wie deine Wangen;
Die Apfelbäume haben es von dir gelernt,
Sich süss zu schmücken, sie verlernen es nie
mehr.
Deine Schönheit ist meine Harfe,
Du bist unendlich schön, mein Lied sei ohne
Ende.
Du schlägst die Wimpern nieder,
Sie sind mir eine neue Brücke in dein Herz.

Max Dauthendey (1867–1918)

Was ist alle gemachte Poesie
in einer großen Stadt
gegen die Schönheit eines Kornfeldes.

Peter Rosegger (1843–1918)

August

Die Sonnenblume möchte dich begrüssen
dieweil sie sich so gern zur Sonne wendet.
Nur steht zur Zeit
sie noch zurückgewiesen;
doch du erscheinst
und sie ist gleich vollendet.

Johann Wolfgang von Goethe (1749–1832)

Der Sommermittag lastet auf den weissen
Terrassen und den schlanken Marmortreppen
die Gitter und die goldnen Kuppeln gleissen
leis knirscht der Kies. Vom müden Garten
schleppen
sich Rosendüfte her – wo längs der Hecken
der schlaffe Wind entschlief in roten Matten
und geisternd strahlen zwischen Laubver-
stecken
die Götterbilder über laue Schatten.
Die Efeulauben flimmern. Schwäne wiegen
und spiegeln sich in grundlos grünen Weihern
und große fremde Sonnenfalter fliegen
traumhaft und schillernd zwischen
Düfteschleiern.

Ernst Stadler (1883–1914)

Die Sonne hat nur kurz das nasse Tal
umschlungen,
Die Pappeln rauschen wieder, neckisch spielt
der Wind
Des Baches Schwermut hat gar lang allein
geklungen,
Der Wind ist pfiffiger als ein vergnügtes Kind.

Theodor Däubler (1876–1934)

Kennst du das Land,
wo die Citronen blühn,
Im dunkeln Laub die
Gold-Orangen glühn,
Ein sanfter Wind vom blauen
Himmel weht,
Die Myrte still und hoch der
Lorbeer steht,
Kennst du es wohl?
Dahin! Dahin
Möcht' ich mit dir, o mein
Geliebter, ziehn.

Johann Wolfgang von Goethe (1749–1832)

September

Das Gärtlein still vom Busch umhegt,
Das jeden Monat Rosen trägt,
Das gern den Gärtner in sich schliesst,
Der es betraut, der es begiesst,
Es lebe hoch!

Christoph Martin Wieland (1733–1813)

Ein Freund ist jemand,
der deinen kaputten Zaun übersieht,
aber die Blumen deines Gartens bewundert.

Wilhelm Raabe (1831–1910)

Auf Bergeshöhen schneebedeckt,
Auf grünen Hügeln weitgestreckt
Erglänzt die Morgensonne;
Die tauerfrischten Zweige hebt
Der junge Buchenwald und bebt
Und bebt in Daseinswonne.

Marie von Ebner-Eschenbach (1830–1916)

Wohl hat Sommer sich zum Kranze
Manche Blüte zart gewoben;
Aber, Flachs, dich mildste Pflanze
Muss ich doch vor allen loben.

Justinus Kerner (1768–1862)

Dies ist des Herbstes leidvoll süsse Klarheit,
die dich befreit, zugleich sie dich bedrängt;
wenn das kristallne Gewand der Wahrheit
sein kühler Geist um Wald und Berge hängt.
Dies ist des Herbstes leidvoll süsse Klarheit...

Christian Morgenstern (1871–1914)

Oktober

Herr von Ribbeck auf Ribbeck im Havelland,
Ein Birnbaum in seinem Garten stand,
Und kam die goldene Herbsteszeit
Und die Birnen leuchteten weit und breit,
Da stopfte, wenn's Mittag vom Turme scholl,
Der von Ribbeck sich beide Taschen voll.
Und kam in Pantinen ein Junge daher,
So rief er: „Junge, wiste ,ne Beer?"
Und kam ein Mädel, so rief er: „Lütt Dirn,
Kumm man röwer, ick hebb ,ne Birn".

Theodor Fontane (1819–1898)

Auf Lüneburger Heide,
Da steht der alte Stein,
Daneben die alte Eiche,
Sie mag wohl tausendjährig sein.
Gesellen ziehn vorüber
Im Lenz mit frischem Sang;
Sie singen von deutscher Freiheit,
In heller Luft verhallt der Klang.

Gottfried Keller (1819–1890)

Weisst du, dass die Bäume reden?
Ja, sie reden.
Sie sprechen miteinander,
und sie sprechen zu dir,
wenn du zuhörst.
Aber die weissen Menschen
hören nicht zu.
Sie haben es nie der Mühe wert gefunden,
uns Indianer anzuhören,

und ich fürchte,
sie werden auf die anderen Stimmen
in der Natur nicht hören.
Ich selbst habe viel von den Bäumen erfahren:
manchmal etwas über das Wetter,
manchmal über Tiere,
manchmal über den großen Geist.

Tatanga Mani, Indianerhäuptling

Herbstlich sonnige Tage
mir beschieden zur Lust,
euch mit leiserem Schlage
grüßt die atmende Brust.

Emanuel Geibel (1815–1884)

Zur Drossel sprach der Fink:
„Komm' mit, liebe Drossel, komm' eilig, komm' flink!
heut' tanzen die Blumen im moosglatten Wald,
komm' mit, liebe Drossel, komm' eilig, komm' bald!
„Wir setzen uns auf die Äste,
und musizieren zum Feste
und schauen zu, wie sie tanzen, von fern,
ich habe die Blumen so gern!"

Peter Cornelius (1824–1874)

13.9 Gartenlieder

Andreas Niepel

Vieles von dem, was für die Sprichwörter zutrifft, gilt auch für Gartenlieder. Speziell in der Altenhilfe ist das gemeinsame Singen von jahreszeitlichen Liedern ein schöner Start in die Einheit, insbesondere auch deshalb, weil hier viele Bewohner und Bewohnerinnen ihre Ressourcen einbringen können. Daher lohnt es sich, eine kleine Sammlung altbekannter Lieder zusammenzustellen.

Frühling

Im Märzen der Bauer

1.
Im Märzen der Bauer die Rösslein anspannt.
Er setzt seine Felder und Wiesen instand.
Er pflüget den Boden er egget und sät
und rührt seine Hände frühmorgens und spät.

2.
Die Bäuerin, die Mägde sie dürfen nicht ruh´n.
Sie haben im Haus und im Garten zu tun.
Sie graben und rechen und singen ein Lied
und freu´n sich, wenn alles schön grünet und blüht.

3.
So geht unter Arbeit das Frühjahr vorbei.
Dann erntet der Bauer das duftende Heu.
Er mäht das Getreide, dann drischt er es aus.
Im Winter da gibt es manch herrlichen Schmaus.

mündlich überliefert

Jetzt fängt das schöne Frühjahr an

1.
Jetzt fängt das schöne Frühjahr an
und alles fängt zu blühen an
auf grüner Heid und überall.

2.
Es wachsen Blümlein auf dem Feld,
sie blühen weiss, blau, rot und gelb,
Doch du führst eine falsche Lieb
So wie es meinem Schatz gefällt.

3.
Wenn ich zu meine, Schätzchen geh',
da singt das Lerchlein in der Höh',

4.
Hab ich dich nicht recht treu geliebt,
weil ich zu meinem Schätzlein geh'.

5.
Nun geh' ich in den grünen Wald,
zu suchen meinen Aufenthalt,
weil mir mein Schatz nicht mehr gefällt.

Volkslied aus dem Rheinland (19. Jahrhundert)

Komm lieber Mai

1.
Komm, lieber Mai und mache
die Bäume wieder grün.
Und lass uns an dem Bache
die kleinen Veilchen blüh`n!
Wie möchte ich doch so gerne
ein Veilchen wieder seh´n,
ach, lieber Mai wie gerne
einmal spazieren geh´n!

2.
Ach wenn's doch erst gelinder
und grüner draußen wär.
Komm, lieber Mai, wir Kinder,
wir bitten dich gar sehr!
O komm und bring vor allem
uns viele Veilchen mit,
bring auch viel Nachtigallen
und schöne Kuckucks mit!

Worte: Christian Adolf Overbeck 1775;
Weise: Wofgang Amadeus Mozart 1791

Der Mai ist gekommen

1.
Der Mai ist gekommen, die Bäume schlagen aus.
Da bleibe, wer Lust hat, mit Sorgen zu Haus!
Wie die Wolken dort wandern am himmlischen Zelt,
so steht auch mir der Sinn in die weite, weite Welt.

2.
Herr Vater, Frau Mutter, dass Gott euch behüt`!
Wer weiss wo in der Ferne mein Glück mir noch blüht
Es gibt so manche Straße, da nimmer ich maschiert,
es gibt so manchen Wein, den nimmer noch probiert.

3.
Frisch auf drum, frisch auf drum im hellen Sonnenstrahl,
wohl über die Berge, wohl durch das tiefe Tal!
Die Quellen erklingen, die Bäumc rauschen all;
mein Herz ist wie `ne Lerche und stimmet ein mit Schall.

4.
O Wandern, o Wandern, du freie Burschen-lust!
Da weht Gottes Odem so frisch mir in die Brust;
da singet und jauchzet das Herz zum Himmelszelt;
Wie bist du so schön, o du weite, weite Welt!

Worte: Emanuel Geibel 1834;
Weise: Justus W. Lyra 1842

Sommer

Sah ein Knab ein Röslein stehen

1.
Sah ein Knab ein Röslein stehn,
Röslein auf der Heiden,
war so jung und morgenschön,
lief es schnell es nah zu sehn,
sah´s mit vielen Freuden

Röslein, Röslein, Röslein rot,
Röslein auf der Heiden.

2.
Knabe sprach:" Ich breche dich,
Röslein auf der Heiden."
Röslein sprach:" Ich steche dich,
dass du ewig denkst an mich,
und ich will´s nicht leiden."
Röslein...

3.
Und der wilde Knabe brach´s
Röslein auf der Heiden,
Röslein wehrte sich und stach,
half ihm auch kein Weh und Ach,
muss es eben leiden.
Röslein...

Worte: Johann Wolfgang v. Goethe 1771;
Weise: Heinrich Werner 1827

Herbst

Bunt sind schon die Wälder

1.
Bunt sind schon die Wälder, gelb die Stoppelfelder
und der Herbst beginnt.
Rote Blätter fallen, graue Nebel wallen,
kühler weht der Wind.

2.
Wie die volle Traube an dem Rebenlaube
purpurfarbig strahlt!
Am Geländer reifen Pfirsiche mit Streifen
rot und weiss bemalt.

3.
Flinke Träger springen und die Mädchen singen,
alles jubelt froh!
Bunte Bänder schweben zwischen hohen Reben
auf dem Hut von Stroh.

4.
Geige tönt und Flöte bei der Abendröte
und im Mondesglanz;
junge Winzerinnen winken und beginnen
frohen Erntetanz.

Worte: J. G. V. v. Salis-Seewis 1782; Weise: Friedrich Reichardt 1799

Winter

Der Schneewalzer

1.
Immer wieder denk ich dran,
wann für uns das Glück begann,
nicht im Sommer, nicht im Mai,
nicht im Herbst beim Duft von Heu.
Nein, es war zur Winterszeit,
es was kalt und hat geschneit,
doch im Saal, da tanzten wir und ich sagte verliebt zu dir:

Refrain: Den Schnee-, Schnee-, Schnee-,
Schneewalzer tanzen wir!
Ich mit dir, du mit mir!
Beim Schnee-, Schnee-, Schnee-,
Schneewalzer Arm in Arm
wird dir und mir auch im Winter so wohlig warm!

2.
Und wenn rot die Rosen blüh´n
und die Wiesen sind so grün
und der Mond sieht unser Glück
denk ich oft und gern zurück,

Worte: Jo Lunval; Weise: Thomas Koschat

13.10 Zählhilfe für Gartenvögel

Andreas Niepel

(Siehe nächste Seite)

NABU NAJU

Stunde der Wintervögel
vom 10. bis 12. Januar 2020

Schulstunde der Wintervögel
vom 6. bis 10. Januar 2020
www.NAJU.de/sdw

Zählhilfe für Wintervögel

Bereit zum Zählen? So geht es richtig: Notiere von jeder Vogelart die **höchste Anzahl, die du in einer Stunde gleichzeitig siehst.**

Zählbeispiel:

Wenn du zwei Amseln zur gleichen Zeit siehst, notiere bitte die Zahl 2.

Amsel
2
höchste Anzahl

Wenn du danach vier Amseln gleichzeitig siehst, notiere bitte die Anzahl 4.

~~2~~ 4
höchste Anzahl

Wenn du später drei Amseln siehst, bleibt die **höchste Anzahl, in diesem Fall 4**, bestehen.

~~2~~ 4 ✓
höchste Anzahl

Deine Beobachtungen melden!

Bis zum 20. Januar 2020

Online **vom 10. bis 20. Januar 2020 unter www.NABU.de/onlinemeldung**
Bitte – wenn möglich – die Online-Meldung nutzen, das spart Kosten.

Telefonisch am **11. & 12. Januar 2020 von 10 bis 18 Uhr** unter der kostenlosen Rufnummer **0800 11 57 115**

Per Post bis zum **20. Januar 2020** (Datum des Poststempels) mit dem Meldebogen aus dem Aktionsflyer absenden.

15 häufige Wintervögel

Stunde der Wintervögel
vom 10. bis 12. Januar 2020

Mitmachen + Gewinnen!

Weitere Informationen und die Ergebnisse der Aktion findest du auf **www.stundederwintervoegel.de**

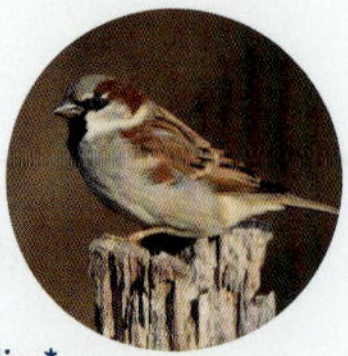

Haussperling*
höchste Anzahl

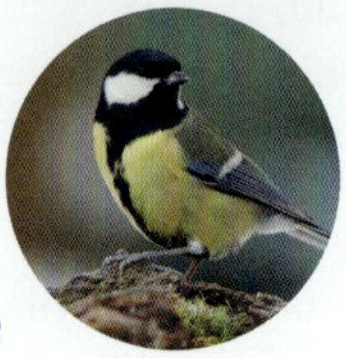

Kohlmeise
höchste Anzahl

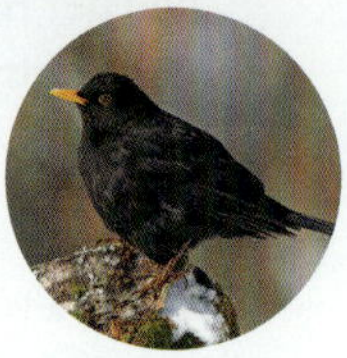

Amsel*
höchste Anzahl

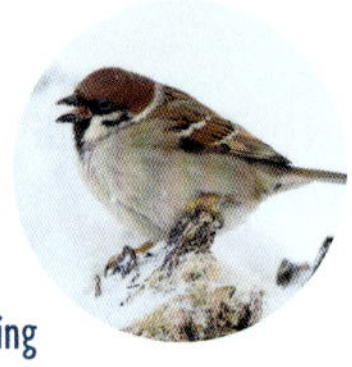

Feldsperling
höchste Anzahl

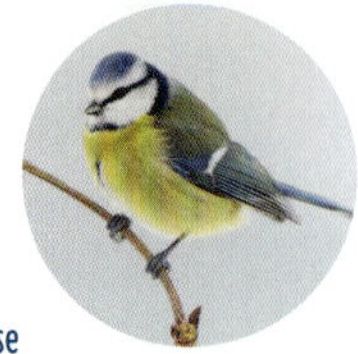

Blaumeise
höchste Anzahl

Zum Mitnehmen 2x falten!

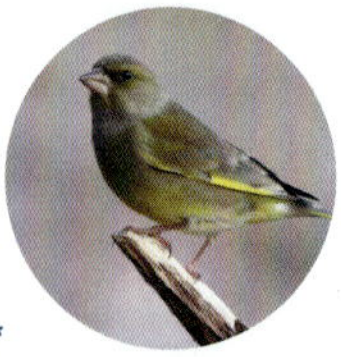

Grünfink*
höchste Anzahl

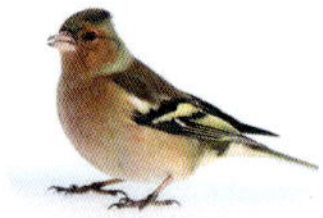

Buchfink*
höchste Anzahl

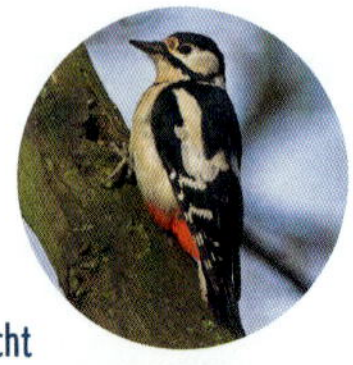

Buntspecht
höchste Anzahl

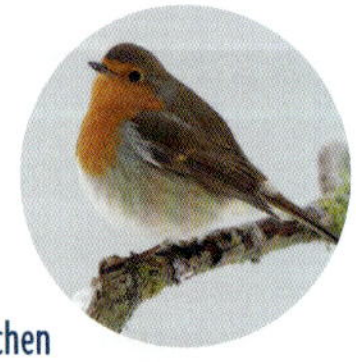

Rotkehlchen
höchste Anzahl

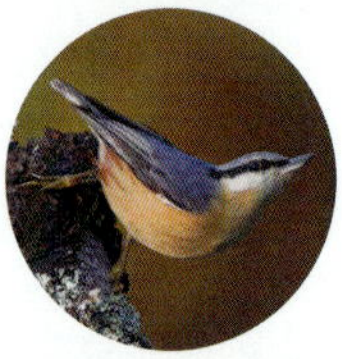

Kleiber
höchste Anzahl

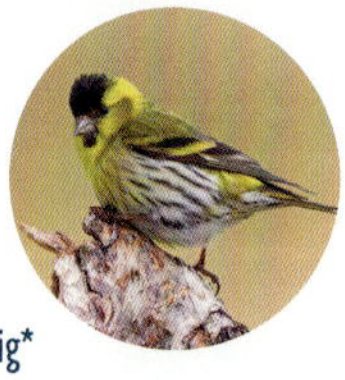

Erlenzeisig*
höchste Anzahl

*Männchen abgebildet, Weibchen sind anders gefärbt

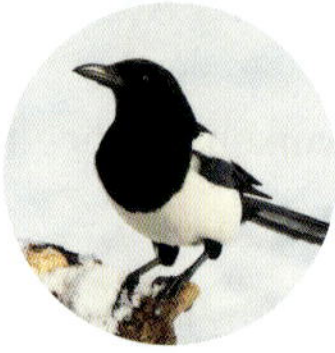

Elster
höchste Anzahl

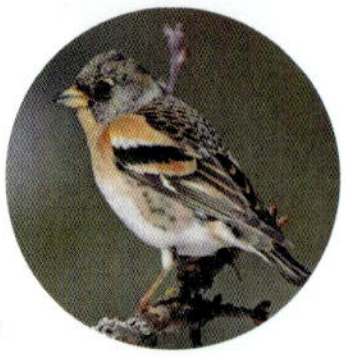

Bergfink*
höchste Anzahl

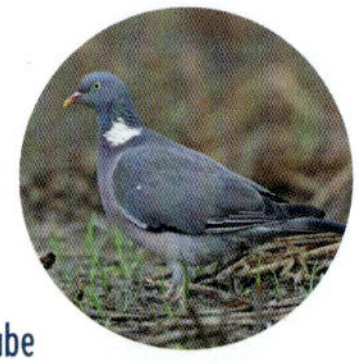

Ringeltaube
höchste Anzahl

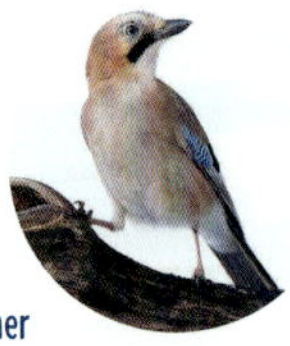

Eichelhäher
höchste Anzahl

Weitere Vogelarten:

Impressum: © 2019, NABU-Bundesverband (Naturschutzbund Deutschland) e.V., Charitéstraße 3, 10117 Berlin, www.NABU.de | **Bildnachweis**: Frank Derer (Buchfink, Eichelhäher, Elster, Feldsperling, Grünfink, Haussperling), Mathias Schäf (Amsel, Bergfink, Buntspecht, Erlenzeisig, Ringeltaube, Kleiber), Willi Rolfes (Blaumeise, Kohlmeise, Rotkehlchen) | **Redaktion**: NABU + publicgarden GmbH | **Gestaltung**: publicgarden GmbH | **Druck**: Eversfrank, Berlin | Ausgabe 09/2019 | Art.-Nr. 2191

5 051054 250816

13.11 Hochbeete

Gabriele Vef-Georg

Hochbeete sind in den letzten Jahren sehr modern geworden. Sie sind mittlerweile sehr häufig in Privatgärten zu sehen und man kann sie in vielen Variationen in Bau- und Gartenmärkten fertig kaufen. In der Gartentherapie sind sie sehr wertvoll: Da es vielen Menschen mit körperlichen und geistigen Beeinträchtigungen oft nicht mehr möglich ist, sich im Garten zu betätigen, bieten Hochbeete für diese Menschen doch die Möglichkeit, gärtnerisch tätig zu sein, trotz gesundheitlicher Beeinträchtigungen. Hochbeete ermöglichen ihnen, am Lebensprozess von Pflanzen teilzunehmen. Das Sähen, Wachsen, Gedeihen und Ernten von Pflanzen kann an den Hochbeeten eben auch im Stehen und Sitzen ausgeführt werden. Hochbeete können nahezu überall aufgestellt werden, auch im Haus, auf Terrassen und Balkonen, sodass es möglich ist „hausnah" zu gärtnern, ohne dafür weite Wege zurücklegen zu müssen. Die Entscheidung, ob ein Hochbeet selbst gebaut oder fertig gekauft wird, ist auch oft eine Frage des Budgets. Entscheidet man sich für einen Selbstbau, kann dieser als eine eigene gartentherapeutische Einheit gestaltet werden. Das Material und die Form eines solchen Beetes **(Tab. 13-8)** richten sich immer nach den Bedürfnissen der Benutzer. Es sollte auch der Umgebung angepasst sein, in der es aufgestellt wird.

Tabelle 13-8: Variationen von Hochbeeten mit ihren Vor- und Nachteilen (G. Vef-Georg)

Material	Vorteile	Nachteile
Kastenhochbeet aus Holz	Leicht aufzubauen, preiswert	Kann schnell verwittern.
Natursteine oder Granit	Sind unverwüstlich und sehen sehr schön aus.	Können nur mit schwerem Gerät aufgebaut werden und sind sehr teuer.
Metallhochbeete	Oftmals höhenverstellbar und mit Rollstuhl unterfahrbar.	Können im Sommer sehr heiß werden, dies muss bei der Pflanzenauswahl berücksichtigt werden.
Tischhochbeete aus Holz	Sind leicht selbst zu bauen, können auch in Innenräumen platziert werden.	Können schnell verwittern, haben nur Platz für eine geringe Erdschicht.
Hochbeete aus rechteckigen Mauersystemen, Betonsteine	Können beliebig hoch gestapelt und leicht selbst aufgebaut werden.	Haben häufig sehr raue Kanten (Verletzungsgefahr).
Hochbeete aus Kunststofffertigbauteilen	Sind leicht auf- und abzubauen.	Sehen oft nicht schön aus, können aber mit Naturmaterialien verkleidet werden.
Gabione (Steinkorb, Mauersteinkorb oder Drahtschotterkasten genannt, sie sind Drahtgestelle mit Steinen gefüllt)	Lassen sich leicht montieren, da gut tragbare Einzelteile.	Sie sind relativ teuer, passen oft nicht gut zur vorhandenen Umgebung.

Hochbeete für Kreative

Hochbeete lassen sich auch aus vielen alten und ausgedienten Gegenständen gestalten. Dies können Möbel wie Tische, Stühle, Bänke oder Truhen sowie alte Fässer, größere Kübel, Schubkarren, Zinkwannen, Weidenkörbe oder Paletten sein. Der Fantasie und Kreativität sind dabei keine Grenzen gesetzt. Das zu verwendende Substrat muss den Gegenständen und den Pflanzen darin immer gut angepasst werden.

Hochbeet-Maße

- *Maß für die Bearbeitung im Sitzen:* Höhe 50–60 cm, Tiefe 70 cm.
  Steht das Hochbeet frei und kann man von allen Seiten gut herankommen, kann es auch tiefer sein.
- *Maße für die Bearbeitung im Stehen:* Höhe 80–90 cm, Tiefe 100–120 cm.
  Auch hierbei ist es wichtig, von allen Seiten gut an das Hochbeet heranzukommen.
- *Durchschnittliches Höhenmaß für Tischbeete:* meist 75–80 cm.
  Sie können sowohl mit einer Stehhilfe als auch im Rollstuhl sitzend bearbeitet werden.
- *Mindestabstand zwischen Hochbeeten:* mindestens 100 cm.
  Der Abstand ist zwischen mehreren Hochbeeten erforderlich, damit Rollstuhlfahrer noch gut zwischen ihnen fahren können.
- *Beetformen und -längen:* Sie können frei und je nach vorhandenem Platz gestaltet werden.

Hochbeete befüllen

Hat das Hochbeet Bodenanschluss, das heißt, ist es unten offen, so sollte es immer zuerst mit einem Kaninchendraht ausgelegt werden, um Mäuse und Wühlmäuse fernzuhalten. Hölzerne Hochbeete müssen mit einer dunklen Noppenfolie ausgekleidet werden, das sorgt für Wärme im Beet und schützt das Beet von Innen gegen zu viel Nässe am Holz. Fünf Schichten sind für ein solches Beet sinnvoll, bestehend aus:

- groben Ästen und Häckselgut für die Lücken
- feineren Ästen und Häckselgut
- Laub oder Stroh vermischt mit etwas Mist
- grober Kompost
- gute Gartenerde vermischt mit Feinkompost.

Der Inhalt eines so befüllten Beetes wird sich im Laufe der Zeit immer etwas absetzen, da die groben Bestandteile allmählich verrotten und sich verdichten. Bei der nächsten Bepflanzung muss dann zuerst wieder Material und Erde aufgefüllt werden.

Hochbeete mit einer geringen Schichttiefe der Erde (25 cm), dies gilt vor allem für kleinere Hochbeete und Tischbeete, müssen hingegen mit einem Spezialsubstrat befüllt werden. Sie benötigen ein Substrat, welches Wasser speichert, die Wurzeln der Pflanzen stützt und trotzdem keine Staunässe verursacht. Solche Fertigsubstrate findet man meist für Dachbegrünungen. Auch diese kleineren Beete sollten mit einem Vlies ausgelegt werden.

Themenbeete

Hochbeete eignen sich sehr gut, um Themenbeete anzulegen. Das heißt, man pflanzt in einem Hochbeet alles zusammen an, was für ein bestimmtes Thema gebraucht wird. Es bietet sich an, z. B. ein Naschbeet, ein Insektenbeet, ein Küchenkräuterbeet oder ein mediterranes Beet anzulegen. Für die Bepflanzung mit Heilpflanzen bedeutet dies, alles in einem Beet anzulegen, um bestimmte Erkrankungen zu behandeln.

Beispiele für die Pflanzenauswahl verschiedener Themenbeete

- *Naschbeet:*
  Erdbeeren, Himbeeren, Johannisbeeren, Heidelbeeren, Brombeeren.
- *Insektenbeet:*
  Korb-, Dolden- und Lippenblütler, Wildstauden, Wildblumen und Kräuter. Es können diese sein: Löwenzahn, Katzenminze, Blauraute, Mohnblume, Wilde Möhre, Beinwell,

Glockenblume, Margerite, Sonnenblume, Lavendel, Salbei, Pfefferminze.
- *Küchenkräuterbeet:*
  Schnittlauch, Kerbel, Liebstöckel, Dill, Zitronenthymian, Petersilie, Staudensellerie, Giersch, Frühlingszwiebel, Pimpernelle.
- *Mediterranes Beet:*
  Oregano, Dost, Salbei, Currykraut, Majoran, Lavendel, Rosmarin, Thymian.

Beispiele für wirkungsvolle Heilkräuterbeete
- *Husten, Halsentzündung und Erkältung:*
  Kamille, Malve, Salbei, Spitzwegerich, Anis, Eibisch, Primel, Thymian, Holunder, Mädesüss, Königskerze.
- *Psychische Beschwerden:*
  Lavendel, Melisse, Passionsblume, Hopfen, Baldrian, Johanniskraut.
- *Verdauung:*
  Anis, Kümmel, Fenchel, Artischocke, Ingwer, Kamille, Pfefferminze, Knoblauch, Löwenzahn, Mariendistel, Blutwurz, Schafgarbe, Engelwurz.

13.12 Gartenbilder für die Erinnerungsarbeit

Andreas Niepel

Die vorgestellten Beispielbilder können als Anregung für „Gartengespräche“ genutzt werden. Die Auswahl zeigt einige Bilder, die für die Erinnerungsarbeit „in die gute alte Zeit“ führen. Andere Bilder, die schöne Orte zeigen, können für eine positive Imagination verwendet werden.

Alle Fotos des Kapitels 13.10 wurden von dem Gartenbaumuseum Erfurt zur Verfügung gestellt.

(Siehe nächste Seite)

Erinnerungen aus den 1950er Jahren

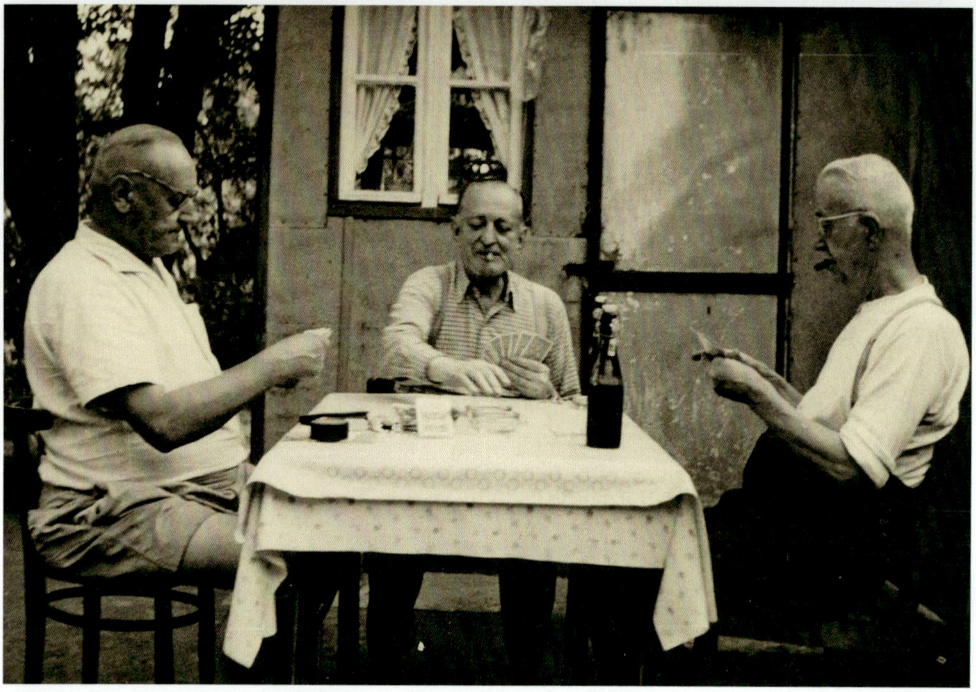

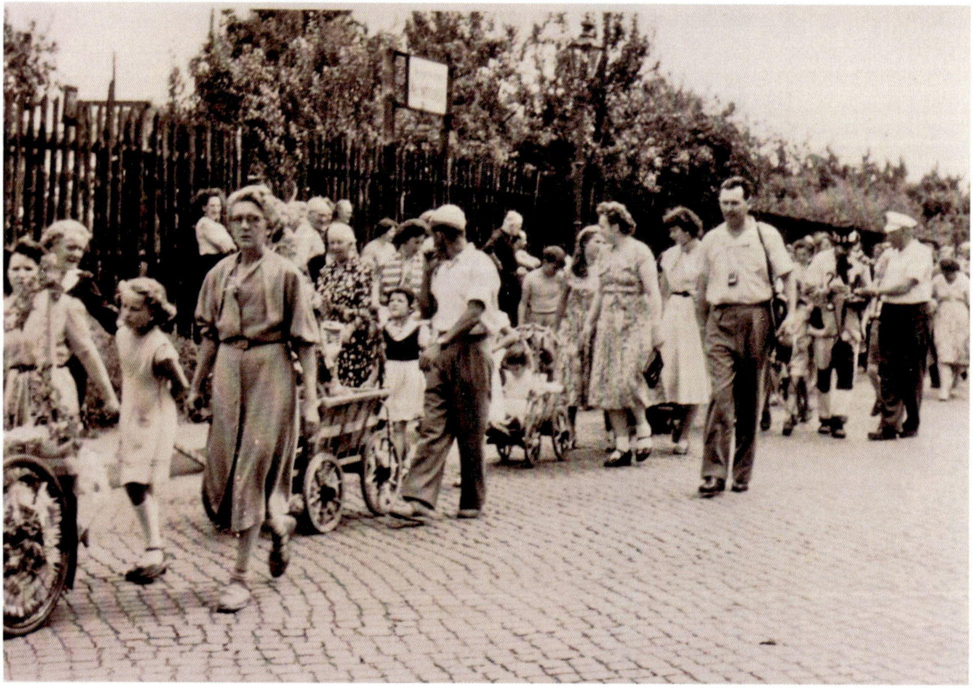

Erinnerungen aus den 1950er Jahren

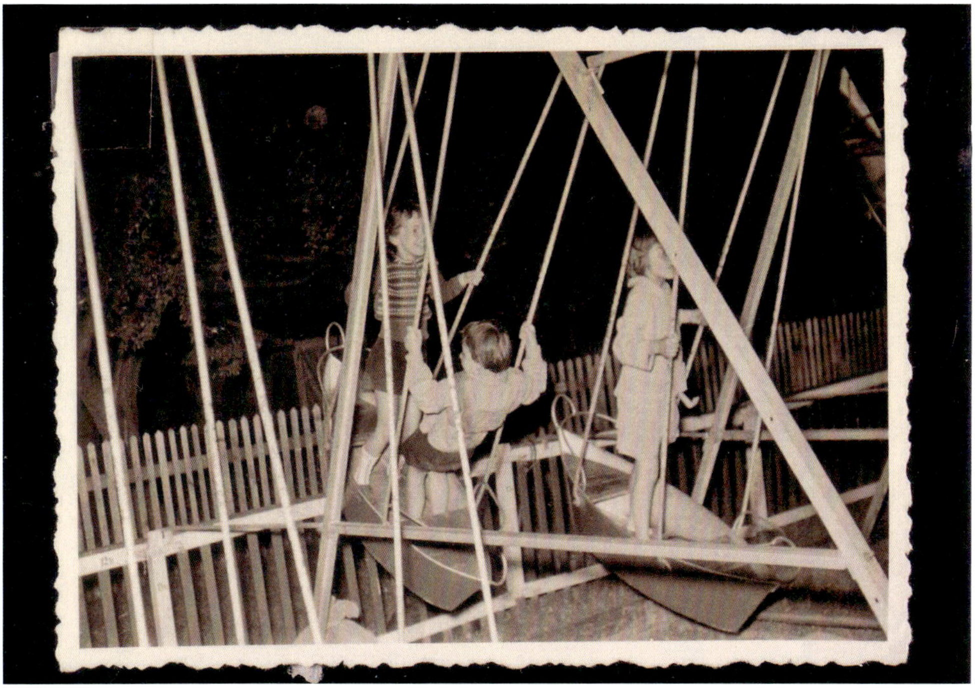

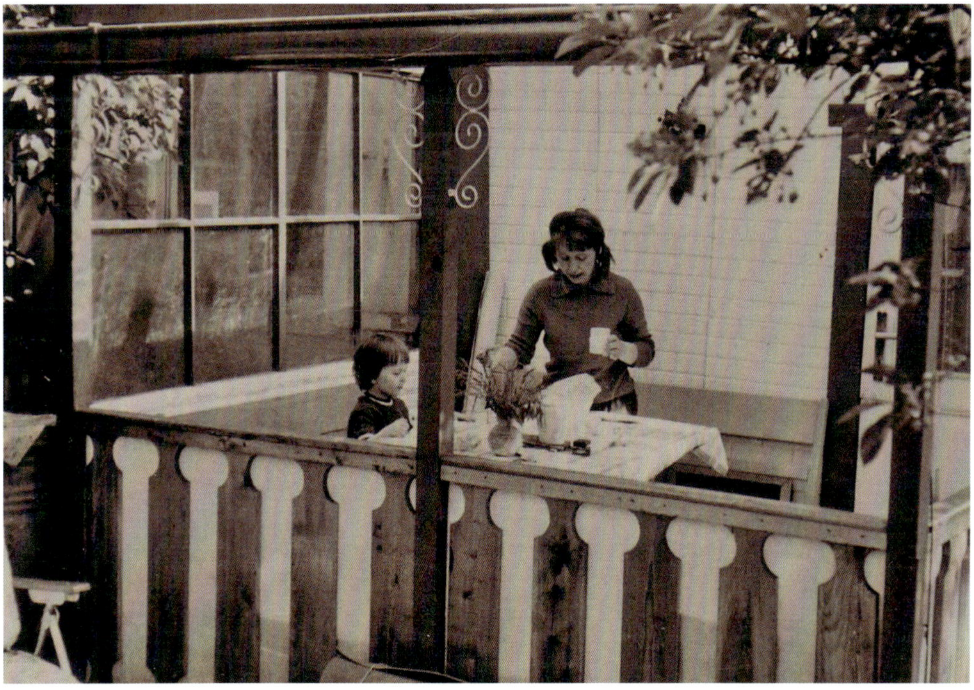

Erinnerungen aus den 1960er Jahren

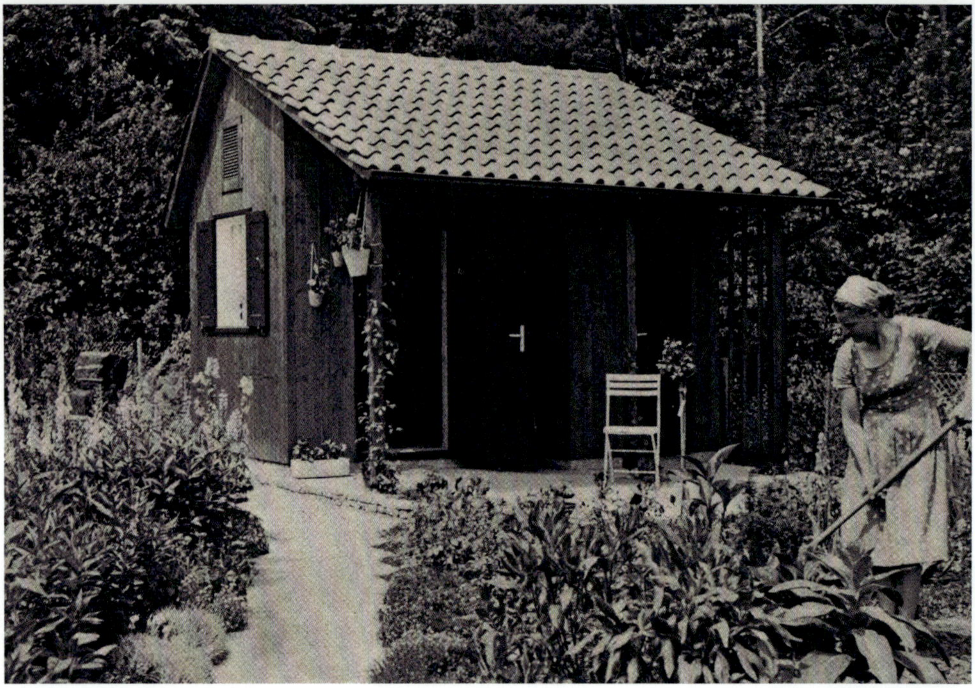

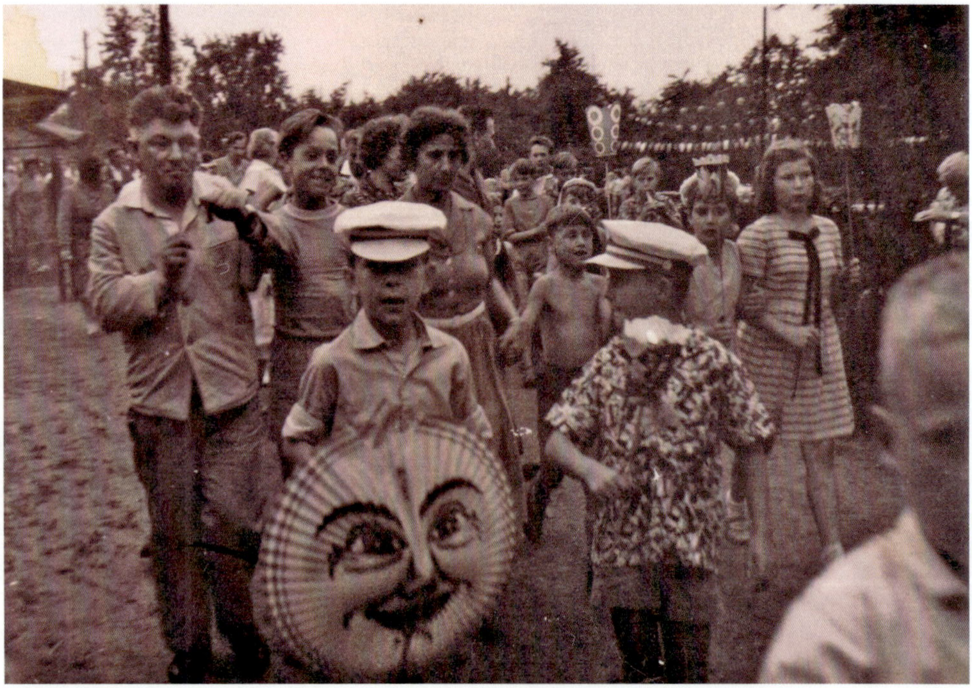

Erinnerungen aus den 1960er Jahren

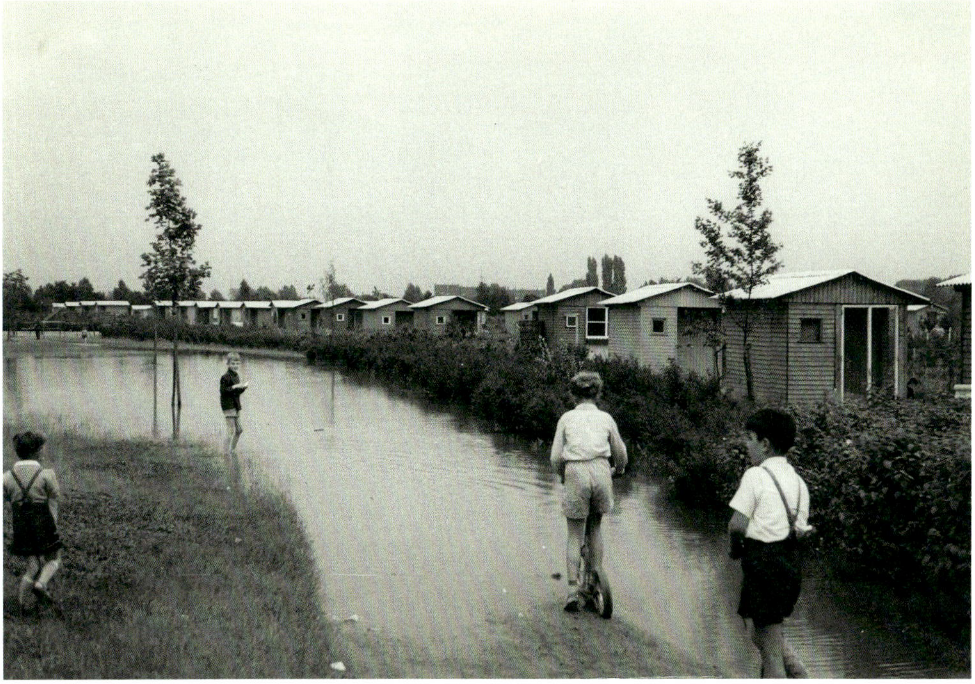

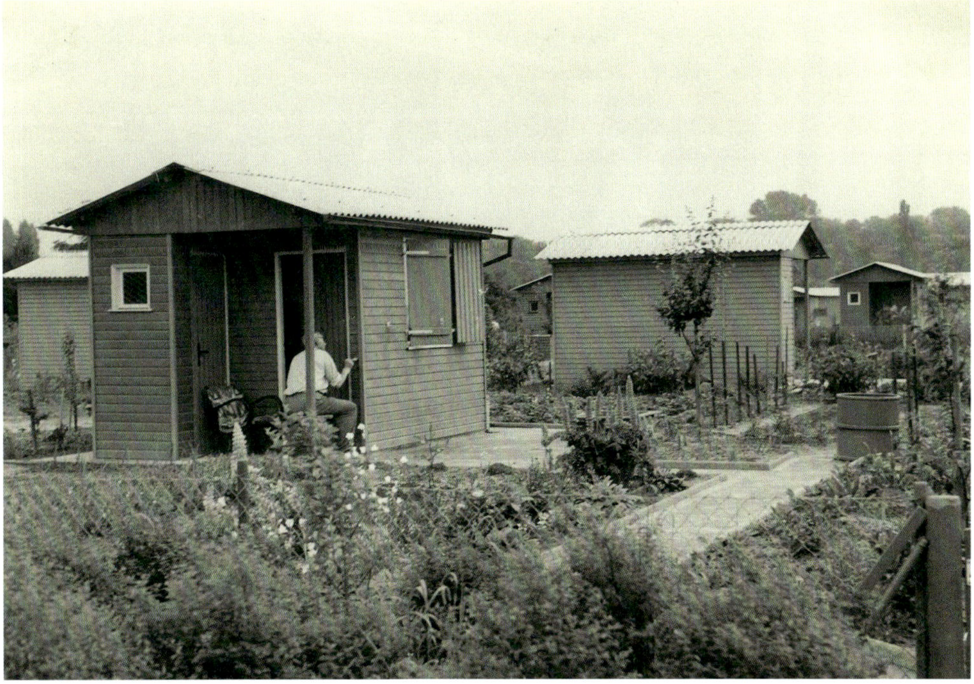

Erinnerungen aus den 1970er Jahren

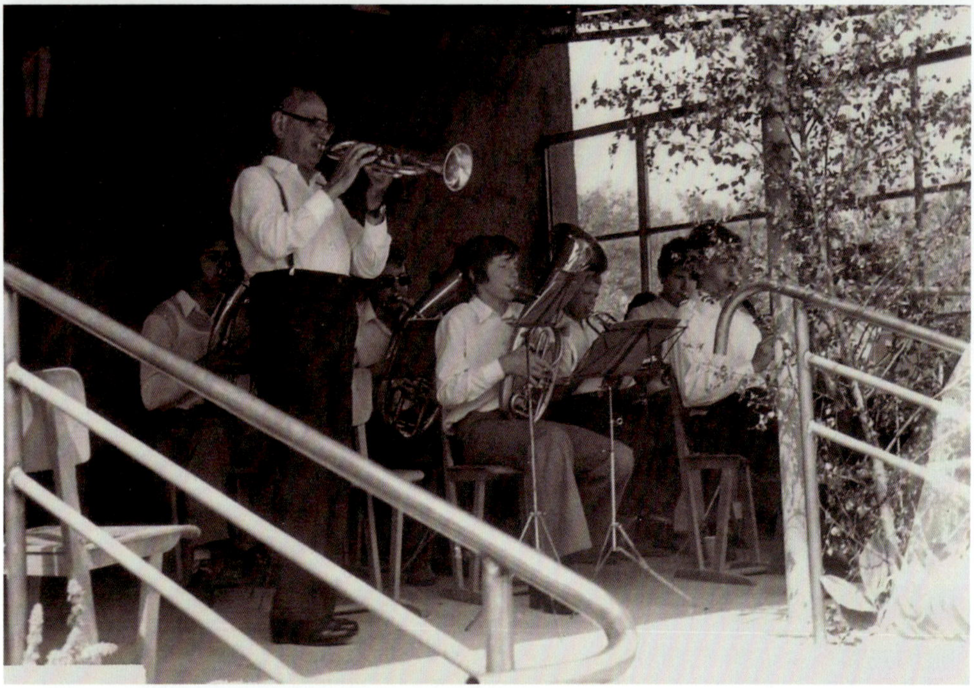

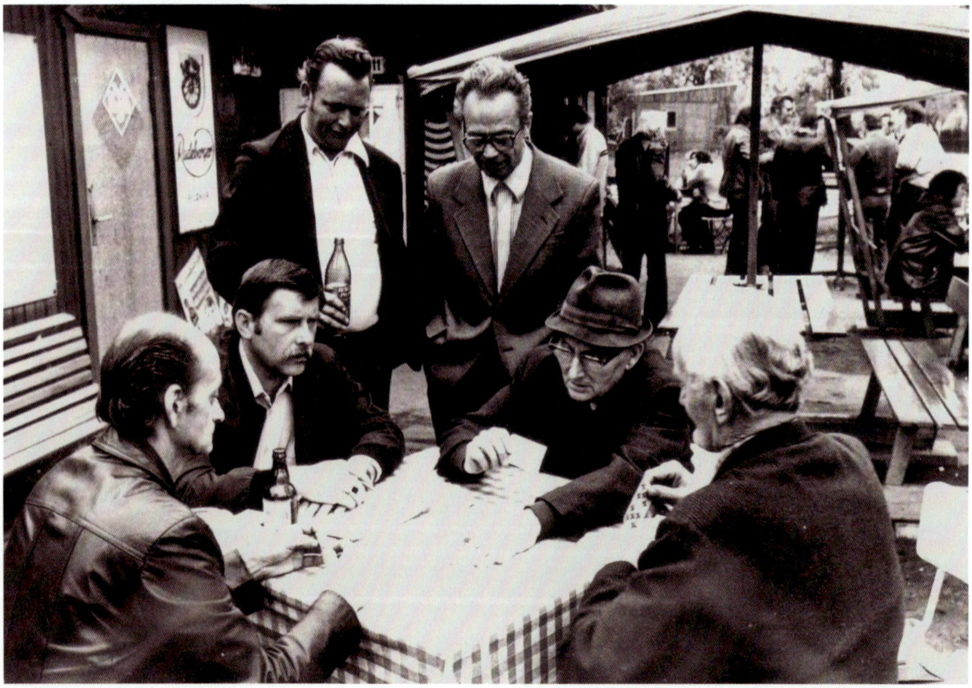

Erinnerungen aus den 1970er Jahren

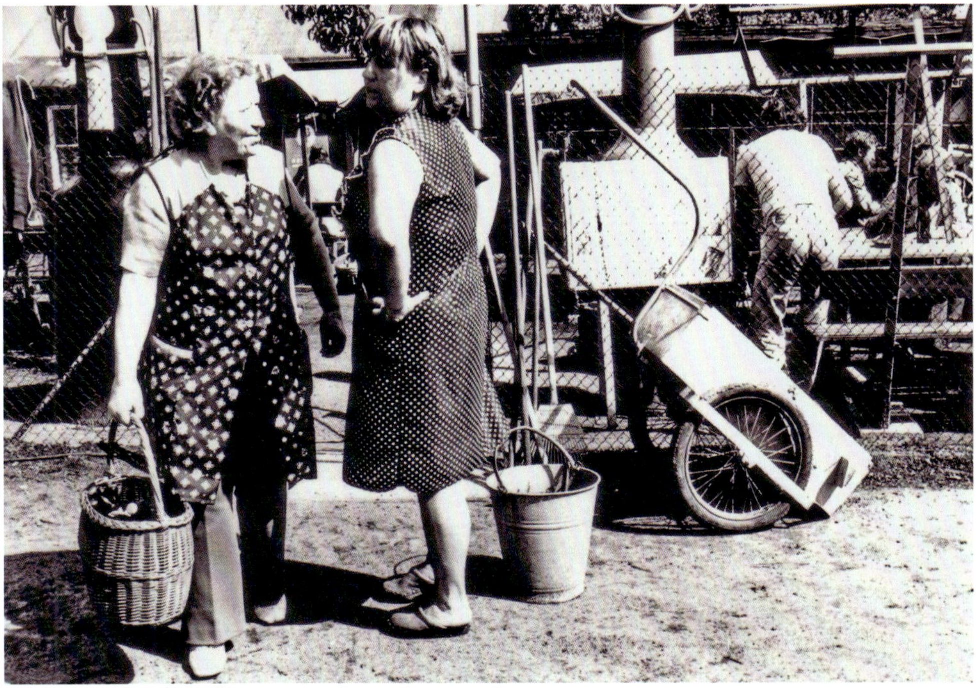

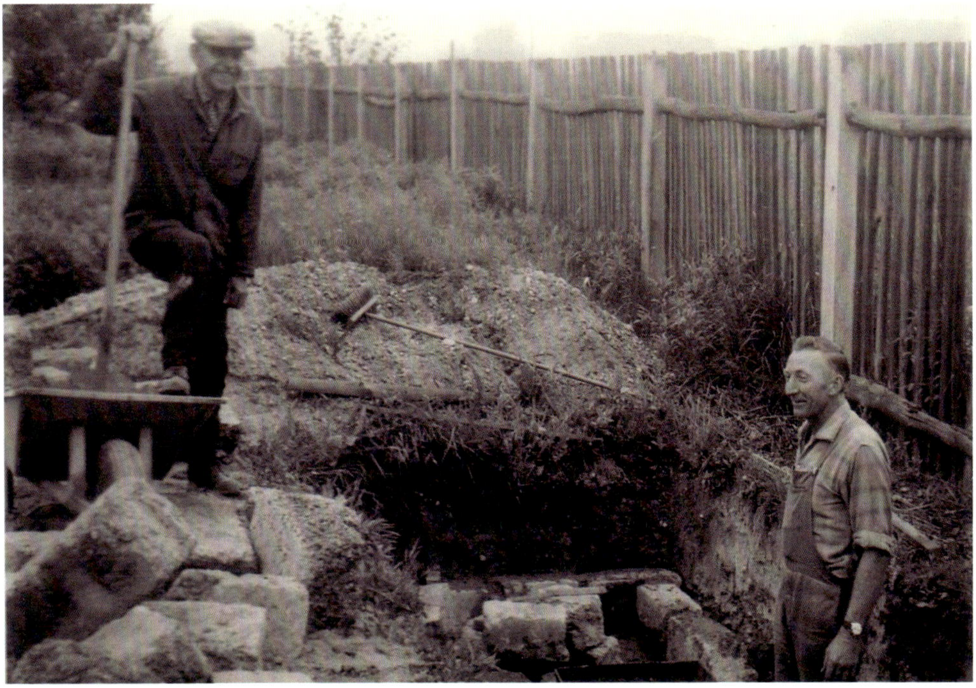

Erinnerungen aus den 1980er Jahren

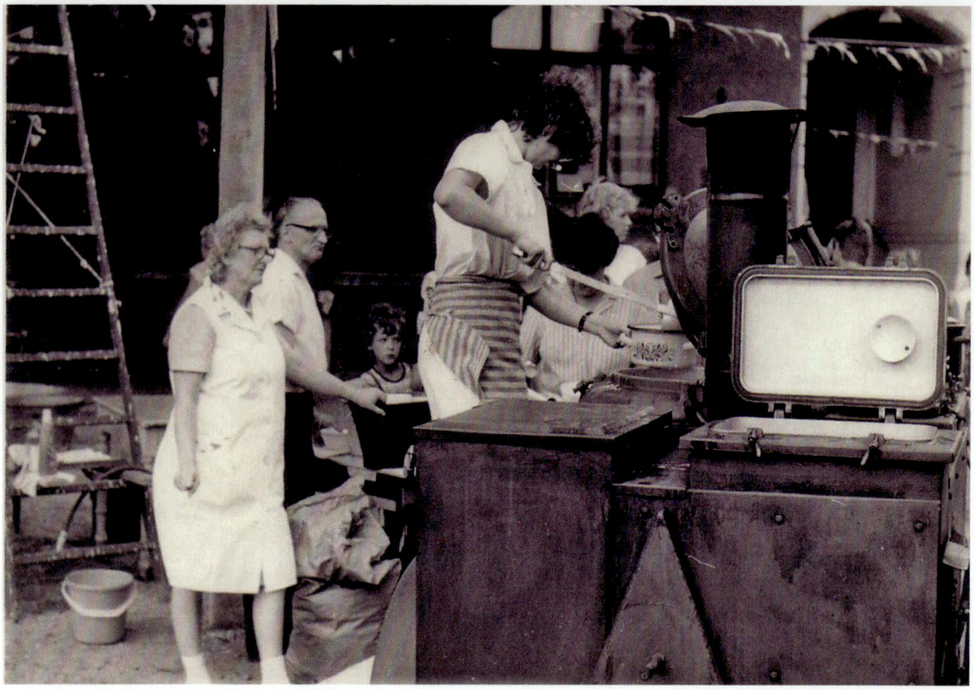

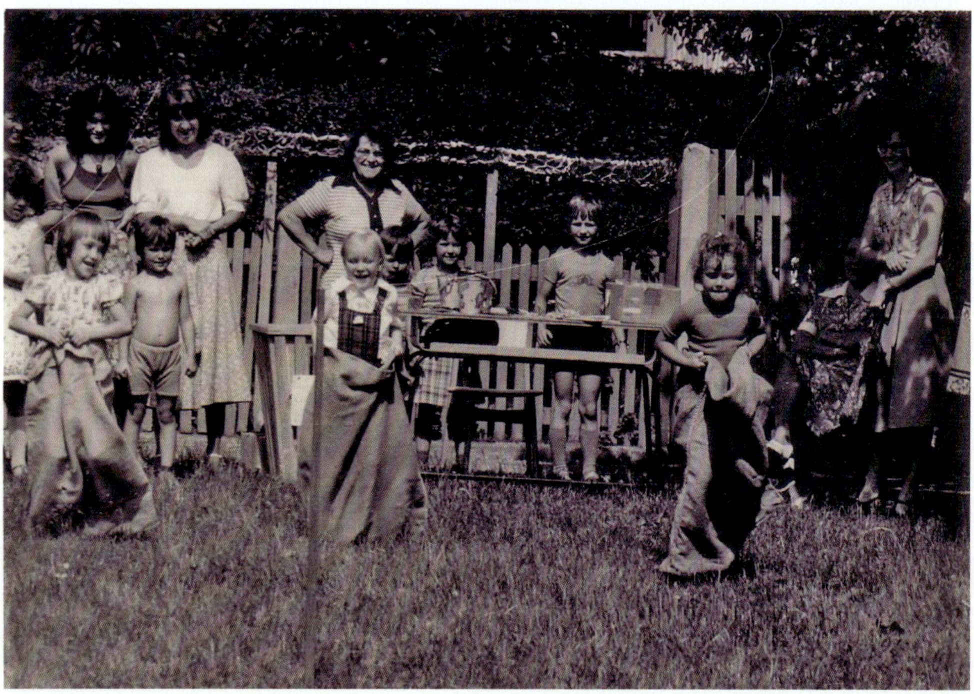

Erinnerungen aus den 1980er Jahren

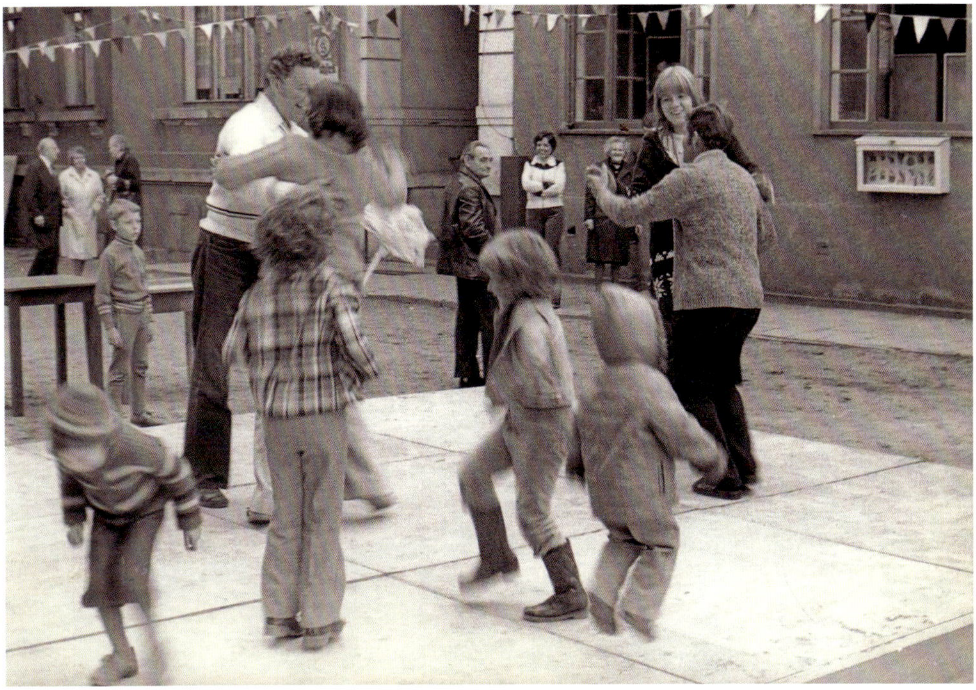

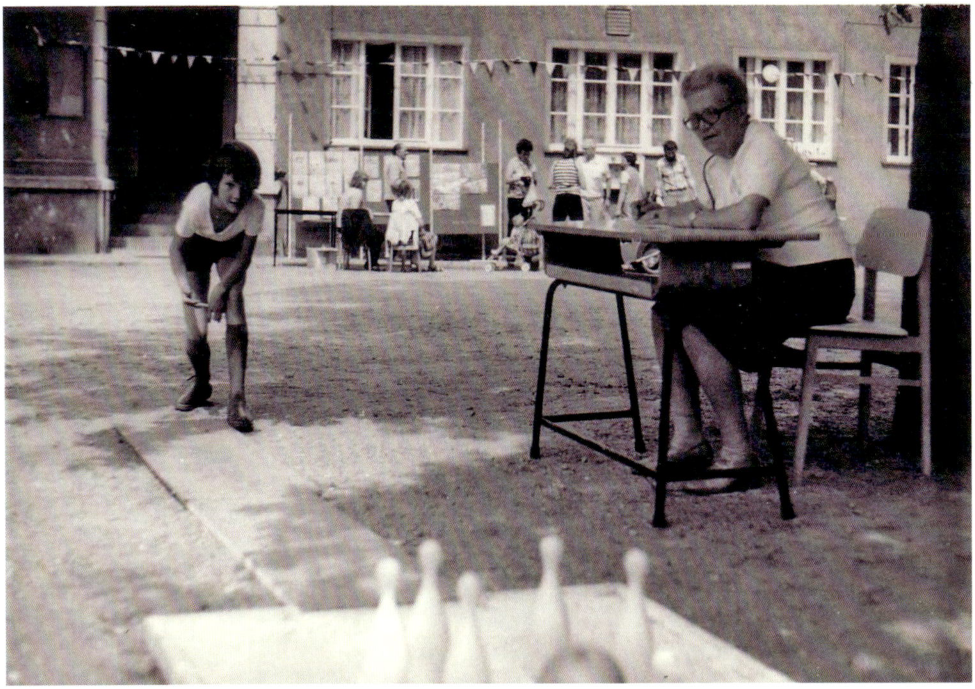

13.13
Hilfstabelle für Beobachtungen

Andreas Niepel

Die Tabelle für Hilfsbeobachtungen kann in zweierlei Hinsicht genutzt werden.

Als Verlaufsdokumentation: Wie ausgeprägt war die Fähigkeit von Termin 1 bis Termin 4?

d440	3	3	2	2	Feinmotorisch die Hände gebrauchen, wie bei vielen gärtnerischen Arbeiten, wie Pikieren oder Topfen

Als Dokumentation verschiedener Aspekte:
Hier müssen die Felder 1 bis 4 folgender Frage zugeordnet werden:
Feld 1: Wie ausgeprägt ist ...
Feld 2:
Feld 3:
Feld 4:

d440					Feinmotorisch die Hände gebrauchen, wie bei vielen gärtnerischen Arbeiten, wie Pikieren oder Topfen

Person kann	**Ohne Einschränkung 0 – erfüllt die Anforderung zu fast 100 % mit leichten Einschränkungen 1 – erfüllt drei Viertel des Geforderten mit mittleren Einschränkungen 2 – erfüllt in etwa die Hälfte der Anforderung mit schweren Einschränkungen 3 – kann einen geringen Teil, vielleicht ein Viertel nicht 4 – erfüllt die Anforderung nahezu nicht *Termin 1 – Termin 4***				
d110					**Zuschauen,** folgt z. B. den Pflanzen mit den Augen, wenn diese in der Gruppe herumgereicht werden
d115					**Zuhören,** reagiert erkennbar auf Ansprache, auf das Gruppengeschehen oder auch auf Geräusche im Garten
d130					**Nachmachen und nachahmen**, z. B. beim jeweils schrittweisen Erstellen von Werkstücken wie Gestecken
d160					**Die Aufmerksamkeit fokussieren**, sich auf Dinge oder auf sich konzentrieren, wenn z. B. viele Blumen auf dem Tisch liegen
d175					**Probleme lösen**, eigene Lösungen finden und vorschlagen, wenn z. B. Pflanzen angebunden werden müssen
d177					**Entscheidungen treffen**, z. B. bei der Auswahl von Pflanzen für ein Gesteck

Person kann	Ohne Einschränkung mit leichten Einschränkungen mit mittleren Einschränkungen mit schweren Einschränkungen nicht *Termin 1 – Termin 4*				0 – erfüllt die Anforderung zu fast 100 % 1 – erfüllt drei Viertel des Geforderten 2 – erfüllt in etwa die Hälfte der Anforderung 3 – kann einen geringen Teil, vielleicht ein Viertel 4 – erfüllt die Anforderung nahezu nicht
d210					**Eine Einzelaufgabe übernehmen**, wie das Mischen von Erde oder das wiederholte, immer gleiche Abrebeln von Teekräutern
d220					**Mehrfachaufgaben übernehmen**, wie bei Gestecken oder beim alleinigen selbstständigen Topfen mit seinen Arbeitsschritten
d240					**Mit Stress und anderen psychischen Anforderungen umgehen**, wenn Dinge drängen oder es in der Gruppe zu Problemen kommt
d310					**Kommunizieren als Empfänger gesprochener Mitteilungen**, versteht beispielsweise Anweisungen oder hört Geschichten zu
d315					**Kommunizieren als Empfänger nonverbaler Mitteilungen**, reagiert beispielsweise auf Lächeln oder auf Gesten passend
d330					**Sprechen**
d335					**Nonverbale Mitteilungen produzieren**, beispielsweise per Handzeichen zeigen, dass bestimmte Objekte gewünscht sind
d350					**Konversation führen**, sich in das Gruppengeschehen mit eigenen Erfahrungen einbringen oder auch übers Wetter reden
d410					**Eine elementare Körperposition wechseln**, sich beispielsweise an den Tisch setzen oder sich vom Rolli an das Hochbeet stellen
d430					**Gegenstände anheben und tragen**, wie Pflanzen, Werkzeuge oder Hilfsmittel
d440					**Feinmotorisch die Hände gebrauchen**, wie bei vielen gärtnerischen Arbeiten, wie Pikieren oder Aussäen
d445					**Hände und Arme gebrauchen**, bei einfacheren Aufgaben, wie die Erde zerkleinern oder etwas festhalten
d450					**Gehen**
d460					**Sich in verschiedenen Umgebungen fortbewegen**, z. B. sowohl auf gepflasterten Flächen wie auch auf Rasen oder Erde

Person kann	Ohne Einschränkung 0 – erfüllt die Anforderung zu fast 100 % mit leichten Einschränkungen 1 – erfüllt drei Viertel des Geforderten mit mittleren Einschränkungen 2 – erfüllt in etwa die Hälfte der Anforderung mit schweren Einschränkungen 3 – kann einen geringen Teil, vielleicht ein Viertel nicht 4 – erfüllt die Anforderung nahezu nicht *Termin 1 – Termin 4*				
d510					**Sich waschen**, z. B. am Ende der Gartengruppe die Hände selbstständig waschen und abtrocknen
d550					**Essen**, z. B. wenn Obst oder Früchte geerntet werden
d560					**Trinken**, z. B. in der Teerunde oder auch bei warmen Wetterbedingungen
d630					**Mahlzeiten vorbereiten**, wenn z. B. Kräuterbutter hergestellt wird oder Marmeladen sowie Sirups eingekocht werden
d640					**Hausarbeiten erledigen,** beteiligt sich beispielsweise am Fegen und Reinigen der Arbeitsflächen und Räume
d650					**Haushaltsgegenstände pflegen,** hierzu können Küchenutensilien, aber auch Gartengeräte gehören
d710					**Elementare interpersonelle Aktivitäten durchführen**, z. B. Rücksicht und Toleranz zeigen, Distanz einhalten oder Kritik annehmen
d720					**Komplexe interpersonelle Interaktionen durchführen**, beispielsweise auch in kritischen Situationen angemessen zu reagieren und soziale Regeln einhalten
d730					**Mit Fremden umgehen,** beispielsweise bei Verkaufsgesprächen im Gewächshaus oder mit neuen Gruppenmitgliedern
d840					**Sich auf eine Erwerbstätigkeit vorbereiten**
d910					**Am Gemeinschaftsleben teilnehmen**, z. B. bei Gartenfesten oder auch einfach nur beim Gruppengeschehen
d920					**Erholung und Freizeitaktivitäten durchführen**

Teil IV

Arbeitsbücher und Mini-Gärtner-Ausbildung

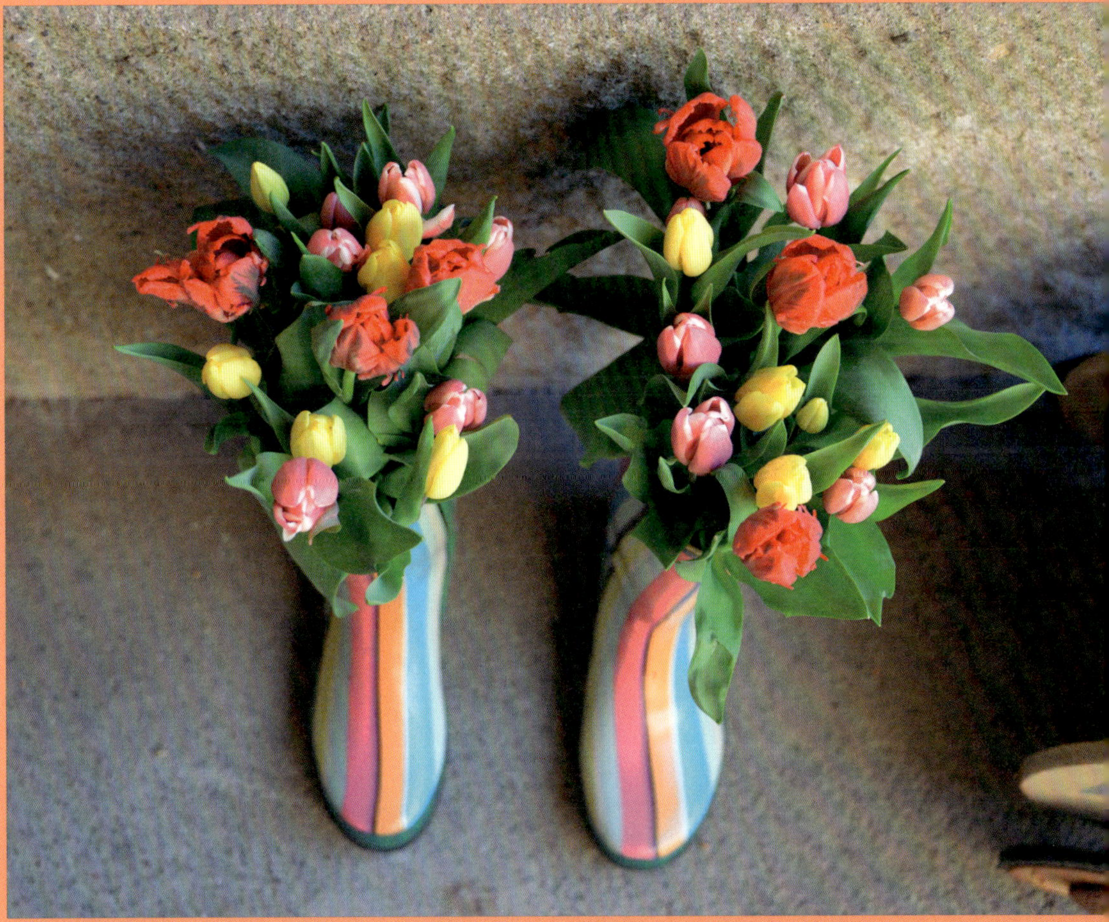

14 Arbeitsbücher

Andreas Niepel

Das Gärtnern ist ein breit gefächertes therapeutisches Angebot, weil doch einige gärtnerische Tätigkeiten entweder vielen Teilnehmenden bereits bekannt sind oder relativ einfach zu erlernen sind. Dennoch ist bei der therapeutischen Arbeit die anleitende Methode sehr wichtig. Das Spektrum reicht von der knappen mündlichen Anweisung bis hin zum Führen der Patienten bzw. Klienten. Die Anleitungsmethode muss den Teilnehmenden einerseits ein möglichst großes Maß an Freiheit gewähren, sie aber andererseits die Arbeiten in einem sowohl therapeutisch erwünschten wie auch gärtnerisch notwendigen Rahmen durchführen lassen. In der Praxis passiert es schnell, das Anleitende bei jedem Arbeitsschritt eingreifen müssen: „So, jetzt füllen Sie bitte den Topf“; „Nun ist es genug“; „Nehmen Sie sich jetzt bitte eine Pflanze“ – um nur Beispiele zu nennen. Diese Vorgehensweise ist oft unbefriedigend.

Mit den folgenden fünf Arbeitsbüchern soll eine Hilfe geboten werden. Sie zeigen Schritt für Schritt den Ablauf der wichtigsten gärtnerischen Grundtechniken, dargestellt mit Fotografien und einem kurzen Text mit weiteren Hinweisen sowie Platz für eigene Notizen.

Es wird empfohlen, sich die entsprechenden Seiten aus dem Praxisbuch herauszukopieren, evtl. dabei auch noch zu vergrößern, um sich damit eigene Arbeitsbücher zu erstellen. Zudem ist es sinnvoll, die kopierten Seiten zu laminieren und das Ganze in Ringbindung zusammenzuführen. So kann das Arbeitsbuch – geschützt vor Schmutz und Erde – jeweils Schritt für Schritt am Arbeitsplatz die Tätigkeit begleiten.

Ein weiterer Vorteil der Arbeitsbücher liegt darin, dass auch eine Therapeutin oder ein Therapeut im Garten aktiv werden kann, der nicht über allzu große gärtnerische Grundkenntnisse verfügt.

Die Arbeitsbücher stehen auch als Download zur Verfügung:
https://www.hogrefe.ch/downloads/praxishandbuch-gartentherapie

Arbeitsbuch: Vorbereitung von Kisten

Schritt 1:
Das Material bereitlegen

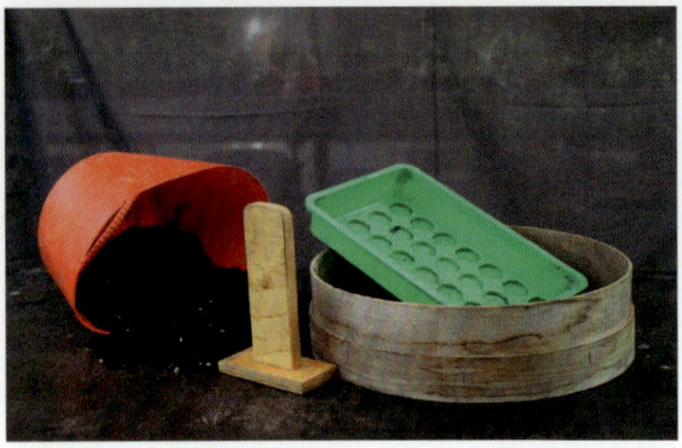

Man benötigt:

Eine Aussaatkiste, ein Erdsieb, Blumenerde und etwas zum Andrücken.

Notizen: ____________________

____

Schritt 2:
Die Kiste halb füllen

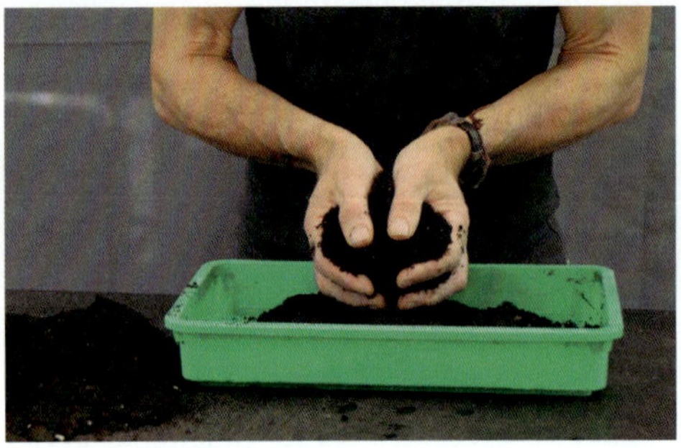

Die Erde möglichst locker einfüllen, dabei die Erde gut zerkrümeln und grobe Anteile aussortieren.

Notizen: ____________________

____

Schritt 3:
Die Oberfläche planieren

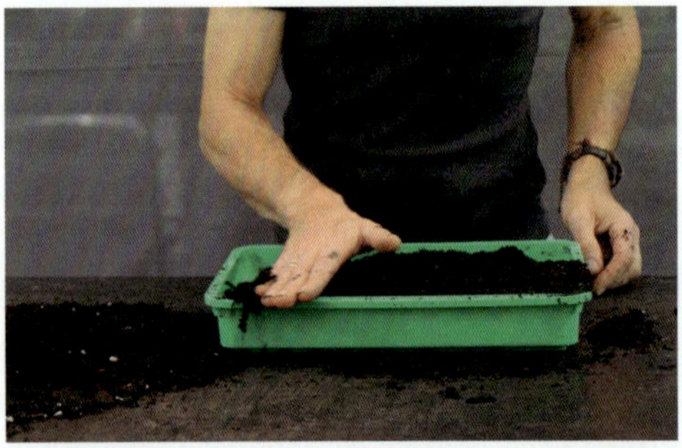

Mit der flachen, durchgedrückten Hand arbeiten, immer an der höchsten Stelle beginnen mit einer Bewegung, als wenn man Staub von einer Tischdecke wischt.

Notizen: ____________________

____

Vorbereitung von Kisten

Schritt 4:

Die Ränder andrücken

Mit den Fingern ein Mal rundherum arbeiten.

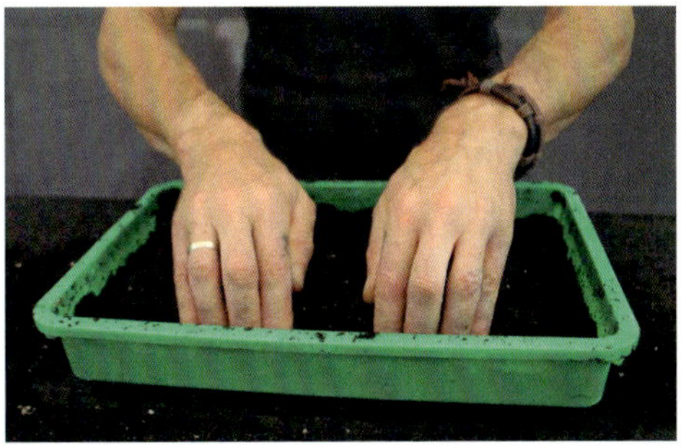

Notizen: ______________________________

____

Schritt 5:

Die Kiste weiter füllen

Locker die gesamte Kiste füllen, weiterhin die Erde zerkrümeln, Fremdstoffe entfernen und nahezu komplett füllen.

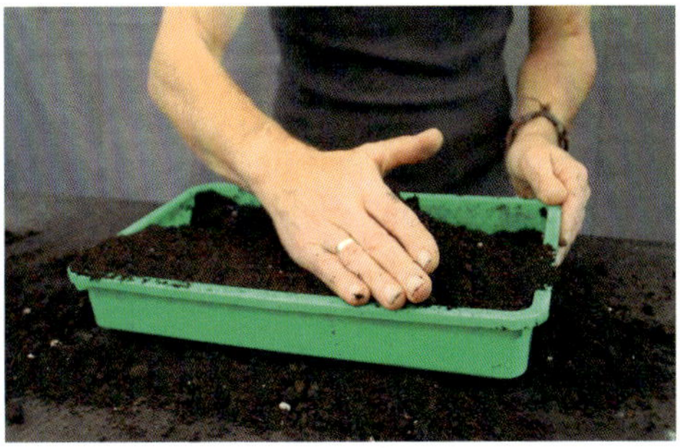

Notizen: ______________________________

____

Schritt 6:

Die Erde leicht andrücken

Nur sehr wenig Druck ausüben, nicht die Erde verschieben und für eine ebene Oberfläche sorgen.

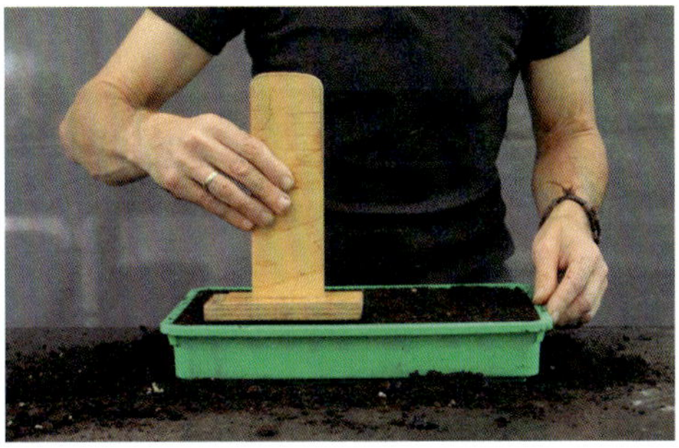

Notizen: ______________________________

____

Vorbereitung von Kisten

Schritt 7:
Dünn absieben

Die gesamte Kiste überziehen und die Ränder nicht vergessen. Trockene Erde siebt sich leichter.

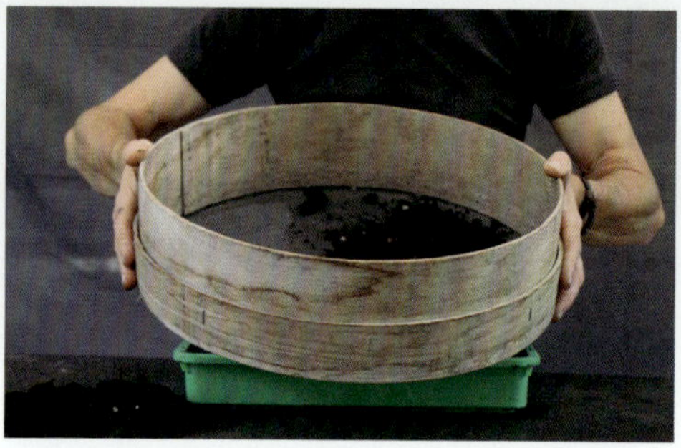

Notizen: ______________________________

____

Schritt 8:
Die Ränder säubern

Ringsherum arbeiten und die Erde nach außen wegstreifen, nicht in Richtung Kiste wischen.

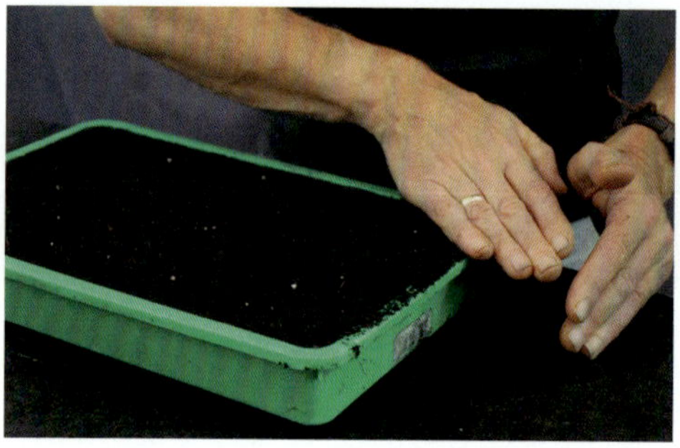

Notizen: ______________________________

____

Kisten vorbereiten – Anmerkungen: ______________________________

____

____

____

____

____

____

____

____

Arbeitsbuch: Aussaat

Schritt 1:
Das Material bereitlegen

Man benötigt die vorbereitete Aussaatkiste, Saatgut und Sand, Erdsieb und Ausdrücker, Etikett und Stift sowie ein kleines Glasschälchen.

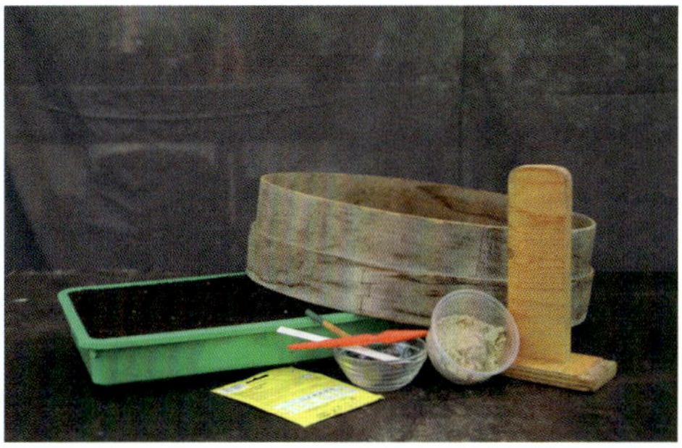

Notizen: ______________________________

____

Schritt 2:
Die Hinweise durchlesen

Wichtige Hinweise lesen: Dunkel- oder Lichtkeimer, Temperaturansprüche, Menge der zu erwartenden Pflanzen pro Tütchen.

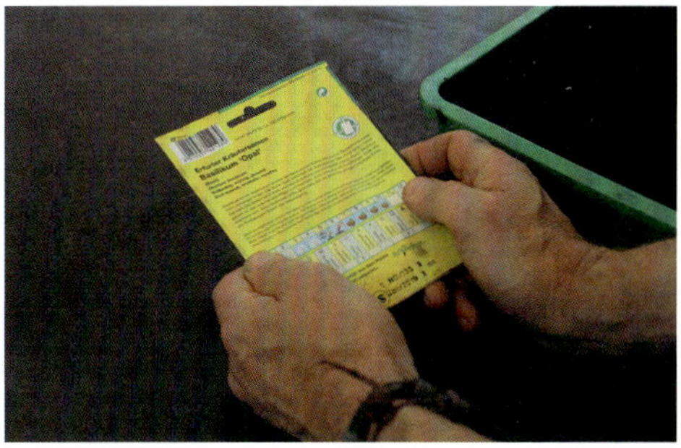

Notizen: ______________________________

____

Schritt 3:
Die richtige Menge an Saatgut wählen

Vorsichtig die richtige Menge in ein Schälchen füllen. Für eine große Schale nicht mehr als 100 Sämlinge ansäen.

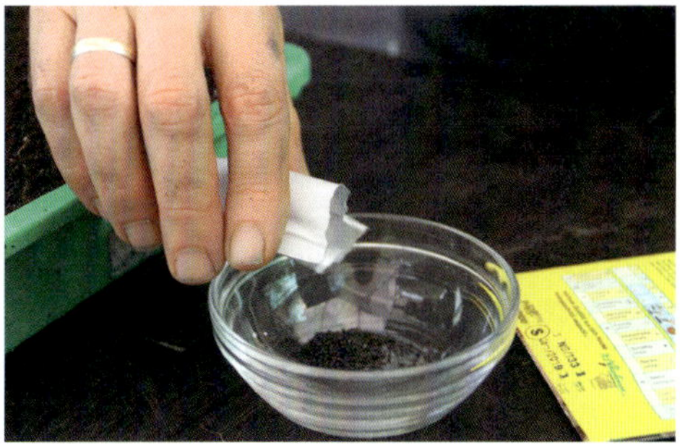

Notizen: ______________________________

____

Aussaat

Schritt 4:
Saatgut mit dem Sand mischen

Der Sand sollte sehr trocken sein; eine ausreichende Menge nehmen.

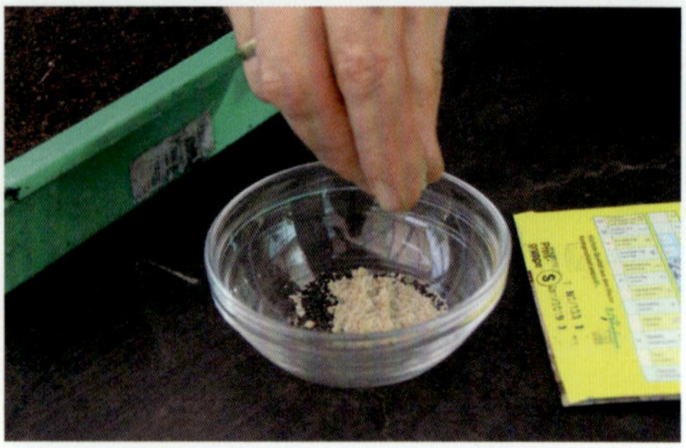

Notizen: ____________________

____

Schritt 5:
Gemisch entnehmen

Entnommen werden kleine Mengen mit Spitzgriff. Immer ein gleichmäßiges Gemisch entnehmen.

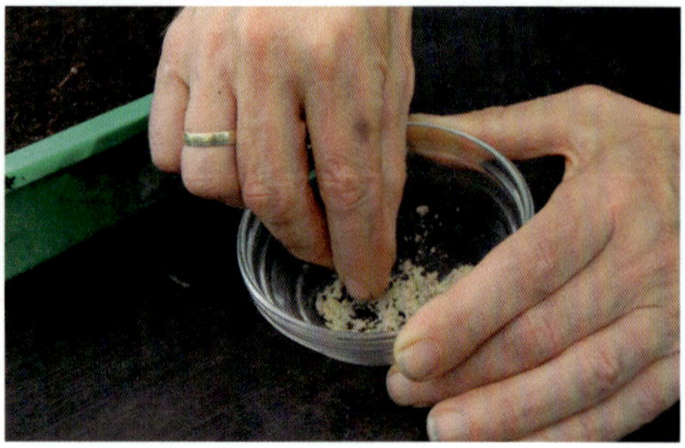

Notizen: ____________________

____

Schritt 6:
Aussäen beginnen

Langsam und gleichmäßig aus den Fingern in die Kiste gleiten lassen mit Handbewegungen wie beim Salzen einer Speise. Die Hand für eine gute Sicht hoch genug halten.

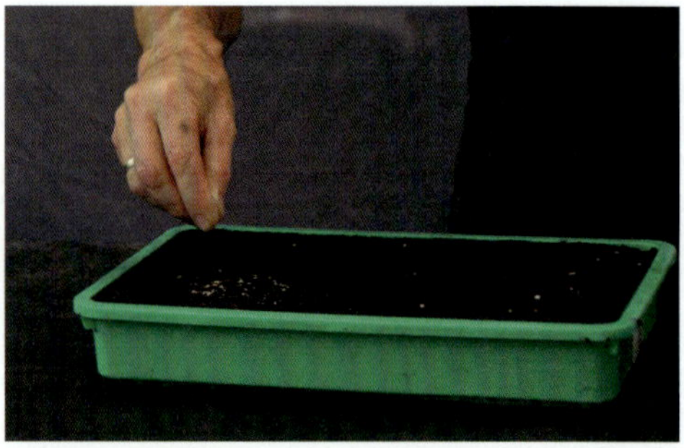

Notizen: ____________________

____

Aussaat

Schritt 7:
Die gesamte Fläche besäen

Immer wieder die gesamte Kiste besäen und nicht Reihe für Reihe vorgehen, keine Ungeduld aufkommen lassen und das komplette Gemisch aussäen.

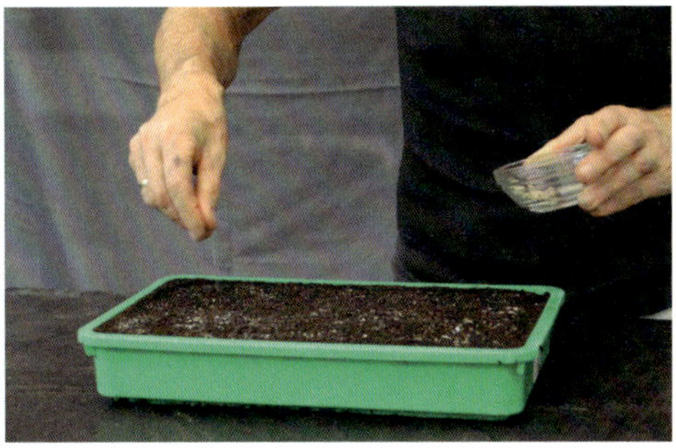

Notizen: ______________________________

____

Schritt 8:
Das Saatgut aussieben

Etwa doppelt so dick abdecken, wie das Saatgut dick ist und die gesamte Fläche besieben. Der Sand zeigt an, wo noch Erde fehlt. Trockene Erde siebt sich leichter.

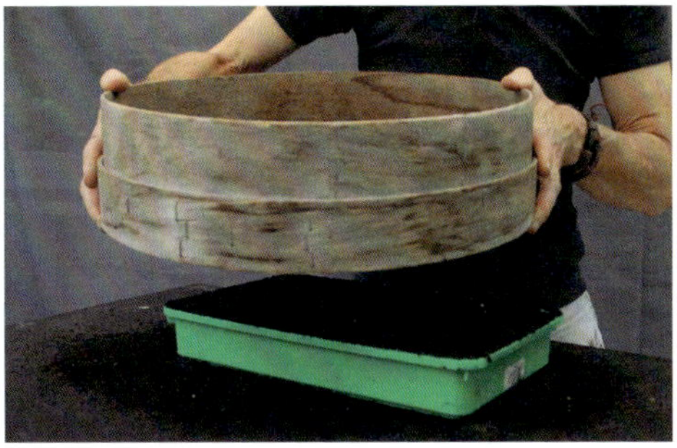

Notizen: ______________________________

____

Schritt 9:
Erde leicht andrücken

Stückweise vorgehen und nicht schieben: Drücken - anheben - und wieder drücken. Anschließend die Ränder säubern und dabei die Erde nach außen wegstreifen.

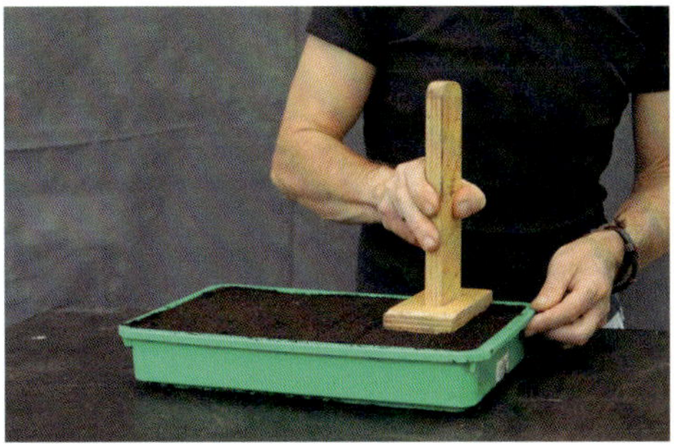

Notizen: ______________________________

____

Aussaat

Schritt 10:
Etikett beschriften

Namen der Pflanze und das Aussaatdatum notieren und das Etikett seitlich in die Kiste stecken.

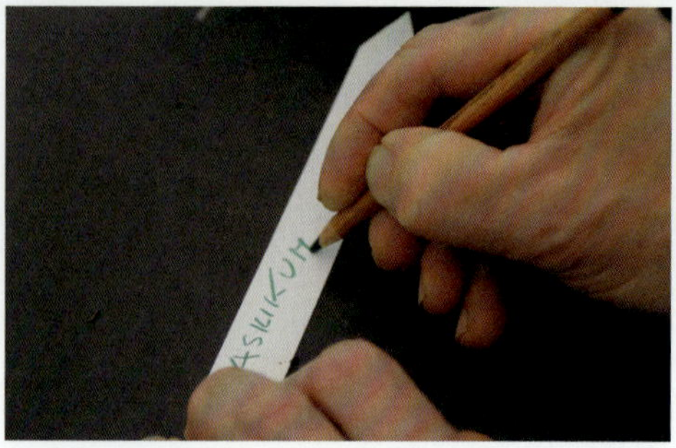

Notizen: ______________________________

____

Die Aussaat – Anmerkungen: ______________________________

Arbeitsbuch: Pikieren

Schritt 1:
Das Material bereitlegen

Man benötigt die vorbereitete Aussaatkiste, Jungpflanzen, ein Pikierholz sowie einen Stift und Etiketten.

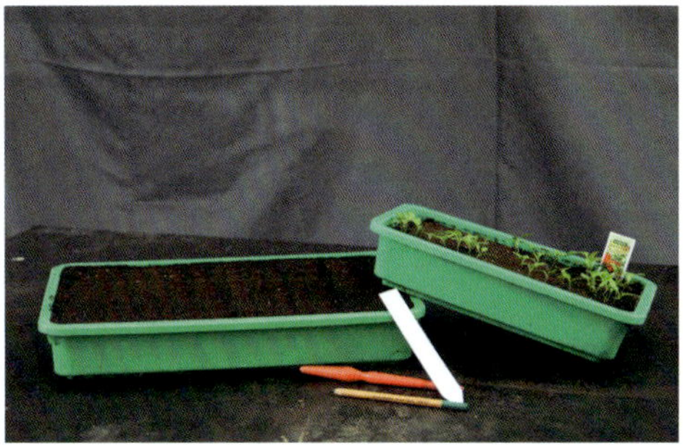

Notizen: ______________________________

____

Schritt 2:
Ein Loch machen

Das Loch gerade von oben einstechen und es durch „rührende“ Bewegung vergrößern.

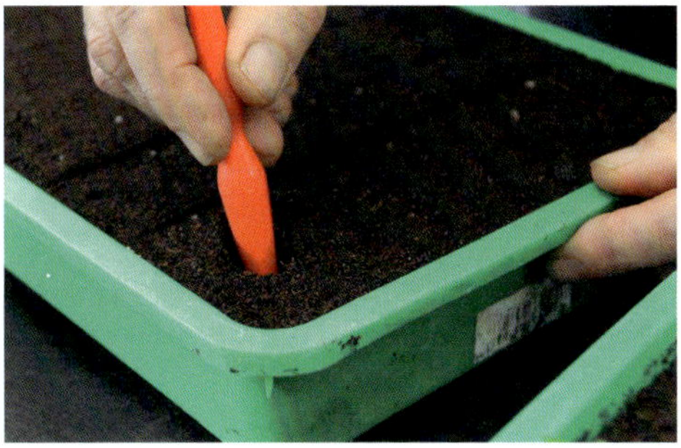

Notizen: ______________________________

____

Schritt 3:
Sämling entnehmen

Nach Möglichkeit beidhändig arbeiten: Mit dem Pikierholz den Sämling anhebeln, zu große Wurzeln vorsichtig kürzen, grobe Erdklumpen entfernen; feine Pflanzen an den Keimblättern halten.

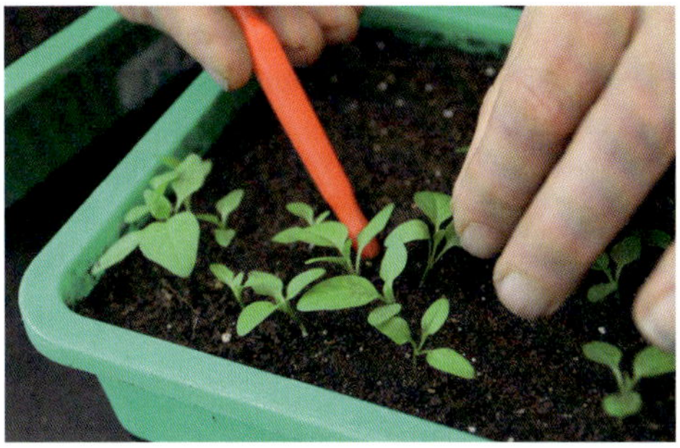

Notizen: ______________________________

____

Pikieren

Schritt 4:

Sämling in das Loch halten

Alle Wurzeln der Pflanzen maximal bis zu den Keimblättern/Wurzelhals einführen und dabei nicht knicken. Die Pflanzen gerade halten und nicht verletzen.

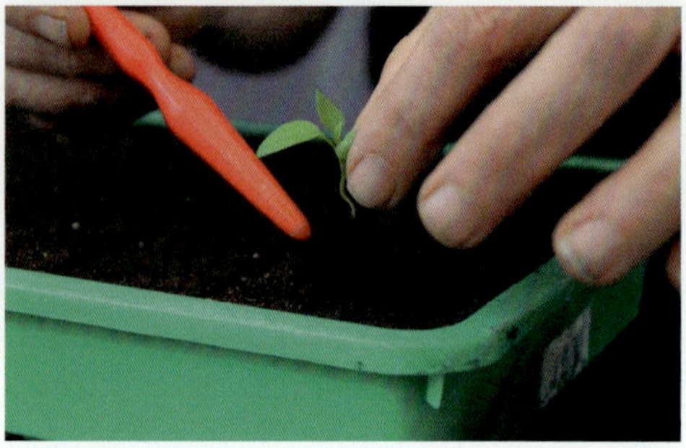

Notizen: ______________________________

____

Schritt 5:

Sämling einsetzen

Mit dem Pikierholz seitlich die Erde zuschieben. Die Pflanze sollte am Ende gerade stehen.

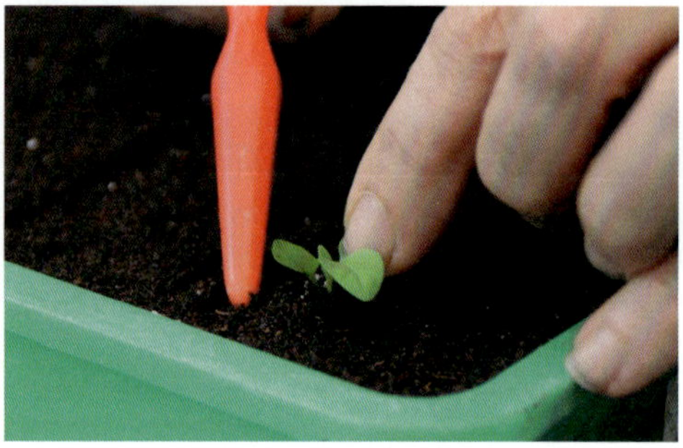

Notizen: ______________________________

____

Schritt 6:

Kiste zu Ende pikieren

Einen an der Endgröße orientierten, sinnvollen Abstand wählen und in klarer Reihenfolge vorgehen. Immer in einem „Verband" – ähnlich einem Mauerwerk – in die Lücken pikieren.

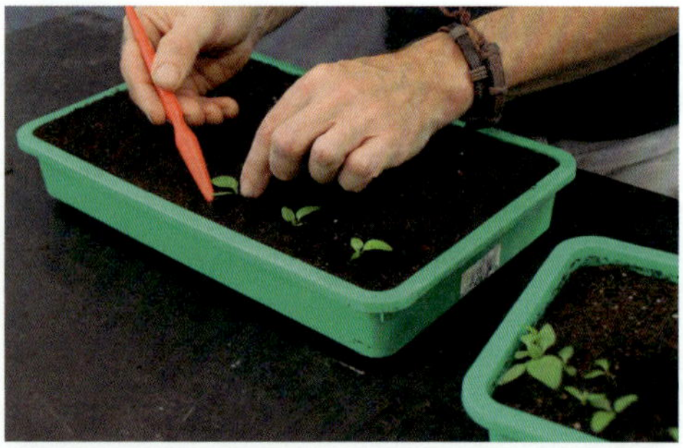

Notizen: ______________________________

____

Pikieren

Das Pikieren – Anmerkungen:

Arbeitsbuch: Topfen

Schritt 1:
Das Material bereitlegen

Man benötigt Jungpflanzen, Töpfe und Erde.

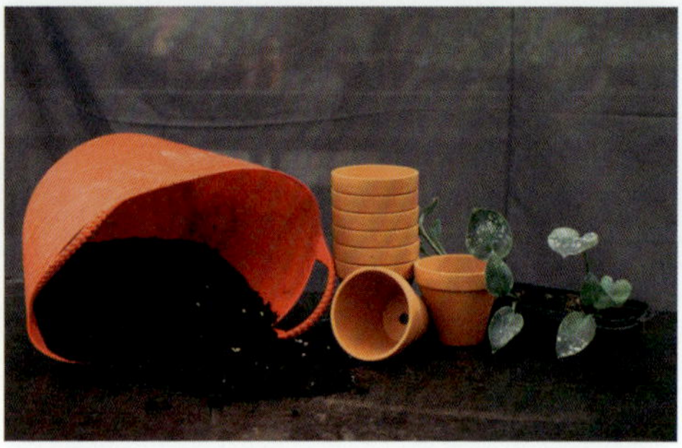

Notizen: ____________________

____

Schritt 2:
Erde fein krümeln

Grobe Erdklumpen zerreiben oder zerdrücken und Fremdstoffe entfernen, sodass ein gleichförmiges Substrat entsteht.

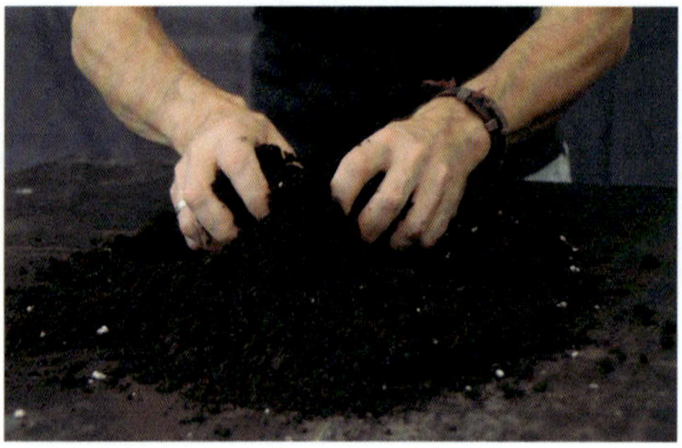

Notizen: ____________________

____

Schritt 3:
Den Topf füllen

Die Erde großzügig von oben einfüllen und nicht drücken.

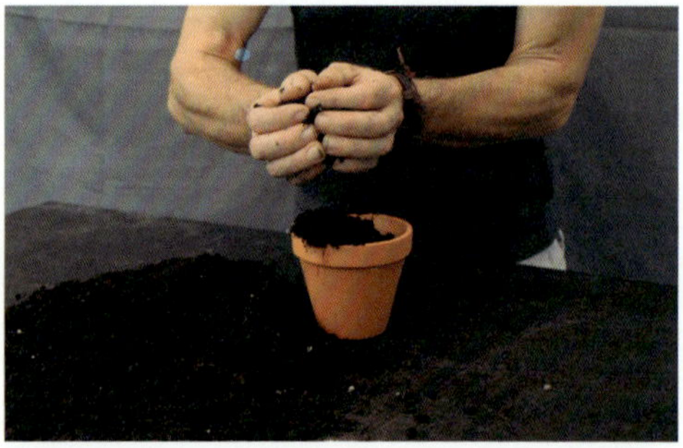

Notizen: ____________________

____

Topfen

Schritt 4:
Den Topf aufstoßen

Anstatt die Erde anzudrücken, den Topf aufstoßen, den Topf dabei gerade halten und mit beiden Händen arbeiten.

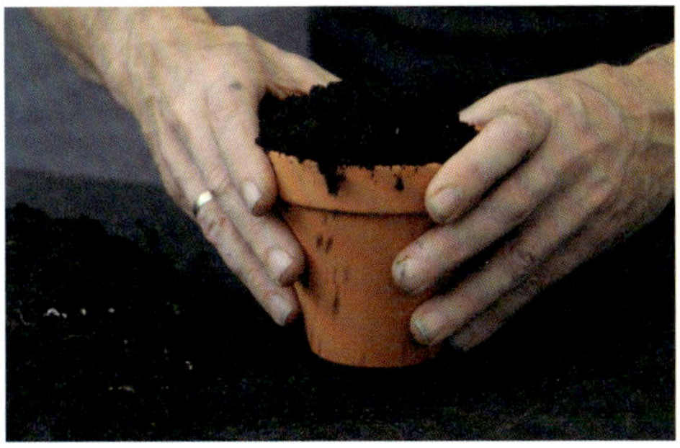

Notizen: ______________________________

Schritt 5:
Überflüssige Erde abstreifen

Die flache, durchgestreckte Hand benutzen und die überflüssige Erde gerade an der Oberkante abstreifen.

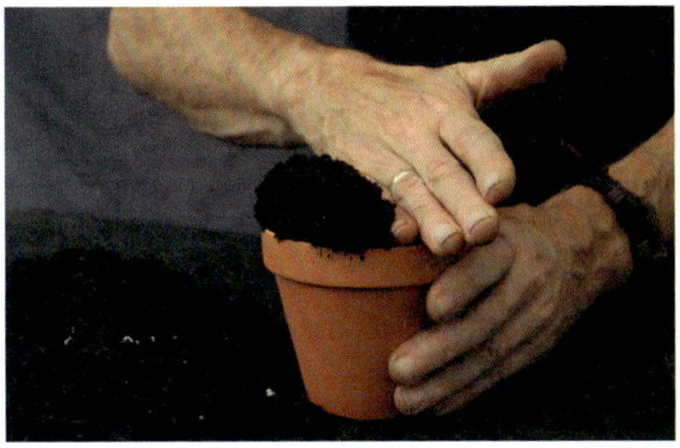

Notizen: ______________________________

Schritt 6:
Das Loch machen

Das Loch exakt in der Topfmitte machen und durch „rührende" Finger vergrößern – nicht nur eindrücken.

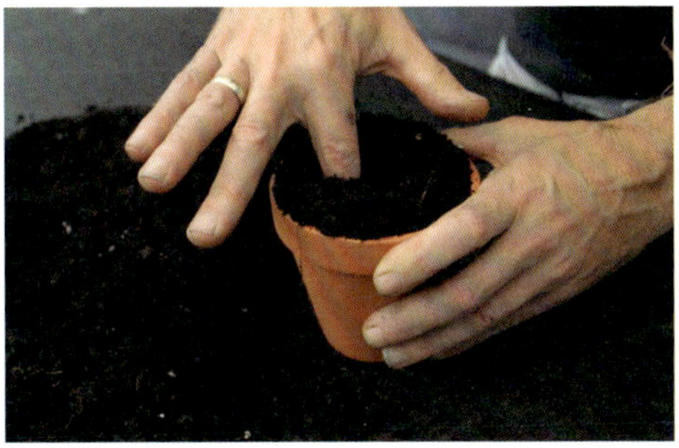

Notizen: ______________________________

Topfen

Schritt 7:
Pflanze einsetzen

Alle Wurzeln komplett in die Erde einbringen, aber die Pflanze nicht einquetschen.

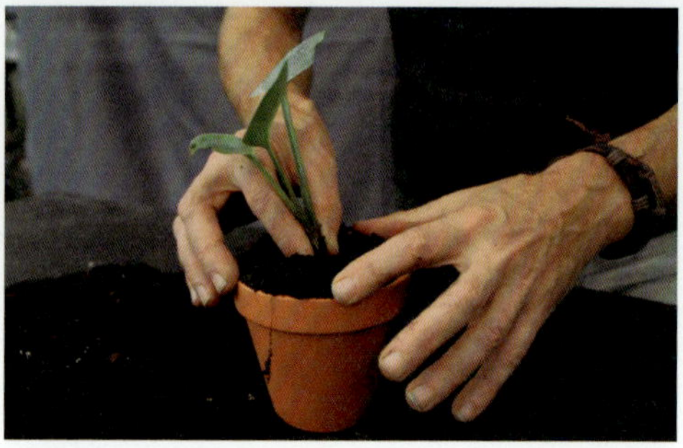

Notizen: ______________________________

____

Schritt 8:
Pflanze andrücken

Beim Eindrücken beide Zeigefinger benutzen, nicht zu fest eindrücken und das Loch eher von den Rändern her schließen. Die Pflanze muss geradestehen. Zum Schluss den Topf noch mal aufstoßen.

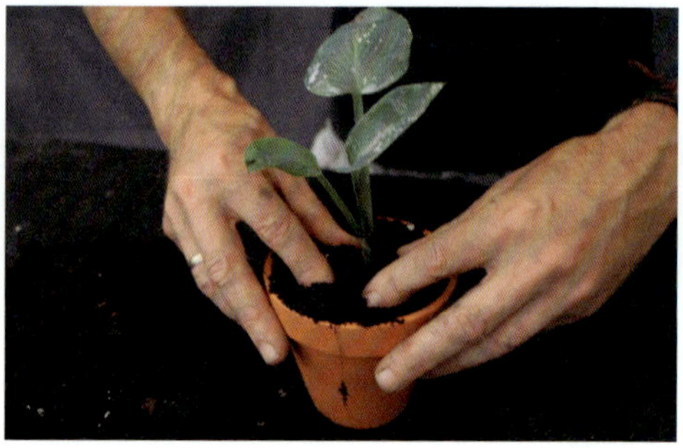

Notizen: ______________________________

____

Das Topfen – Anmerkungen: ______________________________

____

____

____

____

____

____

____

____

Arbeitsbuch: Stecklingsvermehrung

Schritt 1:

Das Material bereitlegen

Man benötigt die vorbereitete Aussaatkiste oder Töpfe, die Mutterpflanze, Schere und ein scharfes Messer, Etikett und einen Stift und evtl. eine Plastiktüte.

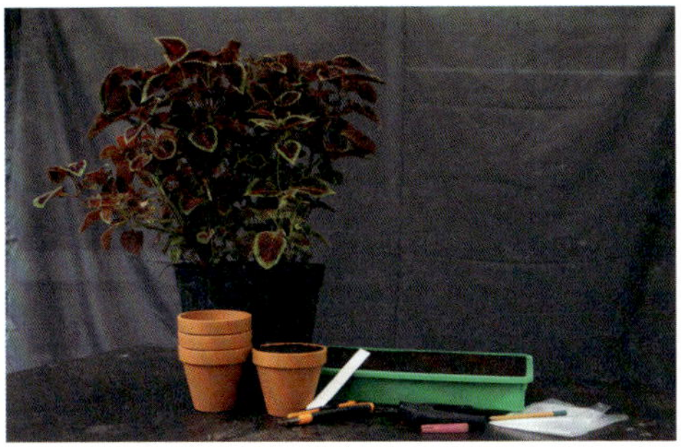

Notizen: ______________________________

____

Schritt 2:

Mutterpflanze beschneiden

Vorzugsweise die Spitzen der Triebe in genügend lange Abschnitte schneiden.

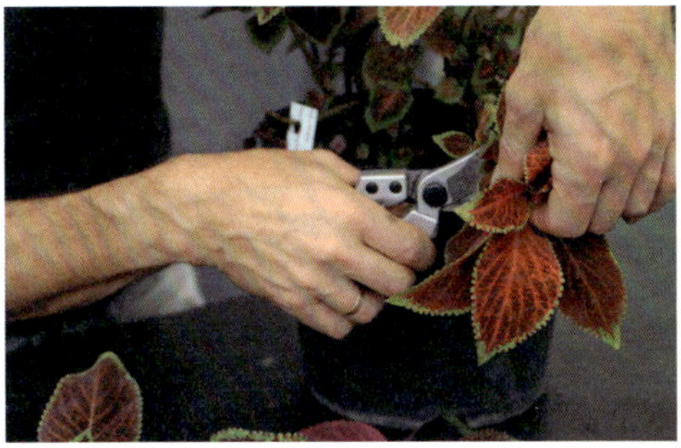

Notizen: ______________________________

____

Schritt 3:

Stecklinge aussortieren

Die Stecklinge auswählen nach gleichförmiger Größe und Gesundheit (keine braunen oder gelben Blätter).

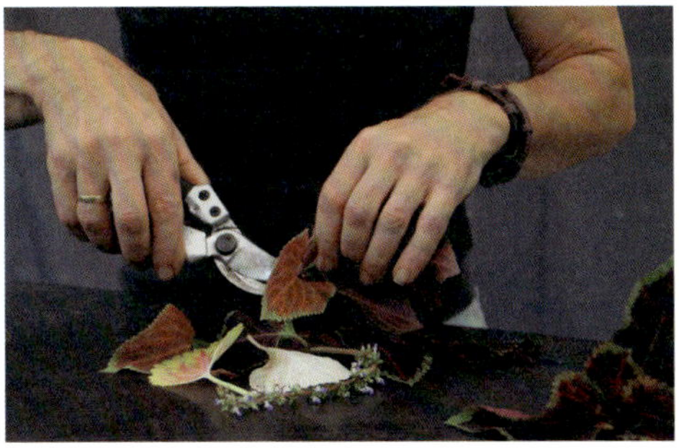

Notizen: ______________________________

____

Stecklingsvermehrung

Schritt 4:
Stecklinge zuschneiden

Die Blüten und Knospen entfernen und ca. 2 bis 3 Blattpaare belassen. Den sauberen Schnitt unterhalb eines Knotens vornehmen und gleich große Stecklinge schneiden.

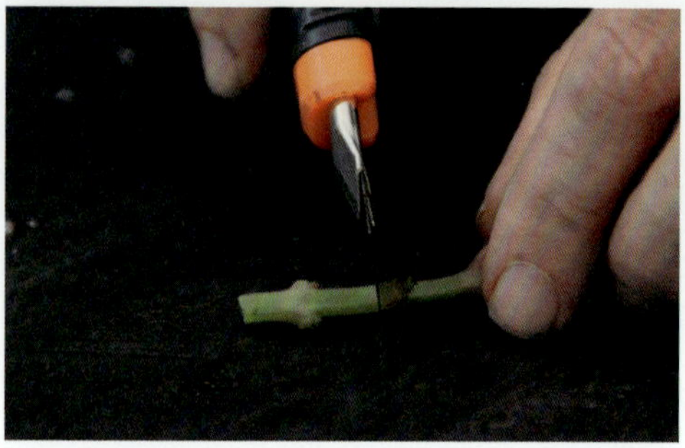

Notizen: ______________________________

____

Schritt 5:
Stecklinge einsetzen

Den Steckling mittig und gerade einsetzen und mit zwei Händen andrücken, damit er fest steht.

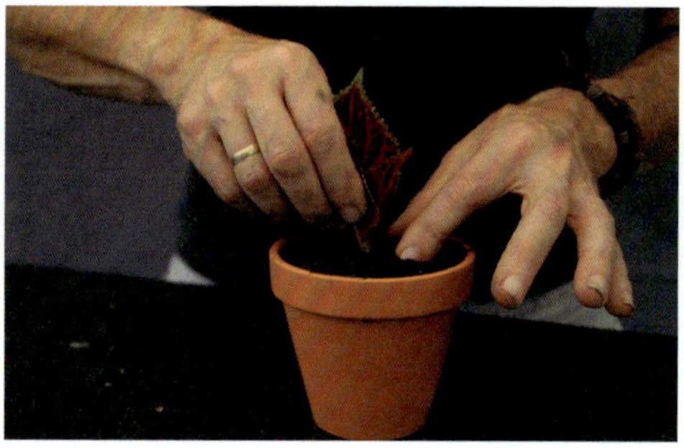

Notizen: ______________________________

____

Schritt 6:
Schlussarbeiten

Den Steckling vorsichtig angießen und bei Bedarf mit einer umgestülpten Tüte für ein „Gewächshausklima" sorgen. Etiketten beschriften und beifügen.

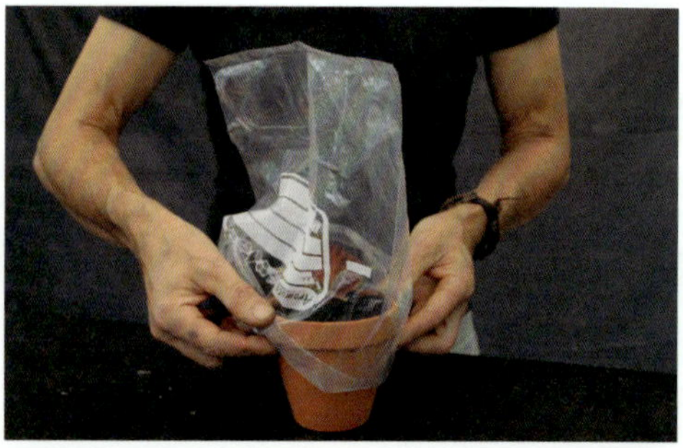

Notizen: ______________________________

____

Stecklingsvermehrung

Stecklingsvermehrung – Anmerkungen:

15 Die Mini-Gärtner-Ausbildung

Andreas Niepel

Kinder sind eine besondere Zielgruppe in der Gartentherapie. Sie gehen oft viel unbefangener und natürlich auch neugieriger an die Sache heran, andererseits ruft die Neugier auch Ungeduld hervor. Deshalb kann es sinnvoll sein, einzelne Einheiten miteinander zu verbinden.

Eine Möglichkeit: jedes Mal etwas mitbringen. Dabei kommt es gar nicht auf einen besonderen materiellen Wert an, es können besondere Stöcke, Muscheln Steine oder auch Kastanien sein, die idealerweise etwas mit dem Thema der Einheit zu tun haben. So lassen sich Erinnerungen mit den Objekten verbinden. Kinder sammeln einfach gerne. Gibt man vorher kleine „Schatzkistchen" aus, können die Kinder die Objekte darin aufheben.

Eine andere Möglichkeit ist, eine Mini-Gärtner-Ausbildung anzubieten. Ein Programm, bei welchem bei jeder Einheit eine andere gärtnerische Fähigkeit im Mittelpunkt steht. Die nachfolgenden Seiten können diese Ausbildung begleiten. Wird die Teilnahme an dieser Mini-Ausbildung regelmäßig abgestempelt bzw. in irgendeiner Form bestätigt, kann der Ausbilder am Ende feierlich ein Diplom überreichen.

Die Mini-Gärtner-Ausbildung steht auch als Download zur Verfügung:
https://www.hogrefe.ch/downloads/praxishandbuch-gartentherapie

Die Mini-Gärtner-Ausbildung

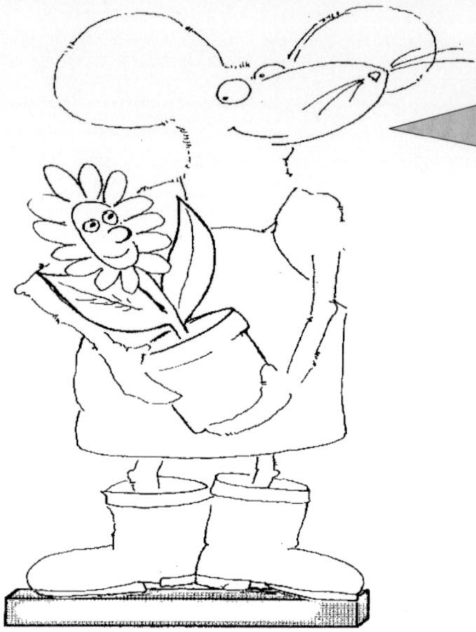

Hallo,
mach doch mit mir in 10 Schritten
die Ausbildung
zum diplomierten **Mini-Gärtner.**

Diese Ausbildung macht:

_ _

Teil 1: Die Aussaat

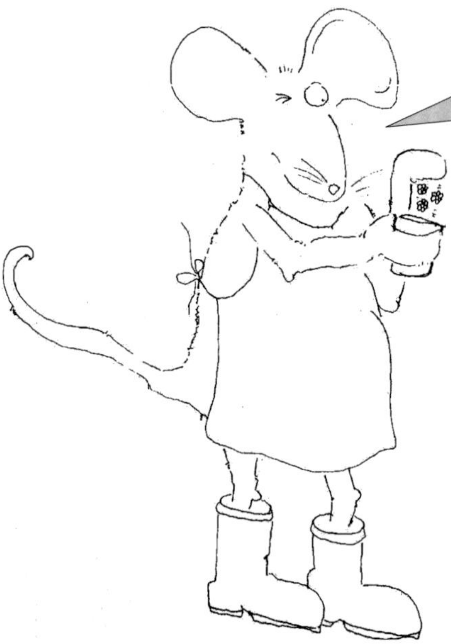

Alle Pflanzen sind unterschiedlich.
Deshalb gut lesen, was auf dem Tütchen
steht und arbeite sorgfältig und genau.

Schreibe was zu deiner Pflanze
oder klebe ein Bild ein!

_ _

_ _

_ _

_ _

Teil 2: Das Pikieren

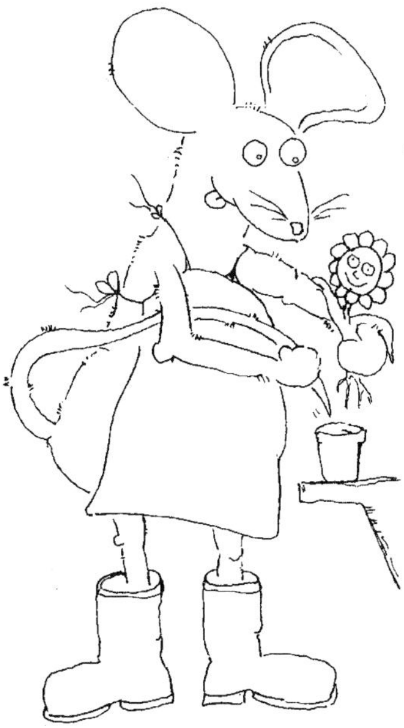
Die kleinen Pflänzchen sind noch sehr empfindlich und man darf sie daher nur sehr vorsichtig anfassen, damit auch nichts abknickt.

Teil 3: Das Eintopfen

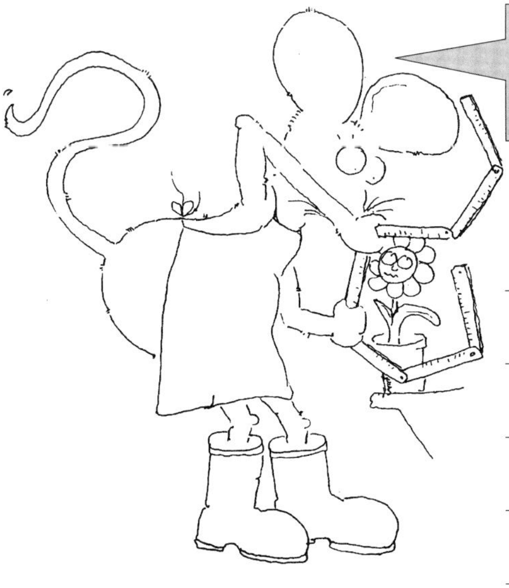
Mache den Topf immer ausreichend voll, aber quetsche sie nicht ein. Die Pflanze mag es locker.

Teil 4: Das Stutzen

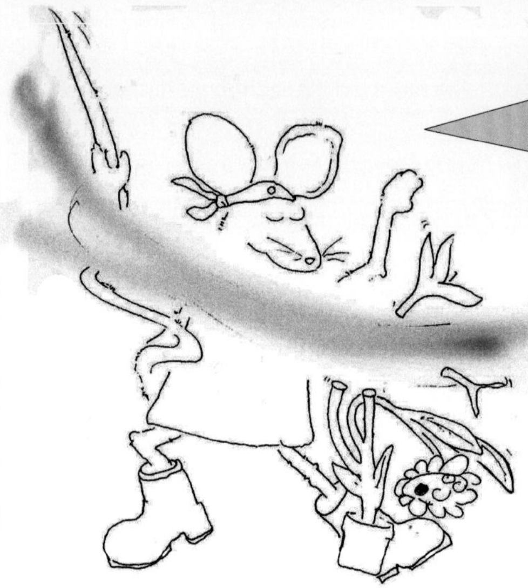

Nicht wahllos etwas abschnippeln, sondern gekonnt an den richtigen Stellen schneiden.
Das bringt den Erfolg.

Teil 5: Das Durchputzen

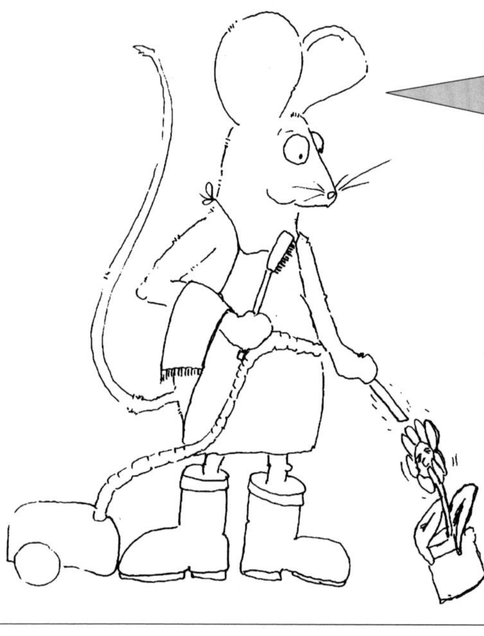

Entferne regelmäßig braune oder abgestorbene Blätter.
Das hält die Pflanze gesund.

Teil 6: Das Abstecken

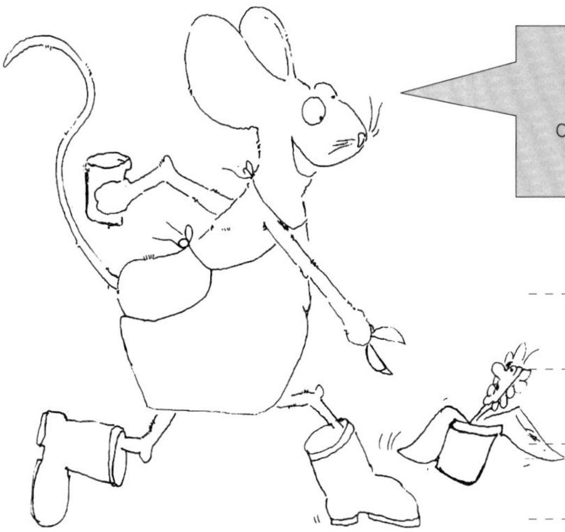

Wichtig ist, dass der Schnitt sehr sauber gemacht wird und dass er an der richtigen Stelle gemacht wird, nämlich unter einem Knoten.

Teil 7: Das Gießen

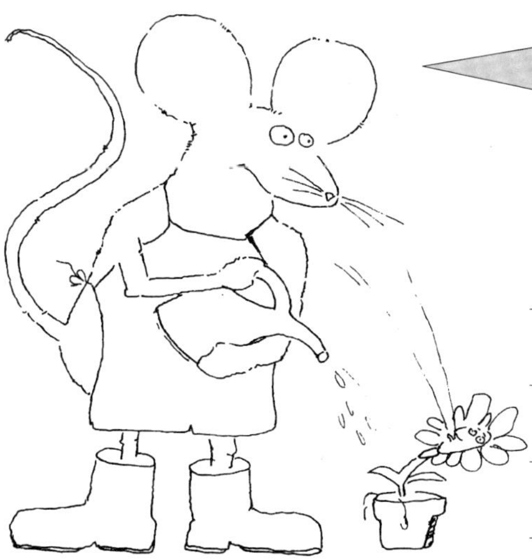

Auch zu viel Wasser ist ungesund. Die Erde sollte feucht sein, aber auf keinen Fall nass. Außerdem mag es die Pflanze, wenn das Wasser nicht zu kalt ist.

Teil 8: Das Ernten

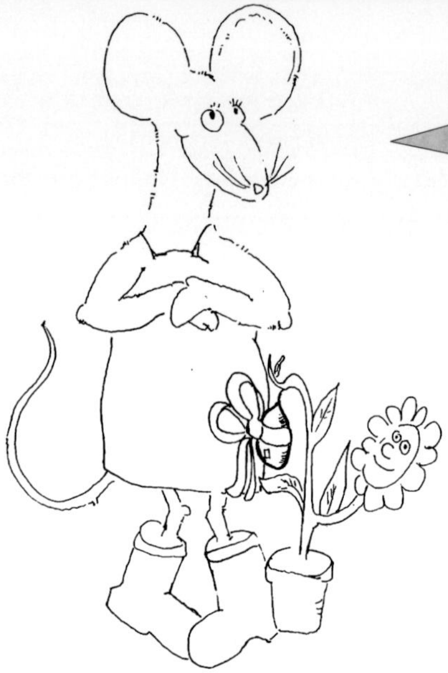

Auch eine Belohnung muss mal sein: Binde doch einmal einen schönen Blumenstrauß.
Du kannst ihn dann verschenken oder dich selber daran erfreuen.

Geranie

Teil 9: Draußen sein

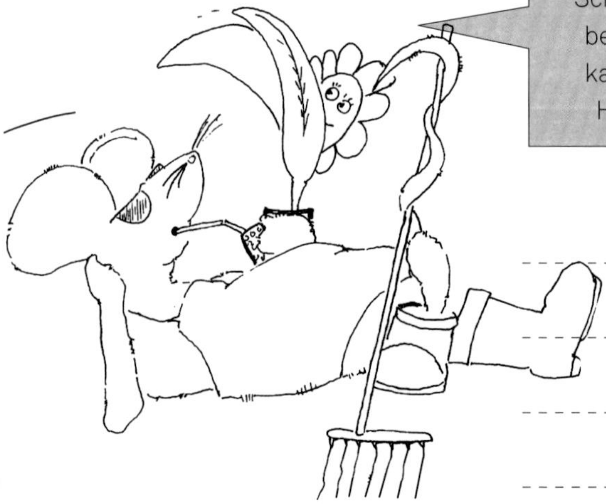

Schaue dir den Wetterbericht an und beobachte das Wetter genau. Dann kannst du auf Frost, auf Regen, auf Hitze oder Trockenheit reagieren.

Teil 10: Pflanzen kennen

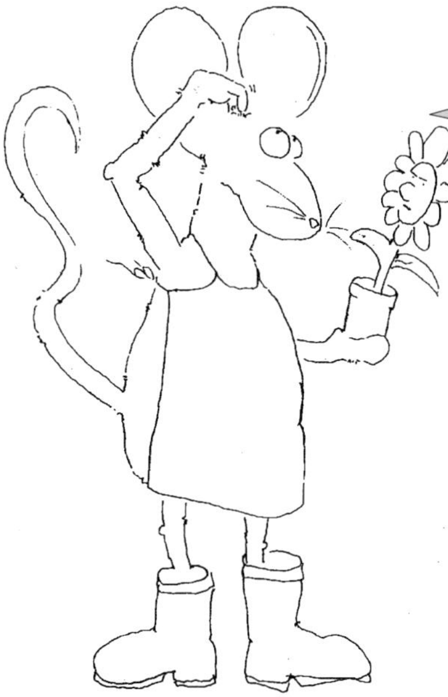

Pflanzen sind kompliziert! Frage ruhig andere, wenn du etwas nicht weißt. Ja, und vieles lernt man erst im Laufe der Zeit. Nur Mut!

Wie viele Pflanzen kennst du?

1 ______________________________

2 ______________________________

3 ______________________________

4 ______________________________

5 ______________________________

Teil 11: Dein Diplom!

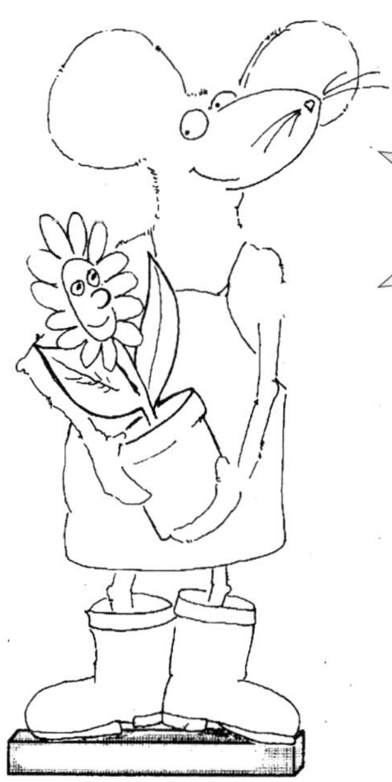

Geschafft!

Hiermit wird bestätigt, dass

____

erfolgreich die Ausbildung zum

Mini-Gärtner

bestanden hat.

Anhang

Literaturverzeichnis

Kapitel Andreas Niepel

AHTA. (n.d.). *Definitions and Positions.* Available from https://www.ahta.org/ahta-definitions-and-positions

Antonovsky, A. & Franke, A. (1997). *Salutogenese, zur Entmystifizierung der Gesundheit.* Tübingen: Dgvt-Verlag.

Beck, F. (2014). *Sport macht schlau.* Berlin: Goldegg Verlag.

Cotman, C. W. & Berchtold, N. C. (2002). Exercise: A behavioral intervention to enhance brain health and plasticity. *Trends in Neuroscience, 25*(6), 295–301.

Diener, E., Suh, E. M., Lucas, R. & Smith, H. (1999). Subjective well-being. Three decades of progress. *Psychological Bulletin, 99*(2), 276–302.

DIMDI. (2005). *ICF. Internationale Klassifikation der Funktionsfähigkeit, Behinderung und Gesundheit.* Verfügbar unter https://www.dimdi.de/dynamic/de/klassifikationen/icf/

Eriksson, P., Perfilieva, E., Björk-Eriksson, T., Alborn, A.-M., Nordborg, C., Peterson, D. A., Gage, F. H.(1998). *Neurogenesis in the adult human hippocampus in Nature Medicine.* London: Nature Publishing Group.

Grawe, K. (2001). *Neuropsychotherapie.* Göttingen: Hogrefe.

Hollmann, W. & Strüder, H. K. (2001). Gehirn, Geist, Psyche und körperliche Aktivität. In J. R. Nitsch & H. Allmer (Hrsg.), *Denken – Sprechen – Bewegen.* Köln: bps Verlag.

IGGT. (n.d.). *Definition der Gartentherapie.* Verfügbar unter https://www.iggt.eu/weiterbildung/gaerten-helfen-leben-ogrody-pomogaja-w-zyciu.html?file=tl_files/iggt/download/weiterbildung/Ausschreibung%20GHL%20Polen%20%281%29.pdf

Korte, M. (2017). *Wir sind Gedächtnis. Wie unsere Erinnerungen bestimmen, wer wir sind.* München: Deutsche Verlagsanstalt.

Krohwinkel, M. (2013). *Fördernde Prozesspflege mit integrierten ABEDLs.* Bern: Hogrefe.

Lambert, M. J. (1992). *lmplications of outcome research for psychotherapy integration. Handbook of psychotherapy integration.* New York: Hayworth Press.

Li, Q. (2007). *Empfehlungen zum Waldbaden.* Verfügbar unter https://www.waldbaden.com/waldbaden/waldbaden/dr-qing-li-s-empfehlungen-zum-waldbaden/

Metzenthin, S. & Tischhauser, S. (1996). *Auswirkungen des Sporttreibens auf Selbstkonzept und psychisches Wohlbefinden.* Zürich: Gesellschaft zur Förderung der Sportwissenschaften an der ETH.

Niepel, A. & Pfister, T. (2010) *Praxisbuch Ergotherapie.* Idstein: Verlag Schulz-Kirchner.

Niepel, A. & Emmrich, S. (2005). *Garten und Therapie – Wege zur Barrierefreiheit.* Stuttgart: Ulmer Verlag. *174 Seiten, mit vielen Farbfotos und Tabellen; Inhalt: Mensch und Garten – Handeln und Wirken – Geist und Seele – Spüren und Wahrnehmen – Gärten für jeden.*

Petzold, H. (2012). *Identität. Ein Kernthema moderner Psychotherapie – interdisziplinäre Perspektiven.* Wiesbaden: Springer VS.

Presber, W. (2003) *Grundlagen und Techniken der Ergotherapie.* Urban & Fischer: Elsevier.

Reker, G. T. & Wong, P. T. P. (1988). Aging as an individual process: Toward a theory of personal meaning, In J. E. Birren & V. L. Bengtson, *Emergent theories of aging* (pp. 214–246). New York: Springer.

Rogers, C. R. (1977). *Therapeut und Klient.* München: Kindler Verlag.

Rush, B. (2019). *A Memorial containing Travels Through Life or Sundry Incidents in the Life of Dr. Benjamin Rush.* Gloucester: Wentworth Press.

Schidt-Kassoow, M., Hötting, K, Schickert, N., Kaiser, J. & Röder, B. (2016). The Effects of Acute Physical Exercise on Memory, Peripheral BDNF, and Cortisol. *Young Adults, Neural Plast, 38*(4), 331–340.

Scholz, A.-K. & Niepel, A. (2019). *Das cc©- Konzept.* Bern: Hogrefe

Spitzer, M. (2007). *Lernen: Gehirnforschung und die Schule des Lebens.* Heidelberg: Spektrum Verlag.

Wells, S. E. (1997). *Horticultural therapy and the older adult population.* Binghampton NY: The Haworth Press.

WHO. (1997). *WHOQOL. Measuring Quality of Life.* Available from https://apps.who.int/iris/bitstream/handle/10665/63482/WHO_MSA_MNH_PSF_97.4.pdf?sequence=1&isAIIowed=y

Kapitel Gabriele Vef-Georg

Wichtl, M. (Hrsg.) (2009). *Teedrogen und Phytopharmaka.* Stuttgart: Wissenschaftliche Verlagsgesellschaft.

Sonn, A. (1999). *Heilpflanzen-Fotokarten.* Sonnenbühl: Eigenverlag.

Weiterführende Literatur

Bachmann, S. & Längler, A. (2005). *Hausmittel in der modernen Medizin.* München: Elsevier.

Bächle-Helde, B. & Bühring, U. (2013). *Heilsame Wickel und Auflagen: aus Heilpflanzen, Quark & Co.* Stuttgart: Ulmer.

Beiser, R. (2012). *Mein Heilpflanzengarten.* Stuttgart: Ulmer.

Beiser, R. (2013). *Kraft und Magie der Heilpflanzen.* Stuttgart: Ulmer.

Bellersen Quirini, C. (2012). *Hausmittel für die ganze Familie.* Stuttgart: Ulmer.

Blaschek, W. (2015). *Wichtl – Teedrogen und Phytopharmaka* (6. Aufl.). Stuttgart: WVG.

Brinkmann, H. (2004). *Phytotherapie für die Kitteltasche.* Stuttgart: WVG.

Brooke, E. (2004). *Kräuter helfen heilen – Wie man Tees, Tinkturen, Wickel und Salben selbst herstellen kann.* Darmstadt: Schirner.

Bühring, U. (2011). *Praxis-Lehrbuch der modernen Heilpflanzenkunde.* Stuttgart: Haug.

Bühring. U. & Sonn, A. (2013). *Heilpflanzen in der Pflege* (2. Aufl.). Bern: Huber.

Chalfont, G. (2010). *Naturgestützte Therapie.* Bern: Huber.

Ducommun-Capponi, M. & Brumm, V. (2011). *Wickel und Kompressen.* Aarau: AT.

Fintelmann, V. & Weiss, R. F. (2009). *Lehrbuch der Phytotherapie* (11. Aufl.). Stuttgart: Hippokrates.

Fintelmann, V. & Kuchta, K. (2016). *Lehrbuch der Phytotherapie* (13. Aufl.). Stuttgart: Hippokrates.

Fintelmann, V. (2005). *Praktische Tee-Therapie.* Stuttgart: WVG.

Fintelmann, V. (2008). *Kompendium Phytopharmaka.* München: MMI.

Fleischhauer, S. (2003). *Enzyklopädie der essbaren Wildpflanzen.* Aarau: AT.

Frohne, D. (2006). *Heilpflanzenlexikon.* Stuttgart: WVG.

Georg, J. (2006). *Pflege 2006 Pflegekalender.* Bern: Huber.

Glaser, H. (2007). *Alte und neue Hausmittel zur äußeren Anwendung* (2. Aufl.). Esslingen: Gesundheitspflege initiativ.

Grünwald, J. & Jänicke, C. (2015). *Grüne Apotheke – Selbstbehandlung mit pflanzlichen Heilmitteln und -tees* (5. Aufl.). München: Gräfe & Unzer.

Habicher, E. (2015). *Wickel – Alte Hausmitteln neu entdeckt.* Elsebethen: Servus-Verlag.

Hötting, K., Schickert, N., Kaiser, J., Röder, B. & Schmidt-Kassow, M. (2016). The Effects of Acute Physical Exercise on Memory, Peripheral BDNF, and Cortisol in Young Adults. *Neural Plasticity,* 6860573, 1–12.

Jänicke, C., Grünwald, J. & Brendler, T. (2003). *Handbuch Phytotherapie.* Stuttgart: Wissenschaftliche Verlagsgesellschaft.

Jund, J. (2003). *Wirksame Hilfe bei entzündeten Nasennebenhöhlen.* Stuttgart: TRIAS.

Kalbermatten, R. & Kalbermatten, H. (2005). *Pflanzliche Urtinkturen.* Aarau: AT.

Kleinod, B. (2015). *Das Hochbeet.* Darmstadt: pala-verlag.

Kleinod, B. (2012). *Neue Ideen für Hochbeete.* Darmstadt: pala-verlag.

Kraft, K. (2011). *Checkliste Phytotherapie.* Stuttgart: Thieme.

Layer, M. (2014). *Praxishandbuch. Rhythmische Einreibungen nach Wegman/Hauschka* (2. Aufl.). Bern: Huber.

Lennecke, K. & Hagel, K. (2016). *Selbstmedikation. Leitlinien zur pharmazeutischen Beratung* (6. Aufl.). Stuttgart: WVG.

Li, Q. (2018). *Shinrin-Yoku.* Tokyo: Nippon Medical School

Niepel, A. & Pfister, T. (2010). *Praxisbuch Gartentherapie.* Idstein: Schulz-Kirchner.

Pahlow, M. (2009). *Heilpflanzen* (2. Aufl.). Stuttgart: Hirzel.

Pschyrembel, W. (2011). *Pschyrembel Naturheilkunde und alternative Heilverfahren* (4. Aufl.). Berlin: de Gruyter.

Price, S. & Price, L. (2009). *Aromatherapie.* Bern: Huber.

Schilcher, H., Kammerer, S. & Wegener, T. (2016). *Leitfaden Phytotherapie* (5. Aufl.). Elsevier: München.

Schilcher, H. & Frank, B. (2008). *Kleines Heilkräuter-Lexikon* (5. Aufl.). Weil der Stadt: Hädecke.

Schilcher, H. & Hiener, R. (2010). *Ingwer. Gesundheit und Genuss* (4. Aufl.). Weil der Stadt: Hädecke.

Schneiter-Ulmann, R. & Föhn, M. (2020). *Lehrbuch Gartentherapie – Grundlagen, Praxis, Forschung* (2. Aufl.). Bern: Hogrefe.

Schulz, V. & Hensel, R. (1996). *Rationale Phytotherapie.* Heidelberg: Springer.

Schunk, R. (1997). *Gewürze sind gesund* (12. Aufl.). Abtswind: Kaulfuß Verlag.

Schunk, R. (2002). *Heilkraft aus Heilpflanzen* (44. Aufl.). Abtswind: Kaulfuß Verlag.

Sitzmann, F. (2012). *Hygiene kompakt.* Bern: Hogrefe.

Sonn, A., Baumgärtner, U. & Merk, B. (2014). *Wickel und Auflagen* (4. Aufl.). Stuttgart: Thieme. (inkl. CD-ROM)

Teuscher, E. (2018). *Gewürze und Küchenkräuter* (2. Aufl.). Stuttgart: WVG.

Uhlemayr, U. (2017). *Bärenstarke Wickel* (22. Aufl.). München: Urs-Verlag.

Uhlemayr, U. & Wolz, D. (2015). *Wickel und Auflagen: Beratung, Auswahl und Anwendung.* Stuttgart: WVG.

Vonarburg, B. (2001). *Natürlich gesund mit Heilpflanzen.* Aarau: AT.

Wagner, H. & Wiesenauer, M. (2003). *Phytotherapie* (2. Aufl.). Stuttgart: WVG.

Wassely, M. C. (2008). *Gesund mit Meerrettich.* München: Herbig.

Wichtl, M. (2009). *Handbuch der Teedrogen* (5. Aufl.). Stuttgart: WVG.

Empfohlene Bücher

Gartentherapie

Berting-Hüneke, C., Jung, S., Kellner, G., Neuhauser, F., Niepel, A. & Putz, M. (2016). *Gartentherapie* (3. Aufl.). Idstein: Schulz-Kirchner Verlag. *208 Seiten, mit einige Schwarz-Weiß-Fotos; Inhalt: Mensch und Garten – Garten und Therapie – Therapie im Garten – Das Gärtnern in der Therapie.*

Schneiter-Ulmann, R. & Föhn, M. (2020). *Lehrbuch Gartentherapie – Grundlagen, Praxis, Forschung* (2. Aufl.). Bern: Hogrefe. *432 Seiten, durchgehend farbig; Inhalt: Grundlagen der Gartentherapie – Forschung und Praxis.*

Ammann, R. (2006). *Von Gärten und Zwischenwelten – zur Psychologie des Gartens.* Zürich: Wolfbach. *160 Seiten, über den Archetypus des Gartens und die Beziehung von Innen und Außenwelten.*

Callo, C. (2004). *Mensch und Garten – ein Dialog zwischen Sozialer Arbeit und Gartenbau.* Norderstedt: Books on Demand. *216 Seiten: Inhalt Historie der Gartentherapie, Schulgärten, Christliche Verbindung zum Garten.*

Chalfont, G. (2009). *Naturgestützte Therapie – Tier- und pflanzengestützte Therapie für Menschen mit Demenz planen, gestalten und ausführen.* Bern: Huber.

Deutsche Gesellschaft für Gartenkunst und Landschaftskultur. (Hrsg.) (2008). *Garten und Gesundheit – Zur Bedeutung des Grüns für das Wohlbefinden.* Berlin: DGGL. *112 Seiten, Inhalt: Naturschutz, Städtebau, Gartentherapie, Therapiegartenplanung.*

In englischer Sprache (ohne Detailangaben)

Bruce, H. (2006). *Gardening for the senses – gardening as therapy.* Rio Rancho NM: Petals and Pages.

Haller, R. L. & Kramer, C. L. (2006). *Horticultural therapy methods – making connection in health care, human service, and community.* Binghampton NY: The Haworth Press.

Jiler, J. (2006). *Doing times in the garden – life lessons through prison horticulture.* Oakland CA: New Village Press.

Sempik, J. (2003). *Social and therapeutic horticulture – evidence and messages from research.* Reading: Thrive Publications.

Simson, S. P. & Straus, M. C. (1998). *Horticulture as therapy – principles and practice.* Binghampton NY: The Haworth Press.

Woy, J. (1997). *Accessible gardening – tips and techniques for seniors.* Mechanicsburg PA: Stackpole Books.

Pflanzenkunde

Alberts, A. & Mullen, P. (2003). *Giftpflanzen in Natur und Garten – Bestimmung, Giftwirkung, Erste Hilfe.* Stuttgart: Kosmos. *270 Seiten, durchgehend farbige Fotos; Inhalt: Grundlagen zu Giftpflanzen – Giftige Wildpflanzen – Giftige Zimmerpflanzen.*

Blamey, M. & Grey-Wilson, C. (2008). *Die Kosmos Enzyklopädie der Blütenpflanzen.* Stuttgart: Kosmos. *544 Seiten, durchgehend mit farbigen Zeichnungen; Inhalt: Kurzbeschreibungen und Zeichnungen von über 2400 Arten von den Alpen bis zum Nordkap.*

Degen, M. & Schrader, K. (2002). *Grundwissen für Gärtner.* Stuttgart: Ulmer. *368 Seiten, mit vielen farbigen Abbildungen und Tabellen; Inhalt: Pflanzenkenntnisse – Bau und Leben der Pflanze – Vermehrung der Pflanzen – Steuerung des Pflanzenwuchses – Bodenkunde – Erde und Substrate – Pflanzenernährung und Düngung – Pflanzenschutz – Betriebsausstattung – Berufliche Ausbildung.*

Schauer, T. & Caspari, C. (2008). *Der BLV Pflanzenführer.* München: BLV. *494 Seiten, durchgehend farbige Zeichnungen; Inhalt: Kurzporträts von 1150 Blumen, Gräsern, Bäumen und Sträuchern, gegliedert nach Blütenfarbe.*

Heilpflanzen

Bühring, U. (2007). *Alles über Heilpflanzen – erkennen, anwenden, gesund bleiben.* Stuttgart: Ulmer. *361 Seiten, reichhaltig illustriert, mit über 200 Farbfotos; Inhalt: Mit Heilpflanzen arbeiten – Heilpflanzen im Porträt – Erkrankungen mit Heilpflanzen behandeln.*

Grünwald, J. & Jänicke, C. (2004). *Grüne Apotheke.* München: Gräfe & Unzer. *416 Seiten, viele Farbfotos; Inhalt: Die Heilkraft der Pflanzen – Beschwerden natürlich behandeln – Pflanzensteckbriefe – Praktische Hinweise.*

Grünwald, J. (2008). *Quickfinder Pflanzenheilkunde.* München: Gräfe & Unzer. *132 Seiten, mit vielen Tabellen. Inhalt: Pflanzenheilkunde, ein kurzer Überblick – Beschwerden von Kopf bis Fuß – Pflanzensteckbriefe.*

Müller, E. (2004). *100 Heilpflanzen selbst gezogen – Anbau, Ernte, Anwendung.* Graz: Leopold Stocker. *159 Seiten, mit einigen Farbfotos; Inhalt: Anbau, Ernte, Aufbewahren – 100 Heilpflanzen im Porträt.*

Schönfelder, I. & Schönfelder, P. (2001). *Der neue Kosmos Heilpflanzen-Führer.* Stuttgart: Kosmos. *445 Seiten, durchgehend mit Farbfotos; Inhalt: Einführung in die Phytotherapie – Bestimmungsteil von über 600 Heil- und Giftpflanzen Europas nach Blütenfarbe – Anwendung von Heilpflanzen*

Verwendung von Pflanzen

Fleischhauer, S. G. (2005). *Enzyklopädie der essbaren Wildpflanzen – 1500 Pflanzen Mitteleuropas mit 400 Farbfotos.* Aarau: AT Verlag. *413 Seiten, mit vielen Farbfotos; Inhalt: Bedeutung, Geschichte, Sammeln von Wildpflanzen – Essbare Wildpflanzen von A bis Z*

Hirsch, S. (2007). *Kräuter-Rezeptbuch – Hausmittel und Salben, Säfte und Marmeladen, Kräuterweine und Liköre, Essig und Öl.* Linz: Freya. *192 Seiten, mit Farbfotos; Inhalt: Sammeln, Trocknen, Aufbewahren – Rezepte mit Kräutern von Tinkturen über Liköre bis Kräuteröl – Auflagen, Bäder und Salben – Essbare Kräuter.*

Teetz, P. (2007). *Essig und Öl – köstlich, würzig, fein.* Stuttgart: Ulmer. *63 Seiten, durchgehend mit Farbfotos; Inhalt: Essig – Öl – Essig & Öl.*

Therapiegärten und Gartengestaltung

Niepel, A. & Emmrich, S. (2005). *Garten und Therapie – Wege zur Barrierefreiheit.* Stuttgart: Ulmer. *174 Seiten, mit vielen Farbfotos und Tabellen; Inhalt: Mensch und Garten – Handeln und Wirken – Geist und Seele – Spüren und Wahrnehmen – Gärten für jeden.*

Hurka, W. & Milde, H. (2002). *Gartenfreude bis ins hohe Alter.* Bad Schönborn: PVD. *160 Seiten, mit vielen Farbfotos; Inhalt: Intelligente Arbeitstechniken – Geeignete Arbeitsgeräte fürs Alter – Erleichterung durch angepasste Materialwahl und Gartengestaltung – Gymnastik.*

Birkenbeil, H. (1999). *Schulgärten – planen und anlegen; erleben und erkunden; fächerverbindend nutzen.* Stuttgart: Ulmer. *328 Seiten, Inhalt: Hintergründe, geschichtliche Entwicklung, praktische Hinweise.*

Garten- (und Gartentherapie-) Praxis

Barlage, A., (2007). *Quickfinder Gartenpraxis – schnell zum Ziel: so lösen Sie Ihre Gartenprobleme.* München: Gräfe und Unzer. *240 Seiten, mit vielen Tabellen. Inhalt: Boden und Kompost – Pflanzen vermehren – Allgemeine Pflege – Krankheiten und*

Schädlinge – Rund um den Rasen – Alles über Gartenblumen – Ziergehölze und Immergrüne – Obst, Gemüse und Kräuter – Zäune, Wege und Co. – Alles, was Recht ist.

Kawollek, W. (2009). *Das Ulmer Gartenbuch.* Stuttgart: Ulmer. *720 Seiten, mit vielen Farbfotos und Abbildungen; Inhalt: vom Grundstück zum Gartenparadies – Grundlagen des Gärtnerns – Gehölze – der Blumengarten – der Obstgarten – der Gemüse- und Kräutergarten – Mobiles Grün.*

Kreuter, M.-L. (2009). *Der Biogarten.* München: BLV. *358 Seiten, mit vielen farbigen Abbildungen; Inhalt: Die Grundlagen – die Praxis – der Nutzgarten – der Ziergarten – Naturnaher Garten.*

Therapie – Wissen und Methodik

Feil, N. (2004). *Validation in Anwendung und Beispielen.* München: Reinhardt.

Gatz, S. (2002). *Themenorientierte Gruppenarbeit mit Demenzkranken.* Basel: Beltz.

Grawe, K. (2004). *Neuropsychiatrie.* Göttingen: Hogrefe.

Holtz, K. L. (1994). *Geistige Behinderung und soziale Kompetenz – Analyse und Integration psychologischer Konstrukte.* Heidelberg: HVA-Edition Schindele.

Lindner, E. (2005). *Aktivierung in der Altenpflege – Arbeitsmaterialien für die Praxis.* München: Elsevier.

Thüler, M. (2003). *Wohltuende Wickel – Wickel und Kompressen in der Kranken- und Gesundheitspflege.* Worb: Maya Thüler.

Wissmann, P. (2004). *Werkstatt Demenz.* Hannover: Vincentz Network.

Zedlitz-Herpertz, S. (2004). *Aktivierende Förderung mit älteren Menschen.* München: Reinhardt.

Das Green-Care-Programm der Hogrefe Verlages

Bolte, G., Bunge, C., Hornberg, C., Köckler, H. & Mielck, A. (2012). *Umweltgerechtigkeit – Chancengleichheit bei Umwelt und Gesundheit.* Bern: Huber.

Bühring, U. & Sonn, A. (2013). *Heilpflanzen in der Pflege* (2. Aufl.). Bern. Huber.

Chalfont, G. (2009). *Naturgestützte Therapie.* Bern: Huber.

Chalfont, G. (2020). *Dementia Green Care.* Bern: Hogrefe. (Plan)

Flade, A. (2008). *Natur – Psychologisch betrachtet.* Bern: Huber.

Föhn, M. & Dietrich, C. (Hrsg.). (2013). *Gärten und Demenz – Gestaltung und Nutzung von Außenanlagen für Menschen mit Demenz.* Bern: Huber.

Fowler, S. (2014). *Sensorische Stimulation.* Bern: Huber.

Frick Tanner, E. B. & Tanner-Frick, R. A. (2016). *Praxis der tiergestützten Psychotherapie.* Göttingen: Hogrefe.

Germann-Tillmann T., Merklin, L. & Stamm Näf, A. (2019). *Tiergestützte Intervention. Praxisbuch zur Förderung von Interaktionen zwischen Mensch und Tier* (2. Aufl.). Bern: Hogrefe.

Gilliard, J. & Marshall, M. (Hrsg.). (2014). *Naturgestützte Pflege von Menschen mit Demenz.* Bern: Huber.

Layer, M. (Hrsg.). (2014). *Praxishandbuch Rhythmische Einreibungen nach Wegman/Hauschka* (2. Aufl.). Bern: Huber.

Lett, A. (2003). *Reflexzonentherapie für Pflege- und Gesundheitsberufe.* Bern: Huber.

Marcus, D. A. (2015). *Hundegestützte Therapie.* Bern: Hogrefe.

Marshall M. & Allan K. (2010). *«Ich muss nach Hause». Ruhelose Menschen mit einer Demenz verstehen.* Bern: Huber.

Niepel, A. & Vef-Georg, G. (2020). *Praxisbuch Gartentherapie. Gartentherapiepraxis für Ergo- und Gartentherapeuten, Pflegende und Gärtner* (2. Aufl.). Bern: Hogrefe.

Schläffer, M. (2020). *Ergotherapie mit Pferd. Pferdegestützte Interventionen in der Therapie.* Bern: Hogrefe.

Schneiter Ulmann, R. & Föhn, M. (Hrsg.). (2020). *Lehrbuch Gartentherapie* (2. Aufl.). Bern: Hogrefe.

Vogel, B. (2016). *Grün für die Seele. Menschen aufblühen lassen.* Bern: Hogrefe.

Waldboth, V., Suter-Riederer, S., Schneiter-Ulmann, R. & Imhof, L. (2017). *Pflanzengestützte Pflege. Praxishandbuch für pflanzengestützte Pflegeinterventionen im Heimbereich.* Hogrefe: Bern.

Zoutewelle-Moris, S. (2019). *Wenn es Schokolade regnet – 99 kreative Ideen für die Arbeit mit Menschen mit Demenz* (2. Aufl.). Bern: Hogrefe.

(Zusammestellung: Jürgen Georg, 4-2020)

Abbildungsnachweis

Abbildung 1-1: Gepflegte Parkanlagen waren schon immer Orte der Erholung und Entspannung (© Foto: A. Niepel).

Abbildung 1-2: Menschen brauchen die Natur auch in den Städten. Grün in den Straßen verbessert die städtische Umgebung (© Foto: A. Niepel)

Abbildung 2-1: Das Verhältnis und die Interaktionen zwischen Mensch und Umwelt, wie diese innerhalb des IGGT-Konzeptes der Gartentherapie gesehen werden (Quelle: IGGT)

Abbildung 2-3: Planungsschema eines Gartentherapieangebotes (Quelle: A. Niepel)

Abbildung 2-4: Pflanzen wie diese Kakteengewächse in Gruppen sortiert (© Foto: A. Niepel)

Abbildung 2-5: Es ist immer von Vorteil, viele Informationen über Pflanzen zur Hand zu haben (© Foto: A. Niepel)

Abbildung 2-6: Mit Herzblut einen Garten pflegen und sich an dem Ergebnis erfreuen (© Foto: A. Niepel)

Abbildung 2-7: Den Ursprung der Pflanze zu wissen und Geschichten aus dem Land zu hören, ist ein interessanter Gesprächsstoff (© Foto: A. Niepel)

Abbildung 2-8: Ob im Garten oder beim Spaziergang: Mit Menschen in Kontakt sein ist Beziehungsarbeit (© Foto: A. Niepel)

Abbildung 2-9: Selbst kleine, alltägliche Gegenstände können für die kognitive Aktivierung eingesetzt werden (© Foto: A. Niepel)

Abbildung 2-10: Positive Emotionen wecken, z. B. durch Freude an a) einer schönen Blüte, b) dem beruhigenden Grün des Waldes c) oder an selbst gesetzten und gepflegten Lebensmitteln (© Foto: A. Niepel)

Abbildung 2-11: Pflanzen- bzw. Materialschränke ermöglichen jederzeit den passenden Zugriff (© Foto: A. Niepel)

Abbildung 2-12: Die tägliche Routinekontrolle: Wie viel Regenwasser hat sich angesammelt? (© Foto: A. Niepel)

Abbildung 2-13: Mit Gärten Kontrolle und ein Gefühl des Nachvollzuges über die uns umgebende Natur erreichen. Vielleicht liegt in dieser Befriedigung der Kontrolle und Orientierung ein Grund für die wohltuende Wirkung (© Foto: A. Niepel)

Abbildung 2-14: Orientierung und Ordnung durch personalisierte Pflanzen (© Foto: A. Niepel)

Abbildung 4-1: Fähigkeiten Anleitender in der Gartentherapie (A. Niepel)

Abbildung 4-2: Rollsitz und bewegliche Sitzbank aus Plastik (© Foto: A. Niepel)

Abbildung 4-3: Transportwagen (© Foto: A. Niepel)

Abbildung 4-4: Unterschiedlich lange Stiele bei Gartengeräten (© Foto: A. Niepel)

Abbildung 4-5: Gartengeräte unterschiedlicher Schwere (© Foto: A. Niepel)

Abbildung 4-6: Geräte mit Teleskopstielen (© Foto: A. Niepel)

Abbildung 4-7: Teleskopschere mit Haltefunktion (© Foto: A. Niepel)

Abbildung 4-8 a-c: Ergonomisch geformte Handgeräte (© Foto: A. Niepel)

Abbildung 4-9: Einhändige Ziehgeräte (© Foto: A. Niepel)

Abbildung 4-10: Arbeitswanne (© Foto: A. Niepel)

Abbildung 4-11: Gießkannen mit Kreuzgriff (© Foto: A. Niepel)

Abbildung 7-1: Die Fantasiereise beginnt auf einer gemütlichen Gartenbank (© Foto: A. Niepel)

Abbildung 7-2: Ein erholsamer Lieblingsort des Teilnehmers (© Foto: A. Niepel)

Abbildung 7-3: Erinnerung an die Mithilfe bei der Apfelernte als Kind (© Foto: Gartenbaumuseum Erfurt)

Abbildung 7-4: Erinnerung an das Gewächshaus der Familie (© Foto: Gartenbaumuseum Erfurt)

Abbildung 7-5: Erinnerung an Feste in der Nachbarschaft (© Foto: Gartenbaumuseum Erfurt)

Abbildung 7-6: Erinnerungen an das Obsteinwecken vom eigenen Garten (© Foto: Gartenbaumuseum Erfurt)

Abbildung 7-7a-c: Jede Pflanze ist einzigartig in ihrer Form, Farbe und oft in ihrem Geruch (© Foto: J. Georg)

Abbildung 7-8a-c: a) Die Teilnehmer suchen die mit den Düften assoziierten Farben aus und b) bemalen mit den Farben Farbkärtchen. c) Übereinander auf ein Blatt Papier geklebt ergeben sie ein schönes Bild. (© Foto: A. Niepel)

Abbildung 7-9a-b: Ob im Garten oder in der freien Natur: Vögel zählen und die Vogelart erraten oder suchen, ist ein spannendes Erlebnis (© Foto: A. Niepel)

Abbildung 7-10a-b: Bei einem gemeinsamen Spaziergang a) werden menschliche Kontakte gepflegt und b) es lässt sich immer etwas Interessantes entdecken. (© Foto: A. Niepel)

Abbildung 7-11a-c: Ein Herbarium anlegen (© Foto: A. Niepel)

Abbildung 8-1a-b: Pflanzen malen: a) Eine künstlerische Betätigung mit oft sehr schönen Ergebnissen. b) Das Aufhängen der Bilder erhöht das Selbstwertgefühl. (© Foto: A. Niepel)

Abbildung 8-2a-c: Naturklappkarten. a) Geeignete Pflanzen für Naturklappkarten gibt es fast für jede Jahreszeit. b) Die Größe lässt sich beim Zuschneiden variieren. c) So entstehen kleine Kunstwerke. (© Foto: A. Niepel)

Abbildung 8-3: Pflanzenmemory macht Spaß und trainiert die Gedächtnisleistung (© Foto: A. Niepel)

Abbildung 8-4a-c: Mit Pflanzen malen (© Foto: A. Niepel)

Abbildung 8-5a-b: Farbensuche im Garten. a) Besonders der Sommergarten ist voller Farben. b) Gemalte Farbflächen und dazugehörige Pflanzen. (© Foto: A. Niepel)

Abbildung 8-6a-c: Beispiele für Landart-Projekte: Kreativität ist gefragt! (© Foto: A. Niepel)

Abbildung 9-1a-c: Ein vertikales Gesteck. a) Die Steckmasse muss feucht sein; Steine sind eine schöne Dekoration. b) Die Pflanzen werden vorsichtig und aufrecht stehend eingesetzt. c) Ein schönes Ergebnis. (© Foto: A. Niepel)

Abbildung 9-2a-b: a) Minigärten in Kisten anlegen. b) Auch so kann ein Minigarten aussehen (© Foto: A. Niepel)

Abbildung 9-3: Ein Adventsgesteck anfertigen, erfordert Fingerfertigkeit (© Foto: A. Niepel)

Abbildung 9-4a-b: Trauminseln gestalten: Der Fantasie sind keine Grenzen gesetzt. (© Foto: A. Niepel)

Abbildung 9-5: Eine Pflanzenkerze gestalten ist nicht nur um die Weihnachtszeit ein schönes Geschenk (© Foto: A. Niepel)

Abbildung 9-6: Barbarazweige schneiden: Ein Beispiel für eine jahreszeitabhängige Aktivität (© Foto: A. Niepel)

Abbildung 9-7: Mini-Zen. a) Das Material nach dem Prinzip der Ausgewogenheit. b) Die Pflanzen zeichnen. c) Die fertige Zeichung präsentieren. (© Foto: A. Niepel)

Abbildung 9-8-a-b: Mini-Zen-Gärten (© Foto: A. Niepel)

Abbildung 9-9: Eine Einladung oder Ankündigung zum Ikebana-Kurs (© Foto: A. Niepel)

Abbildung 9-10a-d: Ikebana. a) Die Fläche mit dem Steckigel. b) und c) Die Pflanzen stecken. d) Das fertige Gesteck: in der Mitte die Rose als Symbol des Menschen. (© Foto: A. Niepel)

Abbildung 9-11: Ein rundes Gesteck sieht schön aus, wenn viele verschiedene Pflanzen gesteckt werden (© Foto: A. Niepel)

Abbildung 10-1: Wunschblätter stecken. Das Pflanzenblatt wird mit der Unterseite nach unten flach auf die Erde gelegt. (© Foto: A. Niepel)

Abbildung 10-2: Zimmerpflanzen einsammeln und zusammenstellen (© Foto: A. Niepel)

Abbildung 10-3: Auch Zimmerpflanzen brauchen Pflege. a) Umtopfen b) Düngen mit passenden Substraten. (© Foto: A. Niepel)

Abbildung 10-4a-c: Kübelpflanzen winterfest machen. Sie werden a) zum Überwintern zurückgeschnitten, b) von geknickten Teilen und braunen Blättern befreit und c) frostsicher untergestellt. (© Foto: A. Niepel)

Abbildung 10-5: Kresseformen säen. Die Formensaat (© Foto: A. Niepel)

Abbildung 10-6a-b: Strauchschnitt a) Herausnahme veralteter Triebe. b) Pflanzen verjüngen. (© Foto: A. Niepel)

Abbildung 10-7a-b: Rankgerüst. a) Die Weidenruten werden zu Ringen gebogen b) und an vorher ausgeputzten und geschnittenen Weidenruten befestigt (© Foto: A. Niepel)

Abbildung 10-8: Zur Grundpflege im Herbst gehört das Ernten von verschiedenen Gemüsesorten (© Foto: A. Niepel)

Abbildung 10-9: Knollen winterfest machen. Die Wurzeln werden dabei von Erdresten befreit (© Foto: A. Niepel)
Abbildung 10-10: Zwiebeln stecken. Alles, was man braucht, beisammen zu haben, erleichtert die späteren Arbeitsschritte: Zwiebeln, Töpfe, Erden zum Mischen, eine Schaufel und gerne auch eine Pflanzwanne (© Foto: A. Niepel)
Abbildung 10-11: Zwiebeln einholen. Das Ergebnis ausgetriebener Blumenzwiebeln (© Foto: A. Niepel)
Abbildung 10-12a-b: Aufbereiten von Saatgut. a) Eine Möglichkeit ist das Abstreifen von Samen. b) Gut sortiertes und beschriftetes Saatgut zur Aussaat (© Foto: A. Niepel)
Abbildung 10-13: Grundpflege im Frühjahr. Dazu gehört das Gießen, auch eine schöne Aufgabe für Kinder (© Foto: A. Niepel)
Abbildung 10-14: Werkzeugpflege: Die gesäuberten Gartengeräte werden getrocknet (© Foto: A. Niepel)
Abbildung 10-15a-b: Leinenstecklinge. a) Die Tüte mit dem vorbereiteten Steckling wird verschlossen und b) an einer Leine aufgehängt (© Foto: A. Niepel)
Abbildung 10-16a: Lavendelkuchen (© Foto: A. Niepel)
Abbildung 10-16b: Zitronenmelissencake (© Foto: A. Niepel)
Abbildung 10-17: Seedbombs (© Foto: A. Niepel)
Abbildung 10-18a-b: Lustige Hinweise im Frühjahrsbeet begleiten hier einen Pflanzenversuch (© Foto: A. Niepel)
Abbildung 11-1: Bemalte Futterglocke (© Foto: A. Niepel)
Abbildung 11-2: Der Meisenknödel unter der Futterglocke wird gut angenommen (© Foto: A. Niepel)
Abbildung 11-3: Insektenhotels (© Foto: J. Georg)
Abbildung 11-4: Lavendelzucker. a) Das Glas wird abwechselnd mit einer Lage Lavendel und einer Lage Zucker gefüllt. b) Lavendelzucker als Geschenk verpackt (© Foto: A. Niepel)
Abbildung 11-5: Guacamole: Die Zutaten müssen kräftig vermengt werden (© Foto: A. Niepel)
Abbildung 11-6: Blütenseife. a) Die Formen werden mit der Gießseife gefüllt. b) Blütenseifen sind ein schönes Geschenk (© Foto: A. Niepel)
Abbildung 11-7: Gepresste Pflanzenteile zum Gestalten (© Foto: A. Niepel)
Abbildung 11-8a-e: Ringelblume (© Foto: J. Georg)
Abbildung 11-9a: Majoran (© Foto: J. Georg)
Abbildung 11-9b: Zutaten (© Foto: J. Georg)
Abbildung 11-10a-b: Kräutertee (© Foto: J. Georg)
Abbildung 11-11a-d: Kräutersalzherstellung (© Foto: J. Georg)
Abbildung 11-12a-: Wildkräuteressig (© Foto: J. Georg)
Abbildung 11-12b: Waldbeerenessig (© Foto: J. Georg)
Abbildung 11-12c: Kapuzinerblütenessig (© Foto: J. Georg)
Abbildung 11-12d: Wildkräuter-Rosenessig (© Foto: J. Georg)
Abbildung 11-14: Duftkissenmischung mit Lavendel, Rose und Melisse (© Foto: J. Georg)
Abbildung 11-15: Mischen eines Melissen-Badesalzes (© Foto: J. Georg)
Abbildung 11-16a: Himbeeren (© Foto: J. Georg)
Abbildung 11-16b: Brombeeren (© Foto: J. Georg)
Abbildung 11-16c: Himbeermarmelade kochen (© Foto: J. Georg)
Abbildung 11-16d: Himbeermarmelade abfüllen und beschriften (© Foto: J. Georg)
Abbildung 11-16e: Kornelkirschenmarmelade (© Foto: J. Georg)
Abbildung 11-17a-b: Pestos: a) Eingelegter Brie mit Beinwell, Minze und Dost. b) Kräuter-Blüten-Buttern (© Foto: J. Georg)
Abbildung 11-18: Holunderblütensirup (© Foto: J. Georg)
Abbildung 11-19: Spitzwegerich Sirup (© Foto: J. Georg)
Abbildung 11-20: Zitronenthymian (© Foto: J. Georg)
Abbildung 11-21: Essbare Blüten (© Foto: J. Georg)
Abbildung 11-22: Wiesenbowle (© Foto: J. Georg)
Abbildung 11-23: Johanniskraut (© Foto: J. Georg)
Abbildung 11-24: Johanniskrautblüte (© Foto: J. Georg)
Abbildung 11-25: Johanniskrautblatt, perforiert (© Foto: J. Georg)
Abbildung 13-1: Die Raupe des Schwalbenschwanzschmetterlings (© Foto: J. Georg)
Abbildung 13-2: Insekten lieben Wiesenblumen (© Foto: J. Georg)
Abbildung 13-3: Arnika (© Foto: J. Georg)
Abbildung 13-4a-b: Brennnessel (© Foto: J. Georg)
Abbildung 13-5a-b: Artischocke (© Foto: J. Georg)
Abbildung 13-6: Thymian (© Foto: J. Georg)
Abbildung 13-7: Frauenmantel (© Foto: J. Georg)
Abbildung 13-8: Baldrian (© Foto: J. Georg)
Abbildung 13-9: Pfefferminze (© Foto: J. Georg)
Abbildung 13-10a-b: Hopfen und Hopfenzapfen (© Foto: J. Georg)
Abbildung 13-11: Beinwell (© Foto: J. Georg)
Abbildung 13-12: Engelwurz (© Foto: J. Georg)
Abbildung 13-13: Malve (© Foto: J. Georg)

Abbildung 13-14: Melisse (© Foto: J. Georg)
Abbildung 13-15: Königskerze (© Foto: J. Georg)
Abbildung 13-16: Schachtelhalm (© Foto: J. Georg)
Abbildung 13-17a-b: Lavendel (© Foto: J. Georg)
Abbildung 13-18a-b: Löwenzahn und Löwenzahnsamen (© Foto: J. Georg)
Abbildung 13-19a-b: Roter Sonnenhut (© Foto: J. Georg)
Abbildung 13-20: Passionsblume (© Foto: J. Georg)
Abbildung 13-21: Salbei (© Foto: J. Georg)
Abbildung 13-22a-b: Kamille (© Foto: J. Georg)
Abbildung 13-23: Johanniskraut (© Foto: J. Georg)
Abbildung 13-24a-b: Weißdorn-Blüte, Weißdorn-Früchte (© Foto: J. Georg)
Abbildung 13-25: Nachtkerze (© Foto: J. Georg)
Abbildung 13-26a-b: Schafgarbe (© Foto: J. Georg)
Abbildung 13-27: Eibisch (© Foto: J. Georg)
Abbildung 13-28: Kamille und Kornblume (© Foto: J. Georg)
Abbildung 13-29: Feucht-heiße Dampfkompresse: Tücher (© Foto: J. Georg)
Abbildung 13-30: Feucht-heiße Dampfkompresse: Übergießen des Wringtuches mit kochendem Wasser (© Foto: J. Georg)
Abbildung 13-31: Feucht-heiße Dampfkompresse: Auswringen des Innentuches (© Foto: J. Georg)
Abbildung 13-32: Feucht-heiße Dampfkompresse: Legen des heißen, gefalteten und ausgewrungenen Innentuchs auf ein breiteres Außentuch (© Foto: J. Georg)
Abbildung 13-33: Feucht-heiße Dampfkompresse: Einschlagen des heißen Innentuchs in das Außentuch (© Foto: J. Georg)
Abbildung 13-34: Feucht-heiße Dampfkompresse: Auflegen des fertigen Tuchpäckchens auf den zu behandelnden Körperbereich (© Foto: J. Georg)
Abbildung 13-35: Quark ist kein Qua(r)k (© Foto J. Georg)

Abbildungen in Arbeitsmaterialien

Kap. 13.10: Zählhilfe für Gartenvögel (Fotos NABU Deutschland mit freundlicher Genehmigung)
Kap. 13.12: Gartenbilder als Erinnerungsarbeit (Fotos Gartenbaumuseum Erfurt mit freundlicher Genehmigung)
Kap. 14: Arbeitsbücher (Fotos S. Niepel)
Kap. 15: Mini-Gärtner-Ausbildung (Grafiken A. Niepel)
Kapiteltrenner: Schmuckbilder (Fotos A. Niepel, J. Georg)

Autorenverzeichnis

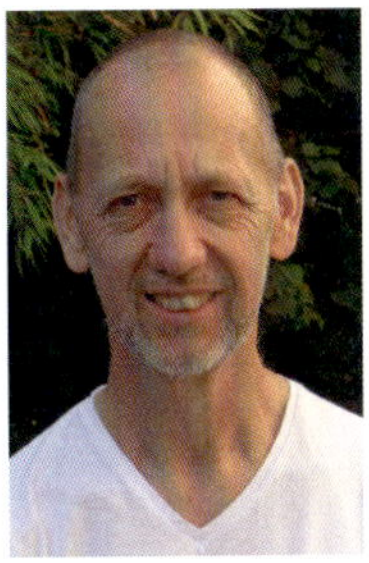

Andreas Niepel ist Gärtner, Phytotherapeut, systemischer Coach, registrierter Gartentherapeut nach IGGT und leitet seit 1992 das Team Garten/Gartentherapie an der VAMED Klinik Hattingen, einer Fachklinik für neurologische und neurochirurgische Rehabilitation. Des Weiteren betreibt er ein Planungs- und Beratungsbüro, welches in den letzten Jahren bei diversen therapeutischen Gartenprojekten im Bereich der Rehabilitation und der Pflege involviert ist.

Er initiierte gemeinsam mit der Bildungsstätte Gartenbau Grünberg 2002 den 1. bundesdeutschen Kongress „Garten & Therapie" in Bad Lippspringe, sowie er die seitdem jährlich stattfindenden Grünberger Gartentherapietage organisiert.

Zum Thema Garten und Gratentherapie erschienen bereits mehrere Publikationen des Autors: das erste deutsche Garten-Fachbuch „Garten und Gartentherapie" in Zusammenarbeit mit Silke Emmrich (Verlag Eugen Ulmer, 2005), das erste therapeutische Fachbuch „Gartentherapie" (Hrsg.: Deutscher Verband der Ergotherapeuten, Verlag Schulz Kirchner, 2007), „Praxisbuch Gartentherapie" in Zusammenarbeit mit Thomas Pfister (Verlag Schulz-Kirchner, 2009), „Der Garten Holthausen" (Verlag Doris Riedelsheimer, 2000) sowie Mitwirkung bei anderen Büchern, z.B. „Garten und Gesundheit" (Verlag Callwey, 2008). 2019 erschien im Verlag Hogrefe gemeinsam mit Ann-Kathrin Scholz, „Das cc©-Konzept – ein integratives Behandlungskonzept für Menschen mit neurokognitiven Störungen".

Zu dieser Thematik hält Andreas Niepel Seminare und Vorträge im In- und Ausland ab. Auslandserfahrungen sammelte er in den USA und lehrt seit Jahren u.a. im Modul Grün & Gesundheit an der Hochschule Wädenswil (Schweiz). Er war maßgeblich in die Entwicklung der ersten deutschsprachigen Weiterbildungsgänge und Studiengänge zur Gartentherapie und Green Care eingebunden und lehrt an der HTW Saarland (Deutschland), an der Donau Universität Krems (Österreich) und am Institut für Gartentherapie „GÄRTEN HELFEN LEBEN" in Köln (Deutschland).

In dem Institut für Garten und Therapie ist er Mitgesellschafter. Seit 2006 konzipiert dieses Institut Weiterbildungen in der Gartentherapie in Deutschland, aber auch für ausländische Partner, z.B. in Polen.

Andreas Niepel ist für das Kuratorium Deutsche Altershilfe beratend tätig und Redaktionsmitglied der Zeitschrift „Green Care".

Seit 2009 ist er Präsident des Dachverbandes der Gartentherapie, der Internationalen Gesellschaft GartenTherapie (IGGT).

Kontakt: webmaster@garten-therapie.de

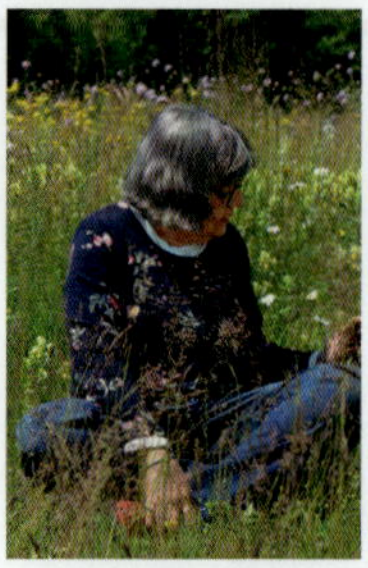

Gabriele Vef-Georg wurde 1959 in Wiesbaden geboren. Sie ist Pflegefachfrau, Lehrerin im Gesundheitswesen, Heilpflanzenfachfrau, Gartentherapeutin und Autorin. Sie lebt mit ihrem Ehemann seit 1999 in der Schweiz, in der Nähe von Bern. Sie hält Vorträge und Seminare zum Thema naturheilkundige, pflanzengestützte Pflege.

Mitautoren

Jürgen Georg ist Pflegefachmann, -lehrer und Pflegewissenschaftler (MScN). Er leitet die Programmbereiche Pflege und Green Care im Hogrefe Verlag und ist Dozent zum Thema „Wickel und Auflagen“. Er verfasste zusammen mit Gabriele Vef-Georg Kapitel 13.4 und stellte Fotos zur Verfügung.

Stefan Schieberle ist Ergotherapeut, Lehrer für Gesundheitsberufe und Krankenpfleger. Seit vielen Jahren hält er Vorträge zum Thema Garten und Therapie und referiert in den entsprechenden Weiterbildungen. Seine Schwerpunkte sind hierbei neurologische Krankheitsbilder, Therapieprozesse sowie psychische Gesundheit. Er verfasste Kapitel 4.3.2 Arbeitsmaterialien.

Sachwortverzeichnis

I

J

K